*Akademie Niere (Hrsg.)*

# VIII. Intensivkurs Nieren- und Hochdruckkrankheiten der Akademie Niere

13. bis 17. Mai 2013, Münster
Dr.-Werner-Jackstädt-Seminar

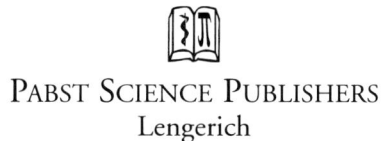

PABST SCIENCE PUBLISHERS
Lengerich

*Bibliografische Information Der Deutschen Bibliothek*
Die Deutsche Bibliothek verzeichnet diese Publikation in der Deutschen Nationalbibliografie; detaillierte bibliografische Daten sind im Internet über <http://dnb.ddb.de> abrufbar.

Geschützte Warennamen (Warenzeichen) werden nicht besonders kenntlich gemacht. Aus dem Fehlen eines solchen Hinweises kann also nicht geschlossen werden, dass es sich um einen freien Warennamen handelt.
Das Werk, einschließlich aller seiner Teile, ist urheberrechtlich geschützt. Jede Verwertung außerhalb der engen Grenzen des Urheberrechtsgesetzes ist ohne Zustimmung des Verlages unzulässig und strafbar. Das gilt insbesondere für Vervielfältigungen, Übersetzungen, Mikroverfilmungen und die Einspeicherung und Verarbeitung in elektronischen Systemen.
**Wichtiger Hinweis:** Medizin als Wissenschaft ist ständig im Fluss. Forschung und klinische Erfahrung erweitern unsere Kenntnis, insbesondere was Behandlung und medikamentöse Therapie anbelangt. Soweit in diesem Werk eine Dosierung oder eine Applikation erwähnt wird, darf der Leser zwar darauf vertrauen, dass Autoren, Herausgeber und Verlag größte Mühe darauf verwendet haben, dass diese Angaben genau dem **Wissensstand bei Fertigstellung des Werkes** entsprechen. Dennoch ist jeder Benutzer aufgefordert, die Beipackzettel der verwendeten Präparate zu prüfen, um in eigener Verantwortung festzustellen, ob die dort gegebene Empfehlung für Dosierungen oder die Beachtung von Kontraindikationen gegenüber der Angabe in diesem Buch abweicht. Das gilt besonders bei selten verwendeten oder neu auf den Markt gebrachten Präparaten und bei denjenigen, die vom Bundesinstitut für Arzneimittel und Medizinprodukte in ihrer Anwendbarkeit eingeschränkt worden sind. Benutzer außerhalb der Bundesrepublik Deutschland müssen sich nach den Vorschriften der für sie zuständigen Behörde richten.

*Akademie Niere*
*Achenbachstr. 43*
*D-40237 Düsseldorf*
*Tel.: +49 (0) 211 – 6006 9297*
*Fax: +49 (0) 211 – 6006 9298*
*www.akademie-niere.de*
*info@akademie-niere.de*

© 2013 Pabst Science Publishers, D-49525 Lengerich
Satz/Layout: Susanne Kemmer

Druck: Printed in the EU by booksfactory.de

ISBN 978-3-89967-863-5

**Liebe Kolleginnen und Kollegen,**

herzlich willkommen zum 8. Intensivkurs Nieren- und Hochdruckkrankheiten in Münster. Wir freuen uns darauf, mit Ihnen die aktuellen Themen der Klinischen Nephrologie diskutieren zu dürfen.
Der Intensivkurs soll sehr informell sein! Bitte stellen Sie jederzeit Fragen und äußern Sie Ihre Meinung.
Damit wir den Kurs verbessern können, bitten wir Sie, die einzelnen Beiträge zu evaluieren.

Sie erhalten ein den Intensivkurs begleitendes Buch, in dem Sie Übersichtsartikel zu den einzelnen Themen finden.
Dies ist kein Lehrbuch und wir bitten daher, dass Sie uns kleine Fehler im Skript verzeihen.

Wir freuen uns auf die gemeinsame nephrologische Woche mit Ihnen.

*Eva Brand, Hermann Pavenstädt und Bernd Grabensee*

### Wer ist ein Nephrologe?

"Es gibt Geschichten von Assistenzärzten, die religiös ungläubig oder Agnostiker waren, bis sie zur Nephrologie kamen und eine Vorstellung davon entwickelten, was in einer Niere wirklich vor sich geht – woraufhin sie mystische Erlebnisse hatten und erkannten, dass nur eine allwissende göttliche Intelligenz so etwas wie eine Niere erfinden könnte.

Das hochempfindliche Gleichgewicht von Elektrolyten, Hormonen, Giften, Flüssigkeiten, Gasen in Lösungen, Zucker und Partikeln, die über Membranen in den Nieren ausgetauscht werden, ist für den sterblichen Verstand kaum fassbar.

Jemand hat mal bemerkt, dass der heilige Paulus – wenn er heute leben würde – auf dem Weg nach Damaskus nicht wegen eines Blitzstrahls vom Pferd gestürzt wäre; er wäre heute ein Assistenzarzt der Nephrologie, der angesichts der unglaublichen Komplexität einer Niere die Sprache verliert.

Manche Nierenfachärzte gaben sogar ihre Praxis auf und wurden Fernsehprediger; sie gingen mit einem anatomischen Modell der Niere auf Sendung und verkündigten, das Ewige Leben könne nur durch ein tiefes Verständnis der Niere erlangt werden."

*(aus Richard Dooling, Bett Fünf)*

# Inhalt

Programm .................................................................................................................. 11
Moderatoren/Referenten ........................................................................................ 16

## Glomeruläre Erkrankungen ............................................................................ 17

Das Nephrotische Syndrom – Minimal Change Disease und FSGS
*T. B. Huber* ............................................................................................................. 19

Symptomatische Therapie bei nephrotischem Syndrom: Was ist gesichert?
*T. Benzing* ............................................................................................................. 35

Membranöse Glomerulonephritis
*H. Pavenstädt* ....................................................................................................... 47

IgA-Nephropathie und Purpura Schönlein-Henoch
*J. Floege* ............................................................................................................... 60

Membranoproliferative Glomerulopathien / C3-Glomerulopathien
*H. Rupprecht* ........................................................................................................ 74

Syndrom der dünnen Basalmembran, Alport-Syndrom
*O. Gross* ............................................................................................................... 87

## Nierenbeteiligung bei Systemerkrankungen .................................................. 97

Die diabetische Nephropathie
*H. Pavenstädt* ....................................................................................................... 99

Therapie der diabetischen Nephropathie
*H. Rupprecht* ........................................................................................................ 113

SLE und Lupusnephritis
*A. Jacobi* ............................................................................................................... 125

ANCA-assoziierte Vaskulitiden
*K. de Groot* ........................................................................................................... 142

Paraproteinämien und Niere
*H. Rupprecht* ........................................................................................................ 157

Interstitielle Nephritis
M. Zeisberg .......................................................................................................... 171

Aktuelle Erkenntnisse zur Pathogenese der ADPKD
T. Benzing ........................................................................................................... 179

## ▍ Elektrolytstörungen/akutes Nierenversagen ................................................... 195

Kaliumstoffwechsel
R. Kettritz ............................................................................................................ 197

Klinisch relevante Säure-Basen-Störungen
M. Bek ................................................................................................................. 201

Wasserhaushalt – Hyponatriämie
R. Kettritz ............................................................................................................ 211

Akutes Nierenversagen/akute Nierenschädigung (ANS): Definition, Prognose und Stellenwert von Biomarkern
K. M. Schmidt-Ott ............................................................................................. 216

Nierenersatzverfahren bei akuter Nierenschädigung
J. Kielstein .......................................................................................................... 231

## ▍ Chronische Niereninsuffizienz, Nierenersatzverfahren ................................... 241

Chronic Kidney Disease – CKD
Neue KDIGO-Guidelines 2012
M. K. Kuhlmann ................................................................................................. 243

CKD-Management: Knochen und Mineralstoffwechsel (CDK-MBD)
M. Girndt ............................................................................................................ 248

Der optimale Zeitpunkt zum Dialysebeginn
M. D. Alscher ..................................................................................................... 268

Neue Hygienegesetzgebung – Konsequenzen für die Praxis
M. Girndt ............................................................................................................ 274

Dialysedosis und Dialysefrequenz
R. Schindler ........................................................................................................ 287

Online Hämodiafiltration
M. K. Kuhlmann ................................................................................................. 295

HD: Antikoagulation
S. Morgera .................................................................................................. 302

Akuter Shuntverschluss
W. J. Jabs ..................................................................................................... 308

# Peritonealdialyse/Ethik .................................................................. 317

Indikation und Grenzen der Peritonealdialyse bei Herzinsuffizienz
V. Schwenger ............................................................................................... 319

Verordnung einer Peritonealdialyse-Therapie
M. D. Alscher ............................................................................................... 327

PD: Prophylaxe und Therapie von Exit-Site-Infektionen und Peritonitis
V. Schwenger ............................................................................................... 336

CKD/HD/PD: Der geriatrische CKD-Patient – Ethische und rechtliche Aspekte
S. Kuhlmann ................................................................................................ 353

# Nierentransplantation ..................................................................... 365

Vorbereitung von Transplantatempfängern und Lebendspendern
W. Arns ........................................................................................................ 367

Nierentransplantation und operative Komplikationen
H. J. Schlitt, M. N. Scherer ........................................................................ 371

Immunsuppression nach Nierentransplantation
U. Kunzendorf ............................................................................................. 386

Infektionen nach Nierentransplantation: Update 2012
M. Säemann ................................................................................................ 400

Nicht-infektiöse Komplikationen nach Nierentransplantation
M. Zeier ....................................................................................................... 417

Klinisch-pathologische Fallbesprechungen:
Nephrologische Komplikationen nach Nierentransplantation
K. Amann, H. Schöcklmann ...................................................................... 420

# Hypertonie ... 443

Leitlinien zur Diagnostik und nicht-medikamentösen Therapie der essentiellen Hypertonie
*E. Brand* ... 445

Diagnostik der sekundären Hypertonieformen
*M. Hausberg* ... 466

Hypertensive Erkrankungen in der Schwangerschaft
*D. Tacuri-Strasser* ... 475

Antihypertensiva der ersten Wahl und Reserveantihypertensiva
*J. Hoyer* ... 498

Renale Denervierung bei therapierefraktärer Hypertonie
*L. C. Rump, O. Vonend* ... 526


Autorinnen und Autoren ... 545

# Programm

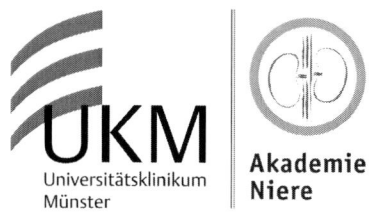

## VIII. Intensivkurs
## Nieren- und Hochdruckkrankheiten

### 13. – 17. Mai 2013, Münster
### Dr.-Werner-Jackstädt-Seminar

**Leitung:**
Prof. Dr. Dr. Eva Brand, Münster
Prof. Dr. Hermann Pavenstädt, Münster
Prof. Dr. Bernd Grabensee, Düsseldorf

**Veranstaltungsort:**
Zwei-Löwen-Club
Kanonengraben 9
48151 Münster
Tel.: +49 (0) 251 – 532715
Fax: +49 (0) 251 – 527653

Montag, 13. Mai 2013

## Tag 1 – Glomeruläre Erkrankungen

*Moderator: Prof. Dr. J. Floege, Aachen*

| | |
|---|---|
| 10.00 – 10.45 | Minimal Change Nephropathie & FSGS<br>*T. Huber, Freiburg* |
| 10.45 – 11.15 | Symptomatische Therapie bei nephrotischem Syndrom: Was ist gesichert?<br>*T. Benzing, Köln* |
| 11.15 – 11.30 | Pause |
| 11.30 – 12.15 | Membranöse Glomerulonephritis<br>*H. Pavenstädt – Münster* |
| 12.15 – 13.00 | IgA-Nephropathie und Schönlein-Henoch Purpura<br>*J. Floege, Aachen* |
| 13.00 – 14.15 | Pause |
| 14.15 – 14.50 | Seltenere GN-Formen (MPGN, postinfektiöse GN etc.)<br>*H. Rupprecht, Bayreuth* |
| 14.50 – 15.25 | Syndrom der dünnen Basalmembran, Alport-Syndrom<br>*O. Gross, Göttingen* |
| 15.25 – 17.00 | Fall-Diskussion: „Wie hätten Sie therapiert?"<br>*alle Referenten* |
| ca. 16.00 | Pause |
| 17:00 – 18.00 | Patho-Quiz<br>*K. Amann, Erlangen* |

*Abendprogramm: ab 18.30   Aperitif im Picasso-Museum (1 Std. Führung)*

---

Dienstag, 14. Mai 2013

## Tag 2 – Nierenbeteiligung bei Systemerkrankungen

*Moderator: Prof. Dr. H. Pavenstädt, Münster*

| | |
|---|---|
| 09.00 – 09.40 | Pathophysiologie, Diagnostik und Prognose der diabetischen Nephropathie<br>*H. Pavenstädt, Münster* |
| 09.40 – 10.20 | Therapie der diabetischen Nephropathie<br>*H. Rupprecht, Bayreuth* |
| 10.20 – 10.50 | Pause |

10.50 – 11.30  SLE und Lupusnephritis
*A. Jacobi, Münster*

11.30 – 12.10  cANCA-assoziierte Vaskulitiden
*K. de Groot, Offenbach*

12.10 – 13.10  Pause

13.10 – 13.50  Multiples Myelom und Niere
*H. Rupprecht, Bayreuth*

13.50 – 14.30  Die interstitielle Nephritis
*M. Zeisberg, Göttingen*

14.30 – 15.00  Pause

15.00 – 15.40  Diagnostik und Therapie der ADPKD
*T. Benzing, Köln*

15.40 – 16.20  HUS/TTP
*J. Menne, Hannover*

*Abendprogramm: ab 17.00   Stadtführung „Der ewige Student"*

---

Mittwoch, 15. Mai 2013

## Tag 3 – Elektrolytstörungen/akutes Nierenversagen

*Moderator: Prof. Dr. R. Kettritz, Berlin*

08.30 – 09.05  Störungen des Kaliumhaushalts
*R. Kettritz, Berlin*

09.05 – 09.40  Störungen des Säure-Basen-Haushaltes
*J. Hoyer, Marburg*

09.40 – 10.15  Pause

10.15 – 11.00  Osmolaritätsstörungen
*R. Kettritz, Berlin*

11.00 – 11.30  Akute Nierenschädigung – Definition, Prognose und Stellenwert von Biomarkern
*K. Schmidt-Ott, Berlin*

11.30 – 12.00  Nierenersatzverfahren beim akuten Nierenversagen
*J. Kielstein, Hannover*

12.00 – 13.00  Pause

## Tag 3 – Chronische Niereninsuffizienz, Nierenersatzverfahren

*Moderator M. K. Kuhlmann, Berlin*

| | |
|---|---|
| 13.00 – 13.30 | CKD: Klassifikation, Progressionshemmung<br>*M. K. Kuhlmann/Berlin* |
| 13.30 – 14.00 | CKD: Management von CKD-MBD<br>*M. Girndt/Halle* |
| 14.00 – 14.30 | CKD: Zeitpunkt der Dialyseeinleitung<br>*D. Alscher/Stuttgart* |
| 14.30 – 15.00 | Neue Hygienegesetzgebung – Konsequenzen für die Praxis<br>*M. Grindt/Halle* |
| 15.00 – 15.30 | Pause |
| 15.30 – 16.00 | HD: Dialysedosis, Dialysefrequenz<br>*R. Schindler/Berlin* |
| 16.00 – 16.30 | Hämodiafiltration<br>*M. K. Kuhlmann, Berlin* |
| 16.30 – 17.00 | HD: Antikoagulation<br>*S. Morgera, Berlin* |
| 17.00 – 17.30 | HD: Akuter Shuntverschluss<br>*W. Jabs, Berlin* |

*Abendveranstaltung: 18.00 Musikalischer Abend mit Buffet im Zwei Löwen Club*

---

Donnerstag, 16. Mai 2013

## Tag 4 – Peritonealdialyse/Ethik

*Moderator: Prof. Dr. M. K. Kuhlmann, Berlin*

| | |
|---|---|
| 09.00 – 9.30 | CKD/HD/PD: Kardiorenales Syndrom<br>*V. Schwenger, Heidelberg* |
| 09.30 – 10.00 | PD: Verordnung der PD-Therapie<br>*D. Alscher, Stuttgart* |
| 10.00 – 10.30 | Pause |
| 10.30 – 11.00 | PD: Prophylaxe und Therapie von Exit-site-Infektionen und Peritonitis<br>*V. Schwenger, Heidelberg* |
| 11.00 – 11.30 | CKD/HD/PD: Der geriatrische CKD-Patient – Ethische und rechtliche Aspekte<br>*S. Kuhlmann, Berlin* |

11.30-13.00    Pause

## Tag 4 – Nierentransplantation

*Moderator: U. Kunzendorf, Kiel*

13.00 – 13.45    Vorbereitung von Transplantatempfänger und Lebendspender
*Dr. Arns, Köln*

13.45 – 14.30    Operatives Management und chirurgische Komplikationen nach Nierentransplantation
*M. Scherer, Regensburg*

14.30 – 15.15    Immunologie der Rejektion und Immunsuppression
*U. Kunzendorf, Kiel*

15.15 – 15.30    Pause

15.30 – 16.15    Infektiöse Komplikationen nach Nierentransplantation
*I. Hauser, Frankfurt*

16.15 – 17.00    Nicht-infektiöse Komplikationen nach Nierentransplantation
*M. Zeier, Heidelberg*

17.00 – 18.00    Nephrologische Komplikationen nach Nierentransplantation, dargestellt anhand klinisch-pathologischer Fallbesprechungen
*K. Amann, K. F. Hilgers, Erlangen*

*Abendveranstaltung: Dieser Abend steht zur freien Verfügung.*

---

Freitag, 17. Mai 2013

## Tag 5 – Hypertonie

*Moderator: E. Brand, Münster*

09.00 – 09.45    Diagnostik und nicht-medikamentöse Therapie der primären Hypertonie
*E. Brand/Münster*

09.45 – 10.30    Diagnostik der sekundären Hypertonieformen
*M. Hausberg/Karlsruhe*

10.30 – 11.00    Pause

11.00 – 11.30    Hypertensive Erkrankungen in der Schwangerschaft
*D. Tacuri/Offenburg*

11.30 – 12.00    Leitlinien zur medikamentösen antihypertensiven Therapie
*J. Hoyer/Marburg*

12.00–12.30  Renale Denervierung bei Therapie-refraktärer Hypertonie
*L. C. Rump/Düsseldorf*

12.30  Freiwilliger anonymer Selbsttest

*Verabschiedung*

# Moderatoren/Referenten

Prof. Dr. D. Alscher – Stuttgart
Prof. Dr. K. Amann – Erlangen
Dr. W. Arns – Köln
Prof. Dr. T. Benzing – Köln
Prof. Dr. E. Brand – Münster
Prof. Dr. J. Floege – Aachen
Prof. Dr. M. Girndt – Halle
Prof. Dr. B. Grabensee – Düsseldorf
Prof. Dr. K. de Groot – Offenbach
Prof. Dr. O. Gross – Göttingen
Prof. Dr. M. Hausberg – Karlsruhe
Prof. Dr. I. Hauser – Frankfurt
Priv.-Doz. Dr. K. Hilgers – Erlangen
Prof. Dr. J. Hoyer – Marburg
Prof. Dr. T. Huber – Freiburg
Priv.-Doz. Dr. W. J. Jabs – Berlin
Univ. Prof. Dr. A. Jacobi – Münster
Prof. Dr. R. Kettritz – Berlin
Priv.-Doz. Dr. J. Kielstein – Hannover
Prof. Dr. W. Klockenbusch – Münster
Dr. med. S. Kuhlmann, M.mel – Berlin
Prof. Dr. M. K. Kuhlmann – Berlin
Prof. Dr. U. Kunzendorf – Kiel
Priv.-Doz. Dr. J. Menne – Hannover
Prof. Dr. S. Morgera – Berlin
Prof. Dr. H. Pavenstädt – Münster
Prof. Dr. H. Reinecke – Münster
Prof. Dr. H. Rupprecht – Bayreuth
Prof. Dr. M. Scherer – Regensburg
Prof. Dr. R. Schindler – Berlin
Prof. Dr. K. Schmidt-Ott – Berlin
Prof. Dr. V. Schwenger – Heidelberg
Prof. Dr. M. Zeier – Heidelberg
Prof. Dr. M. Zeisberg – Göttingen

# Glomeruläre Erkrankungen

# Das Nephrotische Syndrom – Minimal Change Disease und FSGS

*Tobias B. Huber*

### Einleitung – Glomeruläre Erkrankungen

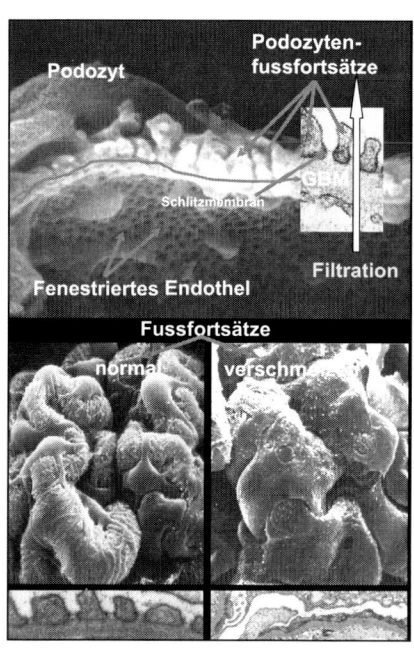

Klinisch werden bei den Glomerulopathien das nephrotische und das nephritische Syndrom unterschieden. Während das nephrotische Syndrom durch Proteinurie (> 3.5 g/d), Hypoalbuminämie, Ödeme und Hyperlipidämie gekennzeichnet ist, stehen beim nephritischen Syndrom der Nierenfunktionsverlust und die Zeichen der glomerulären Entzündung im Urin im Vordergrund. Diesen klinischen Syndromen stehen unterschiedliche pathologische Entitäten gegenüber. Entscheidend ist dabei jeweils die Lokalisation der Schädigung im Glomerulus, welche letztlich über das klinische Syndrom entscheidet: Beim nephritischen Syndrom tritt die Entzündungsreaktion innerhalb der Kapillare auf. Daher kommt es zu einem raschen Nierenfunktionsverlust mit variabel ausgeprägter Proteinurie. Beim nephrotischen Syndrom hingegen liegt nahezu immer eine Podozytenschädigung vor, welche durch ein Verschwinden der Schlitzmembranen und Verschmelzung der Podozyten-Fußfortsätze (foot process effacement) gekennzeichnet ist. Die Diagnose wird letztlich aus der Zusammenschau von Histologie und Klinik gestellt. Das nephrotische Syndrom wird in ca. 70 % der Fälle durch die primär glomerulären Erkrankungen Minimal Change

Glomerulopathie, Membranöse Glomerulonephritis oder Fokal Segmentale Glomerulosklerose hervorgerufen, welche alle durch eine selektive Schädigung des Podozyten gekennzeichnet sind (Wiggins, 2007) (Huber and Benzing, 2005). In den anderen Fällen (ca. 30%) tritt das nephrotische Syndrom im Rahmen von Systemerkrankungen wie Diabetes mellitus, Amyloidose, Light Chain Deposition Disease und Lupus Nephritis auf (Deegens et al., 2008b). Bei diesen Systemerkrankungen werden die Podozyten ebenfalls geschädigt; die Erkrankung ist aber nicht auf die Podozyten beschränkt.

Beim *nephritischen Syndrom* tritt die Entzündungsreaktion innerhalb der Kapillare auf. Daher kommt es zu einem raschen Nierenfunktionsverlust, meistens ohne wesentliche Proteinurie.

Beim *nephrotischen Syndrom* hingegen liegt nahezu immer eine Podozytenschädigung vor.

Bei einer isolierten *Hämaturie* ist die Läsion in der Regel im Mesangium oder der GBM zu finden.

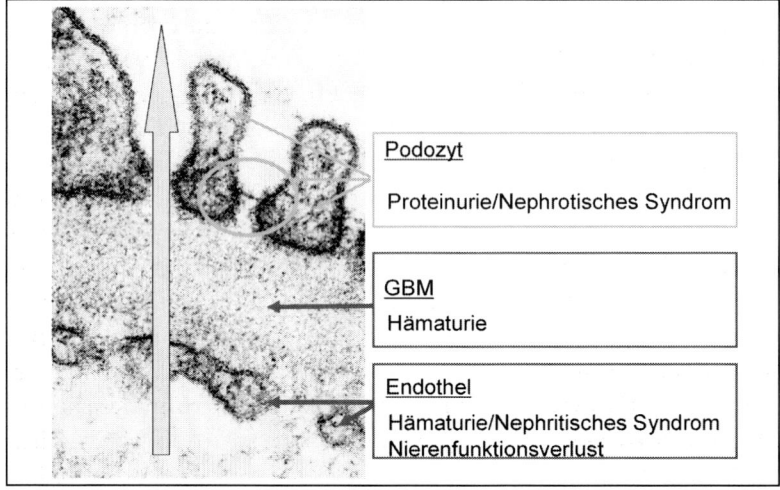

## Hereditäres Nephrotisches Syndrom

Innerhalb der Gruppe der sogenannten „primären" FSGS-Fälle kommt es in den letzten Jahren zunehmend zu einer Identifizierung von neuen genetischen und molekularen Krankheitsauslösern, welche zukünftig die Diagnose, Prognose und Therapie beeinflussen werden (Fogo; Yang and Fogo). Die histologische Diagnose der FSGS stellt zwar die kennzeichnende morphologische Endstrecke von Erkrankungsauslösern unterschiedlichster Art dar, gibt jedoch wenig Aufschluss über die Ätiologie der Erkrankung. Eine zukünftige Diagnostik der FSGS wird daher vermutlich neben der Histologie auch neue Ansätze wie genetisches Screening, Microarray-Analysen von Biopsie-Material und Urin-Proteomanalysen mit einbeziehen müssen. Die Mutationen von Podozytengenen, welche ursächlich für die Entstehung von kongenitalen und steroidresistenten Formen des nephrotischen Syndroms sind, lassen sich grob folgenden klinischen Manifestationsformen zuordnen: Die kindlichen oder Neugeborenen-Formen sind überwiegend autosomal-rezessiv vererbt (Ausnahme WT1-Genmutationen), sich später manifestierende Formen sind hingegen meist autosomal-dominant erbliche Formen. Die verantwortlichen Gene für das kongenitale nephrotische Syndrom (< 3 Monate) sind meist *NPHS1* oder *NPHS2*, seltener *PLCE1*; beim infantilen nephrotischen Syndrom (4-12 Monate) und dem nephrotischen Syndrom der Kindheit (1-6 Jahre) sind meist *NPHS2*, seltener *NPHS1*, *PLCE1* mutiert. Die familiäre fokal-segmentale Glomerulosklerose (FSGS) in der Adoleszenz oder im Erwachsenenalter wird in der Regel durch Mutationen in dem *TRPC6*-, *ACTN4*- oder *INF2*-Gen verursacht. Eine Studie an Mäusen wies erstmals darauf hin, dass eine FSGS durch die Kombination von einzelnen Allelverlusten unterschiedlicher Gene ausgelöst werden kann (bi- oder oligogenetisch) (Huber et al., 2006). Jüngste Studien belegen nun, dass eine solche Kombination von alleine nicht krankheitsauslösenden Mutationen an unterschiedlichen Genen oder an ein und demselben Gen für Fälle von sporadischer FSGS bei Patienten verantwortlich sein kann (Yang and Fogo; Santin et al., 2009). Zu diesen Genen zählen v.a. *NPHS1*, *NPHS2*, und *WT1*. Basierend auf einer genomweiten Assoziationsstudie konnte zudem ein Zusammenhang zwischen FSGS und Variationen im Gen für *ApoL1* bei Amerikanern afrikanischer Herkunft gezeigt werden (Genovese et al., 2011), welches die deutlich höhere Inzidenz von Glomerulopathien bei Menschen afrikanischer Herkunft erklären könnte. Eine Gentestung bei steroidresistenten Formen des

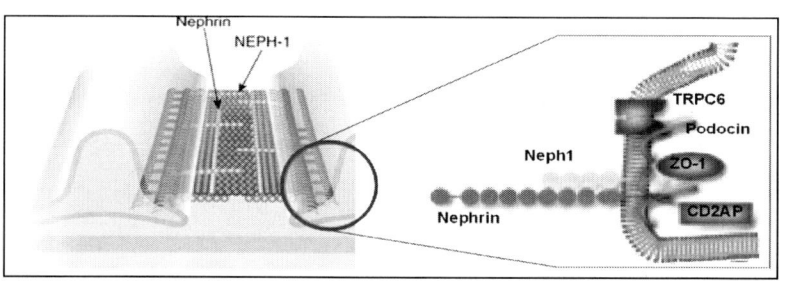

nephrotischen Syndroms spielt derzeit hauptsächlich in der pädiatrischen Nephrologie eine Rolle, und die Identifikation von auslösenden Genmutationen erspart den Patienten die aggressive immunsuppressive Therapie. Im Gegensatz hierzu ist bei erwachsenen Patienten eine genetische Testung von steroidresistenten Formen von FSGS aufgrund der noch sehr hohen Kosten und der geringen Frequenz von eindeutig nachweisbaren genetischen Ursachen derzeit generell nicht empfohlen.

## Minimal Change Disease (MCD)

Die MCD ist die häufigste Ursache für ein nephrotisches Syndrom im Kindesalter mit einem Altersgipfel zwischen 5-7 Jahren. Bei über 10-Jährigen nimmt die Inzidenz etwas ab, da in dieser Altersklasse eher FSGS beobachtet wird. Im Erwachsenenalter wird diese Erkrankung in ca. 10% aller Patienten mit nephrotischem Syndrom nachgewiesen (Saha and Singh, 2006). Die Erkrankung betrifft vorwiegend Kaukasier und Asiaten, während Afro-Amerikaner eher zu FSGS neigen (Saha and Singh, 2006). Die Diagnose wird im Kindesalter meist nur klinisch gestellt. Im Urinsediment zeigt sich in 30% der Fälle eine begleitende Mikrohämaturie, die allerdings ohne prognostische Relevanz ist. Bei Erwachsenen ist immer eine Nierenbiopsie zur Diagnosesicherung notwendig, da andere Ursachen eines nephrotischen Syndroms (FSGS und MGN) vorliegen könnten, die zuvor bioptisch ausgeschlossen werden müssen. Hierbei ist vor allem wichtig, dass die Biopsie mindestens 8 Glomeruli enthält, um eine FSGS als Ursache auszuschließen. Lichtmikroskopisch imponiert als klassischer Befund ein unauffälliges Glomerulum und ein diffuses Fußfortsatzeffacement in der Elektronenmikroskopie:

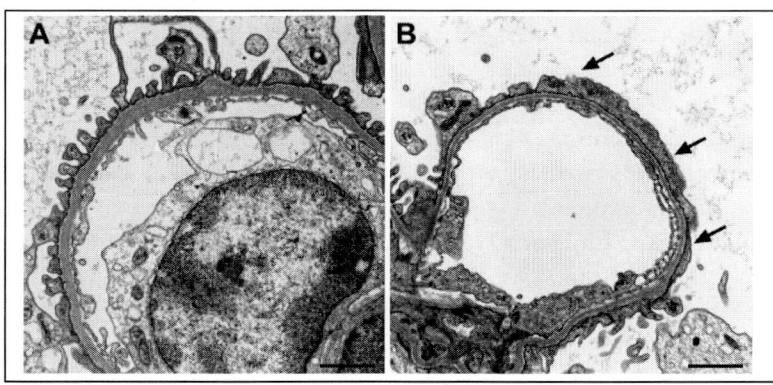

Typischerweise wird keine signifikante Ablagerung von Immunkomplexen oder Komplement beschrieben, allerdings findet sich in bis zu 30% der Fälle mit adulter MCD ein positiver Nachweis für IgM, der eine prognostische Relevanz hat, da die IgM-positiven Fälle häufiger steroidresistent sind (Swartz et al., 2009). Man unterscheidet zwischen primärer (idiopathischer) MCD und sekundärer MCD (als Folge eines definierten Auslösers). Insgesamt ist der Verlauf der primären Form benigne: Die Erkrankung neigt zwar zu häufigen Rezidiven, eine terminale Niereninsuffizienz erleiden aber nur 5-10% der Patienten. Der wichtigste prognostische Prädiktor ist das Ansprechen auf die initiale Steroidtherapie (Waldman et al., 2007). Prognostisch entscheidend sind weiterhin das Ausmaß und die Qualität der Proteinurie. Liegt eine selektive Albuminurie vor und ist die Eiweißausscheidung geringer als 10g/24h, ist mit einer guten renalen Prognose zu rechnen. Bei unselektiver Proteinurie und einem Eiweißverlust von über 10g/24h ist die Prognose eher schlecht. Die genaue molekulare Pathogenese ist bei primären Formen unbekannt. Allgemein wird angenommen, dass die MCD Folge einer vermehrten Freisetzung von Zytokinen ist, welche zur Podozytenschädigung führen. Ähnlich der FSGS wird postuliert, dass bei der Erkrankung ein von Lymphozyten gebildeter „Permeabilitätsfaktor" eine wichtige Rolle spielt. Dieser Faktor ist übertragbar und verursacht beispielsweise im Rattenmodell eine Proteinurie. Er ist aber nicht genau charakterisiert (Cho et al., 2007). Ältere Berichte sprechen für eine T-Zell-vermittelte Genese. Eine Spontanremission bei begleitender Maserninfektion im Sinne eines Virus-induzierten T-Zell-Defektes und das gehäufte Vorkommen von MCD bei Atopikern sind weitere Argumente, die eine T-Zell-vermittelte Hypothese stärken (Shalhoub, 1974). Es gibt auch aktuelle tierexperimentelle Berichte, die eine T-Zell-vermittelte Pathogenese stützen. Hierbei wurden T-Zellen von MCD-Patienten in Mäuse transplantiert und lösten im Tiermodell eine MCD aus (Sellier-Leclerc et al., 2007). Fallberichte zum positiven Einsatz von CD20-Ablationstherapie bei steroidresistenten Formen sprechen für eine Beteiligung von B-Zellen (Yang et al., 2008). Für die sekundäre Form werden verschiedene Auslöser angenommen: Historisch wurde ein Zusammenhang mit akuten respiratorischen Infektionen, Bienenstichen bzw. der Einnahme von NSAR hergestellt. Weiter wird die Erkrankung mit der Einnahme von Gold, Penicillamin, Ampicillin, Interferon, Lithium und Quecksilber in Verbindung gebracht. Eine Reihe von Fällen ist aber auch nach Impfungen beschrieben (Clajus et al., 2009). Weiterhin kann die Erkrankung auch in Zusammenhang mit hämatologischen Neoplasien auftreten. Hierbei ist in erster Linie der Morbus Hodgkin zu nennen. Zudem tritt MCD, als renale Komorbidität, auch in Zusammenhang mit Stammzelltransplantationen auf und wird hier häufig im Zusammenhang mit „graft-versus-host" Reaktionen beschrieben (Schwarz et al.).

## Therapiealgorithmus bei MCD

Die initiale Therapie der MCD basiert auf Steroiden. Das weitere Vorgehen wird anhand des Ansprechens der MCD auf Steroide festgelegt. Da die MCD in der Regel sehr gut auf Steroide anspricht, muss bei einer Steroidresistenz immer auch nochmals die Diagnose einer MCD in Frage gestellt werden und ggf. re-biopsiert werden:

| I. Initiale MCD-Therapie | **Prednison** oder **Prednisolon** als tägliche Einzeldosis von 1 mg/kg KG (max. 80 mg/d) oder alternierend alle 2 Tage mit 2 mg/kgKG (max. 120 mg/d) | **Komplette Remission:** für mind. 4 Wochen fortsetzen  **Fehlende komplette Remission:** für höchstens 16 Wochen fortführen | **Nach Erreichen der kompletten Remission:** über Gesamtperiode von 24 Wochen tapern |
|---|---|---|---|

**Bemerkungen:**
1.) Bei relativen Kontraindikationen oder Intoleranz gegenüber Hochdosissteroiden (unkontrollierter Diabetes mellitus, psychiatrische Erkrankungen, schwere Osteoporose) Cyclophosphamid oder Calcineurininhibitoren einsetzen
2.) Bei gelegentlichem Relaps: wiederholte Steroidtherapien wie bei der ersten Minimal Change Episode durchführen.

| II. Häufig wiederkehrende (frequent relapsing, FR)/ **Kortikosteroid-abhängige** (steroid-dependent, SD) **MCD** | Orales Cyclophosphamid in einer Dosierung von 2 – 2,5 mg/kgKG/d für 8 – 12 Wochen | **Relaps** unter **Cyclophosphamid/fortpflanzungsfähiges Alter:** Calcineurininhibitoren (CNI) (CsA 3 – 5 mg/kg KG/d oder Tacrolimus 0,05 – 0,1 mg/kgKG/d in verteilten Dosen) | **Patienten, die keine Steroide, Cyclophosphamid oder CNIs erhalten dürfen: Mycophenolat-Mofetil** (MMF) mit der Dosierung von z.B. 750 mg bis 1000 mg zweimal täglich für insgesamt 1 bis 2 Jahre |
|---|---|---|---|

**Bemerkungen:**

1.) Bei fehlendem Therapieerfolg einer max. 12-wöchigen Cyclophosphamidtherapie sollte auf Calcineurininhibitoren (Spalte 3) gewechselt werden.

2.) Für die Therapie mit Calcineurininhibitoren: Nachdem für 3 Monate eine stabile Remission erreicht wurde, sollte die Dosis so reduziert und dann für 1 - 2 Jahre beibehalten werden, dass die Remission gerade noch aufrechterhalten werden kann.

| III. Steroidresistente **Minimal Change Glomerulopathie** (SR MCD) | Patienten mit steroidresistenter MCD sollten auf andere Ursachen eines nephrotischen Syndroms hin evaluiert werden. Dies erfordert in der Regel eine erneute Nierenbiopsie, die dann sehr häufig eine FSGS zeigt. |
|---|---|

**Bemerkungen:**

1.) Definition Steroidresistenz: Keine oder minimale Reduktion der Proteinurie nach 2 – 4 Monaten trotz einer adäquat dosierten Steroidtherapie (1mg/kgKG/d).

## Fokal segmentale Glomerulosklerose (FSGS)

Die primäre FSGS ist die zweithäufigste Ursache für ein nephrotisches Syndrom im Erwachsenenalter (Inzidenz steigend). Ähnlich wie bei der MCD nimmt man auch hier eine T-Zellstörung an, wel-

che zur vermehrten Produktion von podozytentoxischen Zytokinen führt (Reidy and Kaskel, 2007). Neueste Daten deuten darauf hin, dass suPAR, ein löslicher Integrin-aktivierenden Faktor, zur Entstehung einer FSGS beitragen könnte (Wei et al., 2011).
Die Folge ist eine Retraktion und Verschmelzung der Podozyten-Fußfortsätze, welche diffus auftritt (also auch in lichtmikroskopisch normalen Glomerula). Offensichtlich ist die Schädigung jedoch stärker oder länger anhaltend, so dass es neben einer Mesangialzellproliferation zunehmend zu einer irreversiblen Podozytenschädigung und Zelltod kommt (Reidy and Kaskel, 2007). Der Verlust von Podozyten in einzelnen Kapillarschlingen führt zur Adhäsion des Kapillarbündels an die Bowman'sche Kapsel, zur fokalen Deposition von hyalinem Material (vermutlich Plasmabestandteile), gefolgt von Sklerose. Der Prozess ist initial fokal (nur einzelne Glomerula sind betroffen) und segmental (innerhalb des Glomerulus sind nur einzelne Kapillarsegmente betroffen) (Reidy and Kaskel, 2007). Dies erklärt auch die grundlegend unterschiedliche klinische Präsentation im Vergleich zur MCD. Während die MCD sich häufig als dramatisches nephrotisches Syndrom manifestiert, das sich innerhalb weniger Tage präsentiert, ist der Beginn der FSGS meist eher schleichend und die Proteinurie steigert sich langsam in den nephrotischen Bereich. Die sekundäre FSGS ist zwar lichtmikroskopisch nicht von der primären Form abzugrenzen, unterscheidet sich jedoch grundlegend in Pathogenese und Klinik. Die sekundäre FSGS ist Folge eines vorausgegangenen Nephronverlustes (kongenital, durch Reflux, nach fokaler Nierenschädigung z.B. bei Vaskulitis, SLE, IgA oder HUS) und wird durch die Hyperperfusion der verbleibenden Nephrone ausgelöst. Bei extremer Adipositas (BMI>35) kann auch eine relative Abnahme der Nephronmasse zum Auftreten einer sekundären FSGS führen. Die Proteinurie ist in der Regel moderat (< 1-2 g/d) und ein nephrotisches Syndrom tritt nicht auf. Im Gegensatz zur primären FSGS, welche meistens mit einem schweren Eiweißverlust (> 10 g/d) und progredientem Nierenversagen einhergeht, bleibt die Nierenfunktion bei der sekundären FSGS auf eingeschränktem Niveau über Jahre stabil (Deegens et al., 2008a). Die primäre FSGS kann einen raschen Verlauf nehmen und ist häufig sehr schwierig zu therapieren. Die Prognose der FSGS ist eng korreliert mit dem Erreichen einer Remission unter Therapie: Ohne Remission sind 60% der Patienten nach 10 Jahren terminal niereninsuffizient, bei Vollremission dagegen nur 10%. Weitere Determinanten der Prognose sind die Höhe der Ausgangsproteinurie, die Ausprägung der Nierenfunktionseinschränkung bei Diagnosestellung sowie die histologische Subklasse. Besonderes Charakteristi-

kum der FSGS ist, dass sie insbesondere bei fehlender voller Remission eine hohe Rekurrenzrate nach Nierentransplantation zeigt. Die transplantierten Organe können rasch verlorengehen. Dies hat insofern besondere klinische Relevanz, da es sich meistens um jüngere Patienten handelt, die im weiteren Verlauf mehr als einmal zur Transplantation anstehen. Hier kann es keine pauschale Richtlinie geben, wie häufig ein Transplantationsversuch gemacht werden sollte, sondern es liegt im Ermessen des behandelnden Arztes unter Berücksichtigung des individuellen Verlaufes, ob nach dem Verlust des Transplantates durch eine Rezidiv-FSGS eine erneute Listung zur Transplantation erfolgversprechend erscheint. Hierzu gilt generell, dass ein Patient, der sich initial nephrotisch präsentiert hat und einen schnellen Verlauf bis zum Erreichen der Niereninsuffizienz gezeigt hat, ein höheres Risiko hat, ein Rezidiv zu erleiden. Ein Patient, der unmittelbar nach Transplantation ein Rezidiv erleidet, das zu einem schnellen Transplantatverlust geführt hat, hat eine 70%ige Wahrscheinlichkeit, ein erneutes Rezidiv zu erleiden. Als Therapie der Wahl bei Rezidiven nach Transplantation ist nach wie vor die Plasmapherese zu nennen. Eine kürzlich erschienene niederländische Studie bestätigt den Zusammenhang von histologischem Subtyp und klinischer Präsentation. Dabei wurde gezeigt, dass die „tip"- und kollabierende Variante die größte Proteinurie bei Diagnosestellung aufweisen. Die kollabierende Variante hat die schlechteste Prognose bzgl. des renalen Überlebens und GFR-Verlaufs. Dagegen weist die „tip"-Variante ein sehr gutes Therapieansprechen und renales Überleben auf. Nach Nierentransplantation tritt typischerweise dieselbe histologische Subvariante wieder auf (Deegens et al., 2008a). Die histologische Diagnose der FSGS stellt zwar die kennzeichnende morphologische Endstrecke von Erkrankungsauslösern unterschiedlichster Art dar, gibt jedoch wenig Aufschluss über die Ätiologie der Erkrankung. Eine zukünftige Diagnostik der FSGS wird daher vermutlich neben der Histologie auch neue Ansätze wie genetisches Screening, Microarray-Analysen von Biopsie-Material und Urin-Proteomanalysen mit einbeziehen müssen.

*Klinisches Bild:* Die FSGS kann in jedem Alter auftreten, das Hauptmanifestationsalter bei Erwachsenen liegt zwischen 40 und 50 Jahren. Klinisch findet sich primär ein nephrotisches Syndrom mit Proteinurie > 3,5 g/d, Hypalbuminämie, Hypercholesterinämie und Ödemen. Begleitend liegen häufig eine mikroskopische Hämaturie sowie eine arterielle Hypertonie vor.

*Diagnose:* Die Diagnose wird über die Nierenbiopsie gestellt. Klinisch ergeben sich vorab Hinweise zur Unterscheidung einer primären von einer sekundären Form dadurch, dass die sekundäre Form meist nicht mit einer nephrotischen Proteinurie oder einer Hypalbuminämie einhergeht (Deegens et al., 2008a).

*Histologie:* Wie oben ausgeführt, werden bei der FSGS verschiedene Subvarianten unterschieden. Allen gemeinsam ist die elektronenmikroskopische Verschmelzung der Fußfortsätze. Immunhistochemisch finden sich in der Regel keine wegweisenden Ablagerungen, nachzuweisen ist allenfalls eine nicht-spezifische Bindung von IgM und Komplementbestandteilen in sklerotischen Läsionen. Für die klassische Variante der FSGS gilt bezogen auf die Lichtmikroskopie: In manchen (fokal) Glomeruli findet sich ein abschnittsweiser (segmentaler) mesangialer Kollaps mit Sklerose. Die Sklerosen finden sich zunächst in juxtamedullären Glomeruli und können deshalb bei oberflächlichen Biopsien übersehen werden. Häufig liegen eine milde mesangiale Hyperzellularität sowie partielle Verschlüsse der Kapillarlumina durch hyalines Material vor (Meyrier, 2004) (D'Agati, 2003).

*Behandlung:* Es ist allgemein anerkannt, dass eine Blutdruckkontrolle und Reduktion der Proteinurie bei proteinurischen Nierenerkrankungen die Progression einer Niereninsuffizienz verzögern können. Ziel sollte es sein, die Proteinurie auf < 500 mg/d zu reduzieren und bei einer Proteinurie > 1g/d einen Blutdruck von < 125/75 mmHg zu erreichen. Substanzklassen der ersten Wahl sind ACE-Hemmer und Angiotensin-Rezeptorblocker (Ferder et al., 1990). Diese Therapie führt bei der FSGS aber nur selten zur kompletten Remission und die Entwicklung einer terminalen Niereninsuffizienz wird nicht verhindert. Zur Basis-Therapie dazu gehören des Weiteren eine salzarme Diät und Diuretika bei Ödemen. Auch sollten HMG-CoA-Reduktaseinhibitoren (Statine) zur Behandlung des atherogenen Lipidprofils eingesetzt werden. Für Patienten mit idiopathischer FSGS und einer Proteinurie > 3 g/d sollte eine immunsuppressive Therapie angestrebt werden. Die Grundlage zu Therapieempfehlungen für die FSGS sind im Wesentlichen retrospektive Studien. Diese legen den Einsatz von Kortikosteroiden als *Initialtherapie* nahe. Dabei verbessert der zusätzliche Einsatz von zytotoxischen Agenzien in der Initialtherapie die Remissionsrate nicht. Um eine Remission zu erreichen, sind Therapiedauer und Höhe der Steroiddosis von entscheidender Bedeutung. Angewendet werden sollten dabei Prednison oder Prednisolon – entweder als tägliche Einzeldosis von

1 mg/kgKG (max. 80 mg/Tag) oder alternierend alle 2 Tage mit 2 mg/kgKG (max. 120 mg/d) (Nagai et al., 1994). Die Hochdosis-Steroidtherapie sollte entweder bis zur kompletten Remission oder für insgesamt maximal 16 Wochen fortgeführt werden. Nach Erreichen der Remission sollten die Steroide langsam über eine Periode von 3 – 6 Monaten schrittweise reduziert werden [zunächst um 10 mg alle 2 Wochen bis zu 0,15 mg/kgKG/d, anschließend Dosis alle 2 – 4 Wochen um 2,5 mg weiter reduzieren]. Für Patienten mit relativen Kontraindikationen oder Intoleranz gegenüber Hochdosissteroiden (wie z.B. unkontrollierter Diabetes mellitus, psychiatrische Erkrankungen, schwere Osteoporose) werden Calcineurininhibitoren als Initial-Therapie empfohlen. Bei *gelegentlichem Relaps* sollten wiederholte Steroidtherapien wie bei der ersten FSGS-Episode durchgeführt werden. Manche Autoren favorisieren den Einsatz von Cyclophosphamid. Da hierbei allerdings die Datenlage noch schlechter als für die anderen Substanzen ist, die aktuellen KDIGO-Leitlinien davon Abstand nehmen und sich ein höheres Toxizitätsprofil nachweisen lässt, ist der Einsatz von Cyclophosphamid derzeit keine Therapie der ersten Wahl in der Behandlung eines FSGS-Relapses. Für die Therapie der *häufig wiederkehrenden (frequent relapsing, FR) bzw. Kortikosteroid-abhängigen (steroid-dependent, SD) FSGS* existiert nur eine spärliche Datenbasis. Empfohlen werden hier aktuell Calcineurininhibitoren, im Speziellen: Cyclosporin A (CsA 3 – 5 mg/kgKG/Tag) oder alternativ Tacrolimus (0,05 – 0,1 mg/kg KG/d) in zwei verteilten Dosen. Für Patienten, die keine CNIs erhalten dürfen, kann Mycophenolat-Mofetil (MMF) in der Dosisaufteilung 750 mg bis 1000 mg zweimal täglich angewendet werden. Für die *steroidresistente FSGS* konnten 2 prospektive Untersuchungen einen positiven Effekt auf die Remissionsinduktion für Cyclosporin A nachweisen (Ponticelli et al., 1993) (Cattran et al., 1999). Cyclosporin A sollte (3 – 5 mg/kgKG/Tag in zwei verteilten Dosen) für mindestens 4 – 6 Monate verabreicht werden (initialer Zieltalspiegel 125-175 ng/ml). Die Therapiedauer sollte dabei nicht zu kurz gewählt werden. Findet sich eine partielle oder komplette Remission, sollte die Cyclosporin A-Therapie für mindestens 12 Monate fortgesetzt werden; dann sollte sie langsam getapert werden. Dabei sollte die Cyclosporin A-Dosis alle 2 Monate um 25% reduziert werden. Kann nach 6 Monaten keine Remission erreicht werden, kann die Cyclosporin A-Therapie beendet werden. Kürzlich erschien eine indische Studie, die sich nochmals mit der Bedeutung von Calcineurininhibitoren in der Therapie von Kindern mit therapierefraktärer FSGS/nephrotischem Syndrom beschäftigt hat (Choudhry et al., 2009). In den Vergleichsgruppen wurde randomi-

siert mit Cyclosporin A bzw. Tacrolimus jeweils begleitet von Steroid und Enalapril therapiert. Es konnte gezeigt werden, dass beide CNI gleich gut eine Remission induzieren können, dass die Relapsraten unter Cyclosporin A aber um den Faktor 4,5 gegenüber Tacrolimus erhöht liegen. Zudem waren die insbesondere kosmetischen Nebenwirkungen unter CyA höher. Eine Untersuchung zum Einsatz von Tacrolimus bei Erwachsenen führte die chinesische Gruppe um Xi durch. Ausgangskollektiv waren steroidresistente Patienten, die zusätzlich auf Cyclophosphamid-Boli nicht angesprochen hatten. Für 80% der Patienten konnte eine Voll- oder zumindest Teilremission erreicht werden. 40% der Patienten erlitten jedoch über 3-4 Jahre Follow-up ein Rezidiv (Li et al., 2009). Eine kürzliche randomisierte NIH-finanzierte Studie hat die Wirksamkeit von MMF/Cortison versus Cyclosporin bei steroidresistenter FSGS in 138 Fällen untersucht und kam zu dem Ergebnis, dass beide Behandlungsansätze zu ähnlichen Ergebnissen hinsichtlich dem Erreichen einer partiellen oder kompletten Remission führen (Gipson et al., 2011). Jedoch war die Studie deutlich *under-powered* und die Einschlusskriterien mit einer definierten „Steroidresistenz" eines 4-wöchigen Nicht-Ansprechens auf eine Steroistherapie fragwürdig, da eine Vielzahl von FSGS-Patienten in der Regel erst nach 8-12 Wochen auf Steroide ansprechen. Daher wird in den aktuellen KDIGO-Leitlinien weiterhin eine CNI-basierte Therapie als First-Line-Therapie empfohlen.

## Therapie der FSGS (idopathische Erkrankung mit nephrotischem Syndrom)

Wie bei der MCD basiert die Initialtherapie der primären FSGS auf Steroiden. Jedoch ist die Ansprechrate auf Steroide deutlich geringer. Die primäre FSGS kann mit einem rasch-progredienten Nierenfunktionsverlust einhergehen und ist häufig sehr schwirig zu therapieren. Die Prognose der FSGS ist eng korreliert mit dem Erreichen einer Remission unter Therapie:

| I. Initiale FSGS-Therapie | Prednison oder Prednisolon als tägliche Einzeldosis von 1 mg/kg KG (max. 80 mg/d) oder alternierend alle 2 Tage mit 2 mg/kgKG (max. 120 mg/d) | Komplette Remission: für mind. 4 Wochen fortsetzen<br><br>Fehlende komplette Remission: für höchstens 16 Wochen fortführen | Nach Erreichen der kompletten Remission: schrittweise über eine Periode von 3 – 6 Monaten reduzieren [zunächst 10 mg alle 2 Wochen bis zu 0,15 mg/kgKG/d, anschließend alle 2 – 4 Wochen um 2,5 mg weiter reduzieren] |
|---|---|---|---|

**Bemerkungen:**
1.) Bei relativen Kontraindikationen oder Intoleranz gegenüber Hochdosissteroiden (unkontrollierter Diabetes mellitus, psychiatrische Erkrankungen, schwere Osteoporose) Calcineurininhibitoren einsetzen.
2.) Bei gelegentlichem Relaps: wiederholte Steroidtherapien wie bei der ersten FSGS-Episode durchführen.

| II. Häufig wiederkehrende (frequent relapsing, FR)/ **Kortikosteroid-abhängige** (steroid-dependent, SD) **FSGS** | Cyclosporin A (CsA 3 - 5 mg/kgKG/d) [Tacrolimus 0,05 - 0,1 mg/kg KG/d] in zwei verteilten Dosen | Patienten, **die keine CNIs erhalten dürfen**:<br><br>**Mycophenolat-Mofetil** (MMF)<br><br>mit der Dosierung von z.B. 750 mg bis 1000 mg zweimal täglich |
|---|---|---|

| III. Steroid resistente FSGS | Cyclosporin A<br><br>(3 – 5 mg/kgKG/d in zwei verteilten Dosen) für mindestens 4 – 6 Monate (initialer Zieltalspiegel 125-175 ng/ml). | Partielle oder komplette Remission:<br><br>Cyclosporin A<br><br>Therapie für mindestens 12 Monate fortsetzen. Anschließend langsam tapern. Dabei Cyclosporin A-Dosis alle 2 Monate um 25% reduzieren | Fehlende Remission nach 6 Monaten:<br><br>Cyclosporin A-Therapie beenden<br><br>Alternativ: **Tacrolimus**<br><br>0.1-0.2 mg/kg d (zwei verteilte Dosen) (initiale Zieltalspiegel 5-10 ng/ml); bei Remission analog zur Cyclosporin A vorgehen<br><br>Alternativ: **Mycophenolat-Mofetil** (MMF) mit der Dosierung von z.B. 750 mg bis 1000 mg zweimal täglich |
|---|---|---|---|

**Bemerkungen:**
1.) Bei häufig wiederkehrender (frequent relapsing, FR)/ kortikosteroid-abhängiger (steroiddependent, SD) FSGS oder steroidresistenter FSGS Prednison mit 0.15 mg/kg/d für 4-6 Monate mitführen, anschließend über 4 – 8 Wochen tapern.

## Literatur

1. Cattran DC, Appel GB, Hebert LA, Hunsicker LG, Pohl MA, Hoy WE, Maxwell DR, Kunis CL (1999) A randomized trial of cyclosporine in patients with steroid-resistant focal segmental glomerulosclerosis. North America Nephrotic Syndrome Study Group. Kidney international 56: 2220-2226
2. Cho ME, Hurley JK, Kopp JB (2007) Sirolimus therapy of focal segmental glomerulosclerosis is associated with nephrotoxicity. Am J Kidney Dis 49: 310-317

3. Choudhry S, Bagga A, Hari P, Sharma S, Kalaivani M, Dinda A (2009) Efficacy and safety of tacrolimus versus cyclosporine in children with steroid-resistant nephrotic syndrome: a randomized controlled trial. Am J Kidney Dis 53: 760-769
4. Clajus C, Spiegel J, Brocker V, Chatzikyrkou C, Kielstein JT (2009) Minimal change nephrotic syndrome in an 82 year old patient following a tetanus-diphteria-poliomyelitis-vaccination. BMC Nephrol 10: 21
5. D'Agati V (2003) Pathologic classification of focal segmental glomerulosclerosis. Semin Nephrol 23: 117-134
6. Deegens JK, Steenbergen EJ, Borm GF, Wetzels JF (2008a) Pathological variants of focal segmental glomerulosclerosis in an adult Dutch population – epidemiology and outcome. Nephrol Dial Transplant 23: 186-192
7. Deegens JK, Steenbergen EJ, Wetzels JF (2008b) Review on diagnosis and treatment of focal segmental glomerulosclerosis. Neth J Med 66: 3-12
8. Ferder LF, Inserra F, Daccordi H, Smith RD (1990) Enalapril improved renal function and proteinuria in chronic glomerulopathies. Nephron 55 (Suppl 1): 90-95
9. Fogo AB: The spectrum of FSGS: does pathology matter? Nephrol Dial Transplant
10. Genovese G, Friedman DJ, Ross MD, Lecordier L, Uzureau P, Freedman BI, Bowden DW, Langefeld CD, Oleksyk TK, Uscinski Knob AL et al.: Association of trypanolytic ApoL1 variants with kidney disease in African Americans. Science 329: 841-845
11. Genovese G, Tonna SJ, Knob AU, Appel GB, Katz A, Bernhardy AJ, Needham AW, Lazarus R, Pollak MR: A risk allele for focal segmental glomerulosclerosis in African Americans is located within a region containing APOL1 and MYH9. Kidney international
12. Gipson DS, Trachtman H, Kaskel FJ, Greene TH, Radeva MK, Gassman JJ, Moxey-Mims MM, Hogg RJ, Watkins SL, Fine RN et al.: Clinical trial of focal segmental glomerulosclerosis in children and young adults. Kidney international 80: 868-878
13. Huber TB, Benzing T (2005) The slit diaphragm: a signaling platform to regulate podocyte function. Curr Opin Nephrol Hypertens 14: 211-216
14. Huber TB, Kwoh C, Wu H, Asanuma K, Godel M, Hartleben B, Blumer KJ, Miner JH, Mundel P, Shaw AS (2006) Bigenic mouse models of focal segmental glomerulosclerosis involving pairwise interaction of CD2AP, Fyn, and synaptopodin. J Clin Invest 116: 1337-1345
15. Li X, Li H, Ye H, Li Q, He X, Zhang X, Chen Y, Han F, He Q, Wang H et al. (2009). Tacrolimus therapy in adults with steroid- and cyclophosphamide-resistant nephrotic syndrome and normal or mildly reduced GFR. Am J Kidney Dis 54: 51-58
16. Meyrier A (2004) Nephrotic focal segmental glomerulosclerosis in 2004: an update. Nephrol Dial Transplant 19: 2437-2444

17. Nagai R, Cattran DC, Pei Y (1994) Steroid therapy and prognosis of focal segmental glomerulosclerosis in the elderly. Clin Nephrol 42: 18-21
18. Ponticelli C, Rizzoni G, Edefonti A, Altieri P, Rivolta E, Rinaldi S, Ghio L, Lusvarghi E, Gusmano R, Locatelli F et al. (1993) A randomized trial of cyclosporine in steroid-resistant idiopathic nephrotic syndrome. Kidney international 43: 1377-1384
19. Reidy K, Kaskel FJ (2007) Pathophysiology of focal segmental glomerulosclerosis. Pediatr Nephrol 22: 350-354
20. Saha TC, Singh H (2006) Minimal change disease: a review. South Med J 99: 1264-1270
21. Santin S, Garcia-Maset R, Ruiz P, Gimenez I, Zamora I, Pena A, Madrid A, Camacho JA, Fraga G, Sanchez-Moreno A et al. (2009) Nephrin mutations cause childhood- and adult-onset focal segmental glomerulosclerosis. Kidney international 76: 1268-1276
22. Schwarz A, Haller H, Schmitt R, Schiffer M, Koenecke C, Strassburg C, Lehner F, Gottlieb J, Bara C, Becker JU et al.: Biopsy-diagnosed renal disease in patients after transplantation of other organs and tissues. Am J Transplant 10: 2017-2025
23. Sellier-Leclerc AL, Duval A, Riveron S, Macher MA, Deschenes G, Loirat C, Verpont MC, Peuchmaur M, Ronco P, Monteiro RC et al. (2007). A humanized mouse model of idiopathic nephrotic syndrome suggests a pathogenic role for immature cells. J Am Soc Nephrol 18: 2732-2739
24. Shalhoub RJ (1974) Pathogenesis of lipoid nephrosis: a disorder of T-cell function. Lancet 2: 556-560
25. Swartz SJ, Eldin KW, Hicks MJ, Feig DI (2009) Minimal change disease with IgM+ immunofluorescence: a subtype of nephrotic syndrome. Pediatr Nephrol 24: 1187-1192
26. Waldman M, Crew RJ, Valeri A, Busch J, Stokes B, Markowitz G, D'Agati V, Appel G (2007) Adult minimal-change disease: clinical characteristics, treatment, and outcomes. Clin J Am Soc Nephrol 2: 445-453
27. Wei C, El Hindi S, Li J, Fornoni A, Goes N, Sageshima J, Maiguel D, Karumanchi SA, Yap HK, Saleem M et al.: Circulating urokinase receptor as a cause of focal segmental glomerulosclerosis. Nature medicine 17: 952-960
28. Wiggins RC (2007) The spectrum of podocytopathies: a unifying view of glomerular diseases. Kidney international 71: 1205-1214
29. Yang HC, Fogo AB: 'Idiopathic' FSGS: an increasingly obsolete diagnosis? Nephrol Dial Transplant 25: 654-656
30. Yang T, Nast CC, Vo A, Jordan SC (2008) Rapid remission of steroid and mycophenolate mofetil (mmf)-resistant minimal change nephrotic syndrome after rituximab therapy. Nephrol Dial Transplant 23: 377-380

# Symptomatische Therapie bei nephrotischem Syndrom: Was ist gesichert?

*Thomas Benzing*

Glomeruläre Nierenerkrankungen gehören zu den häufigsten Nierenerkrankungen und stellen die führende Ursache für eine dialysepflichtige Niereninsuffizienz weltweit dar. Seit langer Zeit ist es klar, dass die Höhe der Proteinurie mit dem jährlichen Verlust an glomerulärer Filtrationsrate korreliert (Peterson et al., 1995; Remuzzi et al., 2004). Es konnte außerdem gezeigt werden, dass die antiproteinurische Intervention das Risiko der Progression einer Nierenerkrankung verhindert (Ruggenenti et al., 2008). Neue Daten zeigen darüber hinaus, dass nicht nur die Progression der chronischen Nierenerkrankung (CKD) direkt mit der Höhe der Proteinurie korreliert, sondern dass auch das kardiovaskuläre Risiko, die kardiovaskuläre Morbidität und Mortalität, direkt mit der Höhe der Proteinurie korreliert ist (Hemmelgarn et al., 2010). Aus diesen Gründen kommt der antiproteinurischen Therapie bei nephrotischem Syndrom höchste Bedeutung zu. Welche Interventionen jedoch stehen zur Verfügung? Welche der therapeutischen Interventionen sind gesichert? Im Folgenden soll ein Überblick über die aktuell verfügbaren Maßnahmen der antiproteinurischen Therapie gegeben werden. Es handelt sich hierbei um Maßnahmen, die gegebenenfalls die kausale bzw. auf die Krankheitsentität bezogene Therapie (Immunsuppression, Immunmodulation, ...) ergänzen.

## 1. Blutdruckkontrolle

In vielfältigen Studien konnte gezeigt werden, dass die konsequente Blutdruckkontrolle nicht nur die Mortalität bei erhöhtem kardiovaskulärem Risiko für Nierenpatienten senkt, sondern dass direkt die Progression sowohl bei diabetischen als auch bei nicht-diabetischen Nierenerkrankungen günstig beeinflusst werden kann. Dieser positive Effekt ist besonders deutlich bei proteinurischen Nierenerkrankungen (Bakris et al., 2000). Die Progression einer proteinurischen Nierenerkrankung hängt stark von sekundären hämodynamischen und metabolischen Faktoren ab und kann unabhängig von der Aktivität der zu Grunde liegenden Erkrankung sein. So finden sich bei vielen proteinurischen Nierenerkrankungen bei längerem Verlauf zusätzliche Zeichen einer sekundären fokal-segmentalen Glomerulosklerose als Zeichen des Hyperperfusionsschadens, welcher aufgepropft auf einen primären glomerulären Schaden erscheint (Sarafidis et al., 2007). In vielfältigen Studien konnte die günstige Beeinflussung der Proteinurie und der Progression einer proteinurischen Nierenerkrankung durch konsequente Blutdruckkontrolle dokumentiert werden. Gemäß der Leitlinien der Deutschen Hochdruckliga, welche weitestgehend im Einklang mit europäischen und internationalen Leitlinien sind, wird bei CKD und einer Proteinurie <1 g/g Krea ein Blutdruck von 130/80 mm Hg und bei CKD mit Proteinurie >1 g/g Krea ein Blutdruck von 125/75 mm Hg angestrebt. Bei der Blutdruckeinstellung sind Angiotensinrezeptor-Blocker (ARB) und ACE-Hemmer in der Regel in Kombination mit einem Diuretikum zu bevorzugen. Dies liegt an der gleichzeitigen günstigen Beeinflussung der Progression der CKD durch RAS-Blockade und der Reduktion der glomerulären Hyperperfusion durch Vasodilatation des *Vas efferens*. Auch wenn zum Einsatz der ACE-Hemmer und insbesondere bei der kardiovaskulären Protektion durch ACE-Hemmer deutlich mehr Daten vorliegen als für ARB, scheint der antiproteinurische Effekt von ACE-Hemmern und ARB in etwa äquivalent günstig zu sein (Kunz et al., 2008). Nichtdihydropyridin-Calciumantagonisten wie Diltiazem und Verapamil haben signifikante antiproteinurische Eigenschaften (Bakris et al., 2004). Im Gegensatz hierzu kann die Proteinurie unter Dihydropyridinen wie Amlodipin oder Nifedipin deutlich zunehmen, was Berücksichtigung bei der Blutdrucktherapie finden muss (Agodoa et al., 2001). Insgesamt gilt jedoch die Regel, dass sinnvolle Medikamentenkombinationen mit dem Ziel einer konsequenten Blutdruckeinstellung gewählt werden sollten. Ob eine zu starke Senkung des systolischen Blutdrucks, also auf Werte unter 110 mm Hg systolisch, insbesondere beim älteren Patienten mit einem erhöhten Risiko für Schlaganfall und Progression der Nierenerkrankung verbunden ist, ist bislang nicht abschließend geklärt. Allerdings geben einige Studien Anlass zur Vorsicht vor einer zu tiefen Drucksenkung in dieser Patientengruppe (Jafar et al., 2003; Weiner et al., 2007).

Es kann zusammengefasst werden, dass einer effektiven Blutdrucksenkung große Bedeutung bei der Therapie der Proteinurie zukommt. Nachdem mehrere jüngere Studien zeigen konnten, dass eine sehr enge Blutdruckeinstellung (<130 mmHg systolisch) keinen wesentlichen Vorteil bzgl. Progression der Nierenerkrankung, Proteinurie oder kardiovaskulärer Mortalität ergibt, ist ein Blutdruckziel von 130/80 mmHg (entsprechend 125/75 mmHg in der Eigenmessung oder im Tagesmittelwert des 24-Stunden-Blutdruckprotokolls) angemessen.

## 2. Blockade des Renin-Angiotensin-Systems

Der günstige Effekt einer Blockade des Renin-Angiotensin-Systems (RAS) auf das Ausmaß einer Proteinurie und die Progression der CKD ist in vielfältigen Studien hinreichend belegt. Dabei konnten sowohl bei diabetischer als auch bei nicht-diabetischer Nierenerkrankung durch den Einsatz von ARB bzw. ACE-Hemmern deutliche Effekte erzielt werden (Brenner et al., 2001). Dabei scheint eine höhere Dosis der jeweiligen Medikamente mit einer deutlichen Senkung des intraglomerulären Drucks und damit einer sehr günstigen Beeinflussung der Proteinurie und damit der Progression der chronischen Nierenerkrankung verbunden zu sein. Jüngste Daten aus der SMART-Trial zeigen, dass die supramaximale Dosierung eines ARB über den Blutdruck hinaus positive Effekte auf die Proteinurie haben kann (Burgess et al., 2009). Da darüber hinaus die kardiovaskuläre Morbidität und Mortalität bei Hochrisikopatienten deutlich günstig beeinflusst werden kann, kommt dem Therapieprinzip der RAS-Blockade auch aus kardiologischer Sicht höchste Bedeutung zu (Gerstein et al., 2001; Sokol et al., 2004; Teo et al., 2004). Mit dem direkten Renin-Inhibitor Aliskiren steht neuerdings ein weiteres Therapieprinzip zur RAS-Blockade zur Verfügung (Muller and Luft, 2006; Pilz et al., 2005). Die Ergänzung der RAS-Blockade mit Aliskiren zusätzlich zum ARB kann dabei die Proteinurie bei diabetischer Nephropathie äußerst günstig beeinflussen (Parving et al., 2008). Ob mit dieser Reduktion der Proteinurie auch eine ebenso günstige Beeinflussung der Progression der diabetischen Nephropathie verbunden ist, muss in weiteren Studien noch gezeigt werden. Vom Konzept her macht die Kombination verschiedener Medikamente zur effektiven RAS-Blockade in der Therapie der Proteinurie großen Sinn. Allerdings wurde diese Annahme zuletzt durch die Publikation interessanter Daten zur Kombinationstherapie mit ARB und ACE-Hemmern in der Therapie der CKD widerlegt (Mann et al., 2008). Dabei ergab sich unter der Kombination aus ACE-Hemmer und ARB zwar eine Reduktion der Proteinurie, jedoch nicht nur eine raschere Progression der Nierenerkrankung, sondern auch eine erhöhte Mortalität in der ACE-Hemmer/ARB-Kombination. Allerdings besteht eine Limitation der Studie sicherlich darin, dass sich die Studienteilnehmer nicht durch eine fortgeschrittene CKD oder deutliche Proteinurie auszeichneten (Epstein, 2009). Im Gegenteil, Patienten mit Proteinurie über 1 g pro Tag waren in der Studie fast nicht vertreten und auch Diabetiker mit fortgeschrittener Proteinurie nicht entsprechend repräsentiert. Außerdem war eine große Zahl der beteiligten Patienten normotensiv, was ein erhöhtes Risiko für Hypotension, die am häufigsten beobachtete Nebenwirkung, erklären kann. Dennoch gilt festzustellen, dass es nach der aktuellen Studienlage keine Indikation zur Kombination aus ACE-Hemmern und ARB gibt. Wichtig ist, dass die jeweilig gewählte Substanz entsprechend hoch dosiert wird. Die Hypothese, dass die Effektivität einer RAS-Blockade mit dem Ausmaß einer Proteinurie zusammenhängt, konnte in der kürzlich veröffentlichten TRANSCEND-Studie geklärt werden (Mann et al., 2009). Dabei zeigte sich, dass die Effektivität der RAS-Inhibition vom Ausmaß der Proteinurie abhängt (Ito, 2010).

Insgesamt kommt also der Blockade des RAS bei der antiproteinurischen Therapie höchste Bedeutung zu. Dabei gibt es kein Kreatinin-Limit für den Einsatz der ACE-Hemmer- oder ARB-Therapie. In verschiedenen Studien konnte gezeigt werden, dass insbesondere bei bereits eingeschränkter Nierenfunktion die Progression der Nierenerkrankung durch den Einsatz eines ACE-Hemmers oder ARB günstig beeinflusst werden kann (Hou et al., 2006). Dies gilt auch für bereits manifeste, dialysepflichtige Niereninsuffizienz. In der REIN-Trial konnte außerdem gezeigt werden, dass auch Patienten in der Peritonealdialyse bzgl. ihrer Restnierenfunktion vom Einsatz eines ACE-Hemmers profitieren (Perna et al., 2000; Ruggenenti et al., 1999). Wichtig hierbei ist zu beachten, dass bei Patienten mit fortgeschrittener CKD der Serumkaliumwert nach Therapiestart bzw. -änderung kontrolliert werden muss, da die Rate an Hyperkaliämie insbesondere bei fortgeschrittener CKD deutlich zunimmt.

## 3. Gewichtsreduktion

Es gibt vielfältige Studien, welche unterstreichen, dass die Gewichtsabnahme beim adipösen Patienten antiproteinurisch wirkt. Dies gilt sowohl für diabetische als auch für nicht-diabetische proteinurische Nierenerkrankungen. Insofern ist eine Gewichtsnormalisierung beim adipösen Patienten auch bei nicht diabetischer Genese dringend anzuraten (Wilmer et al., 2003).

## 4. Stopp des Nikotinkonsums

Das Zigarettenrauchen erhöht das Ausmaß der Proteinurie bei proteinurischen Nierenerkrankungen und ist assoziiert mit einer ungünstigen Beeinflussung der Progression der CKD (Wilmer et al., 2003). Dabei konnte gezeigt werden, dass das Kondensat des Zigarettenrauchs im Versuchstier sowohl die Proteinurie als auch die Glomerulosklerose aggraviert. Selbstverständlich ist der Zigarettenrauch auch mit einer deutlich erhöhten Gefahr kardiovaskulärer Komplikationen beim sowieso bereits hoch gefährdeten CKD-Patienten assoziiert. Deshalb muss dem Stopp eines Nikotinkonsums Aufmerksamkeit und dem Patienten die nötige Unterstützung zukommen. Dies kann durchaus in vielen Fällen psychosomatische Interventionen erfordern, welche auch vom Nephrologen eingeleitet werden müssen.

## 5. Kochsalzarme und eiweißkontrollierte Diät

Für die Einschränkung der Kochsalzaufnahme gibt es eine Vielzahl von Argumenten beim proteinurischen Patienten (Krikken et al., 2009). Es konnte in der Vergangenheit gezeigt werden, dass hohe Kochsalzaufnahme nicht nur die Effektivität der diuretischen Therapie verhindert, sondern vor allem auch die antiproteinurische Wirkung von ACE-Hemmern, ARB oder Calciumantagonisten selbst bei normalem Blutdruck ungünstig beeinflusst (Esnault et al., 2005). Im Gegensatz hierzu führt eine Natriumdepletion zu einer Verstärkung des antiproteinurischen Effekts von ACE-Hemmern (Buter et al., 1998; Esnault et al., 2005) und vermindert *per se* bereits die Proteinurie (Swift et al., 2005). Darüber hinaus scheint eine hohe Kochsalzaufnahme die Progression der chronischen Nierenerkrankung ungünstig zu beeinflussen (Mishra et al., 2005) – mit Effekten, die blutdruckabhängig und blutdruckunabhängig sind. Insofern ist eine Einschränkung der Kochsalzaufnahme auf unter 5 g/Tag anzustreben. Der positive Effekt der natriumarmen Ernährung kann verstärkt werden durch die negative Natriumbilanz bei Einsatz eines Diuretikums. Bei Patienten, die mit ACE-Hemmer oder ARB therapiert werden, führt die Kombination aus Kochsalzrestriktion mit einem Diuretikum zu einer deutlichen Verstärkung des antiproteinurischen Effekts verglichen mit einer der beiden Interventionen alleine (Buter et al., 1998; Vogt et al., 2008).
Nach wie vor gibt es eine gewisse Rationale zur Eiweißrestriktion bei nephrotischem Syndrom. Allerdings kann die deutliche Eiweißrestriktion auf unter 0,8 g/kg KG/Tag, welche Gegenstand der Thera-

pie vor einigen Jahren war, nicht mehr generell so empfohlen werden. Eine moderate Eiweißrestriktion (0,8-1,0 g/kg Körpergewicht/Tag) reduziert jedoch Proteinurie und Progression der CKD (Ikizler, 2009). Hierbei ist das Auftreten einer Malnutrition dringend zu vermeiden, da die Malnutrition als prognostisch ungünstiger Faktor beim Einsetzen einer Dialysetherapie bei fortgeschrittener Nierenerkrankung gilt.

## 6. Statine und Therapie der Hyperlipidämie

Es konnte gezeigt werden, dass Statine effektiv Cholesterin und LDL-Cholesterin auch beim nephrotischen Syndrom senken können (Rabelink et al., 1988). Dabei werden allerdings die Zielwerte in der Regel nur bei deutlich höherer Dosis eines Statins erreichbar. Die Entscheidung über den Einsatz einer lipidsenkenden Therapie muss im Einzelfall geklärt werden. Dabei gilt, dass die effektivste lipidsenkende Therapie in der Kontrolle der Proteinurie und der Therapie der Grundkrankheit besteht. Insofern kommt gerade bei der lipidsenkenden Therapie dem Einsatz von ACE-Hemmern/ARB durch Kontrolle der Proteinurie besondere Bedeutung zu. Es gibt Hinweise, dass Statine bei nephrotischem Sydnrom die Endothelfunktion verbessern (Dogra et al., 2002) und die Progression der CKD hemmen können (Shepherd et al., 2007), weshalb Statine in der Regel Teil der Therapie proteinurischer Nierenerkrankungen sind. Im Rattenmodell konnte gezeigt werden, dass die Zugabe von Rosuvastatin zur RAS-Blockade eine Proteinurie bei diabetischen Ratten komplett verhindern konnte (Zoja et al., 2011). Diese Daten konnten jedoch am Menschen bislang noch nicht bestätigt werden (Ruggenenti et al., 2010). Jüngste Hinweise, dass die Statintherapie die Rate an thrombembolischen Komplikationen bei nephrotischem Syndrom reduzieren kann, sind äußerst interessant, bedürfen jedoch noch der genaueren Bestätigung (Resh et al., 2011).

## 7. Vermeidung von nicht-steroidalen Antiphlogistika

Ohne Zweifel sind nicht-steroidale Antiphlogistika (NSAID) bei proteinurischen Nierenerkrankungen ausgesprochen ungünstig. Sie vermindern die antiproteinurische Wirkung von ACE-Hemmern, verschlechtern die Wirksamkeit der RAS-Blockade zur Blutdrucksenkung, wirken nephrotoxisch und sind darüber hinaus mit einer erhöhten Rate an akutem Nierenversagen verbunden. Ganz besonders bedeutsam ist jedoch die Tatsache, dass viele proteinurische Nierenerkrankungen chronisch verlaufen und über viele Jahre zu einem ganz langsamen Verlust der Nierenfunktion führen. Der Einsatz von NSAID kann dabei immer wieder kleinste akute Schäden setzen, die die Spirale der Verschlechterung der Nierenfunktion ungünstig beeinflussen (Dear and Yuen, 2008). Deshalb ist der Einsatz von NSAID und ebenso Cox 2-Inhibitoren dringend zu vermeiden. Sollten Schmerzmittel eingesetzt werden müssen, kann Paracetamol oder Metamizol recht sicher eingesetzt werden.

## 8. Natriumbikarbonat zur Nephroprotektion

Eine kürzliche Studie schlägt vor, dass die orale Gabe von Natriumbikarbonat renoprotektiv wirkt (de Brito-Ashurst et al., 2009). Dabei konnten die Autoren zeigen, dass die Intervention mit oralem Bikarbonat zu einer dramatischen Verzögerung des Einsatzes einer dialysepflichtigen Niereninsuffizienz führte. Allerdings handelt es sich bei der vorliegenden Studie um eine recht kleine Studie. Ob orales Bikarbonat wirklich proteinurische und nicht-proteinurische Nierenerkrankungen so günstig beeinflussen kann, muss in weiteren Studien noch geklärt werden (Kovesdy and Kalantar-Zadeh, 2010).

## 9. Blutzuckerkontrolle

Es ist unstrittig, dass die strikte Blutzuckerkontrolle das Auftreten einer Mikroalbuminurie beim Typ 1-Diabetiker verzögern kann. Eine Progressionshemmung ist dabei zumindest in Frühphasen der Nephropathie möglich. So konnte gezeigt werden, dass die Pankreastransplantation beim Typ 1-Diabetiker das Auftreten und den Verlauf einer diabetischen Nephropathie günstig beeinflusst. Daten der UKPDS-Studie zeigten darüber hinaus, dass der Vorteil einer intensiven antihyperglykämischen Therapie in Bezug auf die mikrovaskulären Endpunkte wie Mikroalbuminurie über viele Jahre anhalten. Dennoch ist die Effektivität einer blutzuckersenkenden Therapie mit der dramatischen Effektivität einer blutdrucksenkenden Therapie nicht vergleichbar (Vijan and Hayward, 2003). Ist es also sinnvoll, eine normnahe Blutzuckereinstellung beim Typ 2-Diabetiker zu erzwingen? Dieser Frage widmeten sich in den vergangenen Jahren mehrere Studien (Dluhy and McMahon, 2008). Dabei wurde in der ACCORD-Studie untersucht, ob die intensive Blutzuckereinstellung mit einem HbA1c-Ziel von ≤ 6,0% einen günstigen Effekt auf die primären Endpunkte nichttödlicher Herzinfarkt, Schlaganfall und kardiovaskulärer Tod hat. Diese Studie musste vor Abschluss der Auswertung abgebrochen werden, da sich eine Übersterblichkeit in der intensiv behandelten Gruppe ergab (Gerstein et al., 2008). Weder auf die mikro- noch auf die makrovaskulären Endpunkte ließen sich positive Effekte nachweisen. Eine zweite Studie, die etwas vorsichtiger in der Blutzuckereinstellung angelegt war, hatte zum Ziel, den HbA1c auf < 6,5% einzustellen. Auch hier waren makrovaskuläre und mikrovaskuläre Endpunkte definiert. Jedoch konnten auch in dieser ADVANCE-Studie keine signifikanten positiven Effekte auf die Mortalität erzielt werden. Die makrovaskulären Endpunkte und die Mortalität blieben unbeeinflusst. Es fand sich jedoch ein leichter Trend zur positiven Beeinflussung mikrovaskulärer Endpunkte und im engeren Sinne der Mikroalbuminurie. Insofern ist die adäquate Blutzuckereinstellung sicherlich sinnvoll. Zu einer extrem intensiven Blutzuckereinstellung kann aber beim Typ 2-Diabetiker nicht geraten werden. Die amerikanischen Leitlinien (American Diabetes Association) empfehlen deshalb insbesondere beim älteren Typ 2-Diabetiker ein HbA1c-Ziel < 7%. Insbesondere sollte eine Polymedikation mit mehr als 2 – 3 Diabetes-Medikamenten vermieden werden.

Zusammenfassend kann also festgestellt werden, dass die konsequente antiproteinurische Therapie zu einer modernen Therapie proteinurischer Nierenerkrankung gehört. Besonderes Augenmerk gilt dabei der konsequenten Blutdruckeinstellung, der RAS-Blockade und der Vermeidung ungünstiger Progressionsfaktoren. Diese Therapieziele erfordern den Einsatz einer Kombinationsmedikation, die in der Regel zumindest ein Diuretikum und ein Medikament zur RAS-Blockade in ausreichender Dosierung beinhaltet. Wichtig scheint darüber hinaus zu betonen, dass eine frühe Vorstellung proteinurischer Patienten beim Nephrologen maßgeblich zur Verbesserung der Prognose dieser Patienten beitragen kann. Notfallmäßige Dialyseeinleitungen bei Urämie oder Hyperkaliämie, schwere metabolische Azidosen und ausgeprägte Volumenentgleisungen lassen sich durch die Kooperation verschiedener Fachdisziplinen einfach vermeiden. In vielen Studien zeigen sich bereits jetzt die positiven Effekte des modernen Ansatzes einer konsequenten antiproteinurischen und progressionshemmenden Therapie der chronischen Nierenerkrankung, was Mut machen sollte, diese konsequent umzusetzen.

## Literatur

1. Agodoa LY, Appel L, Bakris GL, Beck G, Bourgoignie J, Briggs JP, Charleston J, Cheek D, Cleveland W, Douglas JG et al. (2001) Effect of ramipril vs amlodipine on renal outcomes in hypertensive nephrosclerosis: a randomized controlled trial. Jama 285: 2719-2728
2. Bakris GL, Weir MR, Secic M, Campbell B, Weis-McNulty A (2004) Differential effects of calcium antagonist subclasses on markers of nephropathy progression. Kidney international 65: 1991-2002
3. Bakris GL, Williams M, Dworkin L, Elliott WJ, Epstein M, Toto R, Tuttle K, Douglas J, Hsueh W, Sowers J (2000) Preserving renal function in adults with hypertension and diabetes: a consensus approach. National Kidney Foundation Hypertension and Diabetes Executive Committees Working Group. Am J Kidney Dis 36: 646-661
4. Brenner BM, Cooper ME, de Zeeuw D, Keane WF, Mitch WE, Parving HH, Remuzzi G, Snapinn SM, Zhang Z, Shahinfar S (2001) Effects of losartan on renal and cardiovascular outcomes in patients with type 2 diabetes and nephropathy. The New England journal of medicine 345: 861-869
5. Burgess E, Muirhead N, Rene de Cotret P, Chiu A, Pichette V, Tobe S (2009) Supramaximal dose of candesartan in proteinuric renal disease. J Am Soc Nephrol 20: 893-900
6. Buter H, Hemmelder MH, Navis G, de Jong PE, de Zeeuw D (1998) The blunting of the antiproteinuric efficacy of ACE inhibition by high sodium intake can be restored by hydrochlorothiazide. Nephrol Dial Transplant 13: 1682-1685
7. de Brito-Ashurst I, Varagunam M, Raftery MJ, Yaqoob MM (2009) Bicarbonate supplementation slows progression of CKD and improves nutritional status. J Am Soc Nephrol 20: 2075-2084
8. Dear JW, Yuen PS (2008). Setting the stage for acute-on-chronic kidney injury. Kidney international 74: 7-9
9. Dluhy RG, McMahon GT (2008). Intensive glycemic control in the ACCORD and ADVANCE trials. The New England journal of medicine 358: 2630-2633
10. Dogra GK, Watts GF, Herrmann S, Thomas MA, Irish AB (2002) Statin therapy improves brachial artery endothelial function in nephrotic syndrome. Kidney international 62: 550-557
11. Epstein M (2009) Re-examining RAS-blocking treatment regimens for abrogating progression of chronic kidney disease. Nature clinical practice 5: 12-13
12. Esnault VL, Ekhlas A, Delcroix C, Moutel MG, Nguyen JM (2005) Diuretic and enhanced sodium restriction results in improved antiproteinuric response to RAS blocking agents. J Am Soc Nephrol 16: 474-481
13. Gerstein HC, Mann JF, Yi Q, Zinman B, Dinneen SF, Hoogwerf B, Halle JP, Young J, Rashkow A, Joyce C et al. (2001) Albuminuria and

risk of cardiovascular events, death, and heart failure in diabetic and nondiabetic individuals. Jama 286: 421-426
14. Gerstein HC, Miller ME, Byington RP, Goff DC Jr., Bigger JT, Buse JB, Cushman WC, Genuth S, Ismail-Beigi F, Grimm RH Jr. et al. (2008) Effects of intensive glucose lowering in type 2 diabetes. The New England journal of medicine 358: 2545-2559
15. Hemmelgarn BR, Manns BJ, Lloyd A, James MT, Klarenbach S, Quinn RR, Wiebe N, Tonelli M (2010). Relation between kidney function, proteinuria, and adverse outcomes. Jama 303: 423-429
16. Hou FF, Zhang X, Zhang GH, Xie D, Chen PY, Zhang WR, Jiang JP, Liang M, Wang GB, Liu ZR et al. (2006) Efficacy and safety of benazepril for advanced chronic renal insufficiency. The New England journal of medicine 354: 131-140
17. Ikizler TA (2009) Dietary protein restriction in CKD: the debate continues. Am J Kidney Dis 53: 189-191
18. Ito S (2010) Usefulness of RAS inhibition depends on baseline albuminuria. Nature reviews 6: 10-11
19. Jafar TH, Stark PC, Schmid CH, Landa M, Maschio G, de Jong PE, de Zeeuw D, Shahinfar S, Toto R, Levey AS (2003) Progression of chronic kidney disease: the role of blood pressure control, proteinuria, and angiotensin-converting enzyme inhibition: a patient-level meta-analysis. Annals of internal medicine 139: 244-252
20. Kovesdy CP, Kalantar-Zadeh K (2010) Oral bicarbonate: renoprotective in CKD? Nature reviews 6: 15-17
21. Krikken JA, Laverman GD, Navis G (2009) Benefits of dietary sodium restriction in the management of chronic kidney disease. Current opinion in nephrology and hypertension 18: 531-538
22. Kunz R, Friedrich C, Wolbers M, Mann JF (2008) Meta-analysis: effect of monotherapy and combination therapy with inhibitors of the renin angiotensin system on proteinuria in renal disease. Annals of internal medicine 148: 30-48
23. Mann JF, Schmieder RE, Dyal L, McQueen MJ, Schumacher H, Pogue J, Wang X, Probstfield JL, Avezum A, Cardona-Munoz E et al. (2009) Effect of telmisartan on renal outcomes: a randomized trial. Annals of internal medicine 151: 1-10, W11-12
24. Mann JF, Schmieder RE, McQueen M, Dyal L, Schumacher H, Pogue J, Wang X, Maggioni A, Budaj A, Chaithiraphan S et al. (2008) Renal outcomes with telmisartan, ramipril, or both, in people at high vascular risk (the ONTARGET study): a multicentre, randomised, double-blind, controlled trial. Lancet 372: 547-553
25. Mishra SI, Jones-Burton C, Fink JC, Brown J, Bakris GL, Weir MR (2005). Does dietary salt increase the risk for progression of kidney disease? Current hypertension reports 7: 385-391
26. Muller DN, Luft FC (2006) Direct renin inhibition with aliskiren in hypertension and target organ damage. Clin J Am Soc Nephrol 1: 221-228

27. Parving HH, Persson F, Lewis JB, Lewis EJ, Hollenberg NK (2008) Aliskiren combined with losartan in type 2 diabetes and nephropathy. The New England journal of medicine 358: 2433-2446
28. Perna A, Ruggenenti P, Testa A, Spoto B, Benini R, Misefari V, Remuzzi G, Zoccali C (2000) ACE genotype and ACE inhibitors induced renoprotection in chronic proteinuric nephropathies. Kidney international 57: 274-281
29. Peterson JC, Adler S, Burkart JM, Greene T, Hebert LA, Hunsicker LG, King AJ, Klahr S, Massry SG, Seifter JL (1995) Blood pressure control, proteinuria, and the progression of renal disease. The Modification of Diet in Renal Disease Study. Annals of internal medicine 123: 754-762
30. Pilz B, Shagdarsuren E, Wellner M, Fiebeler A, Dechend R, Gratze P, Meiners S, Feldman DL, Webb RL, Garrelds IM et al. (2005) Aliskiren, a human renin inhibitor, ameliorates cardiac and renal damage in double-transgenic rats. Hypertension 46: 569-576
31. Rabelink AJ, Hene RJ, Erkelens DW, Joles JA, Koomans HA (1988) Effects of simvastatin and cholestyramine on lipoprotein profile in hyperlipidaemia of nephrotic syndrome. Lancet 2: 1335-1338
32. Remuzzi G, Chiurchiu C, Ruggenenti P (2004). Proteinuria predicting outcome in renal disease: nondiabetic nephropathies (REIN). Kidney Int Suppl: S90-96
33. Resh M, Mahmoodi BK, Navis GJ, Veeger NJ, Lijfering WM (2011) Statin use in patients with nephrotic syndrome is associated with a lower risk of venous thromboembolism. Thrombosis research
34. Ruggenenti P, Perna A, Gherardi G, Garini G, Zoccali C, Salvadori M, Scolari F, Schena FP, Remuzzi G (1999) Renoprotective properties of ACE-inhibition in non-diabetic nephropathies with non-nephrotic proteinuria. Lancet 354: 359-364
35. Ruggenenti P, Perna A, Tonelli M, Loriga G, Motterlini N, Rubis N, Ledda F, Rota S Jr., Satta A, Granata A et al. (2010). Effects of add-on fluvastatin therapy in patients with chronic proteinuric nephropathy on dual renin-angiotensin system blockade: the ESPLANADE trial. Clin J Am Soc Nephrol 5: 1928-1938
36. Ruggenenti P, Perticucci E, Cravedi P, Gambara V, Costantini M, Sharma SK, Perna A, Remuzzi G (2008) Role of remission clinics in the longitudinal treatment of CKD. J Am Soc Nephrol 19: 1213-1224
37. Ruggenenti P, Remuzzi G (2009) Proteinuria: Is the ONTARGET renal substudy actually off target? Nature reviews 5: 436-437
38. Sarafidis PA, Khosla N, Bakris GL (2007) Antihypertensive therapy in the presence of proteinuria. Am J Kidney Dis 49: 12-26
39. Shepherd J, Kastelein JJ, Bittner V, Deedwania P, Breazna A, Dobson S, Wilson DJ, Zuckerman A, Wenger NK (2007) Effect of intensive lipid lowering with atorvastatin on renal function in patients with coronary heart disease: the Treating to New Targets (TNT) study. Clin J Am Soc Nephrol 2: 1131-1139

40. Sokol SI, Portnay EL, Curtis JP, Nelson MA, Hebert PR, Setaro JF, Foody JM (2004) Modulation of the renin-angiotensin-aldosterone system for the secondary prevention of stroke. Neurology 63: 208-213
41. Swift PA, Markandu ND, Sagnella GA, He FJ, MacGregor GA (2005) Modest salt reduction reduces blood pressure and urine protein excretion in black hypertensives: a randomized control trial. Hypertension 46: 308-312
42. Teo KK, Mitchell LB, Pogue J, Bosch J, Dagenais G, Yusuf S (2004) Effect of ramipril in reducing sudden deaths and nonfatal cardiac arrests in high-risk individuals without heart failure or left ventricular dysfunction. Circulation 110: 1413-1417
43. Vijan S, Hayward RA (2003) Treatment of hypertension in type 2 diabetes mellitus: blood pressure goals, choice of agents, and setting priorities in diabetes care. Annals of internal medicine 138: 593-602
44. Vogt L, Waanders F, Boomsma F, de Zeeuw D, Navis G (2008) Effects of dietary sodium and hydrochlorothiazide on the antiproteinuric efficacy of losartan. J Am Soc Nephrol 19: 999-1007
45. Weiner DE, Tighiouart H, Levey AS, Elsayed E, Griffith JL, Salem DN, Sarnak MJ (2007) Lowest systolic blood pressure is associated with stroke in stages 3 to 4 chronic kidney disease. J Am Soc Nephrol 18: 960-966
46. Wilmer WA, Rovin BH, Hebert CJ, Rao SV, Kumor K, Hebert LA (2003) Management of glomerular proteinuria: a commentary. J Am Soc Nephrol 14: 3217-3232
47. Zoja C, Corna D, Gagliardini E, Conti S, Arnaboldi L, Benigni A, Remuzzi G (2011) Adding a statin to a combination of ACE inhibitor and ARB normalizes proteinuria in experimental diabetes, which translates into full renoprotection. American journal of physiology 299: F1203-1211

# Membranöse Glomerulonephritis

*H. Pavenstädt, Münster*

### Abstract

Die membranöse Glomerulonephritis (MG) ist die häufigste Ursache für ein Nephrotisches Syndrom. Eine idiopathische wird von einer sekundären Form unterschieden. Die MG ist eine Podozytopathie, bei der es zur Bildung von Antikörpern gegen Podozytenantigene kommt. Kürzlich konnten im Serum von Patienten mit idiopathischer MG Antikörper gegen den M-Typ Phospholipase-A2-Rezeptor nachgewiesen werden. Der PLA2R-Autoantikörper-Titer scheint mit der Aktivität der MG zu korrelieren. Die Spontanremissionsrate der MG liegt bei bis zu 30%. Diese Patienten haben eine exzellente Prognose. Patienten ohne Spontanremission und mit einer Proteinurie > 4g/Tag über mehr als 6 Monate haben eine schlechtere renale Prognose und sollten ggf. immunsuppressiv behandelt werden. Der Zeitpunkt und die Art der immunsuppressiven Therapie bei Patienten mit MG werden allerdings immer noch kontrovers diskutiert. Neben der supportiven Therapie sollten Risikopatienten zunächst mit Cyclophosphamid oder Cyclosporin A in Kombination mit Kortikoiden therapiert werden.

### Einleitung

Die MG ist die häufigste Ursache für ein Nephrotisches Syndrom. Der Name MG bezieht sich auf die in der Lichtmikroskopie des Nierenbioptates gesehene Verdickung der glomerulären Basalmembran. Diese kann in Frühstadien der Erkrankung fehlen. In der Immunfluoreszenz findet man granuläre Ig-Ablagerungen entlang der Kapillarwand und in der Elektronenmikroskopie sogenannte subepitheliale Depots unterhalb der Podozyten [1].

## Klinik

85% der Patienten sind älter als 30 Jahre, Männer sind häufiger betroffen als Frauen (70 vs. 30%). Die meisten Patienten präsentieren sich mit einem Nephrotischen Syndrom und haben initial eine normale Nierenfunktion [1]. Eine Registeranalyse zeigte, dass 7,2% der Patienten mit MG ein thromboembolisches Ereignis erleiden. Eine Hypalbuminämie bei Diagnosestellung, vor allen Dingen ab einem Wert von < 2,8 g/dl, war der einzige unabhängige Prädiktor eines thromboemolischen Ereignisses [2].

Man unterscheidet eine primäre (80%) von einer sekundären MG (20%). Sekundäre Ursachen einer MG sind Infektionen, Autoimmun-Erkrankungen, Medikamente und Malignome [3]. Kürzlich wurde postuliert, dass es auch eine IgG4-assoziierte MG gibt. Bei diesen Patienten konnte keine glomeruläre Ablagerung von Antikörpern gegen den M-Typ Phospholipase-A2-Rezeptor (PLA2R) gefunden werden [4].

Ca. 10% der Patienten mit einer MG haben zum Diagnosezeitpunkt oder innerhalb eines Jahres nach Diagnosestellung ein Malignom [5]. Die Frage, ob man bei jedem Patienten mit MG ein Malignom ausschließen sollte, ist nicht sicher geklärt.

Hinweise für eine Tumor-assoziierte MG sind klinische Zeichen und der Nachweis von mehr als acht Entzündungszellen im Glomerulus. Es wurde kürzlich berichtet, dass das Fehlen von glomerulären IgG4-Ablagerungen, hohes Alter, schwere Hypalbuminämie und hohes CRP im Serum Hinweise für eine Tumor-assoziierte MG sind [6].

Kürzlich wurden im Serum von Patienten mit MG zirkulierende Autoantikörper gegen den M-Typ Phospholipase-A2-Rezeptor (PLA2R) nachgewiesen [7]. PLA2R ist ein Typ-1 transmembranöser Rezeptor für die sekretorische Phospholipase. Seine Funktion für den Podozyten und seine Rolle in der Pathogenese der MG sind bisher unklar. Interessanterweise konnte in Fibroblasten gezeigt werden, dass PLA2R die zelluläre Seneszenz reguliert. Der PLA2R-Autoantikörper-Titer scheint mit der Aktivität der MG zu korrelieren [3]. In einer kürzlich erschienen Studie konnte der anti-PLA2R Antikörper im Serum von Patienten mit idiopathischer, aber nicht mit sekundärer MG nachgewiesen werden, so dass das Fehlen von anti-PLA2R-Antikörpern sekundäre MG-Formen wahrscheinlich ausschließt [8]. Allerdings sollte dies noch in größeren Kohorten bestätigt werden. So wurde berichtet, dass anti-PLA2R-Antikörper bei drei von zehn Patienten mit Tumor-assoziierter MG nachweisbar waren. Bei diesen Patienten konnte allerdings eine moderate glomeruläre Ablagerung von IgG4 gezeigt werden, während hingegen keine IgG4-Ablagerung bei Tumorpatienten mit MG ohne anti-PLA2R-Antikörper beobachtet wurden. Zudem zeigt sich bei diesen anti-PLA2R-Autoantikörper-positiven Tumorpatienten auch nach Resektion des Tumors eine persistierende Proteinurie oder ein Relaps der Proteinurie [9]. Kürzlich wurden in einer größeren Kohorte von Patienten mit MG anti-PLA2R-Antikörper mit Hilfe der Immunfluoreszenz und einem ELISA-Test im Serum untersucht. Die Prävalenz von PLA2R-Antikörpern betrug 72%–74%. Der Antikörper-Titer korrelierte mit der basalen Proteinurie. Eine spontane Remission trat weniger häufig bei Patienten mit hohen PLA2R-Antikörper-Titern auf. IgG4 war die häufigste IgG-Subklasse bei den Patienten, allerdings konnten bei den meisten Patienten auch andere IgG-Subklassen detektiert werden (Subklassen: 56% (IgG1), 4% (IgG2), 53% (IgG3) und 69% (IgG4)). Ein hoher IgG4-Titer korreliert auch hier mit weniger Auftreten einer Spontanremission [10].

Neben dem M-Typ Phospholipase-A2-Rezeptor wurden in weiteren Studien Autoantigene für SOD2, Aldose-Reduktase, -Enolase, und neutrale Endopeptidase gefunden [3].

## Pathogenese

Nach Formierung der Immunkomplexe kommt es zu einer lokal Komplementbildung. Dies führt zu einer Dysregulation von Transkriptionsfaktoren im Podozyten. Sauerstoffradikale, Proteasen und Zytokine werden von Podozyten freigesetzt. Das Zytoskelet der Podozyten wird daraufhin geschädigt, Schlitzmembranproteine werden umverteilt. Es kommt zur Proteolyse von Kollagen IV in der glomerulären Basalmembran [11]. Was die Immunantwort auslöst und triggert ist nicht bekannt. Genetische Varianten könnten eine Rolle spielen. So wurde in einer genomweiten Assoziationsstudie gezeigt, dass Varianten in den HLA-DQA1 und PLA2R1 Allelen mit einem erhöhten Risiko einer MG einhergehen [12].

## Spontanremission

Kürzlich publizierte retrospektive Daten von 328 Patienten mit MG und einem Nephrotischen Syndrom zeigen, dass immerhin 32% der Patienten nach 14.7±11.4 Monaten in die Remission kamen. Selbst Patienten mit großer Proteinurie kamen in die Remission (26,3% der Patienten mit einer Proteinurie von 8-12 g/Tag und 21% der Patienten mit einer Proteinurie > 12 g/24 h). Dabei kam es zu einem langsamen Abfall der Proteinurie. Ein Abfall der Proteinurie um 50% des Ausgangswertes innerhalb des ersten Jahres war ein prädiktiver Faktor für eine Spontanremission. Nach ca. 18 Monaten Beobachtungszeit ist nicht mehr mit einer Spontanremission zu rechnen. Interessanterweise erhöhte die Therapie mit ACE-Hemmern/AT1-Blockern die Wahrscheinlichkeit einer Spontanremission. Patienten mit einer Spontanremission hatten eine exzellente renale Prognose und eine wesentlich bessere Mortalitätsprognose: 1,9% vs. 10,7% [13]. Interessanterweise konnten in oben genannter Kohorte kürzlich auch 11 Patienten identifiziert werden, die auch bei Vorliegen einer eingeschränkten Niereninsuffizienz eine Spontanremission hatten [14].

Kürzlich wurde berichtet, dass in einer größeren Kohorte von Patienten mit MG 95% der Patienten mit einem ACE-Hemmer/AT1-Blocker, 78% der Patienten mit einem Statin, 70% der Patienten mit einem Thrombozytenaggregationshemmer und nur 38% der Patienten mit einer Immunsuppression behandelt wurden. Nach 5 Jahren hatten 76% und 24% der Patienten eine Partial- bzw. Vollremission. 11,9% der Patienten in dieser Kohorte sind dialysepflichtig geworden und 16,8% der Patienten sind verstorben [15].

## Prognose

Ein sehr gutes Modell zur Abschätzung des Risikos der Entwicklung einer Niereninsuffizienz bei Patienten mit einer MG wurde im Toronto-Glomerulonephritis-Register entwickelt [16]:

Niedriges Risiko: Patienten mit einer normalen Kreatinin-Clearance, einer Proteinurie ≤ 4 g/24 h und einer stabilen Nierenfunktion über 6 Monate haben eine sehr gute Prognose.

Mittleres Risiko: Patienten mit einer normalen Kreatinin-Clearance, einer Proteinurie >4 g und <8 g/24 h und einer stabilen Nierenfunktion über 6 Monate entwickeln innerhalb von 5 Jahren mit einer 55%igen Wahrscheinlichkeit ein chronisches Nierenversagen.

Hohes Risiko: Patienten mit einer Proteinurie > 8g/24h über 3 Monate und/oder eingeschränkter Nierenfunktion oder verringerter Nierenfunktion im Beobachtungszeitraum haben innerhalb von 5 Jahren ein ca. 75 %iges Risiko, ein chronisches Nierenversagen zu bekommen.

Bei einem raschen Anstieg des Kreatinins sollten drei Hauptdifferenzialdiagnosen berücksichtigt werden [1]: (a) Beidseitige Nierenvenenthrombose. (b) Medikamentös induzierte interstitielle Nephritis. (c) Aufgepfropfte RPGN.

## Therapie

Als komplette Remission wird eine persistierende Proteinurie von < 0,3 g/Tag, als partielle Remission eine Proteinurie von < 3 g/Tag und Reduktion der Proteinurie um 50% der Ausgangsproteinurie definiert [3].

**1. Supportive Therapie:** Blutdrucksenkung: 125/75 mmHg, ACE Hemmer, ggf. HMG-CoA-Reduktase Hemmer, Salzarme Diät < 5g/Tag, moderate Proteinrestriktion (0.8/kg Körpergewicht), kein Nikotinabusus, ggf. Marcumar bei einem Albumin < 2,5 g/dl [1].

**2. Immunsuppressive Therapie:** Ob bei Patienten der mittleren und hohen Risikogruppe auf jeden Fall eine immunsuppressive Therapie indiziert ist, ist auf der Basis der aktuellen Studienlage nicht sicher zu beantworten [17,18]. Einige Kliniker sind daher der Meinung, dass nur Hochrisikopatienten, insbesondere Patienten, die einen Abfall der Nierenfunktion erleiden, immunsuppressiv behandelt werden sollten, damit Patienten nicht unnötig möglichen Komplikationen der immunsuppressiven Therapie ausgesetzt werden. du Buf-Vereijken und Mitarbeiter schlagen daher vor, Patienten erst bei einem Anstieg des Kreatinins auf über 1,5 mg/dl oder um 50% des Ausgangsniveaus immunsuppressiv zu behandeln [17]. Ponticelli vertritt hingegen die Meinung, dass es zurzeit keine geeigneten Parameter gibt, die schnell und spezifisch die Prognose der MG voraussagen, dass durch eine verspätete Therapie die durch das Nephrotische Syndrom induzierten Komplikationsraten erhöht werden, dass die Möglichkeit einer Restitutio ad integrum ohne Therapie verringert wird und dass insgesamt die renale und kardiovaskuläre Prognose bei diesen Patienten eher schlecht ist. Er empfiehlt daher alle MG-Patienten mit einem Nephrotischen Syndrom (Proteinurie > 5-6 g/Tag) oder einer Kreatininerhöhung zu behandeln [17].

Selbst eine Therapieinduzierte partielle Remission der Proteinurie (50% Reduktion der Peakproteinurie oder subnephrotische Proteinurie) korreliert gut mit einer stark verbesserten Prognose [19].

Die aktuelle **KDIGO-Leitlini**e empfiehlt Patienten mit einer MG und einem Nephrotischen Syndrom unter folgenden Bedingungen immunsuppressiv zu behandeln [20]:

▶ Proteinurie > 4g/die **und** anhaltende Proteinurie über 50% des Basalniveaus **und** kein progredienter Proteinurieabfall unter supportiver Therapie über 6 Monate,

▶ Vorhandensein von schweren, behindernden oder lebensbedrohlichen Symptomen des Nephrotischen Syndroms,

▶ Anstieg des Serumkreatinins um 30% oder mehr innerhalb 6-12 Monate nach Diagnosebeginn. Die eGFR sollte aber nicht kleiner als 30 ml/min/1.73 m2 sein **und** diese Nierenfunktionseinschränkung sollte nicht durch sekundäre Komplikationen erklärt werden können.

Patienten mit einem Serumkreatinin über 3,5 mg/dl (oder eGFR < 30 ml/min/1.73 m2) oder mit einer begleitenden schweren, potentiell lebensbedrohlichen infektiösen Erkrankung sollten nicht immunsupprimiert werden [20].

Diese Empfehlungen gehen in Richtung pro-Therapie der MG, da die Evidenz für das Abwarten der Spontanremission bis zu einem Jahr und Therapie nur bei beginnender Nierenfunktionseinschränkung nicht genügend belegt ist. Letztendlich sollten aber auch nach sorgfältiger Aufklärung das subjektive Befinden und der Wunsch des Patienten berücksichtigt werden.

## Therapie der Patienten mit progressivem Nierenfunktionsverlust

Kürzlich wurden 108 Patienten mit einer MG, die ein Kreatinin unter 3,39 mg/dl (durchschnittliche Kreatinin-Clearance um 50 ml/Minute) und mindestens einen 20%igen Abfall der exkretorischen Nierenfunktion innerhalb von 2 Jahren zeigten, mit drei unterschiedlichen Therapieregimen behandelt [21]:

(a):  Supportiv.
(b):  Supportiv und Prednisolon (Methylprednisolon 1 g pro Tag für 3 Tage, hiernach 0,5 mg/kg pro Tag für 28 Tage im Monat 1, 3 und 5) im monatlichen Wechsel mit Chlorambucil (0·15 mg/kg pro Tag) für 6 Monate.
(c):  Supportiv und Cyclosporin (initial 5 mg/kg, hiernach Spiegel zwischen 100–200 μg/l) für 12 Monate.

Der primäre Endpunkt der Studie war ein weiterer 20%iger Abfall der Nierenfunktion.

Das Risiko eines weiteren 20%igen Abfalls der Nierenfunktion war in der Prednisolon/Chlorambucil-Gruppe signifikant niedriger als in der Cyclosporin-Gruppe (19 [58%] von 33 Patienten versus 31 [84%] von 37 Patienten). Es gab hierbei keinen Unterschied zwischen dem Cyclosporin- und dem alleinigen supportiven Studienarm.

Die Proteinurie sank in der Prednisolon/Chlorambucil-Gruppe am stärksten. Unterschiede der Reduktion der Proteinurie zwischen Prednisolon/Chlorambucil-Gruppe und alleiniger supportiver Therapie: -2,2 g/Tag. Unterschied zwischen Cyclosporin und alleiniger supportiver Therapie: -0,7 g/Tag.

11 Patienten wurden dialysepflichtig, ein Patient in der Prednisolon/Chlorambucil-Gruppe, sechs Patienten in der Cyclosporin-Gruppe und 4 Patienten in der Supportiv-Gruppe [21].

Mehr Patienten in der Prednisolon/Chlorambucil-Gruppe hatten im Vergleich zur supportiven Therapiegruppe Nebenwirkungen (17 [52%] von 33 Patienten versus 11 [29%] von 38 Patienten). Nur in der Prednisolon/Chlorambucil-Gruppe entwickelten zwei Patienten ein Malignom [21].

Die Studie zeigt, dass eine immunsuppressive Therapie mit Prednisolon/Chlorambucil den Verlust der Nierenfunktion bei Patienten mit idiopathischer progressiver membranöser Glomerulonephritis verlangsamen kann [21]. Im Editorial des Artikels wurde die berechtigte Frage gestellt, ob die Vorteile einer Prednisolon/Chlorambucil-Therapie (langsamerer Verlust der Nierenfunktion) die Inkaufnahme der hohen Rate an Nebenwirkungen rechtfertigt [22].

## Art der immunsuppressiven Therapie

Die immunsuppressive Primärtherapie besteht in der Gabe einer zytotoxischen Substanz, in der Regel Cyclophosphamid (weniger Nebenwirkungen im Vergleich zu Chlorambucil) im Wechsel mit Kortison [18] oder in der Gabe von Cyclosporin A (CsA) mit Kortison [18]. Patienten, die unter einem dieser Regime nicht in die Remission kommen, werden mit dem jeweiligen anderen Regime behandelt [18].

Drei prospektiv randomisiert kontrollierte Studien belegen, dass Patienten, die eher in die mittlere Risikogruppe gehörten, von der zyklischen Therapie mit zytotoxischen Substanzen im Wechsel mit Kortison stark profitieren [18]. Hierbei lag die Remissionsrate (komplett und partiell) bei immerhin bis zu 93%. 25% der Patienten haben nach Beendigung der Therapie innerhalb von 6-30 Monaten einen Relaps.

Letztendlich bietet die Therapie mit Cyclophosphamid/Kortison den Vorteil, dass ihr Nutzen hinsichtlich Remission, Nierenfunktion und Mortalität durch größere randomisiert kontrollierte Studien mit großer Beobachtungszeit belegt ist, dass die Therapiedauer begrenzt ist und die Substanzen keine Nephrotoxizität zeigen (Die Nebenwirkungen der zytotoxischen Therapie können allerdings erheblich sein (Übelkeit, Schwindel, Knochenmarksdepression, Leukozytopenie, hämorrhagische Zystitis, Ulcus duodeni, Anorexie, Infertilität und Karzinome [18])). Beim Ponticelli Regime wird z.B. eine kumulative Dosis von ca. 13 g bei einem 70 kg schweren Patienten erreicht. Kürzlich wurde berichtet, dass das Risiko, eine AML oder ein Blasenkarzinom zu erleiden, bei Patienten, die mit mehr als 36 g Cyclophosphamid kumulativ therapiert wurden, ansteigt, während hingegen Hautkarzinome auch bei niedrigeren Dosen auftraten [23]. Vor der Therapie mit Cyclophosphamid empfehlen wir eine schriftliche Aufklärung der Nebenwirkungen. GNRH-Agonisten bzw. Testosterongabe können ggf. die Inzidenz der Infertilität verringern. Aufklärung über Kryopreservation von Spermien und Oozyten. Osteoporose-Prophylaxe mit Vitamin D. Wir empfehlen eine Ulcusprophylaxe mit einem Protonenpumpenblocker. Eine PCP-Prophylaxe wird empfohlen (160 mg Trimethoprim und 800 mg Sulfamethoxazol an 3 Tagen in der Woche).

### Therapieschema [18]

| | |
|---|---|
| 1. Monat: | Methylprednisolon 1g/Tag i.v. über 3 Tage hiernach Prednisolon 0,5. mg/kg für 24 Tage |
| 2. Monat: | Cyclophosphamid 2 mg/kg/Tag |
| 3., 5. Monat | wie 1. Monat |
| 4., 6. Monat | wie 2. Monat |

**Cyclosporin A (CsA):** Als Primärtherapie bei Patienten mit mittlerem Risiko oder bei Therapieversagen mit zytotoxischen Substanzen kann alternativ CsA eingesetzt werden. Meistens wird die Therapie zunächst mit niedrig dosiertem Prednison kombiniert.
Häufig kommt es nach Absetzen von CsA zu einem Relaps (13-50% innerhalb eines Jahres nach Absetzen der Therapie [12]).
Eine Arbeitsgruppe kam 2007 zu folgendem Schluss [24]: Cyclosporin ± Kortison kann bei Patienten mit MG und mittlerem Risiko in einer Dosis von 3–4 mg kg/Tag eingesetzt werden (Zielspiegel 125-175 ng/ml) und sollte bis zur kleinsten effektiven Dosis getapert werden. Falls die Proteinurie hierunter nach 6 Monaten nicht um 50% reduziert wird, sollte die Therapie beendet und eine alter-

native Therapie erwogen werden. Falls eine komplette Remission unter CsA eintritt, kann CsA über 2-4 Monate getapert werden. Bei Erreichen einer partiellen Remission (Eiweißausscheidung < 3,5 g/Tag und mindestens 50% Reduktion der basalen Proteinurie) kann die CsA-Dosis auf 1.5 - 2.5 mg/kg pro Tag reduziert werden und über weitere 1-2 Jahre gegeben werden. Ggf sollte bei Patienten, bei denen eine Remission schwer zu erreichen war, die mit anderen Therapien frustran vorbehandelt wurden, die zusätzliche Komorbidität aufzeigen oder die nach Ausschleichen der CsA-Therapie einen Relaps hatten, eine kontinuierliche niedrigdosierte CsA-Therapie erfolgen. Alternativ kann bei diesen Patienten die CsA-Dosis sehr langsam über 1-3 Jahre getapert und bei einem Relaps ggf. wieder erhöht werden [24]. Eine prolongierte Gabe von CsA über 2 Jahre führte zum Beispiel zu einem kontinuierlichen Anstieg der kumulativen Remissionsrate. So lag die mittlere Zeit bis zur partiellen Remission unter CsA-Therapie bei 9,7 Monaten (Bereich 3–18 Monate) und die mittlere Zeit bis zur Vollremission bei 15 Monaten (Bereich: 9–18 Monate) [25].

**Alternative Therapien:** Auch Tacrolimus (weniger Hirsutismus, Gingivahyperplasie, Hypertonie im Vergleich zu CsA) kann als Primärtherapie bei mittlerem Risiko eingesetzt werden. In einer prospektiv randomisierten Studie konnte mit einer Tacrolimus-Monotherapie in einer Dosis von 0.05 mg/kg/Tag über ein Jahr und anschließendem 6-monatigem Tapering eine partielle oder komplette Remission in 58, 82 und 94% der Patienten nach 6, 12 bzw. 18 Monaten erreicht werden (Plazebogruppe: 10, 24 und 35%). Sechs Patienten in der Plazebogruppe und ein Patient in der Therapiegruppe zeigten zudem einen 50%igen Kreatininanstieg. Es gab in der Therapiegruppe keinen Relaps in der Taperperiode, allerdings kam es nach Absetzen von Tacrolimus innerhalb von 4 Monaten bei fast 50% der Patienten zu einem Relaps. Die Autoren folgern, dass Tacrolimus eine therapeutische Option bei der Therapie der MG ist [26].

Bei einigen Patienten induziert **Rituximab** in relativ kurzer Zeit eine beeindruckende Vollremission. Es ist allerdings nicht durch größere kontrollierte Studien belegt, ob, wann und wie Rituximab bei MG eingesetzt werden sollte [12]. Rituximab-Spiegel sind bei Patienten mit Nephrotischem Syndrom niedriger und bei diesen Patienten kommt es zu einer schnelleren Erholung der CD-20 B-Zellen. Die viermalige Gabe (375 mg/m² pro Woche) scheint bei der Therapie der MG ähnliche Effekte wie die zweimalige Gabe (1 g an

Tag 1 und 15) zu haben. Nach der Therapie mit Rituximab fällt die Proteinurie nur langsam ab. Es konnte auch gezeigt werden, dass es erst nach 9 Monaten nach Rituximabgabe zu einem Verschwinden der anti-PLA2R-Spiegel kommt (Bereich: 1–18 Monate) [12]. Dies könnte eventuell die verzögerte Remission erklären, da die Reduktion des Antikörpertiters der klinischen Remission vorausgeht. Es ist unklar, wann die Rituximab-Therapie wiederholt werden sollte [12]. In einer prospektiven Pilotstudie wurden z.B. 15 Patienten mit MG und einer Proteinurie >5 g/24 h mit Rituximab (1 g) am Tag 1 und 15 behandelt. Nach 6 Monaten bekamen Patienten mit einer Proteinurie >3 g/24 h und CD19+ B Zellzahl von >15 Zellen/µl einen zweiten identischen Therapiekurs. Die Proteinurie fiel nach 12 Monaten von 13.0 ± 5.7 g/24 h (6.1-23.5) auf 6.0 ± 7.3 g/24 h (0.2-20) ab. 14 Patienten blieben für 12 Monate in der Studie. Eine komplette Remission (<0.3 g/24 h) konnte bei 2 Patienten, eine partielle Remission (<3 g/24 h) bei 6 Patienten erzielt werden. Bei 5 Patienten konnte kein Effekt erzielt werden, 2 Patienten wurden dialysepflichtig [27]. Die Rituximab-Therapie ist daher bei einem kleinen Teil der Patienten effektiv, einige Patienten zeigen aber keinen Effekt. Es wäre wichtig weitere Parameter zu finden, die mit einem Rituximab-Therapieerfolg assoziiert sind. Kürzlich wurde berichtet, dass 27 bzw. 38 von 100 Patienten nach einer mittleren Beobachtungszeit von 29 Monaten in eine komplette bzw. partielle Remission gekommen waren. Vier Patienten wurden dialysepflichtig, vier Patienten starben [28]. Rituximab sollte zunächst nur bei Patienten mit MG und Nephrotischem Syndrom eingesetzt werden, bei denen die Primärtherapie mit zytotoxischen Substanzen im Wechsel mit Kortison oder mit Cyclosporin versagt hat.

**Mycophenolatmofetil:** Zwei kleine randomisierte Studien zeigen, dass die Gabe von MMF in Kombination mit Kortison im Vergleich zu zytotoxischen Substanzen in Kombination mit Kortikoiden einen ähnlichen Effekt auf die Remissionsrate hat (komplette und partielle Remission in ca. 65% der Fälle). Größere prospektive Studien sollten die Effizienz dieser Therapie belegen [12].

**Adrenocorticotropes Hormon (ACTH):** In einer randomisiert kontrollierten Studie wurde kürzlich gezeigt, dass die Therapie der MG mit synthetischem adrenocorticotropen Hormon Tetracosactide i.m., 2 mal pro Woche für 1 Jahr im Vergleich zur Cyclophosphamid/Kortison Therapie ähnlich effektiv ist. Größere prospektive Studien müssen die Effizienz dieser Therapie weiter belegen [12].

Die aktuelle **KDIGO-Leitlinie** empfiehlt aufgrund der begrenzten Studienlage die oben genannten alternativen Therapieformen nicht als Primärtherapie einzusetzen [20].

Abbildung 1 zeigt eine Zusammenfassung der Therapiestrategie Patienten mit MG und Nephrotischem Syndrom.

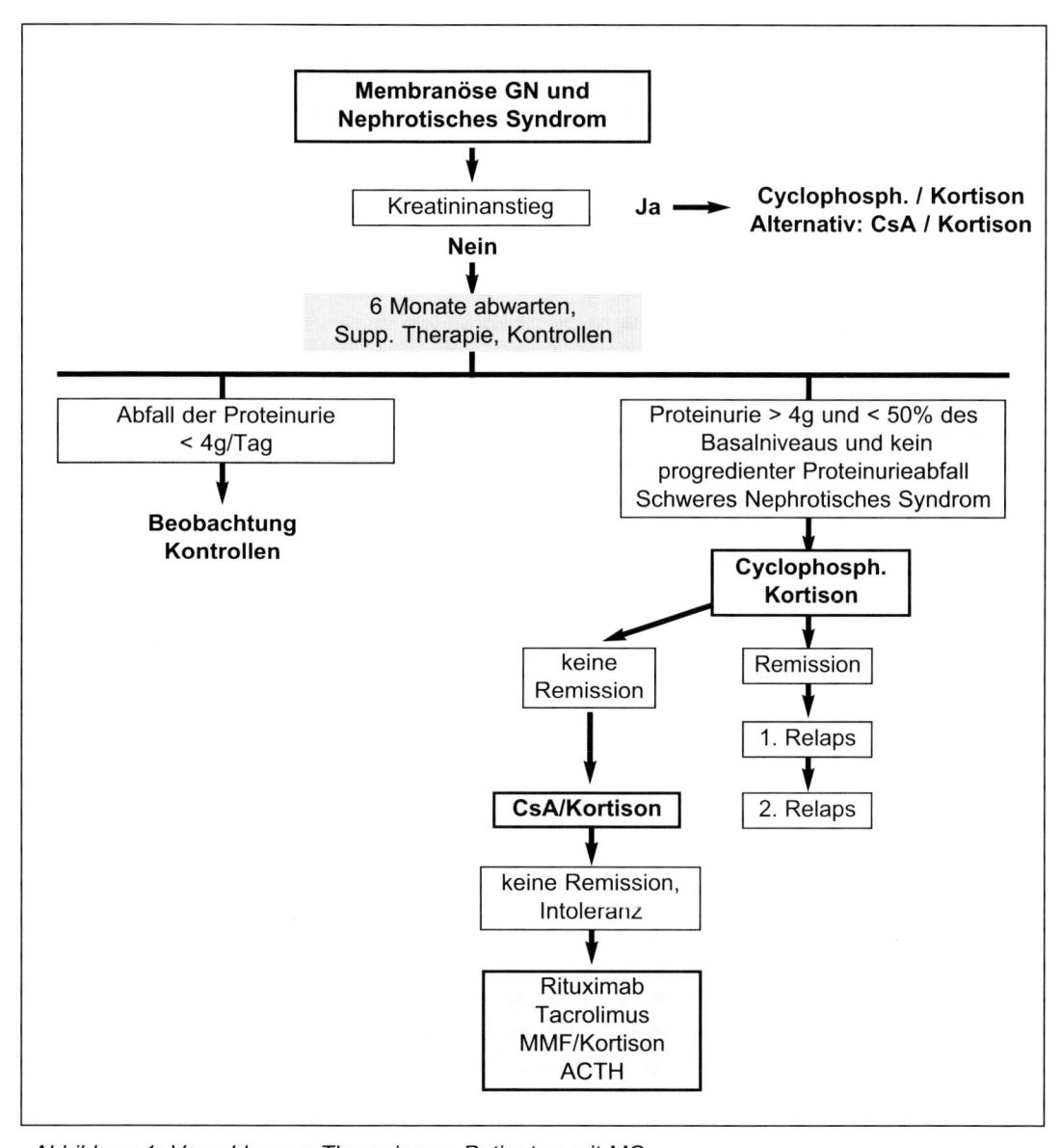

*Abbildung 1: Vorschlag zur Therapie von Patienten mit MG*

**Rekurrenz nach Nierentransplantation:** Das Langzeit-Überleben ist bei nierentransplantierten MG-Patienten im Vergleich zu anderen nierentransplantierten Patienten nicht unterschiedlich. Eine Rekurrenz tritt allerdings in ca. einem Drittel der Patienten auf, dies führte zu einer schlechteren Prognose des Transplantats (15-Jahres-Transplantatüberleben: 40% bei Patienten mit MG versus 69% in der Kontrollgruppe [29]). Kürzlich wurde eine etwas höhere MG-Inzidenz im Transplantat von 44% beschrieben. Ein kleiner Teil der Patienten (4 von 34) wurde in einer Pilotstudie mit Rituximab therapiert. Bei einem Patienten blieb die Proteinurie konstant, die anderen 3 Patienten zeigten eine signifikante Proteinuriereduktion. Die Nierenfunktion blieb bei allen 4 Patienten stabil. Weitere kontrollierte Studien müssen die Option einer Rituximab-Therapie bei rekurrierender MG im Transplantat belegen [30].

Informationen über aktuelle Studien zur MG können unter www.clinicaltrials.gov abgerufen werden.

## Literatur

1. Fervenza FC et al. (2008) Clin J Am Soc Nephrol 3: 905-919
2. Lionaki S et al. (2012) Clin J Am Soc Nephrol 7: 43-51
3. Beck LH et al. (2010) Kidney Int 77: 765-770
4. Alexander MP et al. (2012) Kidney Int doi: 10.1038/ki.2012.382
5. Lefaucheur C et al. (2006) Kidney Int 70: 1510-1517
6. Qu Z et al. (2012) Nephrol Dial Transplant 27: 1931-1937
7. Beck LH et al. (2009) New Eng J Med 361: 11-21
8. Hoxha E et al. (2011) Nephrol Dial Transplant. 26: 2526-2532
9. Qin W et al. (2011) J Am Soc Nephrol 22: 1137-1143
10. Hofstra JM et al. (2012) J Am Soc Nephrol 23: 1735-1743
11. Kerjaschki D (2004) Lancet 364: 1194-1196
12. Waldman M, Austin HA 3rd (2012) 23: 1617-1630
13. Polanco N et al. (2010) J Am Soc Nephrol 21: 697-704
14. Polanco N et al. (2012) Nephrol Dial Transplant 27: 231-234
15. McQuarrie EP et al. (2012) Nephrol Dial Transplant 27: 235-242
16. Pei Y et al. (1992) Kidney Int 42: 960-966
17. du Buf-Vereijken PW et al. (2005) Am J Kidney Dis 46: 1012-1029
18. Ponticelli C, Passerini P (2010) Expert Opin Pharmacother 11: 2163-2175
19. Troyanov S et al. (2004) Kidney Int 66: 1199-1205
20. Radhakrishnan J, Cattran DC (2012) Kidney Int 82: 840-856
21. Howman A et al. (2013) Lancet 12: 61566-61569
22. Ruggenenti P, Remuzzi G (2013) Lancet 12: 62033-62039
23. Faurschou M et al. (2008) J Rheumatol 35: 100-105

24. Cattran DC et al. (2007) Kidney Int 72: 1429-1447
25. Naumovic R et al. (2011) Biomed Pharmocother 65: 105-110
26. Praga M et al. (2007) Kidney Int 71: 924-930
27. Fervenza FC et al. (2008) Kidney Int 73: 117 –1125
28. Ruggenenti P et al. (2012) J. Am. Soc. Nephrol. 23: 1416–1425
29. Moroni G et al. (2010) Nephrol Dial Transplant 25: 3408-3415
30. Sprangers B et al. (2010) Clin J Am Soc Nephrol 5: 790-797

# IgA-Nephropathie und Purpura Schönlein-Henoch

*Jürgen Floege*

Die IgA-Nephropathie (IgAN) ist die häufigste Glomerulonephritisform der westlichen Welt [1]. Die Diagnose kann zurzeit nur gestellt werden, wenn in einer Nierenbiopsie typische histologische Befunde vorliegen (mesangioproliferative Glomerulonephritis, mesangiale IgA-Ablagerungen). Bis zu 1% der Bevölkerung sind nach Hochrechnungen auf der Basis von Studien in Autopsiematerial und sogenannten "Stunde-Null"-Transplantatbiopsien in westlichen Ländern von einer IgAN betroffen, die meisten Menschen allerdings klinisch asymptomatisch. Bis zu 30% der klinisch symptomatischen IgAN-Patienten entwickeln ein progredientes Nierenversagen. Prädiktoren eines ungünstigen Verlaufes sind insbesondere eine arterielle Hypertonie, eine Proteinurie >1 g/d und eine bereits eingeschränkte Nierenfunktion zum Zeitpunkt der Diagnosestellung [2]. Bis zu 10% aller Patienten, die heute eine Nierenersatztherapie benötigen, sind ursächlich an einer IgAN erkrankt.

## Pathogenese

Die Pathogenese der IgAN ist unvollständig verstanden [1]. Eine fehlgesteuerte Produktion von IgA-Molekülen, eine Veränderung der Zuckerseitenketten (Glykosilierung) des IgA (mit der Bildung von Auto-Antikörpern gegen dieses IgA), Komplement-Aktivierung durch IgA und arterielle Hypertonie scheinen alle zu einem progredienten Nierenschaden beizutragen. Mesangiale IgA-Ablagerungen bei IgAN bestehen aus polymerem IgA1. Bei Patienten mit IgAN lässt sich ein pathologisch verändertes Glykosylierungsmuster des Serum IgA1 und des glomerulär abgelagerten IgA's nachweisen [3]. Diese Befunde deuten darauf hin, dass es sich bei der IgAN ursächlich um eine IgA-Glykosylierungsstörung, evtl. mit dadurch induzierter Bildung von IgG-Autoantikörpern gegen das untergalaktosylierte IgA handeln könnte [4, 5]. Jüngste genomweite Assoziationsstudien haben Gen-Loci in HLA Klasse II Loci, einem Komplement Faktor H und weiteren Loci identifiziert, die mit dem Auftreten einer IgAN assoziiert sind [6-8]. Die Häufigkeit bestimmter Allele dieser Gene kann möglicherweise erklären, warum die IgAN in Asien häufig, in Europa oft und in Afrika sehr selten auftritt [8].

## Pathologie

Die Oxford IgA-Nephropathie-Klassifikation [9, 10] basiert auf einer retrospektiven Analyse von 300 Fällen (davon 250 Erwachsene, 50 Kinder) aus 15 Zentren in 11 Ländern und 4 Kontinenten und wurde durch 19 Pathologen erarbeitet. Ziel war es, bessere histologische Prognose-Parameter zu entwickeln. Es wurden alle Biopsiebestätigten IgAN-Patienten mit einer Proteinurie >0,5g/24h und einer geschätzten GFR > 30ml/min/1,73m$^2$ eingeschlossen, von denen mindestens ein 3-jähriger Nachbeobachtungszeitraum zur Verfügung stand. Therapien waren naturgemäß hoch variabel. Basierend auf der klinisch-pathologischen Analyse wurden die folgenden Parameter als prognostisch wertvoll identifiziert:

| MEST (Oxford) Klassifikation der IgAN: | | |
|---|---|---|
| **M**esangiale Hyperzellularität | 0 = <50% | 1 = >50% der Glomeruli |
| **E**ndokapilläre Hyperzellularität | 0 = nein | 1 = ja |
| **S**egmentale Sklerose/Adhäsionen | 0 = nein | 1 = ja |
| **T**ubulusatrophie, interstit. Fibrose | 0 = 0-25% | 1 = 26-50%<br>2 = >50% |
| Zusätzlich: | Gesamtzahl an Glomeruli<br>Endokapilläre Proliferation (%)<br>Zelluläre/fibrozelluläre Halbmonde (%)<br>Nekrosen (%)<br>Globale Glomerulosklerose (%) | |

Zukünftig würde sich dann ein Biopsiebefund z.B. folgendermaßen lesen: „IgA-Nephropathie mit diffuser mesangialer Proliferation + segmentaler Sklerose, mäßige chronisch tubulointerstitielle Schädigung M1, E0, S1, T1". Der geschätzte jährliche GFR-Verlust dieses Patienten würde sich zwischen 5 und 7 ml/min bewegen, so dass basierend auf der Biopsie eine Hochrisiko-Konstellation vorliegt. Inzwischen liegt eine Vielzahl von sog. „Validation-Studies" vor, in der die Oxford-Klassifikation an anderen Kollektiven überprüft wurde. Es zeigt sich, dass die akut entzündlichen Parameter (M und E) eher schlecht reproduzierbar sind, während einzig die interstitielle Fibrose ein konsistenter Prognose-Parameter ist [2] (Prof. Bohle, Tübingen, wusste das schon vor 30 Jahren....).

## Leitlinien

Anfang 2012 werden Leitlinien der „Kidney Diseases Improving Global Outcome" (KDIGO) Gruppe publiziert [11]. Die deutsche Übersetzung der Leitlinie findet sich unter „http://www.dgfn.eu/aerzte/leitlinien.html". Kern-Aussagen (sowie der Evidenzgrad; maximal 1A, minimal 2D) zur IgAN sind in der nachfolgenden Tabelle zusammengefasst:

---

**KDIGO-Leitlinien zur Behandlung der IgA-Nephropathie 2012: Kernaussagen**

… long-term ACEi or ARB treatment when proteinuria is >1 g/d. (1B) ACEi or ARB treatment if proteinuria is between 0.5 to 1 g/d. (2D)

We suggest that patients with persistent proteinuria ≥1 g/d despite 3-6 months of optimized supportive care and GFR >50 mL/min receive 6 month corticosteroid therapy. (2C)

We do not suggest treatment with corticosteroids combined with cyclophosphamide or azathioprine in IgAN patients (unless there is crescentic IgAN with rapidly deteriorating renal function). (2D)

We suggest not using immunosuppressive therapy in patients with GFR <30 mL/min unless there is crescentic IgAN with rapidly deteriorating renal function. (2C)

We do not suggest the use of MMF in IgAN. (2C)

We suggest using fish oil in the treatment of IgAN with persistent proteinuria ≥1 g/d, despite 3-6 months of optimized supportive care (2D)

We suggest not using antiplatelet agents in IgAN (2C)

We suggest that tonsillectomy not be performed for IgAN (2C)

---

## Supportive Therapie

Neue Erkenntnisse zur supportiven Therapie der IgAN sind in jüngster Zeit nicht publiziert worden und am Standard (s.u.) hat sich nichts geändert. Neben einer optimalen Blutdruckeinstellung ist der Wert einer antiproteinurischen Therapie, erzielt durch ACE-Hemmer und AT-Rezeptorantagonisten, bei IgAN-Patienten unumstritten [12]. Vielleicht der stärkste Hinweis auf einen renoprotektiven Effekt von ACE-Hemmern bei IgAN Patienten stammt unverändert aus der Studie von Praga et al., in der die Patienten entweder den ACE-Hemmer Enalapril oder andere antihypertensive Medikamente erhielten [13]. Nach einer mittleren Nachbeobachtung von >

6 Jahren entwickelten Patienten mit ACE-Hemmer-Therapie eine 7% Reduktion der glomerulären Filtrationsrate, verglichen mit 35% in der Gruppe mit anderen Antihypertensiva, obwohl identische Blutdruckwerte in beiden Gruppen während der Studie erreicht wurden.

---

**Bausteine einer optimalen supportiven Therapie der IgAN** (Ziel: alle „Level-1"-Maßnahmen und so viele Maßnahmen aus „Level 2" wie möglich einleiten); modifiziert nach [13].

*Level-1-Empfehlungen*
- Blutdruck-Kontrolle (Ziel: RR im Sitzen 120-130 mmHg)
- ACE-Hemmer oder Angiotensin-Rezeptorblocker einleiten und hochtitrieren (ggf. Kombination)
- Dihydropyridin-Calciumantagonisten meiden
- Proteinzufuhr auf 0,8 g/kg/Tag reduzieren

*Level-2-Empfehlungen*
- NaCl- und Flüssigkeitszufuhr einschränken, Diuretikum geben
- Non-Dihydropyridin-Calciumantagonist
- Alle Komponenten des metabolischen Syndroms therapieren
- Aldosteron-Antagonist, ß-Blocker-Therapie
- Nikotin-Konsum einstellen
- Allopurinol-Therapie
- Empirische $NaHCO_3$-Therapie, unabhängig von metabolischer Azidose

*Weitere Maßnahmen*
- Nicht-steroidale Antiphlogistika meiden (maximal 1-2x pro Woche)
- Langdauernde schwere Hypokaliämien meiden
- Ausgleich eines nativen Vitamin-D-Mangels
- Hyperphosphatämie und Hyperparathyreoidismus korrigieren

---

Viele Zentren verschreiben zusätzlich Fischöl und insbesondere in Asien werden anti-thrombozytäre Präparate, wie Dipyridamol, verordnet. Die Datenlage für gerinnungsmodifizierende Therapie bezieht sich auf wenige, meist nicht-randomisierte Studien mit kleinen Patientenzahlen mit insgesamt niedrigem Evidenzgrad. Auch eine Tonsillektomie kann nicht routinemäßig empfohlen werden. Entsprechend schwach und teilweise kontrovers sind die Empfehlungen der KDIGO-Arbeitsgruppe zu diesen Fragen (s.o.).

## Immunsuppressive Therapie der IgAN
### Kortikosteroide

In einer randomisierten, kontrollierten, multizentrischen Studie aus Italien haben Pozzi et al. 86 proteinurische IgAN-Patienten mit milder Nierenfunktionseinschränkung (glomeruläre Filtrationsrate >70 ml/min) untersucht [15, 16]. Die Patienten wurden entweder rein supportiv oder zusätzlich mit Kortikosteroiden (s.u.) für einen Zeitraum von insgesamt 6 Monaten behandelt. Die Untersuchung der Nierenfunktion zeigte einen signifikanten Vorteil für Patienten, die mit Steroiden behandelt wurden. In einer 10-Jahres-Nachbeobachtung dieser Patienten kam es lediglich bei einem von 43 Patienten in der Steroidgruppe gegenüber 13 von 43 Patienten in der Kontrollgruppe zu einer Verdopplung des Serum-Kreatinins [15].

Eine japanische Studie [17] hat an über 700 IgAN-Patienten retrospektiv versucht, den Wert der supportiven und immunsuppressiven Therapie zu evaluieren [10]. Ca. 230 dieser Patienten wurden mit einem Kortikosteroid behandelt, 34 davon mit Steroid-Pulsen. Wie zu erwarten, unterscheiden sich die Gruppen hinsichtlich ihrer Basis-Charakteristika sehr deutlich. So wies insbesondere die Steroid-Puls-Gruppe vor Therapie ein signifikant höheres Serum-Kreatinin und eine höhere Proteinurie auf. In einer multivariaten Analyse haben die Autoren versucht, allen möglichen Unterschieden in den Patientenpopulationen Rechnung zu tragen. Sie kommen zu dem Schluss, dass das Risiko eines Nierenfunktionsverlustes erhöht ist bei höherer Proteinurie, bereits initial erhöhtem Serum-Kreatinin und ausgedehnteren histologischen Schäden. Der wesentliche Befund der Arbeit ist die Beobachtung, dass der Verlauf der IgAN gebessert wurde durch eine Kortikosteroid-Therapie (i.v. Pulse besser als oral) und durch eine ACE-Hemmer bzw. Angiotensin-Rezeptorblocker Therapie. Obwohl die Arbeit von Katafuchi et al. unter allen Schwächen einer retrospektiven Analyse leidet, die noch dazu mehrere Jahrzehnte umfasst, gewinnt sie dennoch durch die sehr hohe Patientenzahl an Bedeutung. Sie belegt eindrücklich das derzeitige Dilemma, dass sowohl eine immunsuppressive (in diesem Fall Kortikosteroid-basierte) Therapie wirksam ist als auch eine Blockade des Renin-Angiotensin Systems. Sie kann nicht die Frage klären, ob ein additiver Effekt dieser Ansätze existiert.

In zwei sehr ähnlich konzeptionierten Studien aus Italien bzw. China wurde randomisiert, prospektiv und unverblindet getestet, ob die Kombination eines Kortikosteroides (Abb.) mit einem ACE-Hemmer den Progress der IgAN besser verzögern kann als ein ACE-Hemmer allein. Beide Studien zeigen übereinstimmend eine Über-

| Quelle | Pozzi C et al. 15 | Manno C et al. [17]; Lv J et al. [18] |
|---|---|---|
| Regimen | i.v. Bolus-Gabe von 1 g Methylprednisolon für je 3 Tage zu Beginn von Monat 1, 3 und 5, gefolgt von oralem Predniso(lo)n 0,5 mg/kg/d jeden 2. Tag für 6 Monate | 6-monatige orale Prednison-Gabe beginnend mit 0,8-1 mg/kg/d für 2 Monate und dann Reduktion um 0,2 mg/kg/d pro Monat über die nächsten 4 Monate |

*Kortikosteroid-Behandlungsoptionen bei progressiver IgAN*

legenheit einer Steroid-ACE-Hemmer-Kombinationstherapie in IgAN Patienten mit einer mittleren Proteinurie zwischen 1 und 1,5 g/die und einer GFR von über 50 ml/min [18] bzw. über 30 ml/min [19]. Beide Studien leiden aber auch unter den gleichen Problemen: Eine ACE-Hemmer- oder ARB-Therapie wurde vor Studienbeginn für mindestens 4 Wochen pausiert. Zumindest in der Manno-Studie wurde zudem nur eine relativ geringe ACE-Hemmer-Dosis erreicht (4,5 mg/Tag Ramipril im Mittel der Studie). Beide Studien klären leider nicht abschließend, ob eine intensive supportive Therapie einer Kombination aus supportiver und immunsuppressiver Therapie unterlegen ist. Zudem erscheint es konzeptionell zumindest fragwürdig, dass in beiden Studien vor Beginn der Studie alle ACE-Hemmer bzw. ARB für mindestens 4 Wochen gestoppt werden mussten. Damit drängt sich der Verdacht auf, dass bei vielen Patienten die Proteinurie passager vor Studieneinschluss gestiegen ist oder, anders formuliert, dass eine Reihe von Patienten eingeschlossen wurde, die eigentlich unter RAS-Blockade allein mit der Proteinurie kontrollierbar war.

## Immunsuppressive Kombinationstherapie

Ballardie und Roberts publizierten eine randomisierte, kontrollierte, Single-center-Studie aus Großbritannien in 38 IgAN-Patienten mit progredientem Nierenfunktionsverlust (Serum-Kreatinin bei Studienbeginn zwischen 130 und 300 $\mu$mol/L) [20]. Die Patienten wurden entweder rein supportiv oder zusätzlich mit Steroiden und Cyclophosphamid/Azathioprin für einen Zeitraum von bis zu 6 Jahren behandelt. Immunsuppressiv behandelte Patienten zeigten ein signifikant besseres 5-Jahres-Überleben der Nierenfunktion (72% gegenüber 6% in der Kontrollgruppe).

Die italienische Gruppe um Pozzi und Locatelli untersuchte an insgesamt 207 proteinurischen IgAN Patienten mit normaler oder gering eingeschränkter Nierenfunktion, ob die primäre Zugabe von

Azathioprin zu Kortikosteroiden einen zusätzlichen Benefit gegenüber einer Steroidmonotherapie besitzt [21]. Alle Patienten erhielten für 6 Monate das oral/intravenöse Steroidschema (s. oben), die Hälfte der Studienpatienten erhielt zusätzlich für 6 Monate Azathioprin (1,5 mg/kg/Tag). Zu Beginn der Studie lagen die berechneten glomerulären Filtrationsraten zwischen 58 und 113 ml/min und die Proteinurie zwischen 1,5 und 3,5 g/Tag. Nach einem Follow-up der Patienten von bis zu 7 Jahren zeigte sich kein Benefit der Kombinationstherapie im Hinblick auf das renale Überleben (primärer Endpunkt = Zeit bis zu einem 50%-Anstieg des Serum-Kreatinins) und auf die Proteinurie. Vielmehr waren in der immunsuppressiven Kombinationstherapie signifikant mehr nebenwirkungsbedingte Therapieabbrüche nachweisbar. Die Schlussfolgerung aus dieser Studie lautet „Weniger ist mehr": Die primäre Zugabe von Azathioprin zu Kortikosteroiden bei erwachsenen IgAN-Patienten mit einer GFR>50 ml/min bringt keinen Benefit und verursacht mehr Nebenwirkungen [22].

Basierend auf diesen Daten hat sich die KDIGO-Gruppe gegen eine immunsuppressive Kombinationstherapie bei IgAN ausgesprochen (s.o.).

### Mykophenolat Mofetil

Eine Gruppe aus Peking berichtet über den Einsatz von Mykophenolat Mofetil (MMF) in 32 Hochrisiko-Patienten mit IgAN [23]. Im Verlauf entwickelten 6 dieser MMF-behandelten IgAN-Patienten eine beatmungspflichtige Pneumonie und 4 Patienten (27-47 Jahre alt) verstarben. Bei 3 Patienten konnte Pneumocystis carinii als Erreger gesichert werden, in den anderen Fällen bestand der Verdacht. In allen Fällen entwickelte sich die Pneumonie ca. 3 Monate nach Beginn des MMF und alle wiesen eine GFR unter 60 ml/min auf. Die Autoren spekulieren, dass es in der Niereninsuffizienz zur Kumulation von MMF-Metaboliten mit Verdrängung von Mycophenolsäure aus der Protein-Bindung und damit höheren Wirkspiegeln kam. Ein Cochrane-Datenbank-Review kommt zum Schluss, dass es bis dato keine valide Basis für die Gabe von MMF in der IgAN gibt, da sich bei insgesamt 168 Patienten in der Metaanalyse keine signifikanten Effekte von MMF auf die Proteinurie oder den GFR-Verlauf fanden [24]. Diese Arbeiten weisen eindrücklich darauf hin, dass vor dem Einsatz potenter Immunsuppressiva in der IgAN eine gründliche Risiko-Nutzen-Analyse erfolgen muss.

Die bisher einzige Therapiestudie, in der sich ein Langzeit-Benefit von MMF findet, stammt aus Hong Kong [25]. Vierzig chinesische IgAN-Patienten mit einer Proteinurie >1g/Tag trotz einer Blutdruckeinstellung <125/85 mm Hg unter ACE-Hemmern oder Angiotensinrezeptorblockern wurden entweder über einen Zeitraum von 6 Monaten mit Mycophenolatmofetil (2g/Tag) oder ohne Immunsuppression behandelt. Nach kurzem Follow-up von 1 ½ Jahren zeigte sich eine signifikante Reduktion der Proteinurie nur bei den mit Mycophenolatmofetil behandelten IgAN-Patienten (Abnahme um 40% gegenüber der Ausgangsproteinurie versus Zunahme um 20% bei den nicht-immunsuppressiv behandelten Kontrollen). Nach längerem Follow-up dieser Patienten bis zu 6 Jahren zeigt sich aktuell ein signifikant besseres renales Überleben bei den mit Mycophenolatmofetil behandelten Patienten. Nur zwei der 20 mit Mycophenolatmofetil behandelten Patienten war nach 6 Jahren dialysepflichtig, gegenüber 9 der 20 nicht-immunsuppressiv behandelten Patienten [25].

An dieser Stelle muss nochmals ausdrücklich darauf hingewiesen werden, dass es in kaukasischen Patienten keine Hinweise auf einen Benefit von MMF gibt [26, 27]. Wenn trotz der schwachen Datenlage MMF bei Risikopatienten (GFR <60 ml/min) eingesetzt wird, erscheint zumindest eine Pneumocystis Prophylaxe zwingend.

## Laufende Studien

Eine Übersicht über laufende IgAN-Studien findet sich unter: www.igan-world.org und www.clinicaltrials.gov.
Die STOP IgAN-Studie (www.stop-igan-study.rwth-aachen.de) untersucht im direkten Vergleich, ob sich eine optimale supportive Therapie von einer zusätzlichen immunsuppressiven Therapie bei Patienten mit dem Risiko für eine progrediente IgAN im Hinblick auf Remissionsinduktion und Nierenfunktionsverlust unterscheidet. Die Studie wird – zentral koordiniert durch die RWTH Aachen – prospektiv, randomisiert, unverblindet und multizentrisch durchgeführt. Die Studie wird gefördert vom Bundesministerium für Bildung und Forschung. Das Design wurde publiziert [28]. An der Studie nehmen 35 Studienzentren, verteilt über ganz Deutschland, teil. Primäre Endpunkte sind a) die Anzahl der Patienten in vollständiger klinischer Remission (Proteinurie <0,2 g/d und stabile glomeruläre Filtrationsrate (GFR)) und b) die Anzahl der Patienten mit einem GFR-Verlust ≥15 ml/min innerhalb der 3 Jahre. Die Rekrutierung von neuen IgAN-Studienpatienten wurde Anfang 2011 been-

```
┌─────────────┬──────────────────────────────────────────────────────┐
│             │  IgAN, 18-70 Jahre alt, GFR >30 ml/min, Proteinurie  │
│             │         >0,75 g/d plus Hypertonie oder GFR <90 ml/min │
│ Run-In Phase│              Optimale supportive Therapie            │
│ (6 Monate)  │         (ACEi, ARB, Ziel-RR <125/75 mm Hg, Statin, etc.) │
│             │     Baseline nach 6 Monaten: BD, Proteinurie, GFR    │
└─────────────┴──────────────────────────────────────────────────────┘
```

Responder: Proteinurie <0,75 g/d, optimale supp. Therapie; period. Kontr. Proteinurie

Drop-Out: Proteinurie >3,5 g/d, GFR-Verlust >20%

Proteinurie >0.75 g/d

Non-Responder: Proteinurie >0,75 g/d

Randomisierung

Studien-Phase (3 Jahre)

Optimal supportiv (n=74)

Optimal supportiv + Immunsuppression (n=74)

GFR ≥ 60 ml/min

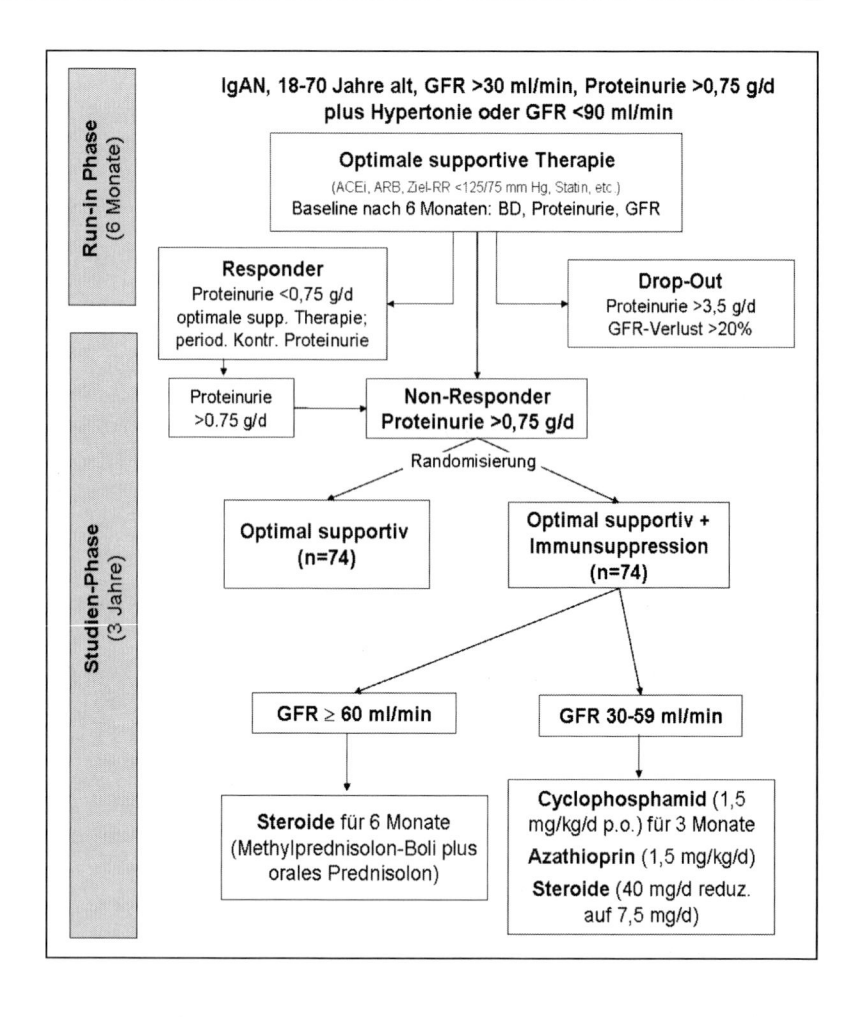

GFR 30-59 ml/min

**Steroide** für 6 Monate (Methylprednisolon-Boli plus orales Prednisolon)

**Cyclophosphamid** (1,5 mg/kg/d p.o.) für 3 Monate
**Azathioprin** (1,5 mg/kg/d)
**Steroide** (40 mg/d reduz. auf 7,5 mg/d)

det. Ergebnisse der STOP IgAN-Studie zum Wert der Immunsuppression bei IgAN sind ab Ende 2014 zu erwarten.

## Fazit

Eine optimale supportive Therapie mit besonderem Fokus auf antihypertensive und antiproteinurische Maßnahmen sollte bei allen IgAN-Patienten primäres Ziel unserer therapeutischen Bemühungen sein. Nach aktueller Studienlage muss bei IgAN-Patienten mit persistierender Proteinurie oder progredienter Nierenfunktionsverschlechterung trotz optimaler supportiver Therapie der Einsatz von Kortikosteroiden erwogen werden (siehe Therapie-Algorithmus; modifiziert nach [14]). Eine Einbindung von IgAN-Patienten mit

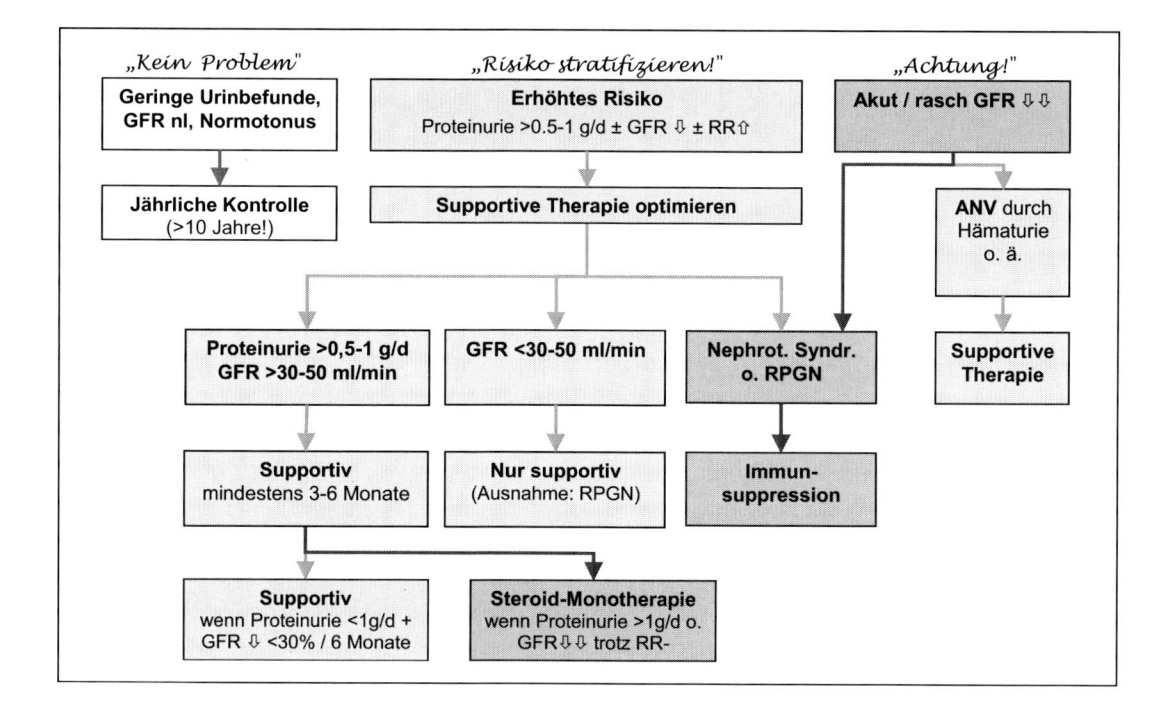

```
┌─────────────────────────────────────────────────────────────────────────────┐
│  "Kein Problem"              "Risiko stratifizieren!"        "Achtung!"     │
│  ┌──────────────────┐     ┌──────────────────────────┐  ┌─────────────────┐ │
│  │ Geringe Urinbef.,│     │    Erhöhtes Risiko       │  │ Akut / rasch    │ │
│  │ GFR nl, Normotonus│    │ Proteinurie >0.5-1 g/d   │  │    GFR ⇓⇓       │ │
│  │                  │     │   ± GFR ⇓ ± RR ⇑         │  │                 │ │
│  └────────┬─────────┘     └────────────┬─────────────┘  └────────┬────────┘ │
│           ▼                            ▼                         │          │
│  ┌──────────────────┐     ┌──────────────────────────┐  ┌────────▼────────┐ │
│  │ Jährliche Kontrolle│   │ Supportive Therapie      │  │ ANV durch       │ │
│  │    (>10 Jahre!)  │     │     optimieren           │  │  Hämaturie      │ │
│  │                  │     │                          │  │    o. ä.        │ │
│  └──────────────────┘     └──┬────────┬──────────┬───┘  └────────┬────────┘ │
│                              ▼        ▼          ▼                ▼          │
│                    ┌────────────┐ ┌─────────┐ ┌──────────┐ ┌──────────────┐ │
│                    │Proteinurie │ │GFR <30- │ │Nephrot.  │ │ Supportive   │ │
│                    │>0,5-1 g/d  │ │50 ml/min│ │Syndr. o. │ │  Therapie    │ │
│                    │GFR>30-50   │ │         │ │  RPGN    │ │              │ │
│                    └─────┬──────┘ └────┬────┘ └─────┬────┘ └──────────────┘ │
│                          ▼             ▼            ▼                        │
│                    ┌────────────┐ ┌─────────┐ ┌──────────┐                  │
│                    │ Supportiv  │ │   Nur   │ │  Immun-  │                  │
│                    │mindestens  │ │supportiv│ │suppression│                 │
│                    │ 3-6 Monate │ │(Ausnahme│ │          │                  │
│                    │            │ │ : RPGN) │ │          │                  │
│                    └─────┬──────┘ └─────────┘ └──────────┘                  │
│                          ▼                                                   │
│                    ┌────────────┐       ┌─────────────────┐                 │
│                    │ Supportiv  │       │Steroid-Mono-    │                 │
│                    │wenn Prot.  │──────▶│therapie wenn    │                 │
│                    │<1g/d + GFR │       │Proteinurie >1g/d│                 │
│                    │⇓<30%/6Monate│      │ o. GFR⇓⇓ trotz  │                 │
│                    │            │       │       RR-       │                 │
│                    └────────────┘       └─────────────────┘                 │
└─────────────────────────────────────────────────────────────────────────────┘
```

progredientem Krankheitsverlauf in klinische Studien ist sehr wünschenswert.

## Purpura Schönlein-Henoch

Die Purpura Schönlein-Henoch (PSH) ist eine systemische Vaskulitis der kleinen Gefäße mit IgA-Ablagerungen. Die Diagnose kann klinisch gestellt werden. Die 4 Hauptkriterien (American College of Rheumatology, 1990) beinhalten:
1) palpable Purpura,
2) Alter unter 20 Jahren,
3) Angina abdominalis,
4) bioptisch nachweisbare Granulozyten in der Gefäßwand.

Bei 2 von 4 erfüllten Kriterien hat die Diagnose PSH eine Sensitivität von 87% und eine Spezifität von 88%. Klinisch zeigt sich die PSH typischerweise als eine akut einsetzende, mild verlaufende, selbst limitierende Vaskulitis, die ambulant behandelt werden kann. 90% der Patienten mit PSH sind Kinder unter 10 Jahren. Eine spezifische Therapie ist in der Regel nicht notwendig.

Eine renale Beteiligung ist in 40% der Fälle nachweisbar. Nierenbioptisch findet sich typischerweise eine mesangioproliferative Glomerulonephritis mit glomerulären IgA-Ablagerungen. Im Gegensatz zur IgAN lassen sich bei der PSH aber deutlich häufiger vaskulitische Veränderungen nachweisen: glomeruläre Akkumulation von Granulozyten, fibrinoide Nekrosen, intra- und extrakapilläre Proliferation. Das Ausmaß der vaskulitischen Veränderungen bzw. die klinische Präsentation bestimmen die Prognose der PSH-Nephritis. Eine initiale Präsentation mit einem nephrotischen Syndrom oder mit einem gemischt nephritisch-nephrotischen Syndrom führt in über 50% der Fälle zu einer chronischen Niereninsuffizienz. Patienten mit hohem Risiko für eine chronische Niereninsuffizienz sollten deshalb immunsuppressiv behandelt werden. Zum Einsatz kommen hier insbesondere Kortikosteroide. Für diese Therapiestrategien besteht nur ein geringes Evidenzniveau; meist handelt es sich um retrospektiv untersuchte Fallserien. Eine jüngste Arbeit beschreibt, dass die Zugabe von Cyclophosphamid zu Kortikosteroiden bei Erwachsenen mit PSH keinen zusätzlichen Benefit bringt [29].

Die IgAN und die PSH-Nephritis werden als verwandte Erkrankungen angesehen. Es bestehen sehr viele Gemeinsamkeiten zwischen beiden Erkrankungen. Manche Autoren interpretieren die PSH als systemische Variante der IgAN. Insbesondere Abnormalitäten des IgA-Systems sind nahezu identisch in IgAN und PSH-Nephritis identifiziert worden. Die zwei wesentlichen Unterschiede zwischen den beiden Erkrankungen sind das niedrigere mittlere Erkrankungsalter bei PSH-Nephritis (Kinder versus junge Erwachsene) und die häufige schwerere renale Beteiligung bei PSH-Nephritis (häufiger akutes Nierenversagen und nephrotisches Syndrom bei Erstmanifestation).

## Literatur

1. Floege J. The pathogenesis of IgA nephropathy: What is new and how does it change therapeutic approaches? Am J Kidney Dis. 2011;58:992-1004
2. Floege J, Feehally J. The therapy of IgA nephropathy. Nat Rev Nephrol. 2013;im Druck
3. Eijgenraam JW, Oortwijn BD, Kamerling SW, de Fijter JW, van den Wall Bake AW, Daha MR, van Kooten C. Secretory immunoglobulin A (IgA) responses in IgA nephropathy patients after mucosal immunization, as part of a polymeric IgA response. Clin Exp Immunol. 2008;152:227-232

4. Suzuki H, Fan R, Zhang Z, Brown R, Hall S, Julian BA, Chatham WW, Suzuki Y, Wyatt RJ, Moldoveanu Z, Lee JY, Robinson J, Tomana M, Tomino Y, Mestecky J, Novak J. Aberrantly glycosylated IgA1 in IgA nephropathy patients is recognized by igg antibodies with restricted heterogeneity. J Clin Invest. 2009;119:1668-1677
5. Suzuki H, Moldoveanu Z, Hall S, Brown R, Vu HL, Novak L, Julian BA, Tomana M, Wyatt RJ, Edberg JC, Alarcon GS, Kimberly RP, Tomino Y, Mestecky J, Novak J. IgA1-secreting cell lines from patients with IgA nephropathy produce aberrantly glycosylated IgA1. J Clin Invest. 2008;118:629-639
6. Feehally J, Farrall M, Boland A, Gale DP, Gut I, Heath S, Kumar A, Peden JF, Maxwell PH, Morris DL, Padmanabhan S, Vyse TJ, Zawadzka A, Rees AJ, Lathrop M, Ratcliffe PJ. Hla has strongest association with IgA nephropathy in genome-wide analysis. J Am Soc Nephrol. 2010;21:1791-1797
7. Gharavi AG, Kiryluk K, Choi M, Li Y, Hou P, Xie J, Sanna-Cherchi S, Men CJ, Julian BA, Wyatt RJ, Novak J, He JC, Wang H, Lv J, Zhu L, Wang W, Wang Z, Yasuno K, Gunel M, Mane S, Umlauf S, Tikhonova I, Beerman I, Savoldi S, Magistroni R, Ghiggeri GM, Bodria M, Lugani F, Ravani P, Ponticelli C, Allegri L, Boscutti G, Frasca G, Amore A, Peruzzi L, Coppo R, Izzi C, Viola BF, Prati E, Salvadori M, Mignani R, Gesualdo L, Bertinetto F, Mesiano P, Amoroso A, Scolari F, Chen N, Zhang H, Lifton RP. Genome-wide association study identifies susceptibility loci for IgA nephropathy. Nat Genet. 2011;43:321-327
8. Kiryluk K, Li Y, Sanna-Cherchi S, Rohanizadegan M, Suzuki H, Eitner F, Snyder HJ, Choi M, Hou P, Scolari F, Izzi C, Gigante M, Gesualdo L, Savoldi S, Amoroso A, Cusi D, Zamboli P, Julian BA, Novak J, Wyatt RJ, Mucha K, Perola M, Kristiansson K, Viktorin A, Magnusson PK, Thorleifsson G, Thorsteinsdottir U, Stefansson K, Boland A, Metzger M, Thibaudin L, Wanner C, Jager KJ, Goto S, Maixnerova D, Karnib HH, Nagy J, Panzer U, Xie J, Chen N, Tesar V, Narita I, Berthoux F, Floege J, Stengel B, Zhang H, Lifton RP, Gharavi AG. Geographic differences in genetic susceptibility to IgA nephropathy: Gwas replication study and geospatial risk analysis. PLoS Genet. 2012;8:e1002765
9. Cattran DC, Coppo R, Cook HT, Feehally J, Roberts IS, Troyanov S, Alpers CE, Amore A, Barratt J, Berthoux F, Bonsib S, Bruijn JA, D'Agati V, D'Amico G, Emancipator S, Emma F, Ferrario F, Fervenza FC, Florquin S, Fogo A, Geddes CC, Groene HJ, Haas M, Herzenberg AM, Hill PA, Hogg RJ, Hsu SI, Jennette JC, Joh K, Julian BA, Kawamura T, Lai FM, Leung CB, Li LS, Li PK, Liu ZH, Mackinnon B, Mezzano S, Schena FP, Tomino Y, Walker PD, Wang H, Weening JJ, Yoshikawa N, Zhang H. The oxford classification of IgA nephropathy: Rationale, clinicopathological correlations, and classification. Kidney Int. 2009;76:534-545

10. Roberts IS, Cook HT, Troyanov S, Alpers CE, Amore A, Barratt J, Berthoux F, Bonsib S, Bruijn JA, Cattran DC, Coppo R, D'Agati V, D'Amico G, Emancipator S, Emma F, Feehally J, Ferrario F, Fervenza FC, Florquin S, Fogo A, Geddes CC, Groene HJ, Haas M, Herzenberg AM, Hill PA, Hogg RJ, Hsu SI, Jennette JC, Joh K, Julian BA, Kawamura T, Lai FM, Li LS, Li PK, Liu ZH, Mackinnon B, Mezzano S, Schena FP, Tomino Y, Walker PD, Wang H, Weening JJ, Yoshikawa N, Zhang H. The oxford classification of IgA nephropathy: Pathology definitions, correlations, and reproducibility. Kidney Int. 2009;76:546-556
11. Kdigo clinical practice guideline for glomerulonephritis. Kidney Int. 2012;2 Supplement 2:139-274
12. Dillon JJ. Angiotensin-converting enzyme inhibitors and angiotensin receptor blockers for IgA nephropathy. Semin Nephrol. 2004;24:218-224
13. Praga M, Gutierrez E, Gonzalez E, Morales E, Hernandez E. Treatment of IgA nephropathy with ace inhibitors: A randomized and controlled trial. J Am Soc Nephrol. 2003;14:1578-1583
14. Floege J, Eitner F. Current therapy for IgA nephropathy. J Am Soc Nephrol. 2011;22:1785-1794
15. Pozzi C, Andrulli S, Del Vecchio L, Melis P, Fogazzi GB, Altieri P, Ponticelli C, Locatelli F. Corticosteroid effectiveness in IgA nephropathy: Long-term results of a randomized, controlled trial. J Am Soc Nephrol. 2004;15:157-163
16. Pozzi C, Bolasco PG, Fogazzi GB, Andrulli S, Altieri P, Ponticelli C, Locatelli F. Corticosteroids in IgA nephropathy: A randomised controlled trial. Lancet. 1999;353:883-887
17. Katafuchi R, Ninomiya T, Mizumasa T, Ikeda K, Kumagai H, Nagata M, Hirakata H. The improvement of renal survival with steroid pulse therapy in IgA nephropathy. Nephrol Dial Transplant. 2008;23:3915-3920
18. Manno C, Torres DD, Rossini M, Pesce F, Schena FP. Randomized controlled clinical trial of corticosteroids plus ace-inhibitors with long-term follow-up in proteinuric IgA nephropathy. Nephrol Dial Transplant. 2009;24:3694-3701
19. Lv J, Zhang H, Chen Y, Li G, Jiang L, Singh AK, Wang H. Combination therapy of prednisone and ace inhibitor versus ace-inhibitor therapy alone in patients with IgA nephropathy: A randomized controlled trial. Am J Kidney Dis. 2009;53:26-32
20. Ballardie FW, Roberts IS. Controlled prospective trial of prednisolone and cytotoxics in progressive IgA nephropathy. J Am Soc Nephrol. 2002;13:142-148
21. Pozzi C, Andrulli S, Pani A, Scaini P, Del Vecchio L, Fogazzi G, Vogt B, De Cristofaro V, Allegri L, Cirami L, Procaccini AD, Locatelli F. Addition of azathioprine to corticosteroids does not benefit patients with IgA nephropathy. J Am Soc Nephrol. 2010;21:1783-1790

22. Floege J, Eitner F. Combined immunosuppression in high-risk patients with IgA nephropathy? J Am Soc Nephrol. 2010;21:1604-1606
23. Lv J, Zhang H, Cui Z, Su T, Zhang Y, Wang H. Delayed severe pneumonia in mycophenolate mofetil-treated patients with IgA nephropathy. Nephrol Dial Transplant. 2008;23:2868-2872
24. Xu G, Tu W, Jiang D, Xu C. Mycophenolate mofetil treatment for IgA nephropathy: A meta-analysis. Am J Nephrol. 2009;29:362-367
25. Tang SC, Tang AW, Wong SS, Leung JC, Ho YW, Lai KN. Long-term study of mycophenolate mofetil treatment in IgA nephropathy. Kidney Int. 2010;77:543-549
26. Frisch G, Lin J, Rosenstock J, Markowitz G, D'Agati V, Radhakrishnan J, Preddie D, Crew J, Valeri A, Appel G. Mycophenolate mofetil (mmf) vs placebo in patients with moderately advanced IgA nephropathy: A double-blind randomized controlled trial. Nephrol Dial Transplant. 2005;20:2139-2145
27. Maes BD, Oyen R, Claes K, Evenepoel P, Kuypers D, Vanwalleghem J, Van Damme B, Vanrenterghem YF. Mycophenolate mofetil in IgA nephropathy: Results of a 3-year prospective placebo-controlled randomized study. Kidney Int. 2004;65:1842-1849
28. Eitner F, Ackermann D, Hilgers RD, Floege J. Supportive versus immunosuppressive therapy of progressive IgA nephropathy (STOP)-IgAN trial: Rationale and study protocol. J Nephrol. 2008;21:284-289
29. Pillebout E, Alberti C, Guillevin L, Ouslimani A, Thervet E. Addition of cyclophosphamide to steroids provides no benefit compared with steroids alone in treating adult patients with severe henoch schonlein purpura. Kidney Int. 2010;78:495-502

# Membranoproliferative Glomerulonephritis / C3-Glomerulopathien

*Harald Rupprecht*

Der Begriff membranoproliferative Glomerulonephritis (MPGN) wird von den zwei charakteristischen histologischen Läsionen der Erkrankung abgeleitet:
- Verdickung der Basalmembran durch Ablagerung von Immunkomplexen und/oder Komplementbestandteilen, Interposition von Mesangiumzellen zwischen Basalmembran und Endothelzellen und die Formation neuer Basalmembran (Abbildung 1 und 2)
- Gesteigerte mesangiale und endokapilläre Zellularität, die zu einem lobulären Aspekt des Schlingenkonvoluts führt. Die gesteigerte Zellularität ist bedingt durch eine Proliferation von Mesangiumzellen und den Einstrom von zirkulierenden Monozyten (Abbildung 3).

**Abb. 1:** Ausgedehnte Doppelkonturierung der glomerulären Basalmembran (Silberfärbung).

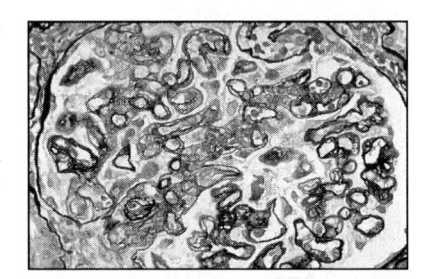

**Abb. 2:** Mesangiale Interposition. Führt zu Doppelkonturierung der Basalmembran („tramtrack").

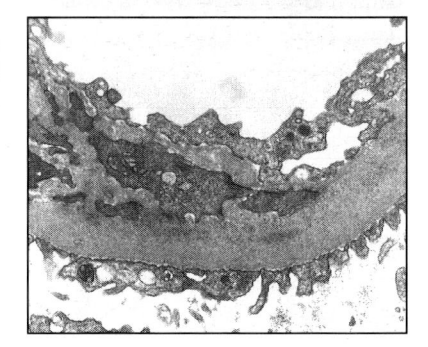

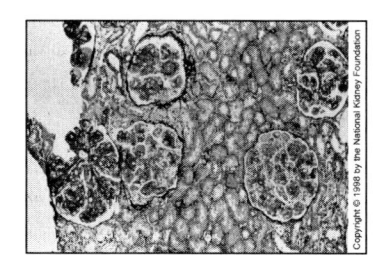

*Abb. 3: Diffuse Lobulierung der Glomeruli durch ausgedehnte endokapilläre Proliferation.*

## Pathophysiologie und Klassifizierung

Die MPGN wurde bislang gemäß des elektronenmikroskopischen Erscheinungsbildes als MPGN Typ I, II oder III klassifiziert, wobei der Typ II auch als dense deposit disease beschrieben war (Abbildungen 4-6).
- Typ I: Immunablagerungen im Mesangium und im Subendothelialraum
- Typ II: Dense deposit disease. Dichte, bandartige Ablagerungen entlang der Basalmembran von Glomeruli, Tubuli und Bowman'scher Kapsel
- Typ III: Subepitheliale Ablagerungen zusätzlich zu den mesangialen und subendothelialen Ablagerungen des Typ I mit komplexer Aufsplitterung der GBM.

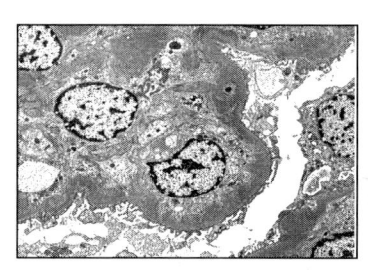

*Abb. 4: MPGN I; subendotheliale und mesangiale Immunkomplex-Deposits.*

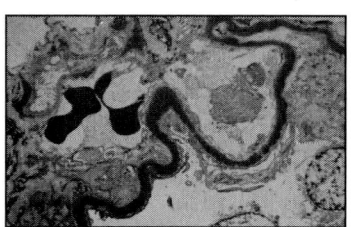

*Abb. 5: MPGN II (dense deposit desease); bandförmige stark elektronendichte Ablagerungen entlang der GBM.*

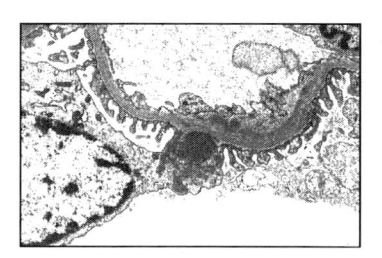

*Abb. 6: MPGN III; subendotheliale und subepitheliale Deposits.*

Einteilung ist mittlerweile verlassen, da sie mit einer doch ... chen Überlappung zwischen den einzelnen Typen verbunden ... ine neue Klassifizierung, die auf pathophysiologischen Prozes- ... ruht, hilft sowohl die Evaluation der Patienten als auch die Therapie zielgerichteter durchzuführen. In diesem System wird die MPGN eingeteilt in Formen, die Immunkomplex-vermittelt sind (Immunglobulin-positiv in der Immunfluoreszenz), solche, die durch eine Aktivierung des alternativen Komplementwegs ausgelöst sind (Immunglobulin-negativ) (Abbildung 7) und selten solche, die weder Immunkomplex- noch Komplementablagerungen aufweisen und meist auf einem Endothelzellschaden beruhen (nicht in Abbildung 7 aufgeführt) [20].

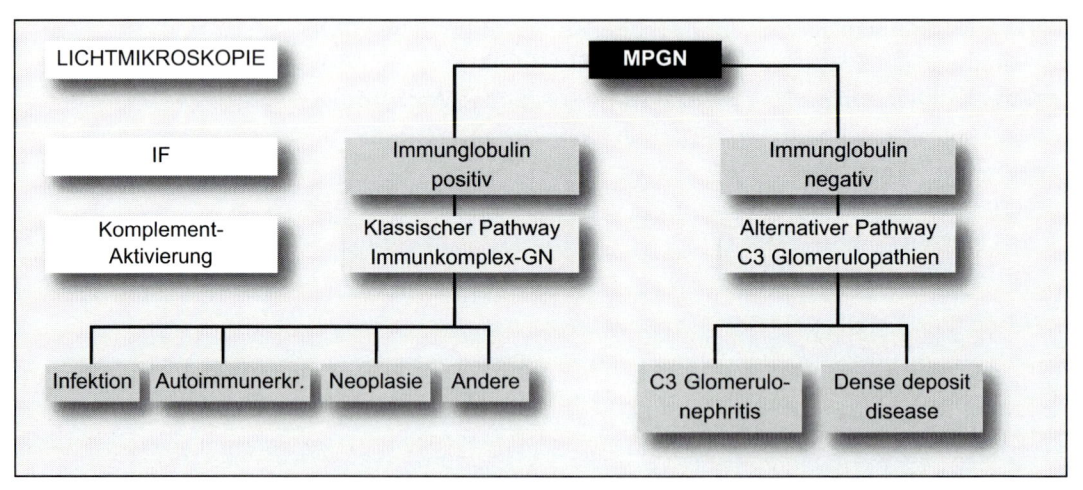

**Abb. 7:** *Einteilung der MPGN nach Immunglobulin-Nachweis in der Immunfluoreszenz.*

### Immunkomplex-assoziierte MPGN (Immunglobulin-positive MPGN)

Immunkomplex-assoziierte Formen der MPGN (MPGN I und III) werden durch eine chronische Antigenämie oder zirkulierende Immunkomplexe ausgelöst. In den meisten Fällen lässt sich eine zugrunde liegende Erkrankung identifizieren (sekundäre Formen). Lässt sich eine solche nicht nachweisen, spricht man von „idiopathischer MPGN".

Am häufigsten ist eine Immunkomplex-assoziierte MPGN beim Erwachsenen mit einer vorausgehenden Hepatitis-B oder -C-Infektion verknüpft, die für die chronische Antigenämie bzw. die Immunkomplexformation verantwortlich ist. Die HCV-assoziierte MPGN ist dabei meistens mit einer gemischten Cryoglobulinämie verknüpft. In Tabelle 1 sind weitere infektiöse Ursachen einer MPGN aufgelistet. Eine Immunglobulin-positive MPGN kann auch bei Immunkomplexformation im Rahmen von Autoimmunerkrankungen auftreten, wobei hier insbesondere der SLE, das Sjögren-Syndrom und die Sklerodermie zu nennen sind. Die Immunkomplexe aktivieren jeweils den klassischen Komplementweg mit der Folge einer Entzündungsreaktion in der Kapillarwand und im Mesangium, die schließlich zu den proliferativen Veränderungen führt.

Schließlich besteht eine weitere Ursache einer Immunglobulin-positiven MPGN in der Ablagerung monoklonaler Immunglobuline im Mesangium und entlang der Kapillarwand. Dies geschieht im Rahmen von monoklonalen Gammopathien undeterminierter Signifikanz (MGUS), Myelomen, Lymphomen oder einer CLL. Die im Rahmen von Paraproteinämien auftretenden glomerulären Krankheitsbilder bei der light chain deposit disease (LCDD), der Cryoglobulinämie Typ I und der immunotaktoiden GN präsentieren sich ebenfalls meist als MPGN.

| Antigener Stimulus | Assoziierte Erkrankung | Diagnostik |
| --- | --- | --- |
| Infektiös | HBV, HCV, HIV<br>Bakterielle Endokarditis<br>Shuntnephritis<br>Malaria, Schistosomiasis, Lepra, Helminthen, Mykoplasmen, Borrelien, Pilze | HBV, HCV, HIV-Diagnostik<br>Cryoglobuline,<br>ECHO |
| Autoimmunerkrankungen | SLE, Sjögren, Sklerodermie, RA | ANA, dsDNA, ANA-Differenzierung, RF, CCP-Ak |
| Paraproteinämien | MGUS, Leukämie, Lymphom, Myelom | Elpho, Immunfixation, FLC-Assay, Cryoglobuline |
| Verschiedene | Lebererkrankungen, Sarkoidose, Medikamente | |

*Tab. 1:* Ursachen der Immunoglobulin-assoziierten Formen einer MPGN.

### C3-Glomerulopathie (Immunglobulin-negative MPGN)

Die C3-Glomerulopathien sind generell durch eine Fehlregulation des alternativen Komplementwegs oder terminalen Komplementkomplexes verursacht. Detaillierte genetische Studien haben hier in den letzten Jahren unser Wissen deutlich vorangebracht. Bei genetisch bedingten Komplementfehlregulationen, die zu einer C3-Glomerulopathie führen können, sind Mutationen im Komplement C3 selbst, aber auch in Komplement-regulierenden Faktoren, wie dem Faktor H, Faktor I, Faktor D, Membrane Cofactor Protein (MCP),

Complement factor H related peptide 5 (CFHR5) oder dem C8alpha beschrieben worden [10]. Bei der CFHR5-Nephropathie handelt es sich um eine familiäre Form der C3-Glomerulonepritis, die autosomal dominant vererbt wird und auf einer Duplikation des CFHR5-Gens beruht. 78% der Männer versus 4% der betroffenen Frauen entwickeln eine terminale Niereninsuffizienz. Die Mutation ist in einem von 6500 Zyprioten vorzufinden [19]. Einige dieser genetischen Veränderungen bei der C3-Glomerulopathie sind auch beim atypischen hämolytisch-urämischen Syndrom beschrieben.

Des Weiteren gibt es eine ganze Reihe von erworbenen, autoimmunologisch bedingten Zuständen, die zu einer Komplement-Fehlregulation im alternativen Pathway führen können. Am häufigsten findet sich ein C3-Nephritisfaktor (C3NeF). Bei Patienten mit dense deposit disease ist er zu 80% nachweisbar. Dieser besteht aus Antikörpern gegen die C3-Konvertase (C3bBb), die diese binden und stabilisieren und so eine andauernde Aktivierung des alternativen Komplementwegs bewirken. Auch Antikörper gegen Faktor B (Bb), der eine Unterkomponente der C3-Konvertase darstellt, sind beschrieben. Ebenfalls kommt das gemeinsame Auftreten von Antikörpern gegen C3b und Bb, also beide getrennte Komponenten der C3-Konvertase (C3bBb), vor (Zipfel, ASN 2012). Letztlich sind auch inaktivierende Antikörper gegen den Faktor H, ein Komplement-regulierendes Protein, beschrieben, die dazu führen, dass die C3-Konvertase nicht mehr durch Bindung an Faktor H inaktiviert bleibt, sondern ungebremst C3 in C3b umwandelt. Um das Ganze noch zu komplizieren, ist eine Assoziation der DDD mit einer monoklonalen Gammopathie beschrieben, bei der das Paraprotein, ein lambda Leichtkettendimer, als Autoantikörper gegen Faktor H agiert [9]. In den meisten Fällen von DDD und C3-Glomerulonephritis ist die Familienanamnese jedoch leer, was die Identifikation von Risikofaktoren, seien sie genetischer oder autoimmunologischer Natur, schwer macht.

Warum es in einigen Fällen zur Ausprägung einer Dense Deposit Disease, in anderen zu einer C3-Glomerulonephritis kommt, ist nicht geklärt. Es scheint jedoch auch Übergänge von einer in die andere Form zu geben, da das Vorkommen beider Varianten in ein und derselben Biopsie beschrieben ist. Auch innerhalb der Gruppe der C3-Glomerulonephritis gibt es unterschiedliche Ausprägungsgrade. So zeigen einige Formen das Bild einer mesangioproliferativen GN, andere das klassische Bild einer MPGN.

Die C3-Glomerulopathien stellen also ein Krankheitsspektrum dar, dessen Ausprägung abhängt vom Ort und Ausmaß der Fehlregulation von alternativem Komplementweg und terminalem Komplementkomplex, aber wahrscheinlich auch von der Erkrankungsdauer.

### Fälle von Immunglobulin-positiver MPGN mit gleichzeitigem Nachweis einer Komplement-Fehlregulation

Es hat sich gezeigt, dass die Trennung in Immunglobulin-positive MPGN mit Nachweis einer auslösenden infektiösen, autoimmunologischen oder tumorösen Ursache und Immunglobulin-negative MPGN mit Nachweis von Komplementregulationsstörungen nicht ganz strikt erfolgen kann. Denn es gibt Immunglobulin-positive Fälle, bei denen trotzdem der Nachweis einer Komplementmutation oder eines C3NeF erfolgen kann. Möglicherweise führt hier die bestehende Komplementfehlregulation per se noch nicht zu einer Krankheitsmanifestation, sondern es kommt erst im Zuge einer zusätzlichen Aktivierung durch Immunkomplexe zur Krankheitsausprägung. Auch manche Fälle einer postinfektiösen GN mit Nachweis von C3NeF fallen wahrscheinlich in den Bereich dieser Immunglobulin-positiven MPGN-Fälle mit gleichzeitig bestehender Komplementfehlregulation.

### MPGN ohne Immunglobulin- und ohne Komplementablagerungen

Ein histologisches Bild, das lichtmikroskopisch wie eine MPGN imponiert, kann sich in der Ausheilungsphase von thrombotischen Mikroangiopathien finden. Zu nennen sind hier die thrombotisch thrombozytopenische Purpura, das hämolytisch-urämische Syndrom, das Antiphospholipidantikörper-Syndrom, aber auch die Strahlennephritis und die maligne Hypertonie. Gewöhnlich ist hier der Auslösemechanismus ein Endothelzellschaden gefolgt von reparativen Veränderungen.

### Abgrenzung gegenüber der postinfektiösen GN

Einige Patienten mit MPGN haben subendotheliale und subepitheliale Immunablagerungen in der Elektronenmikroskopie (MPGN III) und sind Komplement-positiv, aber Immunglobulin-negativ in der Immunfluoreszenz. Eine Vielzahl dieser Fälle wurde bislang auf Grund der subepithelialen Immunablagerungen als ausheilende postinfektiöse GN angesehen. Wahrscheinlich handelt es sich bei diesen Fällen jedoch um C3-Glomerulopathien und tatsächlich ließ sich bei vielen dieser Fälle eine Fehlregulation im alternativen Komplementweg nachweisen [20].

## Klinische Präsentation

Die verschiedenen Formen der MPGN können sich klinisch alle ähnlich präsentieren. 35% der Patienten weisen eine Hämaturie und nicht nephrotische Proteinurie auf, weitere 35% präsentieren sich mit dem Vollbild eines nephrotischen Syndroms, 20% zeigen das Bild einer chronisch progredienten Glomerulonephritis und 10% präsentieren sich in Form einer rapid progressiven Glomerulonephritis mit raschem Nierenfunktionsverlust. Ein arterielle Hypertonie findet sich bei 50-80% der Betroffenen. Bei den Immunkomplex-assoziierten MPGN-Formen trägt natürlich die zugrunde liegende Erkrankung wesentlich zum klinischen Bild bei. Eine gewisse Sonderstellung nimmt die DDD ein.

### Dense deposit disease

DDD ist vorrangig eine Erkrankung des Kindesalters. Ein Auftreten im Erwachsenenalter sollte immer an eine zugrunde liegende monoklonale Gammopathie denken lassen. Alle Patienten haben eine Proteinurie oder Hämaturie. 16-38% präsentieren sich mit einem akuten nephritischen Syndrom, 12-55% mit nephrotischem Syndrom. Die meisten Patienten haben erniedrigte C3-Spiegel, wobei auch gerade bei Erwachsenen Fälle mit normalem C3 beschrieben sind.
Es gibt eine Assoziation zwischen DDD und einer Drusen-Formation in der retinalen Basalmembran, die normalerweise ein Zeichen einer altersbedingten Makuladegeneration (AMD) ist. Tatsächlich haben einige Studien einen genetischen Zusammenhang zwischen AMD und Polymorphismen im Faktor H-Gen gezeigt [11].
Patienten mit DDD können außerdem eine partielle Lipodystrophie, einen Verlust von subkutanem Fett der oberen Körperhälfte, aufweisen. 22% der Patienten mit erworbener partieller Lipodystrophie haben eine DDD. 83% der Patienten mit partieller Lipodystrophie weisen einen C3-Nephritisfaktor auf [12].

## Evaluation

### Immunkomplex-assoziierte MPGN (Immunglobulin-positive MPGN)

Die Evaluation sollte hier vorrangig dazu dienen, die zu Grunde liegende Erkrankung, sei es ein Infektionserkrankung, eine autoimmunologische Erkrankung oder aber eine lymphoproliferative Erkrankung zu identifizieren. Gelingt dies, kann eine kausale Therapie eingeleitet werden. In Tabelle 1 sind Untersuchungen aufgeführt, die initial durchgeführt werden sollten, um die jeweiligen Erkrankungen nachzuweisen oder auszuschließen. Weitergehende Untersuchungen müssen dann je nach klinischem Verdacht erfolgen. Eine Hepatitis B und C sollten serologisch, bakterielle Infektionen mittels Kultur, einschließlich Blutkultur, ausgeschlossen werden. Untersuchungen auf Pilzinfektionen oder parasitäre Erkrankungen sollten erfolgen, wenn sich klinische Hinweise (unerklärte pulmonale Infiltrate etc.) oder anamnestische Hinweise (Exposition mit Malaria, Schistosomiasis, Leishmaniose etc.) ergeben. Bezüglich des Vorhandenseins von Autoimmunerkrankungen sollte regelhaft ein Test auf ANA durchgeführt werden. Weiterführende Untersuchungen sind nur notwendig, wenn sich klinisch Hinweise auf das Vorliegen eines Sjögren-Syndroms oder einer Sklerodermie ergeben. Eine lymphoproliferative Erkrankung muss ausgeschlossen werden. Insbesondere sollte der Ausschluss einer monoklonalen Gammopathie mittels Serumelektrophorese, Immunfixation und free light chain Assay erfolgen. Oft findet sich eine nur geringe Menge monoklonalen Paraproteins, im Sinne einer monoklonalen Gammopathie undeterminierter Signifikanz (MGUS), ohne dass ein multiples Myelom vorliegt. Bei der Evaluation des Komplementsystems fällt eine Aktivierung des klassischen Komplementwegs auf, mit Erniedrigung von C3 und insbesondere von C4 und einem anormalen CH50.

Bei einigen Fällen von Immunkomplex-assoziierter MPGN wird sich die Herkunft der abgelagerten Immunglobuline nicht ausmachen lassen. Diese Fälle werden dann als idiopathische MPGN beschrieben.

Wie oben bereits beschrieben gibt es auch eine kleine Untergruppe von Immunkomplex-assoziierten MPGN-Fällen, die eine Aktivierung des alternativen Komplementwegs aufweisen. In diesen Fällen liegt z.B. eine genetische Prädisposition in Form einer Mutation in Komplement-regulierenden Faktoren vor, die Erkrankung wird aber letztlich durch die Ablagerung von Immunkomplexen getriggert. Auch hier muss natürlich nach der Herkunft der deponierten Immunglobuline gesucht werden.

## C3-Glomerulopathie (Immunglobulin-negative MPGN)

Alle Patienten, bei denen sich kräftige C3-Ablagerungen ohne Nachweis von Immunglobulinen in der Immunfluoreszenz finden, sollten einer gezielten Untersuchung des alternativen Komplementwegs unterzogen werden. Hierzu zählen die Messung der Spiegel der Komplementfaktoren C3, C4, CH50 (misst Aktivierung des klassischen Pathways), AH50 (misst Aktivierung des alternativen Pathways), von Komplementabbauprodukten C3c und sMAC. Die meisten, jedoch nicht alle Patienten mit DDD haben erniedrigte

C3-Spiegel, wohingegen die Spiegel von C1, C2, und C4 meist normal sind. Es sollte nach krankheitsassoziierten Antikörpern gesucht werden. Hierzu zählen Antikörper gegen die C3-Konvertase, auch C3-Nephritisfaktor (C3NeF) genannt, aber auch Antikörper gegen Faktor B sowie gegen Faktor H. Schließlich sollte ein genetisches Screening erfolgen, wobei mindestens nach Mutationen in C3 und im Faktor H, am besten auch in den Faktoren I, D, MCP sowie den CFHR1-5 gesucht werden sollte. In einer größeren Serie konnte bei DDD-Patienten in 88% der Fälle eine Dysregulation im alternativen Komplementweg nachgewiesen werden [13].

## Therapie

### Immunkomplex-assoziierte MPGN (Immunglobulin-positive MPGN)

Hier steht selbstverständlich die Therapie der zu Grunde liegenden Erkrankung im Vordergrund. Bei einer Hepatitis-B oder -C-Infektion ist eine immunsuppressive Therapie unnötig und kann sogar zu einer verstärkten Virusreplikation führen. Beim Nachweis eines MGUS sollte eine Therapie entsprechend der Therapie bei multiplem Myelom erfolgen, da nur die Elimination des Paraproteins zur Auflösung der glomerulären Pathologie beiträgt. Autoimmunerkrankungen sollten entsprechend der jeweiligen Erkrankung therapiert werden. Die renale Erkrankung bildet sich unter erfolgreicher Therapie der Grunderkrankung in der Regel zurück.

Wenn behandelbare Ursachen einer MPGN ausgeschlossen sind, bleiben die idiopathischen Formen der Immunkomplex-assoziierten MPGN übrig. Hier kommen je nach Risiko konservative Therapieansätze mit ACE-Hemmung zur Blutdruckkontrolle und Proteinuriereduktion oder aber proliferationshemmende Therapieansätze zur Anwendung.

Patienten mit normaler Nierenfunktion und nicht-nephrotischer Proteinurie haben eine sehr gute Langzeitprognose und werden konservativ behandelt. Schlechte Prognosekriterien sind eingeschränkte GFR, hoher Blutdruck, Proteinurie >3,5g/d, Halbmonde und tubulointerstitielle Fibrose. Bei diesen Patienten ist eine immunsuppressive Therapie angezeigt. Im Folgenden werden Therapievorschläge gemäß einer Risikostratifizierung gegeben:

- *Patienten mit Proteinurie <3,5g/d, normaler eGFR, normalem Blutdruck*

  Konservative Therapie mit ACE-Hemmer, da Patienten in der Regel eine exzellente Langzeitprognose haben. Eine Therapie mit

Steroiden bringt keine Vorteile.
- *Patienten mit Proteinurie >3,5g/d, normale oder fast normale eGFR*
Hier wird ein Therapieprotokoll ähnlich dem bei FSGS vorgeschlagen.
Prednison 1mg/kg/d (maximal 80mg/d) für 12-16 Wochen. Danach, wenn Proteinurie um mehr als 30% rückläufig, langsame Dosisreduktion über 6-8 Monate und Übergang in 2-tägige Steroidgabe. Diese Empfehlung beruht auf Studien bei Kindern [1]. Eine initiale Puls-Steroidtherapie kann die Prognose eventuell noch weiter verbessern [2]. Bei Erwachsenen gibt es keine randomisierten Studien zum Gebrauch von Steroiden bei Immunkomplex-assoziierter idiopathischer MPGN. Wenn kein Ansprechen auf Prednison rasches Ausschleichen und Absetzen. Es kann dann noch ein Therapieversuch mit CyA [4] oder MMF [5] unternommen werden.
- *Patienten mit erhöhtem Creatinin ohne Halbmonde, unabhängig von Proteinurie oder Bluthochdruck*
Prednison 1mg/kg/d (maximal 80mg/d). Falls keine Ansprechen zusätzliche Gabe von Cyclophosphamid 2mg/kg/d po (1,5mg/kg/d bei Creatinin >2,5 oder Alter >60J) für 6 Monate. Falls kein Ansprechen auf CYC Therapieversuch mit Rituximab [3].
- *Patienten mit rapid fortschreitender Erkrankung mit oder ohne Halbmonde*
Prednisolon-Pulstherapie 500mg/d für 3 Tage, gefolgt von Predison 1mg/kg/d plus Cyclophosphamid iv Bolus-Therapie, wie bei anderen Formen der RPGN.

Die meisten der bisherigen Studien können keine echten Aussagen zum Benefit der verschiedenen Therapieformen liefern, da bislang keine Differenzierung in Immunkomplex-assoziierte MPGN und C3-Glomerulopathie getroffen worden ist. Hier wird sich erst zeigen müssen, welche Form der MPGN auf welche Therapie optimal anspricht. Eine Plättchenaggregationshemmung mit Aspirin und Dipyridamol hatte zwar kurzfristig einen Benefit gezeigt, eine Reevaluation der Patienten nach 10 Jahren zeigte im Outcome jedoch keinen Unterschied mehr. Das Konzept der Plättchenaggregationshemmung spielt daher nach der aktuellen Datenlage bei der MPGN keine Rolle mehr.

## C3-Glomerulopathie (Immunglobulin-negative MPGN)
Es gibt bislang keine Studien, die eine Therapie bei C3-Glomerulopathie randomisiert und kontrolliert untersucht haben. In Zukunft

könnten sich je nach zugrunde liegendem Komplementdefekt folgende Therapieoptionen ergeben:

- *Patienten mit Antikörpern gegen C3-Konvertase (C3NeF), Faktor B, Faktor H*
  Patienten mit C3-Nephritisfaktor sollten eine Plasmaseparation mit Austausch gegen Humanalbumin erhalten. Wie häufig diese durchgeführt werden muss, ist nicht sicher untersucht, Fallberichte zeigen jedoch, dass initial 2 Mal pro Woche und anschließend einmal wöchentlich ausgetauscht werden sollte [14]. In Abhängigkeit von den C3NeF-Spiegeln kann eine dauerhafte Plasmaaustauschtherapie nötig sein. Eventuell kann bei refraktären Patienten eine zusätzliche immunsuppressive Therapie, z.B. mit Steroiden oder Rituximab gegeben werden. Auch bei Patienten mit Autoantikörpern gegen Faktor H sollte ein Plasmaaustausch gegen Humanalbumin erwogen werden.
- *Patienten mit genetischen Mutationen in der Komplementkaskade*
  Patienten mit Faktor H-Defizienz profitieren von periodischen (z.B. 14-tägigen) Plasmainfusionen, um das fehlende oder mutierte Protein zu ersetzen [6]. Die Plasmainfusionen sollten dauerhaft fortgesetzt werden, wenn die Patienten ein günstiges Ansprechen aufweisen.
  Auch Substanzen, die in die Komplementaktivierung eingreifen, haben hier therapeutisches Potential. Momentan steht hier Eculizumab als Hemmer der C5-Aktivierung und damit der Formation des Membrane attack complexes (MAC) zur Verfügung. Es kann bei Patienten zur Anwendung kommen, die nicht auf die oben genannten Therapien ansprechen. Aus Fallberichten lässt sich bisher ableiten, dass Eculizumab keine Nebenwirkungen hervorgerufen hat, dass sich Spiegel des MAC normalisierten und sich in seriellen Nierenbiopsien ein Rückgang der C5b-9 Ablagerungen nachweisen ließ. In ca. 50% der Patienten besserte sich die Nierenfunktion, in ca. 70% zeigte sich ein deutlicher Rückgang der Proteinurie [7, 8,15, 16, 17, 18]. Vor der Anwendung von Eculizumab muss immer eine Impfung gegen Neisseria meningitidis erfolgen. In seriellen Nierenbiopsien zeigt sich, dass es zu einer Einlagerung von Eculizumab in die Deposits bei MPGN kommt. Da Eculizumab ein Immunglobulin (IgG-kappa) ist, findet sich dann in einer primär Immunglobulin-negativen Biopsie eine Positivität für IgG und kappa. Welche Auswirkungen diese Ablagerungen auf den klinischen Langzeitverlauf haben, ist bislang ungeklärt [17].

Patienten mit DDD oder C3GN haben hohe Rekurrenzraten nach Transplantation. Daher sollte bei diesen Patienten vor der Transplantation eine Normalisierung von Faktor H oder C3NeF mittels Plasmainfusionen oder Plasmaaustausch angestrebt werden und diese Therapie nach der Transplantation fortgesetzt werden. Die reguläre Immunsuppression schützt nicht vor einer Rekurrenz.

## Zusammenfassung

Die membranoproliferative Glomerulonephritis beschreibt ein glomeruläres Verletzungsmuster, das sich leicht in der Lichtmikroskopie feststellen lässt. Die zu diesem Verletzungsmuster führenden Erkrankungen können jedoch sehr unterschiedlicher Natur sein, was zu einer neuen, mehr an der Pathophysiologie orientierten Einteilung der MPGN geführt hat.
Bislang wurden anhand der Elektronenmikroskopie die drei klassischen Formen MPGN I, MPGN II oder besser DDD, und MPGN III unterschieden. Die Immunfluoreszenz detektiert in den meisten Fällen der MPGN I und III, nicht aber bei der DDD Immunglobuline. Alle Formen zeigen in der Regel eine positive Färbung für C3. Kürzlich sind zunehmend Immunglobulin-negative MPGN-I und -III-Formen beschrieben. Diese werden nun als C3-Glomerulonephritis bezeichnet und gemeinsam mit der DDD in die Gruppe der C3-Glomerulopathien zusammengefasst. Für die neue Einteilung entscheidend ist demnach die Positivität oder Negativität für Immunglobuline.
Die Immunglobulin-positive MPGN wird durch zirkulierende Immunkomplexe oder eine chronische Antigenämie unterhalten. Die Evaluation dieser Fälle sollte auf das Aufspüren der zugrunde liegenden Erkrankung (Infekt, Autoimmunerkrankung, Paraproteinämie) abzielen. Therapeutisch kommen hier oft antiproliferative Substanzen zum Einsatz.
Im Gegensatz dazu sollte bei der Immunglobulin-negativen MPGN die Abklärung des alternativen Komplementwegs im Mittelpunkt stehen. Es sollte nach genetischen wie auch nach autoimmunen Formen der Komplementdysregulation gesucht werden. Welche Unterschiede in der Komplementdysregulation zur Form der DDD oder zur C3-Glomerulonephritis führen, ist nicht klar. Möglicherweise können diese Entitäten auch ineinander übergehen. Das Konzept der anti-Komplementtherapie als krankheitsspezifische Therapieform bedarf noch der besseren Evaluation und Charakterisierung.

## Literatur

1. Tarshish P et al. Treatment of MPGN with alternate-day prednison – a report of the international study of kidney disease in children. Pediatr Nephrol (1992) 6:123
2. Bahat E et al. Comparison of pulse and oral steroid in childhood MPGN. J Nephrol (2007) 20:234
3. Dillon JJ et al. Rituximab therapy for type I MPGN. Clin Nephrol (2012) 77:290
4. Bagheri N et al. Cyclosporine in the treatment of MPGN. Arch Iran Med (2008) 11:26
5. Jones G et al. Treatment of idiopathic MPGN with mycophenolate mofetil and steroids. Nephrol Dial Transplant (2004) 19:3160
6. Habbig S et al. C3 deposition glomerulopathy due to a functional factor H defect. Kindey Int (2009) 75:1230
7. Radhakrishnan S et al. Eculizumab and refractory MPGN. N Engl J Med (2012) 366:1165
8. Bomback AS et al. Eculizumab for dense deposit disease and C3 glomerulonephritis. Clin J Am Soc Nephrol (2012) 7:748
9. Jokiranta TS et al. Nephritogenic lambda light chain dimer: a unique human miniautoantibody against complement factor H. J Immunol (1999) 163:4590
10. Abrera-Abeleda MA et al. Allelic variants of complement genes associated with dense deposit disease. J Am Soc Nephrol (2011) 22:1551
11. Klein RJ et al. Complement factor H polymorphism in age-related macular degeneration. Science (2005) 308:385
12. Misra A et al. Clincal features and metabolic and autoimmune derangements in acquired partial lipodystrophy: report of 35 cases and review of the literature. Medicine (Baltimore) (2004) 83:18
13. Zhang Y et al. Causes of alternative pathway dysregulation in dense deposit disease. Clin J Am Soc Nephrol (2012) 7:265
14. Kurtz KA et al. Management of MPGN type II with plasmapheresis. J Clin Apher (2002) 17:135
15. Bomback AS et al. Eculizumab for dense deposit disease and C3 glomerulonephritis. Clin J Am Soc Nephrol (2012) 7:748
16. Daina E et al. Eculizumab in a patient with dense deposit disease. N Engl J Med (2012) 366:1161
17. Vivarelli M et al. Eculizumab for the treatment of dense deposit disease. N Engl J Med (2012) 366:1163
18. Herlitz LC et al. Pathology after eculizumab in dense deposit disease and C3 GN. J Am Soc Nephrol (2012) 23:1229
19. Athananiou Y et al. Familial C3 glomerulopathy associated with CFHR5 mutations: clinical characteristics of 91 patients in 16 pedigrees. Clin J Am Soc Nephrol (2011) 6:1436
20. Sethi S et al. C3 glomerulonephritis: clinicopathological findings, complement abnormalities, glomerular proteomic profile, treatment, and follow-up. Kidney Int (2012) 82:465

# Syndrom der dünnen Basalmembran, Alport-Syndrom

*Oliver Gross*

## Zusammenfassung

Das Syndrom der dünnen Basalmembran und das Alport-Syndrom sind erbliche Typ-IV-Kollagen-Erkrankungen, beide können zur chronischen Nierenfibrose führen. Über 1% der Gesamtbevölkerung sind heterozygote Anlageträger für Alport Mutationen und haben das Syndrom der dünnen Basalmembran. **NEU 2012** sind drei internationale Experten-Empfehlungen: (1) heterozygote Anlageträger für Alport Mutationen bzw. dünne Basalmembran bzw. familiäre benigne Hämaturie haben in bis zu 40% keinen benignen Verlauf. Die Erkrankung sollte daher bereits im Kindesalter diagnostiziert werden. Jährliche nephrologische Kontrollen sollen bei Proteinurie oder zusätzlichen Risikofaktoren die präemptive Gabe von ACE-Hemmern ermöglichen. (2) Das Alport-Syndrom führt immer zum terminalen Nierenversagen. ACE-Hemmer verzögern abhängig vom Therapiebeginn das Nierenversagen um Jahrzehnte und verbessern die Lebenserwartung. Bei Kindern wird Ramipril empfohlen, Kinder in sehr frühen Stadien sollten nur in kontrollierten Studien behandelt werden. Die Prognose von Alport-Patienten unter Hämodialyse, insbesondere Bauchfelldialyse und nach Nierentransplantation ist besser als die von gleichaltrigen Patienten mit anderen Nierenerkrankungen. (3) Aufgrund der Therapiemöglichkeiten sollte die Diagnose bei beiden Erkrankungen molekulargenetisch frühzeitig im Kindesalter gestellt werden oder ersatzweise durch Nierenbiopsie, die zwingend elektronenmikroskopisch aufzuarbeiten ist.

## Klinik von Alport-Syndrom und familiärer benigner Hämaturie

Das Alport-Syndrom (AS) ist eine erbliche progressive Nierenerkrankung einhergehend mit Hämaturie und Proteinurie, Innenohrschwerhörigkeit und typischen Augenveränderungen [1, 2] sowie charakteristischen Aufsplitterungen und Lamellierungen der glomerulären Basalmembran (GBM). Diese Veränderungen werden durch Mutationen im Typ-IV-Kollagen verursacht. Mittel- bis langfristig entwickelt sich eine glomeruläre und interstitielle Fibrose (Abb. 1). Die Vererbung des AS erfolgt in 85% der Fälle X-chromosomal, autosomal in 10-15% [3]. Die Häufigkeit des X-chromosomalen AS wird auf 1:5.000 geschätzt, die Prävalenz des autosomalen AS auf 1:50.000. Damit sind fast 1% der Bevölkerung heterozygote Genträger für Mutationen in den autosomalen Alport-Genen COL4A3/4 [4] und haben eine familiäre benigne Hämaturie (FBH) oder thin basement membrane disease. Das typische, oft einzige Symptom des heterozygoten Merkmalträgers des X-chromosomalen und autosomal-rezessiven AS ist die (Mikro-) Hämaturie, seltener die Proteinurie. Die Mikrohämaturie ist den Konduktoren aufgrund der fehlenden klinischen Symptomatik oft nicht bewusst, bleibt aber ein wichtiges Diagnosekriterium. Eine verdünnte glomeruläre Basalmembran ist das Charakteristikum der FBH. Die Krankheit ist durch eine Hämaturie, seltener auch intermittierende Mikrohämaturie, gekennzeichnet. Konträr zu ihrem Namen führt die FBH bei bis zu 40% der Patienten im höheren Alter zur Nierenfunktionseinschränkung. Die FBH ist bei jungen Patienten vom frühen AS, insbesondere heterozygoten Anlageträgern, klinisch und oft auch histologisch nicht zu unterscheiden.

**Abb. 1:** Veränderungen der glomerulären Basalmembran (GBM) (links) im Vergleich zum heterozygoten Mutationsträger mit familiärer benigner Hämaturie (Mitte) mit Verschmälerungen, teils auch Aufsplitterungen der GBM. Beim homozygoten Alport Syndrom (rechts) zeigt die GBM deutliche Verbreiterungen und – ebenso wie die Podozyten – Einbau von Narbenkollagen.

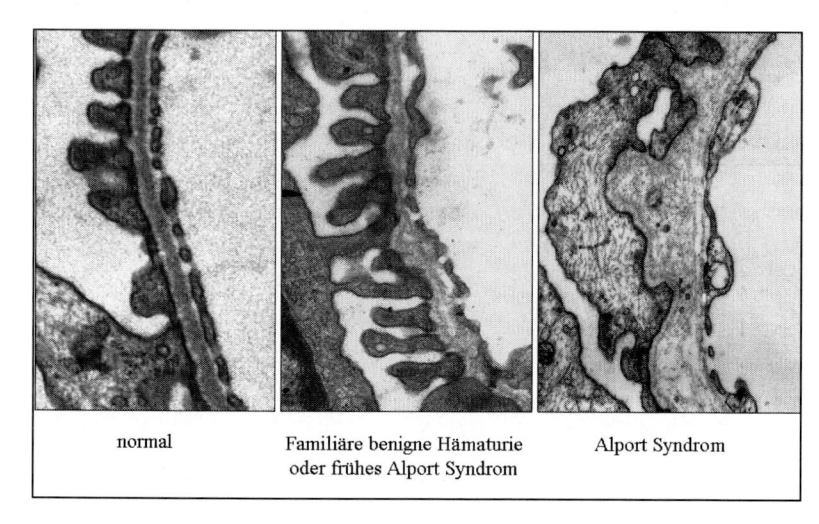

## Pathogenese

Hauptbestandteil aller Gefäß-Basalmembranen ist Typ-IV-Kollagen, das aus einem sehr langen Kollagenschwanz und einer nicht-collagenen NC1-Domäne besteht. Grundbaustein des Typ-IV-Kollagen Netzwerkes ist ein aus jeweils drei $\alpha$-Ketten bestehendes Molekül aus $\alpha1/\alpha1/\alpha2$- und $\alpha3/\alpha4/\alpha5$-Ketten. Das $\alpha3/\alpha4/\alpha5$-Netzwerk der GBM wird durch Disulfidbrücken zusätzlich stabilisiert. Die enge Verdrillung des Kollagenschwanzes wird durch Glycin ermöglicht, Glycin passt als jede dritte Aminosäure in die inneren Windungen. Beim AS und der FBH führen Glycin-Mutationen zum Abknicken der Tripel-Helix-Struktur, andere Mutationen zum vorzeitigen Kettenabbruch und so zu Aufsplitterungen und Lamellierungen der GBM [4]. Die terminale Niereninsuffizienz entwickelt sich beim AS innerhalb von 20 Jahren (Median in Europa 22 Jahre), der Phänotyp des AS ist allerdings vom Gendefekt abhängig: Mutationen, die ein verkürztes Kollagenprotein bewirken, führen im Mittel mit unter 20 Jahren und damit signifikant früher zum Nierenversagen als Mutationen, die „nur" die Proteinstruktur verändern (wie missense und in frame Mutationen). Glycin-Mutationen in den Exons 1-20 führen erst mit über 30 Jahren zum Nierenversagen [5].

## Prinzipien der Organprotektion bei der chronischen Nierenfibrose beim AS

Der Verlauf des AS wurde bis vor kurzem als schicksalhaft angesehen, obwohl die Molekulargenetik eine frühe Diagnose noch vor Ausbruch der Erkrankung im Kleinkindesalter ermöglicht. Der Mangel an therapeutischen Möglichkeiten erklärt sich durch den langen Krankheitsverlauf, der die Erforschung von Interventionsmöglichkeiten behindert. Diese Situation hat sich mit der COL4A3 -/- Maus als Tiermodell für das humane AS und die FBH geändert [6-8]. Die Mäuse erkranken homozygot am Vollbild des AS.
Am den COL4A3 -/- Mäusen konnte die präemptive Gabe von Ramipril das Überleben der Tiere um mehr als 100% verlängern. Parallel hierzu reduzierte die Therapie die Proteinurie ebenso wie die glomeruläre und tubulointerstitielle Fibrose über Downregulierung von TGF$\beta$1 (Abb. 2) [8].

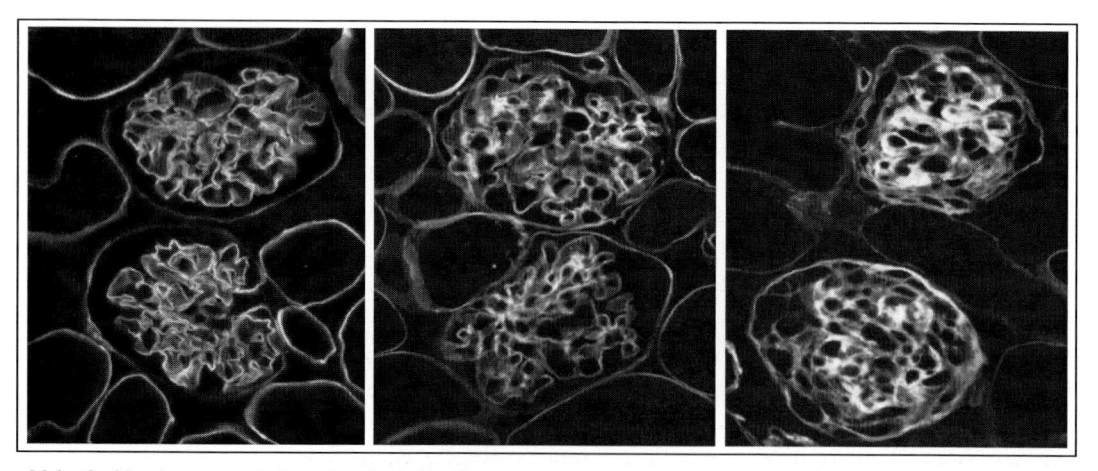

**Abb. 2: Nephroprotektion durch ACE-Hemmung**
*Die Laminin-Färbung zeigt im Vergleich zur gesunden Kontrolle (links) in den Glomeruli von Alport-Mäusen eine ausgeprägte Vermehrung extrazellulärer Matrix (rechts). Eine nephroprotektive Therapie kann zwar den Gendefekt nicht verhindern, verzögert aber über Senkung der profibrotischen Faktoren TGFβ und CTGF die glomeruläre Fibrosierung deutlich (Mitte) ebenso wie die tubulointerstitielle Fibrose [7].*

Diese nephroprotektive Wirkung ist entscheidend abhängig vom Zeitpunkt des Beginns der Therapie – je früher desto besser. Für den AT1-Antagonisten und den HMG-CoA-Reduktase-Inhibitor konnte ebenfalls eine – allerdings geringer ausgeprägte – nephroprotektive und antifibrotische Wirkung nachgewiesen werden [9].

## Mögliche zukünftige Therapieoptionen

Eine abschließende Beurteilung des Nutzen-Risiko-Verhältnisses aller möglichen zukünftigen Therapieoptionen beim Alport-Syndrom ist erst in vielen Jahren möglich.

*1) Antiinflammatorische Therapie:*
Die Hemmung der Leukozytenadhäsion, Ccl2/Mcp-1 und TNF Blockade verzögert bei COL4A3 -/- Mäusen das Fortschreiten der Nierenfibrose [10-12] und weist darauf hin, dass Inflammation zur Pathogenese des Alport-Syndroms beiträgt [13]. Rezidivierende bakterielle Infektionen beeinflussen im Tiermodell den Verlauf der Nierenfibrose negativ [14]. Eine Cyclosporin-Therapie verschlechtert trotz Rückgang der Proteinurie die Nierenfunktion [15].
*2) Blockade von Kollagenrezeptoren:*
Die glomerulären Zellen nehmen über Kollagenrezeptoren wie Integrin $\alpha1\beta1$ und $\alpha2\beta1$ sowie *Discoidin Domain Rezeptor 1* (DDR1)

ihre extrazelluläre Umgebung wahr. Der Verlust dieser Rezeptoren [16,17] verlangsamt den Verlauf der Nierenfibrose, so dass die Blockade dieser Tyrosinkinase-Rezeptoren eine künftige Therapieoption darstellt.

*3) Stammzelltherapie:*
Gen- und Zell-basierte Therapien haben den kausalen Ansatz, den zugrundeliegenden Gendefekt zu heilen. Größte Herausforderung bei der Gentherapie erscheint derzeit, effektive und sichere Applikationswege zu den Podozyten zu finden [18]. Mesenchymale Stammzellen reduzieren im Mausmodell den histologischen Schaden, ohne das Nierenversagen zu verzögern [19]. Andere Arbeitsgruppen [20,21] berichten, dass Knochenmarks-Stammzellen (BM) in fibrosierten Nieren von Alport-Mäusen in Podozyten differenzieren, die dann die fehlenden Kollagenketten ersetzen, um so den GBM-Defekt zu reparieren. Auch BM reduzieren im Alport-Mausmodell den histologischen Schaden, der letzte Beweis, dass sich auch das Nierenversagen verzögert, steht aber noch aus [22]. Die unklare Datenlage rückt die Knochenmarks-Transplantation als mögliche kurative Therapie noch in weite Ferne. Das AS als primär nicht letale Erkrankung ist durch Dialyse behandelbar und durch Nierentransplantation heilbar.

*4) zukünftige neue Therapieansätze:*
Neuartige Therapieansätze am Horizont beinhalten die antifibrotische Behandlung mit BMP7-like molecules und mit micro-RNA21 Konstrukten. Insbesondere die micro-RNA21 zeigt sehr vielversprechende präklinische Ergebnisse [23] – der potentielle Nutzen dieser Therapien beim Alport-Syndrom wird also in wenigen Jahren beurteilbar sein [24].

## Umsetzung der Versuchsergebnisse bei Patienten mit Alport Syndrom und FBH

Am Anfang aller Therapieüberlegungen steht die gesicherte Diagnose. Nach Diagnosesicherung werden eine genetische Beratung und kindernephrologische Betreuung empfohlen. Die 2012 und 2013 erschienenen internationalen Diagnose- und Therapie-Guidelines [25,26] empfehlen die Gabe von ACE-Hemmern wie Ramipril ab dem Auftreten einer Proteinurie von über 0,3 g/Tag. Beobachtungsstudien konnten hier zeigen, dass ACE-Hemmer die terminale Niereninsuffizienz im Median um 18 Jahre (!) verzögern und die Lebenserwartung verbessern [27]. Auch heterozygote Überträger von Alport-Mutationen mit FBH haben ein erhöhtes renales Risiko und profitieren von einer frühzeitigen RAAS-Blockade [28]. Kinder mit isolierter Hämaturie oder Mikroalbuminurie sollten nur im Rahmen von kontrollierten Studien wie der EARLY PRO-TECT Alport Studie [29] behandelt werden. Diese deutschlandweite Studie ist die weltweit einzige prospektive Studie der höchsten Evidenzstufe, bitte melden Sie daher Ihre Patienten an uns. Alternativ werden AT1-Antagonisten begonnen, allerdings nur, wenn die Nebenwirkungen von Ramipril dies erforderlich machen, sie sind vermutlich weniger wirksam. Bei großer Proteinurie mit Dyslipoproteinämie sollte aufgrund der antifibrotischen Eigenschaften zusätzlich die Gabe eines Statins erwogen werden.

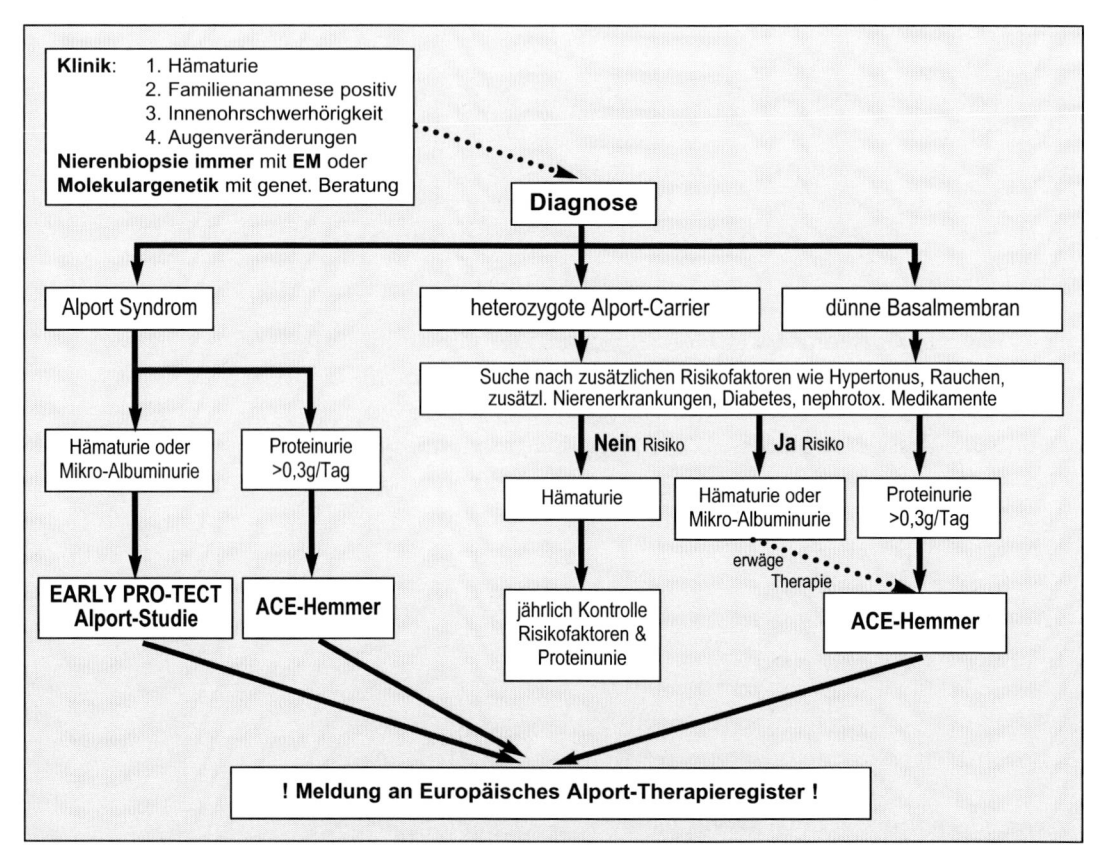

*Abb. 3: Synopsis der Diagnose- und Therapieempfehlungen*
*Zur Diagnostik gehören neben der nephrologischen Standarddiagnostik eine **vollständige** Familienanamnese (einschließlich Untersuchung der Angehörigen auf Mikro-Hämaturie) und die Abklärung auf Innenohrschwerhörigkeit und Augenveränderungen (Spaltlampenuntersuchung).*

## Prognose bei Patienten mit Alport-Syndrom und FBH

Die Lebenserwartung von Alport-Patienten unter Hämodialyse, besonders aber unter Bauchfelldialyse, ist besser als von gleichaltrigen Dialysepatienten mit anderen Nierenerkrankungen [30]. Nach Nierentransplantation sind trotz des 3-5%igen Risikos einer Posttransplantations-anti-GBM-Nephritis das Nierentransplantatüberleben und die Lebenserwartung von Alport-Patienten besser als von gleichaltrigen Patienten mit anderen Nierenerkrankungen [30]. Gerade wegen dieser relativ guten Prognose unter Nierenersatzverfahren müssen in Verantwortung für die betroffenen Familien bei jeder Therapieform vom Arzt Nutzen und Risiko für die zu behandelnden Kinder abgewogen werden.

## Ausblick

Die frühzeitige off-label Therapie mit ACE-Hemmern bei Kindern mit AS ist mittlerweile medizinischer Standard. Durch NIH-Förderung kann über unsere Studienzentrale jedem Alport-Patienten die Teilnahme an einer weltweiten Rekrutierungsstudie angeboten werden, die in den nächsten Jahren weitere Therapiestudien ermöglichen soll. Da die Medikamente teils bei oligosymptomatischen Kindern eingesetzt werden, ist das Ziel künftiger Studien nicht nur der Beleg des klinischen Nutzens, sondern auch der optimale Therapiebeginn und insbesondere die Medikamentensicherheit. Die klinischen Studien lassen die Frage nach der genauen Pathogenese der Niereninsuffizienz beim AS jedoch unbeantwortet. Die Antwort kann nur aus der Grundlagenforschung kommen und wird der Schlüssel sein zur erfolgreichen Therapie des AS und von anderen fibrotischen Nierenerkrankungen.

## Addendum

Die Arbeiten wurden unterstützt durch die Deutsche Forschungsgemeinschaft GR 1852/4-1 und 2, die Deutsche Nierenstiftung, die KfH-Stiftung Präventivmedizin, die Franz. Gesellschaft für erbliche Nierenerkrankungen (AIRG) und die Alport Selbsthilfe e.V. Die GPN-gestützte EARLY PRO-TECT Alport Studie wird gefördert durch das BMBF/DFG-Programm „Klinische Studien" (01KG1104).

## Literatur

1. Alport AC. Hereditary familial congenital haemorrhagic nephritis. Br Med J 1927; 1: 504-506
2. Hudson B, Tryggvason K, Sundaramoorthy M, Neilson EG. Alport's Syndrome, Goodpasture's Syndrome, and Type IV Collagen. N Engl J Med 2003; 348;25
3. Flinter FA, Cameron JS, Chantler C, et al.: Genetics of classic Alport's syndrome. Lancet 1988; ii: 1005-1007
4. Gross O, Netzer K-O, Lambrecht R, et al.: Novel COL4A4 splice defect and in-frame deletion in a large family as a genetic link between Benign Familial Hematuria and autosomal Alport Syndrome. Nephrol Dial Transplant 2003; 18: 1122-1127
5. Gross O, Netzer K-O, Lambrecht R, et al.: Meta-analysis of genotype-phenotype correlation in X-linked Alport Syndrome: Impact on genetic counseling. Nephrol Dial Transpl 2002; 17: 1218-1227
6. Cosgrove D, Meehan DT, Grunkemeyer JA, et al.: Collagen COL4A3 knockout: a mouse model for autosomal Alport syndrome. Genes Dev 1996; 10(23), 2981-92
7. Gross O, Beirowski B, Koepke M-L, et al.: Preemptive ramipril therapy delays renal failure and reduces renal fibrosis in COL4A3-knockout mice with Alport Syndrome. Kidney Int 2003; 63: 438-446
8. Beirowski B, Weber M, Gross O: Chronic renal failure and shortened lifespan in COL4A3+/- mice: an animal model for thin basement membrane nephropathy. J Am Soc Nephrol 17(7): 1986-94, 2006
9. Gross O, Kashtan C: Treatment of Alport Syndrome: Beyond Animal Models. Kidney Int 76(6):599-603, 2009
10. Ninichuk V, Gross O, Reichel C, et al.: Delayed chemokine receptor CCR-1 blockade prolongs survival in collagen4A3-deficient mice with Alport disease. J Am Soc Nephrol 16: 977-85, 2005
11. Clauss S, Gross O, Kulkarni O, Radomska E, Segerer S, Eulberg D, Klussmann S, Anders HJ: Ccl2/Mcp-1 blockade reduces glomerular and interstitial macrophages but does not ameliorate renal pathology in collagen4A3-deficient mice with Alport nephropathy. J Pathol 218(1):40-7, 2009
12. Ryu M, Mulay SR, Miosge N, Gross O, Anders HJ. Tumour necrosis factor-$\alpha$ drives Alport glomerulosclerosis in mice by promoting podocyte apoptosis. J Pathol 226(1): 120-31, 2012 IF 6,318
13. Jedlicka J, Soleiman A, Draganovici D, Mandelbaum J, Regele H, Sado Y, Wüthrich R, Gross O, Anders HJ, Segerer S: Interstitial Inflammation in Alport Syndrome. Human Pathol 41(4):582-93, 2010
14. Ryu M, Kulkarni OP, Radomska E, Miosge N, Gross O, Anders HJ. Bacterial CpG-DNA accelerates Alport glomerulosclerosis by inducing a M1 macrophage phenotype and TNF-$\alpha$-mediated podocyte loss. Kidney Int 79(2):189-98, 2011
15. Charbit M, Gubler MC, Dechaux M, et al.: Cyclosporin therapy in patients with Alport syndrome. Pediatr Nephrol 22(1):57-63, 2007

16. Gross O, Girgert R, Beirowki B, Kretzler M, Kang HJ, Kruegel J, Miosge N, Busse AC, Segerer S, Vogel WF, Müller GA, Weber M: Loss of collagen-receptor DDR1 delays renal fibrosis in hereditary type IV collagen disease. Matrix Biol 29, 346–356, 2010
17. Girgert R, Martin M, Krügel J, Miosge N, Temme J, Eckes B, Müller GA, Gross O: Integrin alpha2 deficient mice provide insights into specific functions of collagen receptors in the kidney. Fibrogenesis&Tissue Repair 3:19, 2010
18. Heikkilä P, Tryggvason K, Thorner P: Animal models of Alport syndrome: advancing the prospects for effective human gene therapy. Exp Nephrol 8(1):1-7, 2000
19. Ninichuk V, Gross O, Segerer S, et al.: Multipotent mesenchymal stem cells reduce interstitial fibrosis but do not delay progression of chronic kidney disease in collagen4A3-deficient mice. Kidney Int 70(1):121-9, 2006
20. Prodromidi EI, Poulsom R, Jeffery R et al. Bone marrow-derived cells contribute to podocyte regeneration and amelioration of renal disease in a mouse model of Alport syndrome. Stem Cells 24: 2448-2455, 2006
21. Sugimoto H, Mundel TM, Sund M, et al.: Bone-marrow-derived stem cells repair basement membrane collagen defects and reverse genetic kidney disease. Proc Natl Acad Sci USA 103: 7321-7326, 2006
22. Gross O, Borza DB, Anders HJ, et al.: Stem cell therapy for Alport syndrome: the hope beyond the hype. Nephrol Dial Transplant Mar;24(3):731-4, 2009
23. Chau BN, Xin C, Hartner J, Ren S, Castano AP, Linn G, Li J, Tran PT, Kaimal V, Huang X, Chang AN, Li S, Kalra A, Grafals M, Portilla D, MacKenna DA, Orkin SH, Duffield JS. MicroRNA-21 promotes fibrosis of the kidney by silencing metabolic pathways. Sci Transl Med. 2012 Feb 15;4(121):121ra18.
24. Krügel J, Rubel D, Gross O: Alport Syndrome – Recent insights in basic and clinical research. Nature Reviews Nephrology, Nov 20. doi: 10.1038/nrneph.2012.259. Epub ahead of print 2012
25. Kashtan CE, Ding J, Gregory M, Gross O, Heidet L, Knebelmann B, Rheault M, Licht C: Clinical Practice Guidelines for the Treatment of Alport Syndrome. A Statement of the Alport Syndrome Research Collaborative. Ped Nephrol 28(1):5-11, 2013
26. Savige J, Gregory M, Gross O, Kashtan C, Ding J, and Flinter F. Expert Guidelines for the management of Alport syndrome and TBMN. J Am Soc Nephrol, 2013 Jan 24. Epub ahead of print
27. Gross O, Licht C, Anders HJ, Hoppe B, Beck B, Tönshoff B, Höcker B, Wygoda S, Ehrich JHH, Pape L, Konrad M, Rascher W, Dötsch J, Müller-Wiefel DE, Hoyer P, Knebelmann B, Pirson Y, Grunfeld JP, Niaudet P, Cochat P, Heidet L, Lebbah S, Torra R, Friede T, Lange K, Müller GA, Weber M. Early angiotensin converting enzyme inhibition in Alport syndrome delays renal failure and improves life expectancy. Kidney Int 81: 494-501, 2012

28. Temme J, Peters F, Lange K, Pirson Y, Heidet L, Torra R, Grunefeld JP, Weber M, Licht C, Müller GA, Gross O: Incidence of renal failure and nephroprotection by RAAS-inhibition in heterozygous carriers of X-chromosomal and autosomal-recessive Alport-mutations. Kidney Int 81: 779-783, 2012
29. Gross O, Friede T, Hilgers R, Görlitz A, Gavenis K, Ahmed R, Duerr U. Safety and Efficacy of the ACE-Inhibitor Ramipril in Alport Syndrome: The Double-Blind, Randomized, Placebo-Controlled, Multicenter Phase III EARLY PRO-TECT Alport Trial in Pediatric Patients. ISRN Pediatrics: 436046, 2012
30. Temme J, Kramer A, Jager KJ, Lange K, Peters F, Müller GA, Kramar R, Heaf JG, Finne P, Palsson R, Reisæter AV, Hoitsma AJ, Metcalfe W, Postorino M, Zurriaga O, Santos JP, Ravani P, Jarraya F, Verrina E, Dekker FW, Gross O. Outcomes of male patients with Alport syndrome on renal replacement therapy. Clin J Am Soc Nephrol 7(12):1969-76, 2012

# Nierenbeteiligung bei Systemerkrankungen

# Die diabetische Nephropathie

*Hermann Pavenstädt*

## Hintergrund

Die diabetische Nephropathie (DN) ist eine mikrovaskuläre Komplikation des Diabetes mellitus, die durch das Auftreten einer Albuminurie, einer arteriellen Hypertonie und eines zunehmenden renalen Funktionsverlustes und einem hohen kardiovaskulären Risiko gekennzeichnet ist. Ca. 1.1 Billionen Dollar wurden weltweit in diesem Jahrzehnt für die Nierenersatztherapie ausgegeben. 20-40% der Patienten weltweit werden primär aufgrund einer diabetischen Nephropathie dialysepflichtig. In Australien verfünffachte sich z.B. zwischen 1993 and 2007 die Anzahl der Patienten, die aufgrund einer diabetischen Nephropathie dialysepflichtig wurden.

„Act now or pay later" heißt eine Devise. Bis 2025 wird es weltweit voraussichtlich 380 Millionen Diabetiker geben, ca. 418 Millionen Patienten haben dann zudem eine gestörte Glukosetoleranz. Fünf Schritte werden zum Management dieser Herausforderungen vorgeschlagen (1): 1) Gesundheitskampagnen, die das Ziel haben, die Entstehung des Typ-2 Diabetes mellitus zu verhindern. 2) Erfassung der frühen DN durch Screening der Albuminurie und der GFR. 3) Eine breite öffentliche Aufklärung über die Nierenerkrankung beim Diabetes mellitus. 4) Konsequente Umsetzung der evidenzbasierten Therapien. Patienten mit diabetischer Nephropathie sollten mit einem ACE-Hemmer oder AT1-Blocker therapiert werden und Blutdruck, Blutzucker und Blutfette sollten optimal eingestellt werden. 5) Entwicklung von neuen Ansätzen zur Prävention und Therapie der DN (1).

## Pathogenese

Die molekularen Mechanismen, die für die Pathogenese der DN verantwortlich sind, sind bis heute noch nicht vollständig verstanden. Hämodynamische und metabolische Faktoren spielen dabei eine Rolle. Abbildung 1 gibt eine Übersicht (2): Die metabolischen Veränderungen, die zur Hyperglykämie führen, aktivieren unterschiedliche glukoseabhängige Signalwege, die zur fortgeschrittenen

Glykosylierung, zur Aktivierung der Proteinkinase C, und zur Aktivierung des Hexosamin und Polyol-Signalweges führen. Aktivierung dieser Signalwege führt zur vermehrten AGE-Formation und Stimulation von Zytokinen, intrazellulären Signalwegen und oxidativem Stress. Parallel wird durch hämodynamische Faktoren der systemische und intraglomeruläre Druck erhöht und das Renin-Angiotensin- und Endothelien-System aktiviert. Diese Komponenten führen zur Podozytenschädigung mit nachfolgendem Podozytenverlust, Verdickung der glomerulären Basalmembran und Mesangialzellproliferation (Abb. 1).

Kürzlich publizierte Arbeiten zeigen, dass Podozyten Insulin-Rezeptoren exprimieren und dass hierdurch der Glukosetransport über die Glukosetransporter GLUT1 und GLUT2 moduliert werden (3). Interessanter Weise führt eine Insulininfusion bei Menschen zu einer transienten Albuminurie (4). Überraschender Weise führt der Knock-out des Insulinrezeptors selektiv im Podozyten aber zu einem Phänotyp, der der DN ähnelt. Diese Mäuse entwickeln eine Albuminurie, morphologische Veränderungen wie bei der diabetischen Nephropathie und eine Podozyten-Apoptose. Zudem werden wichtige Signalwege wie der MAPK- oder der AKT-Signalweg, der für das Überleben von Zellen wichtig ist, beeinträchtigt. Es wird in dieser Arbeit spekuliert, dass Insulin die Dynamik der Podozyten-Fußfortsätze reguliert, dies tritt physiologischer Weise zum Beispiel nach einer Mahlzeit auf und sorgt dafür, dass die glomeruläre Filtrationsbarriere mit der dabei auftretenden erhöhten Filtrationsflut fertig wird. Das Insulinsignal ist somit für die normale Funktion des Podozyten essentiell und wenn es gestört wird, wird eine Kaskade in Gang gesetzt, die zur diabetischen Nephropathie führt. Die Autoren

**Abb.1:** Pathogenese der diabetischen Nephropathie; modifiziert nach Turgut et al. Am J Kid Dis, 2010

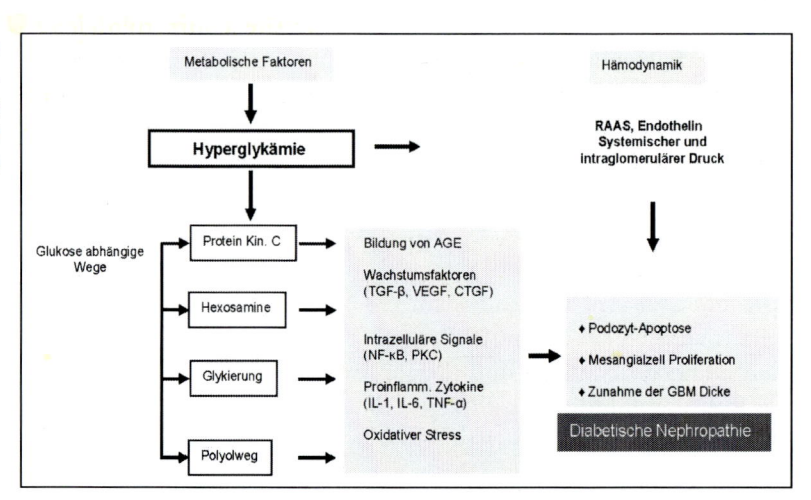

spekulieren, dass eine Erhöhung der Insulinsensitivität des Podozyten ein mögliches therapeutisches Vorgehen für die Behandlung der diabetischen Nephropathie sein könnte (5). Bei der DN kommt es zu einer erhöhten mTOR-Aktivität. Eine Herunterregulierung des mTOR-Signals in Podozyten hatte im Tiermodel einen protektiven Effekt auf die Progression der DN (6). Auch hier werden sich möglicherweise zukünftig neue Therapiestrategien entwickeln. Ein Schlüsselenzym bei der Hyperglykämie könnte AMPK, ein Mitglied einer Kinasen-Kaskade, die die Aufgabe hat, Zellen vor ATP-Mangel zu schützen, sein. AMPK ist in diabetischen Nieren inhibiert. AMPK ist ein Inhibitor von mTOR, so dass eine Inhibition der AMPK-Aktivität durch Hyperglykämie zu einer mTOR-Aktivierung führen könnte. Metformin ist ein AMPK-Aktivator, der in kultivierten Podozyten die mTOR-Aktivität inhibiert und im Tiermodel die renale Hypertrophie beim Typ-1-Diabetes verbessert. Wenig ist aber über den Effekt von Metformin bei der frühen DN bekannt (7).

## Pathologie

Ein internationales Konsortium hat eine Klassifikation der Typ I und Typ II DN vorgeschlagen (8). Z.B. ist in der vorgeschlagenen Klassifikation die Klasse-I-Nephropathie durch eine isolierte glomeruläre Basalmembranverdickung ohne Evidenz der mesangialen Expansion oder Glomerulosklerose charakterisiert und bei der Klasse V Nephropathie sind 50% der Glomerula global sklerosiert. Zudem wird die Schwere der interstitiellen und vaskulären Läsion mit Hilfe von Scores eingeteilt. Im fortgeschrittenen Stadium der diabetischen Nephropathie findet man die noduläre Glomerulosklerose. Differenzialdiagnostisch kommen dabei folgende Erkrankungen in Betracht: Amyloidose und monoklonale Immunglobulin-Ablagerungserkrankungen, vor allen Dingen die kapp light chain disease, andere Ablagerungserkrankungen wie die fibrilläre oder immunotaktoide Glomerulopathie, die Fibronektin-Glomerulopathie, die Kollagen-III-Glomerulopathie, chronisch hypoxische- und ischämische glomeruläre Erkrankungen, chronisch membranoproliferative Glomerulonephritis und die sogenannte idiopathische noduläre Glomerulosklerose, die häufig mit starkem Rauchen, Hypertonie und metabolischem Syndrom assoziiert ist.

## Klinik

Die DN wird in sechs Stadien eingeteilt (normale Nierenfunktion, Mikroalbuminurie, Makroalbuminurie, Niereninsuffizienz – leichtgradig - mittelgradig – hochgradig und terminale Niereninsuffizienz). Diese Stadien sind von Symptomen wie Hypertonie, Dyslipidämie, rasche Progression der KHK, pAVK, Retinopathie, Neuropathie, Anämie und Knochenstoffwechselstörungen begleitet (9-11; Tabelle 1).

*Tab. 1: Stadien der diabetischen Nephropathie*

| Stadium | Clearance | Sonstiges |
|---|---|---|
| Normale Nierenfunktion | >90 ml/min | Kreatinin normal, Blutdruck ansteigend |
| Mikroalbuminurie (20-200 mg/l) | | Dyslipidämie, raschere Progression von KHK |
| Makroalbuminurie (>200 mg/l) | | pAVK, Retinopathie, Neuropathie |
| Niereninsuffizienz | | Kreatinin normal bis erhöht |
| Leichtgradig | 60-89 ml/min | Hypertonie, Dyslipidämie |
| Mäßiggradig | 30-59 ml/min | Rasche Progression von KHK, pAVK, Retinopathie, Neuropathie |
| Hochgradig (Albuminausscheidung wieder abfallend) | 15-29 ml/min | Anämie, Knochenstoffwechsel beeinträchtigt |
| Terminal (Albuminausscheidung wieder abfallend) | <15 ml/min | |

Die DN ist durch eine progrediente Albuminurie (Tabelle 2) und ein langsames Abfallen der glomerulären Filtrationsrate charakterisiert.

*Tab. 2: Definition von Mikro- und Makroalbuminurie*

| | Spoturin (mg/g Kreatinin) | 24 h-Sammelurin (mg/24h) |
|---|---|---|
| Normoalbuminurie | < 30 | < 30 |
| Mikroalbuminurie | 30 - 300 | 30 - 300 |
| Makroalbuminurie | > 300 | > 300 |

Die Mikroalbuminurie geht der Entwicklung der Makroproteinurie voraus und ist ein Risikofaktor für die zukünftige Nephropathie und auch für kardiovaskuläre Ereignisse. Das Auftreten der Proteinurie führt zu einem langsamen progredienten Abfall der glomerulären Filtrationsrate bis hin zur terminalen Niereninsuffizienz.

Entscheidend ist die frühzeitige Diagnose. Mindestens jährlich wird daher ein Screening auf eine Mikroalbuminurie und die Nierenfunktionswerte empfohlen. Von einer DN muss dann ausgegangen werden, wenn andere Ursachen für eine Mikroalbuminurie ausgeschlossen wurden und in zwei Urinproben in 2-4-wöchigen Abständen eine erhöhte Albuminexkretion gemessen wurde. Interessanterweise ist bei einigen Patienten die Mikroalbuminurie nicht notwendigerweise mit einer Progression der DN assoziiert. Die Faktoren, die für eine progrediente glomeruläre Filtrationsabnahme bei Patienten ohne pathologische Albuminurie verantwortlich sind, sind nicht bekannt. Möglicherweise spielt eine intrarenale Erkrankung kleiner Arterien eine Rolle (9-11).

Beim Typ-1 Diabetes haben 20-30% der Patienten nach einer Diabetes-Dauer von 15 Jahren eine Mikroalbuminurie. Die Mikroalbuminurie kann regredient oder stabil sein, die Hälfte der Patienten entwickeln eine Proteinurie. Allerdings gibt es Hinweise, dass, bedingt durch bessere Blutdruck- und Blutzuckereinstellungen, sich selbst nach 25 Jahren Diabetesdauer die DN-Inzidenz zum Teil auf unter 10% gegangen ist. Bei Typ-2-Diabetes liegt die Prävalenz der Mikroalbuminurie nach 10 Jahren bei 25-40%. Auch hier ist eine Remission der Mikroalbuminurie möglich. Faktoren hierfür sind kurze Dauer der Mikroalbuminurie, bessere glykämische Kontrolle, bessere Blutdruckkontrolle und Therapie mit einem ACE-Inhibitor oder AT1-Blocker. Bei einer Mikroalbuminurie ist die Therapie mit einem ACE-Hemmer indiziert. Patienten, die normoalbuminurisch und normotensiv sind, müssen nicht mit einem ACE-Inhibitor oder AT1-Blocker behandelt werden. Patienten, die normoalbuminurisch und hypertensiv sind, sollten mit einem ACE-Hemmer/AT1-Blocker therapiert werden (9-11).

## DN und pathologisches Urinsediment

Patienten mit DN haben in der Regel kein pathologisches Urinsediment. Allerdings wird bei ca. 10% der Patienten auch eine Hämaturie beobachtet. In diesem Fall sollte überlegt werden, ob eine andere glomeruläre Erkrankung vorliegt. Dafür spricht: 1. Das Auftreten einer Proteinurie innerhalb der ersten 5 Jahre nach Diagnosebeginn beim Typ-1-Diabetes. 2. Das akute Auftreten der renalen Erkrankung. 3. Die Präsenz eines aktiven Urinsedimentes mit Mikrohämaturie und Akanthozyten. 4. Beim Typ-1-Diabetiker: Fehlen der diabetischen Retinopathie. Im Gegensatz dazu schließt das Fehlen einer diabetischen Retinopathie beim Typ-2-Diabetiker eine DN nicht aus, z.B. hatten 12 von 27 Typ-2-Diabetiker mit einer bioptisch gesicherten DN keine Retinopathie (12).

## Blutzuckereinstellung

Welcher HbA1c-Wert letztendlich angestrebt werden soll, kann bisher von keiner Studie sicher beantwortet werden. Die Einstellung sollte individuell, d. h. in Anbetracht der Gesamtmorbidität des Patienten erfolgen und die HbA1c-Senkung sollte nicht zu schnell durchgeführt werden. Auf eine aggressive Senkung auf einen HbA1c-Wert von < 6,5 % sollte vor allen Dingen bei folgenden Typ-2 Diabetikern abgeraten werden: Anamnese von schwerwiegenden Hypoglykämien, länger bekannter Typ-2-Diabetes mellitus und fortgeschrittene mikro- und makrovaskuläre Schäden. Eine Einstellung auf niedrige Blutzuckerwerte ist nur dann durchzuführen, wenn diese nicht durch eine Häufung von Hypoglykämien erkauft wird. Die Deutsche Diabetes-Gesellschaft empfiehlt einen HbA1c-Zielbereich von < 6,5%. Hingegen empfiehlt die „American Diabetes Association" einen Ziel-HbA1c von unter oder um 7% herum. Individuell sollte aber z.B. bei Patienten mit kurzer Diabetesdauer, langer Lebenserwartung und keiner signifikanten koronaren Herzerkrankung ein Ziel-HbA1c von unter 7%, angestrebt werden (10,13).

Die UKPDS-Studie hat gezeigt, dass eine HbA1c-Senkung von 7,9% auf 7,0% nach 10 Jahren für diabetesassoziierte Endpunkte um 12% reduziert wurde. Für diabetesassoziierte Todesfälle lag die Reduktionsrate bei 10%. Geschätzt müssen 19,6 Patienten behandelt werden, um einen Endpunkt bei einem Patienten in 10 Jahren zu behandeln. Es konnte eine 25%ige Risikoreduktion bei mikrovaskulären Erkrankungen beobachtet werden (10,13). Auch in dem "Diabetes Control and Complications Trial (DCCT)" konnte gezeigt werden, dass eine frühe intensive Diabetestherapie mit dem Ziel, fast normale Glukosewerte zu erreichen (Ziel: HbA1c < 6.%), das Risiko einer GFR-Reduktion und einer Dialysepflichtigkeit um 50% erniedrigt. Die Patienten waren im Schnitt 50 Jahre alt und hatten 28 Jahre einen Diabetes mellitus Typ-1. Die Albuminausscheidung lag in der Intensiv-Therapiegruppe bei 19,4% und in der konventionell therapierten Gruppe bei 22,6% über 30 mg/Tag. Eine Reduktion der GFR trat nach einer Beobachtungszeit von 22 Jahren bei 70 Teilnehmern auf, hiervon waren 24 Patienten in der Intensiv-Therapiegruppe (14).

Der Ziel-HbA1c bei Patienten mit CKD ist nicht so klar definiert. In der nationalen Versorgungsleitlinie für „Nierenerkrankungen bei Diabetes im Erwachsenenalter" wurde ein HbA1c-Zielkorridor zwischen 6,5% und 7,5% vorgeschlagen. Bei Vorliegen von Makroangiopathiekomplikationen oder Hypoglykämiewahrnehmungsstörungen sollte ein eher im oberen Bereich liegender HbA1c-Zielwert gewählt werden. Kürzlich wurde berichtet, dass dialysepflichtige Patienten, deren HbA1c durchschnittlich zwischen 7 % und 7,9 % die beste Überlebensprognose haben. Im Vergleich dazu stieg das Mortalitätsrisiko mit zunehmender HbA1c-Verschlechterung an und war in der Gruppe mit der schlechtesten Diabeteseinstellung (mittleres HbA1c > 10 %), 1,6-fach erhöht (15). Ein signifikanter Anstieg der kardiovaskulären und der Gesamtmortalität war bei Patienten mit sehr niedrigen mittleren HbA1c-Werten im Beobachtungszeitraum festzustellen (HbA1c 5–5,9 % (15). Auch Ramirez et al. beobachteten bei Hämodialysepatienten, dass es eine U-förmige Korrelation zwischen Mortalität und HbA1c gibt. Die Überlebenswahrscheinlichkeit verringerte sich, je mehr sich der HbA1c vom Bereich zwischen 7 und 7,9 % entfernte. Patienten mit einem HbA1c unter 5 % bzw. von 9 % und darüber hatten ein um 35 bzw. 38 % höheres Mortalitätsrisiko als jene mit einem HbA1c zwischen 7 und 7,9 %. 35 % der Patienten mit HbA1c < 6 %, aber 29 % der Patienten mit HbA1c ≥ 9 %, erhielten keine antidiabetische Medikation. Möglicherweise liegt der optimale HbA1c bei diesen Patienten zwischen 7 % und 7,9 % (16).

Eine gute Stoffwechseleinstellung ist bei Patienten mit eingeschränkter Nierenfunktion nicht leicht zu erreichen, da sich dabei die pharmakokinetischen Eigenschaften der Antidiabetika und die Insulinresistenz ändern. Zudem kann aufgrund der meist längeren Diabetesdauer bei diesen Patienten eine Hypoglykämiewahrnehmungsstörung bestehen und die renal ablaufenden Gegenregulationen (adrenerge Antwort, Glukoneogenese) sind gestört. Dadurch besteht bei diesen Patienten eine erhöhte Hypoglykämiegefahr. Zudem ist bei der Interpretation des HbA1c-Werts zu berücksichtigen, dass es bei einer Therapie der Anämie zu einer blutzuckerunabhängigen Abnahme des glykosylierten Hämoglobins kommt, da eine Eisensubstitution bzw. EPO-Therapie zu einer Verschiebung der Erythrozyten-Population zu jüngeren Formen, bei denen die Glykosylierungsreaktion langsamer verläuft, führt. Durch die verkürzte Lebenszeit der Erythrozyten bei Niereninsuffizienz ist auch die Expositionszeit im diabetischen Milieu verkürzt, was ebenfalls zu niedrigeren HbA1c-Werten führen kann.

**Tabelle 3:**
Kardiovaskuläre Risikofaktoren bei Patienten mit Diabetes mellitus und CKD.

| Klassische Risikofaktoren | Mit Nierenerkrankung assoziierte Risikofaktoren |
|---|---|
| Alter | Vaskuläre/Valvuläre Kalzifikation |
| Hypertonie | Hyperphosphatämie |
| Hypercholesterinämie | 25-Hydoxyvitamin-D-Mangel |
| Diabetes | Calciumlast |
| Rauchen | Sek. Hyperparathyreoidismus |
| Keine sportliche Betätigung | Entzündung |
| Familiäre Belastung | Oxidativer Stress |
| | Insulinresistenz |
| | Extrazelluläre Volumenüberladung |
| | Urämietoxine |
| | Anämie |
| | Malnutrition |

## Hypertonie

Die Tabelle 3 fasst die klassischen und renal bedingten Ursachen des kardiovaskulären Risikos bei Patienten mit Diabetes mellitus zusammen. Beim Typ-2-Diabetes mellitus reduziert die Blutdrucksenkung kardiovaskuläre Komplikationen unabhängig von den eingesetzten Medikamenten. Darüber hinaus war in der UKPD-Studie und in der ADVANCE-Studie für eine Risikoreduktion für makrovaskuläre Ereignisse die strenge Blutdrucksenkung effektiver als die Korrektur der Hyperglykämie (10). In der ACCORD Studie wurden 4733 Patienten mit Typ-2-Diabetes mellitus mit einem hohen kardiovaskulären Risiko in einer Gruppe mit intensiver Blutdrucksenkung (mittlerer systolischer RR nach einem Jahr: 119.3 mmHg) und eine Standardtherapiegruppe (mittlerer systolischer RR nach einem Jahr: 133.5 mmHg) randomisiert. Durch die intensive Blutdruckkontrolle konnte der primäre Endpunkt aus kardiovaskulärem Tod, nicht-tödlichem Herzinfarkt und nicht-tödlichem Schlaganfall nicht signifikant gesenkt werden. Die Studie hat allerdings aufgrund der niedrigen Ereignisraten statistisch eine geringe Aussagekraft, um im Bereich des primären Endpunktes einen signifikanten Vorteil nachzuweisen; d. h. es ist nicht auszuschließen, dass hierdurch ein möglicher protektiver Nutzen der intensiven Blutdrucksenkung verschleiert wird. Der sekundäre Endpunkt Schlaganfall trat in der intensiv behandelten Gruppe mit einer Risikoreduktion von 41% signifikant seltener auf. Diese Daten zeigen, dass eine intensive Blutdrucksenkung insbesondere zerebrovaskuläre Ereignisse verhindern kann, wobei die Häufigkeit von Myokardinfarkten oder kardiovaskulären Ereignissen nicht signifikant reduziert wird. Es liegt daher keine ausreichende Evidenz für einen Zielblutdruck < 130 mmHg systolisch bei Patienten mit Diabetes mellitus vor (17). Die deutsche Hochdruckliga schlägt daher vor, eine Blutdrucksenkung auf Werte in einem Zielkorridor zwischen 130-139/80-85 mmHg anzustreben, wobei das Ziel der Blutdruckeinstellung im unteren Bereich dieser Werte liegen sollte (18). Vorteilhaft für die Nephroprotektion erscheint bei Diabetikern mit Niereninsuffizienz ein Zielblutdruck von < 130/80 mmHg und von ≤ 125/75 mmHg bei einer Proteinurie ≥ 1 g/Tag zu sein (18).

Patienten mit einer DN und einer Albuminurie > 500 mg/24 h profitieren von einer ACE Hemmer- oder AT1-Blocker-Therapie. Unklar war, ob diese Therapie auch die Mikroalbuminurie verhindern oder verzögern kann. Candesartan hatte in der sogenannten DIRECT-Renal-Studie über 5 Jahre keinen Einfluss auf die Protektion vor einer Mikroalbuminurie bei normotensiven Patienten mit Typ-1- oder Typ-2-Diabetes (19). Auch eine frühe Blockade des RAAS-Systems bei Patienten mit Typ-1-Diabetes hemmte zwar die Progression der Retinopathie, aber nicht die der Nephropathie (20). In der ROADMAP (Randomized Olmesartan and Diabetes Microalbuminuria Prevention) Studie wurde untersucht, ob der AT1-Rezeptor-Blocker Olmesartan, 40 mg/die, die Mikroalbuminurie bei Patienten mit Typ-2-Diabetes mellitus verzögert oder verhindert. Bei ca. ¼ der Teilnehmer wurde die Studie frühzeitig abgebrochen. 8,2% (9,8%) der Patienten, die mit Olmesartan (Placebo) behandelt wurden, entwickelten eine Mikroalbuminurie (absolute Risikoreduktion: 1.6%; „number needed to treat": 63). Die mittlere Zeit bis zum Auftreten einer Mikroalbuminurie betrug 722 Tage in der Olmesartan-Gruppe und 576 Tage in der Placebo-Gruppe. In der Olmesartan-Gruppe lag der Blutdruck um 3.3/1.3-mmHg niedriger und dies könnte einen Teil der Effekte erklären. Deutlich mehr Patienten verstarben in der Olmesartan-Gruppe an fatalen kardiovaskulären Erkrankungen, vor allen Dingen an Herzinfarkten (15 vs. 3). Eine Posthoc-Analyse zeigte dann, dass die Patienten mit dem niedrigsten systolischen Blutdruck und mit der größten Reduktion des systolischen Blutdrucks die höchste kardiovaskuläre Ereignisrate hatten (21).

### Aldosteronantagonisten

Bei Patienten mit Diabetes mellitus, Hypertonie und Albuminurie konnte eine Therapie mit Lisinopril/Spironolakton den Urin/Albumin/Kreatinin-Quotienten besser senken als die Therapie mit Lisinopril/Losartan. Eine Kombinationstherapie von Lisinopril/Spironolakton kann also die Albuminurie am besten reduzieren, allerdings ist die dabei vermehrt auftretende Hyperkaliämie ein limitierender Faktor (22). Weitere größer angelegte Studien werden erwartet.

### Aliskiren

Die Gabe des Renininhibitors Aliskiren in Kombination mit einem AT1 Rezeptorblocker reduzierte im Vergleich zur alleinigen Gabe des AT1 Rezeptorblockers bei Patienten mit diabetischer Nephropathie den Urin Albumin/Kreatinin-Quotienten signifikant um 20 % (23). Geklärt werden sollte dann in der ALTITUDE-Studie, ob eine duale Blockade des Renin-Angiotensin-Systems (RAS) mit einem ACE-Hemmer oder AT1-Rezeptorblocker und einer Zusatztherapie mit Aliskiren zu einer weiteren Reduktion von kardiovaskulären und renalen Ereignissen bei Hochrisikopatienten mit Typ-2-Diabetes führt. Auf Empfehlung des unabhängigen Data Monitoring Committee wurde aufgrund einer Zunahme der unerwünschten Ereignisse (Hypotensionen, Hyperkaliämien, renale Komplikationen, nicht tödliche Schlaganfälle) das vorzeitige Ende der Studie beschlossen.

### Endothelin A-Rezeptorantagonisten

Der Endothelin A-Rezeptor-Antagonist Avosentan konnte in Kombination mit einer Standardtherapie die Mikroalbuminurie bei Patienten mit Typ-2-Diabetes reduzieren. Die Studie wurde aber nach einer mittleren Verlaufsbeobachtung von 4 Monaten beendet, da es zu vermehrten kardiovaskulären Ereignissen (Überwässerung, Herzinsuffizienz) gekommen war (24). Interessanterweise konnte Atrasentan, ein weiterer und vielleicht selektiverer Endothelin A-Rezeptor-Antagonist bei Patienten mit einer DN, einer eGFR >20 ml/min per 1.73 m$^2$ und einer Albumin/Kreatinin Ratio von 100-3000 mg/g, die bereits mit ACE-Hemmern oder AT1-Rezeptor-Blockern therapiert wurden, die Albuminurie signifikant reduzieren ohne, dass es zu ähnlich gravierenden Nebenwirkungsraten kam (25). Dabei kam es zu einer systolischen Blutdrucksenkung um 8,8 mmHg. Der Beobachtungszeitraum dieser Studie war mit 8 Wochen sehr kurz, so dass weitere Studien erwartet werden.

## Bardoxolon-Methyl

Bardoxolon-Methyl ist ein antioxidativer Modulator. In der Bardoxolon-Methyl-Therapie-Studie wurden 227 Patienten mit Typ-2 Diabetes mellitus mit einer eGFR zwischen 20 und 45 ml/min mit Placebo oder unterschiedlichen Dosen von Bardoxolon-Methyl (25, 75, oder 150 mg/Tag) behandelt. Nach 52 Wochen kam es im Vergleich zum Placebo zu einem signifikanten Anstieg der eGFR von 6-10 ml/min. Der eGFR-Anstieg wurde 4 Wochen nach Einleitung der Therapie beobachtet, nach Beendigung der Therapie fiel die eGFR nach 4 Wochen auf den Ausgangswert zurück. Allerdings kam es auch zu einem Anstieg der Albuminurie, der mit der Höhe der GFR korrelierte (26). Die Mechanismen des Effektes sind unklar. Der eGFR-Anstieg könnte durch eine Erhöhung des intraglomerulären Drucks vermittelt werden, dies könnte mittelfristig zu einer Schädigung des Glomerulus führen. Es gab nach 52 Wochen relativ viele Therapieabbrüche (z.B. 42% unter 75 mg Bardoxolon-Methyl), da die Substanz Muskelkrämpfe und Übelkeit hervorrufen kann (26).
Leider musste eine kürzlich begonnene größere randomisierte Multi-Center-Studie abgebrochen werden, die Gründe hierfür sind noch unklar.

## Vitamin D

Die VITAL-Studie hat bei Patienten mit diabetischer Nephropathie gezeigt, dass eine Therapie mit dem Vitamin-D-Analogon Paricalcitol zur Reduktion der Albuminurie führt. Dies muss in weiteren größeren klinischen Studien bestätigt werden (27). Unklar ist, ob eine Besserung durch Hemmung des RAAS nicht zu gleichen Ergebnissen führen würde, da ein Effekt der Vitamin-D-Therapie eine Reduzierung der Reninausschüttung ist.

## Zielwerte bei der Therapie der diabetischen Nephropathie

Blutdruck: 130-139 / 80-85 mmHg, eher untere Bereiche anstreben; Diabetiker mit Niereninsuffizienz < 130/80 mmHg. Proteinurie ≥ 1 g/Tag: ≤ 125/75 mmHg. Cave aber RR > 120/70 bei KHK-Patienten. HbA1c: 6,5–7% in frühen CKD-Stadien, fortgeschrittene Stadien: > 7.5%, LDL-Cholesterin < 100 mg/dl, bei manifester koronarer Herzkrankheit < 70 mg/dl, HDL-Cholesterin > 40 mg/dl, Triglyzeride < 150 mg/dl, Hämoglobin 11-12 g/dl, Elektrolyte im Normbereich, Normalisierung der Eiweißzufuhr auf täglich 0,8-1 g/kg Körpergewicht, Thrombozyten-Aggregations-Hemmer, Verzicht auf Rauchen, exakte Nutzen-Risiko-Abwägung vor Gabe nephro-toxischer Medikamente, protektive Maßnahme vor Röntgen-Kontrastmittelgabe, multifaktorielles Risikomanagement inkl. Lebensstiländerung, Beachten der möglichen Kumulation von Begleitmedikamenten, Beachten des erhöhten kardiovaskulären Risikos mit Screening für Angiopathie, Beachten von Antibiotika-Therapien von Harnwegsinfektionen.

## Literatur

1. Atkins RC and Zimmet P: Diabetic Kidney Disease: Act Now or Pay Later. Am J Med Sci 2010; 339:102-104.
2. Turgut F, Bolton WK. Potential new therapeutic agents for diabetic kidney disease. Am J Kidney Dis 2010; 55:928-940.
3. Coward RJ, Saleem MA. Podoytes as a target of insulin. Curr Diabetes Rev 2011; 7:22-27.
4. Mogensen CE, Christensen NJ, Gundersen HJ. The acute effect of insulin on heart rate, blood pressure, plasma noradrenaline and urinary albumin excretion. The role of changes in blood glucose. Diabetologia 1980; 18:453-457.
5. Welsh GI, Hale LJ, Eremina V, Jeansson M, Maezawa Y, Lennon R, Pons DA, Owen RJ, Satchell SC, Miles MJ, Caunt CJ, McArdle CA, Pavenstädt H, Tavaré JM, Herzenberg AM, Kahn CR, Mathieson PW, Quaggin SE, Saleem MA, Coward RJ. Insulin signaling to the glomerular podocyte is critical for normal kidney function. Cell Metab 2010; 12:329-40.
6. Gödel M, Hartleben B, Herbach N, Liu S, Zschiedrich S, Lu S, Debreczeni-Mór A, Lindenmeyer MT, Rastaldi MP, Hartleben G, Wiech T, Fornoni A, Nelson RG, Kretzler M, Wanke R, Pavenstädt H, Kerjaschki D, Cohen CD, Hall MN, Rüegg MA, Inoki K, Walz G, Huber

TB. Role of mTOR in podocyte function and diabetic nephropathy in humans and mice. J Clin Invest 2011; 121:2197-2209.
7. Huber TB, Walz G, Kuehn EW. mTOR and rapamycin in the kidney: signaling and therapeutic implications beyond immunosuppression. Kidney Int 2011; 79:502-511.
8. Tervaert TW, Mooyaart AL, Amann K, Cohen AH, Cook HT, Drachenberg CB, Ferrario F, Fogo AB, Haas M, de Heer E, Joh K, Noël LH, Radhakrishnan J, Seshan SV, Bajema IM, Bruijn JA; Renal Pathology Society. Pathologic classification of diabetic nephropathy. J Am Soc Nephrol 2010; 21:556-563.
9. Rüster C, Sämann A, Wolf G. The kidneys and diabetes. Dtsch Med Wochenschr 2008; 133:1848-1852.
10. Hasslacher C. Antidiabetische Therapie bei Niereninsuffizienz. Der Nephrologe 2011; 5:400-408.
11. Bakris GL. Overview of diabetic nephropathy. UpToDate, 2012.
12. Parving HH, Gall MA, Skøtt P, Jørgensen HE, Løkkegaard H, Jørgensen F, Nielsen B, Larsen S. Prevalence and causes of albuminuria in non-insulin-dependent diabetic patients. Kidney Int 1992; 41:758-762.
13. Schernthaner G. Diabetes and Cardiovascular Disease: Is intensive glucose control beneficial or deadly? Lessons from ACCORD, ADVANCE, VADT, UKPDS, PROactive, and NICE-SUGAR. Wien Med Wochenschr 2010; 160:8–19.
14. DCCT/EDIC Research Group, de Boer IH, Sun W, Cleary PA, Lachin JM, Molitch ME, Steffes MW, Zinman B. Intensive diabetes therapy and glomerular filtration rate in type 1 diabetes. N Engl J Med 2011; 365:2366-2376.
15. Ricks J, Molnar MZ, Kovesdy CP, Shah A, Nissenson AR, Williams M, Kalantar-Zadeh K. Glycemic control and cardiovascular mortality in hemodialysis patients with diabetes. A 6-year yohort Study. Diabetes 2012; 261:708-715.
16. Ramirez SP, McCullough KP, Thumma JR, Nelson RG, Morgenstern H, Gillespie BW, Inaba M, Jacobson SH, Vanholder R, Pisoni RL, Port FK, Robinson BM. Hemoglobin A1c Levels and Mortality in the Diabetic Hemodialysis Population. Findings from the Dialysis Outcomes and Practice Patterns Study (DOPPS) Diabetes Care 2012; 35:2527-2532.
17. ACCORD Study Group, Cushman WC, Evans GW, Byington RP, Goff DC Jr, Grimm RH Jr, Cutler JA, Simons-Morton DG, Basile JN, Corson MA, Probstfield JL, Katz L, Peterson KA, Friedewald WT, Buse JB, Bigger JT, Gerstein HC, Ismail-Beigi F. Effects of intensive blood-pressure control in type 2 diabetes mellitus. N Engl J Med 2010; 362:1575-1585.
18. Neue Entwicklungen in der Hochdrucktherapie: Eine Bewertung durch die Deutsche Hochdruckliga e.V. DHL®. Deutsche Gesellschaft für Hypertonie und Prävention, 2011; 18-30. http://www.hochdruckliga.de/tl_files/content/dhl/downloads/DHL-Leitlinien-2011.pdf

19. Bilous R, Chaturvedi N, Sjølie AK, Fuller J, Klein R, Orchard T, Porta M, Parving HH. Effect of candesartan on microalbuminuria and albumin excretion rate in diabetes: three randomized trials. Ann Intern Med 2009;151:11-20.
20. Mauer M, Zinman B, Gardiner R, Suissa S, Sinaiko A, Strand T, Drummond K, Donnelly S, Goodyer P, Gubler MC, Klein R. Renal and retinal effects of enalapril and losartan in type 1 diabetes. N Engl J Med 2009; 361:40-51.
21. Haller H, Ito S, Izzo JL Jr, Januszewicz A, Katayama S, Menne J, Mimran A, Rabelink TJ, Ritz E, Ruilope LM, Rump LC, Viberti G, ROADMAP Trial Investigators. Olmesartan for the delay or prevention of microalbuminuria in type 2 diabetes. N Engl J Med 2011; 364:907-917.
22. Mehdi UF, Adams-Huet B, Raskin P, Vega GL, Toto RD. Addition of angiotensin receptor blockade or mineralocorticoid antagonism to maximal angiotensin-converting enzyme inhibition in diabetic nephropathy. J Am Soc Nephrol 2009; 20:2641-2650.
23. Parving HH, Persson F, Lewis JB, Lewis EJ, Hollenberg NK; AVOID Study Investigators. Aliskiren combined with losartan in type 2 diabetes and nephropathy. N Engl J Med 2008; 358:2433-2446.
24. Mann JF, Green D, Jamerson K, Ruilope LM, Kuranoff SJ, Littke T, Viberti G, ASCEND Study Group. Avosentan for overt diabetic nephropathy. J Am Soc Nephrol 2010; 21:527-535.
25. Kohan DE, Pritchett Y, Molitch M, Wen S, Garimella T, Audhya P, Andress DL. Addition of atrasentan to renin-angiotensin system blockade reduces albuminuria in diabetic nephropathy. J Am Soc Nephrol 2011; 22:763-772.
26. Pergola PE, Raskin P, Toto RD, Meyer CJ, Huff JW, Grossman EB, Krauth M, Ruiz S, Audhya P, Christ-Schmidt H, Wittes J, Warnock DG, BEAM Study Investigators. Bardoxolone methyl and kidney function in CKD with type 2 diabetes. N Engl J Med 2011; 365:327-336.
27. de Zeeuw D, Agarwal R, Amdahl M, Audhya P, Coyne D, Garimella T, Parving HH, Pritchett Y, Remuzzi G, Ritz E, Andress D. Selective vitamin D receptor activation with paricalcitol for reduction of albuminuria in patients with type 2 diabetes (VITAL study): a randomised controlled trial. Lancet 2010; 376(9752):1543-1551.

# Therapie der diabetischen Nephropathie

*Harald Rupprecht und Hermann Pavenstädt*

Es soll im Folgenden zunächst die Rolle der Niere in der Glukoseregulation dargestellt werden. Im Gegensatz zur Bedeutung von Leber, Muskulatur und Fettgewebe wird der Beitrag der Niere zur Glukosehomöostase oft unterschätzt. In einem zweiten Abschnitt wird dann auf die medikamentöse Therapie des Diabetes mellitus Typ2 bei eingeschränkter Nierenfunktion eingegangen.

## Glukoseregulation durch die Niere

Es existieren vier wichtige Mechanismen, durch die die Niere an der Glukoseregulation im menschlichen Körper beteiligt ist:
- Freisetzung von Glukose in die Zirkulation über Glukoneogenese
- Aufnahme und Utilisation von Glukose aus der Zirkulation, um den Energiebedarf der Niere zu decken
- Metabolismus von in die Zirkulation sezerniertem Insulin
- Reabsorption von Glukose aus dem glomerulären Filtrat in die Zirkulation

**Freisetzung von Glukose in die Zirkulation über Glukoneogenese**
Der proximale Tubulus im Nierencortex ist mit der Enzymmaschinerie zur Glukoneogenese ausgestattet. Pro Tag werden etwa 15-55g Glukose über Glukoneogenese in die Zirkulation freigesetzt [1]. Während eines postabsorptiven Zustandes nach einer 14-16h Fastenperiode übernimmt die Niere so etwa 25% der gesamten Glukosefreisetzung in die Zirkulation. Weitere 50% werden durch Glykogenolyse durch die Leber und weitere 25% durch Glukoneogenese durch die Leber beigesteuert. Je länger die Fastenperiode, desto weniger Glykogen hat die Leber zur Verfügung, so dass der Anteil der renalen Glukosefreisetzung in die Zirkulation dann auf bis zu 50% steigen kann [1]. Im postprandialen Zustand wird die Gesamtfreisetzung von Glukose in die Zirkulation natürlich zurückgefahren,

insgesamt um etwa 61%. Die Freisetzung durch die Leber reduziert sich dabei um 82%. Überraschenderweise steigt allerdings die Glukosefreisetzung durch die Niere sogar an, so dass die Niere im postprandialen Zustand etwa 60% der endogenen Glukosefreisetzung übernimmt. Warum dies so geregelt ist, ist unklar. Möglicherweise wird auf diese Weise jedoch gewährleistet, dass sich die Glykogenreserven der Leber wieder effizient füllen können [2].

### Aufnahme und Utilisation von Glukose aus der Zirkulation, um den Energiebedarf der Niere zu decken

Sieht man sich die Gesamtkörperverwertung von zugeführter Glukose an, so lässt sich feststellen, dass die Leber 45%, die Muskulatur 30%, das Gehirn 15%, das Fettgewebe 5% und die Nieren 10% der zugeführten Glukose aufnehmen. Der Hauptort der Glukoseutilisation in der Niere ist die Medulla, da diese im Gegensatz zum Cortex keine Glukoneogenesekapazität besitzt [3].

### Metabolismus von in die Zirkulation sezerniertem Insulin

Bei regulärer Insulinsekretion in die V. porta werden etwa 75% des Insulins in der Leber metabolisiert (first pass Effekt). 25% des Insulins werden in der Niere metabolisiert und dort ausgeschieden. Dabei werden etwa 60% glomerulär filtriert und 40% aktiv tubulär sezerniert [4]. Die Niere ist demnach ein wichtiges Organ zur Regulation der Insulinspiegel. Bei exogen appliziertem Insulin fällt der first pass Effekt durch die Leber weg und der renale Metabolismus gewinnt noch zusätzlich an Bedeutung. Bei einem Abfall der GFR auf unter 20-30ml/min kommt es zu einem deutlichen Abfall der Insulin-Clearance und damit zur Akkumulation und Hypoglykämiegefahr. Mehrere Studien haben gut belegt, dass der Insulinbedarf sowohl bei Typ-1- als auch bei Typ-2-Diabetikern mit Rückgang der GFR deutlich abnimmt und bei einer Niereninsuffizienz im Stadium V nur noch etwa 50% des Insulinbedarfs bei normaler Nierenfunktion beträgt [5].

### Reabsorption von Glukose aus dem glomerulären Filtrat in die Zirkulation

Im Normalzustand werden durch die Niere täglich etwa 160g Glukose filtriert und erscheinen im primären Glomerulumfiltrat. Diese Menge an Glukose wird nahezu komplett rückresorbiert, so dass im Endharn praktisch keine Glukose mehr nachweisbar ist. 90% der filtrierten Glukose werden im S1 und S2-Segment des proximalen Tubulus über den SGLT-2 (sodium glucose transporter 2) reabsorbiert, die restlichen 10% im S3-Segment durch den SGLT-1 (Abbildung 1). Bei steigenden Serumglukosespiegeln wird entsprechend mehr Glukose filtriert und bis zu einem gewissen Grad rückresorbiert. Im proximalen Tubulus ist die Reabsorptionskapazität bis auf maximal 350-400g Glukose/d steigerbar. Ab einer Serumglukose von etwa 180-200mg/d übersteigt die filtrierte Menge jedoch die Reabsorptionsfähigkeit und Glukose erscheint im Urin (Abbildung 2).

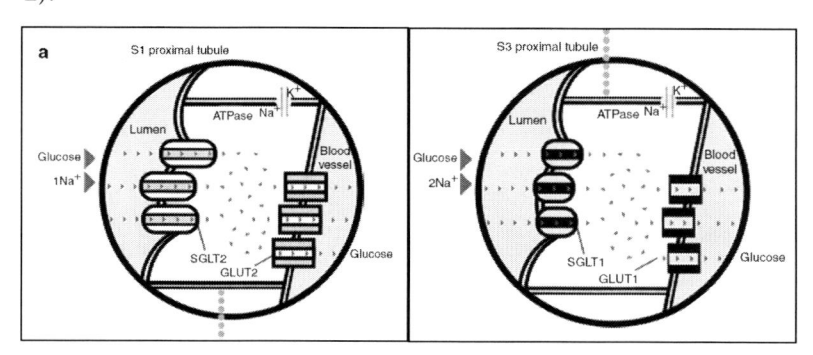

**Abb. 1:**
Glukosetransporter im proximalen Tubulus (adaptiert nach [6]). SGLT2 ist für etwa 90% der Glukosereabsorption verantwortlich.

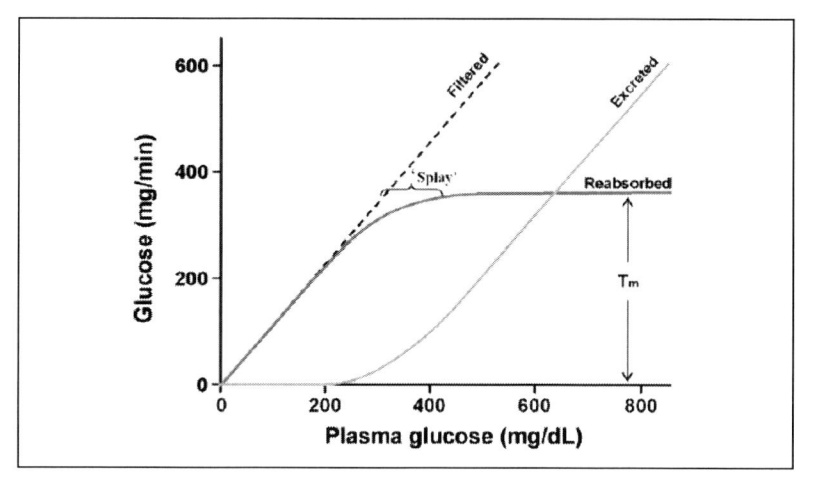

**Abb. 2:**
Renaler Glukosetransport in Abhängigkeit von der Serumglukose (adaptiert nach [6]).

Eine Hemmung des SGLT-2 macht man sich mittlerweile therapeutisch zu Nutze. Hierbei führt die gesteigerte Ausscheidung von Glukose über die Niere zu einer deutlichen Verbesserung der Diabeteseinstellung ohne ein gesteigertes Risiko von Hypoglykämien. Der SGLT-2 ist für diesen Ansatz aus folgenden Gründen besonders geeignet:
- SGLT-2 ist für 90% der renalen Glukosereabsorption verantwortlich
- SGLT-2 ist gewebsspezifisch in der Niere exprimiert, so dass seine Hemmung keine Auswirkungen auf andere Organfunktionen hat

- Mutationen im SGLT-2 gehen mit der „familiären renalen Glukosurie" einher. Selbst bei komplettem Fehlen von SGLT-2 geht diese Erkrankung lediglich mit einer gewissen Polyurie einher und macht ansonsten trotz einer Glukosurie von bis zu 200g/d keine ernsthaften Symptome
- SGLT-2 ist bei Diabetikern im Tubulusepithel überexprimiert

## Diabetestherapie bei eingeschränkter Nierenfunktion

Man muss davon ausgehen, dass in etwa 20-25% aller Diabetiker eine Nierenfunktionseinschränkung im Stadium 3 oder höher haben, d.h. eine GFR von unter 60ml/min. Die Diabetestherapie bei chronischer Niereninsuffizienz ist daher ein wichtiges und äußerst häufig anzutreffendes klinisches Problem [9,10].

### Therapieziele

Die ACCORD-Studie hat eindrucksvoll belegt, dass eine intensive Glukosekontrolle mit einem Ziel HbA1c von unter 6% im Vergleich zu einer Standardtherapie mit einem Ziel-HbA1c von 7,0-7,9% zu keiner Reduktion der kardiovaskulären Ereignisse und sogar zu einer erhöhten Mortalität führt [7]. Insbesondere hat sich gezeigt, dass Patienten mit langer Diabetesdauer, ältere Patienten, Patienten mit Hypoglykämierisiko und Patienten mit Komorbiditäten und manifesten vaskulären Komplikationen von diesem negativen Effekt einer strengen Glykämiekontrolle betroffen sind. Patienten mit Niereninsuffizienz auf dem Boden eines Diabetes oder einer arteriellen Hypertonie gehören in der Regel dieser Risikogruppe an. Generell kann daher bei ihnen von einem Ziel-HbA1c von 7,5-8,0% ausgegangen werden.

Bei Dialysepatienten können eigentlich gar keine fundierten Therapieziele bezüglich des HbA1c-Wertes formuliert werden. Zum einen besteht hier eine fragliche Wertigkeit der HbA1c-Messung per se. Der HbA1c-Wert liegt hier oftmals falsch niedrig, bedingt durch eine verminderte Erythrozytenüberlebensdauer (Urämie, Blutverluste an Dialyse), bedingt durch EK-Transfusionen sowie Erythropoetin-Gabe (Produktion frischen unglukosylierten Hämoglobins). Zum anderen zeigt sich in diesem Patientenkollektiv für das HbA1c, wie für andere Parameter in einigen Studien auch, eine „reverse epidemiology", d.h. Patienten mit den höheren HbA1c-Werten haben ein besseres Überleben als solche mit niedrigeren [8].

Ein wichtiges Therapieziel ist aber die Vermeidung von Hypoglykämien. Patienten mit Niereninsuffizienz sind besonders gefährdet Hypoglykämien zu erleiden. Dies hat folgende Gründe:
Verlängerte Wirkdauer von Insulin, da Insulinabbau und -ausscheidung über die Niere erfolgt
Akkumulation von oralen Antidiabetika (insbesondere Sulfonylharnstoffe)
Verminderung der Glukoneogeneseleistung
Malnutritions-/Inflammationssyndrom im Rahmen der Niereninsuffizienz führt zu fehlenden Glykogenreserven in der Leber

## Medikamentöse Therapie mit oralen Antidiabetika

### Sulfonylharnstoffe und Glinide

Glibenclamid wird zu etwa gleichen Teilen über Urin und Galle ausgeschieden und akkumuliert daher bei Niereninsuffizienz. Dies bringt ein erhöhtes Hypoglykämierisiko mit sich. Bei einer GFR unter 60ml/min sollte die Dosis halbiert werden, ab einer GFR unter 30ml/min ist die Substanz kontraindiziert. Glimepirid wird ebenfalls überwiegend renal ausgeschieden und muss daher bei nachlassender Nierenfunktion dosisreduziert werden. Bei schwerer Niereninsuffizienz ist es kontraindiziert. Gliquidon wird nur zu 5% renal eliminiert. Nach Fachinformation gilt eine höhergradige Niereninsuffizienz zwar als Kontraindikation, bei fehlenden Alternativen und nach Aufklärung des Patienten kann die Substanz aber aus klinischer Sicht verordnet werden.

Die Glinide Repaglinin und Nateglinid sind für alle Stadien der Niereninsuffizienz zugelassen. Nateglinid wird allerdings zu 80% renal eliminiert und es gibt keine ausreichenden Daten für den längerfristigen Einsatz. Es sollte daher bei Niereninsuffizienz eher vermieden werden. Repaglinid wird nur zu etwa 10% renal eliminiert und kann daher bei Niereninsuffizienz gut eingesetzt werden, wobei bei einer GFR unter 30ml/min die Maximaldosis halbiert werden sollte.

### Metformin

Metformin wird nach Aufnahme in unveränderter Form renal durch glomeruläre Filtration und tubuläre Sekretion eliminiert. Es akkumuliert daher bei Niereninsuffizienz mit der Gefahr der Entwick-

lung einer Laktatazidose. Metformin ist in Deutschland daher bei einer GFR unter 60ml/min kontraindiziert.
Andere Fachgesellschaften setzten die Untergrenze für eine Metformingabe mittlerweile aber deutlich niedriger an. So sehen die Empfehlungen der Canadian Diabetes Association, der Australian Diabetes Society und der Clinical excellence guidelines UK folgendermaßen aus:

| eGFR (ml/min) | Vorgeschlagenes Vorgehen |
| --- | --- |
| >60 | Keine renale Kontraindikation gegen Metformin, eGFR 1x/J messen |
| <60 und >45 | Metformingabe fortsetzen, eGFR alle 3-6 Mo messen |
| <45 und >30 | Verschreibung mit Vorsicht, Dosis halbieren. Patienten nicht neu auf Metformin einstellen, eGFR alle 3 Mo messen |
| <30 | STOP Metformin |

Diese Empfehlungen beruhen darauf, dass im klinischen Alltag die Laktatazidoseraten extrem niedrig liegen. Die Inzidenz wird unter Metformin mit etwa 3-4/100.000 Patientenjahren beschrieben und liegt damit nicht höher als die beobachtete Inzidenz unter anderen oralen Antidiabetika [11]. Dabei wurden etwa 23% aller Patienten mit einer GFR zwischen 30 und 60ml/min mit Metformin therapiert [10]. Es erscheint hier also eine Ausweitung der Indikation möglich.

### Thiazolidinedione (Glitazone)
Rosiglitazon und Pioglitazon unterscheiden sich hinsichtlich ihrer pharmakologischen Eigenschaften bei Niereninsuffizienz nicht wesentlich. Beide Substanzen werden hepatisch vollständig metabolisiert und eine eingeschränkte Nierenfunktion beeinflusst den Stoffwechsel beider Substanzen nicht wesentlich. Die Substanzen können jedoch eine Herzinsuffizienz verschlechtern, es ist eine erhöhte Frakturrate insbesondere bei Frauen an der oberen Extremität beschrieben und es besteht ein minimal erhöhtes Risiko für die Entstehung eines Blasenkarzinoms. Rosiglitazon ist daher mittlerweile vom deutschen Markt verschwunden. Auch für Pioglitazon hat der GBA die Verschreibungsfähigkeit deutlich eingeschränkt. Es gibt aber gewisse Morbiditätskriterien, bei deren Erfüllung Pioglitazon theoretisch verordnet werden kann. Hierzu gehören Patienten mit kardiovaskulärer Hochrisikosituation (Z.n. Apoplex, KHK, pAVK), aber auch Patienten mit eingeschränkter Nierenfunktion, bei denen auf Grund dieser Tatsache andere Antidiabetika kontraindiziert sind.

Was spricht weiterhin für eine Verordnung von Pioglitazon bei Patienten mit eingeschränkter Nierenfunktion? Die Substanz ist zugelassen bis zu einer GFR von 4ml/min und somit in aller Regel auch bei Dialysepatienten einsetzbar. In der PROactive Studie, die bei über 5238 Patienten mit Diabetes mellitus Typ 2 und bekannter makrovaskulärer Erkrankung Pioglitazon mit Placebo zusätzlich zu anderen OADs verglich, gab es keinen signifikanten Unterschied im primären Endpunkt (Tod, Myokardinfarkt, Schlaganfall, Intervention an Koronarien oder Beinarterien). Pioglitazon war jedoch signifikant besser bezüglich des sekundären Endpunktes (Tod, nicht-tödlicher Myokardinfarkt, Schlaganfall). Diese Überlegenheit war besonders deutlich bei Patienten mit eingeschränkter Nierenfunktion [12]. Insbesondere niereninsuffiziente Patienten profitieren demnach von dem Einsatz von Pioglitazon. Mit der Einschränkung der Behandlung von volumenüberladenen oder herzinsuffizienten Patienten sollte der Einsatz von Pioglitazon bei diesem Patientengut immer in Erwägung gezogen werden. Pioglitazon ist in allen Stadien der Niereninsuffizienz ohne Dosisanpassung anwendbar.

### Alpha-Glukosidasehemmer
Acarbose selbst wird zwar nur zu 2% renal eliminiert, wird jedoch durch Verdauungsenzyme und Darmbakterien in etwa 13 Metabolite aufgespalten die systemisch absorbiert werden und bei Niereninsuffizienz akkumulieren. Einige dieser Metabolite haben hepatotoxische Eigenschaften. Es liegen nur wenige Informationen zum längerfristigen Einsatz von Acarbose bei Niereninsuffizienz vor, laut Fachinformation ist die Substanz jedoch bei einer GFR unter 25ml/min kontraindiziert.

### Inkretin-basierte Therapeutika
Hierzu zählen die Inkretinmimetika oder GLP-1-Analoga und die Dipetidylpeptidase-4-Hemmer (DPP-4-Hemmer), die den Abbau von physiologisch sezerniertem GLP-1 verlangsamen. Beide Substanzgruppen führen zu einer gesteigerten Insulinsekretion und einer Abnahme der Glukagonsekretion nach Nahrungsaufnahme.
Das Inkretinmimetikum Exenatid wird renal durch glomeruläre Filtration und anschließenden proteolytischen Abbau eliminiert. Exenatid ist bis zu einer GFR von 30ml/min zugelassen, sollte aber bei einer Kreatininclearance von 30-50ml/min nur in reduzierter Dosis (2x 5µg/d) und bei stärker eingeschränkter Nierenfunktion gar nicht appliziert werden. Liraglutid ist nur bis zu einer GFR von 50ml/min zugelassen. Beide Substanzen sind daher für den Einsatz bei stärker niereninsuffizienten Patienten ungeeignet.

Im Gegensatz dazu bieten die DPP-4-Hemmer eine hervorragende Therapiealternative gerade bei Patienten mit eingeschränkter Nierenfunktion. Eine Reihe von Studien belegt die Sicherheit und Wirksamkeit von Sitagliptin, Vildagliptin und Saxagliptin bei moderater bis schwerer Nierenfunktionseinschränkung [13,15,16] sowie bei Patienten mit Dialysepflicht [14,15,16]. Die DPP-4-Hemmer sind in allen Stadien der Niereninsuffizienz anwendbar, Sitagliptin und Vildagliptin sind auch für die Anwendung beim Dialysepatienten zugelassen. Die Dosierung von Saxagliptin bedarf keiner Anpassung bei Niereninsuffizienz, die Dosis von Sitaglitpin und Vildagliptin sollte bei einer GFR unter 30ml/min halbiert werden. Die Effizienz der Substanzen ist moderat, mit einer zu erwartenden HbA1c-Senkung von 0,4-0,7%. Der maximale Effekt ist nach 12-16 Wochen zu erwarten. Die Hypoglykämierate ist im Vergleich zu Placebo gering erhöht, wobei kein Unterschied bei der Rate schwerer Hypoglykämien bestand. Es kommt zu einem Gewichtsverlust bei niereninsuffizienten Patienten von etwa einem Kilogramm. Die Substanzen haben keine negativen Auswirkungen auf die Nierenrestfunktion [17].

### SGLT-2-Hemmer

Wie oben bereits ausgeführt hemmen SGLT-2-Hemmer wie Dapagliflozin die Rückresorption von filtrierter Glukose im proximalen Tubulus der Niere. Bei Gesunden kommt es dadurch zu einer Glukoseausscheidung mit dem Urin in Höhe von etwa 60g pro Tag [18]. Dies entspricht in etwa 40% der insgesamt filtrierten Menge an Glukose von circa 150g. Bei erhöhten Serumglukosespiegeln steigt die filtrierte Menge an Glukose an, entsprechend steigt auch die Menge an Glukose, die nach SGLT-2-Hemmung im Urin ausgeschieden wird [18]. Die Wirkung von Dapagliflozin ist unabhängig von Insulin, es werden kaum Hypoglykämien induziert. Zusätzlich zu den günstigen Effekten auf den Glukosestoffwechsel mit einer HbA1c-Absenkung um etwa 0,5-0,9% kommt es zu einem Abfall des Blutdrucks, der Harnsäure und des Körpergewichtes um etwa 2-3kg [19]. Der Gewichtsverlust ist zum einen durch eine gewisse diuretische Wirkung der Substanz bedingt, zum anderen durch den durch die Glukosurie induzierten Kalorienverlust. Wichtigste Nebenwirkungen sind eine erhöhte Rate an Genitalinfektionen bei Männern und Frauen sowie eine gering erhöhte Rate an Harnwegsinfekten insbesondere bei Frauen und ein gering erhöhtes Hypoglykämierisiko bei der Anwendung gemeinsam mit Insulin [20,21].
Da ein ausreichender Effekt der SGLT-2-Hemmung nur dann zu erwarten ist, wenn auch ausreichend Glukose glomerulär filtriert wird,

ist es offensichtlich, dass die Substanzgruppe mit abnehmender Nierenfunktion ihre Effektivität verliert. SGLT-2-Hemmer sollten daher bei einer GFR unter 60ml/min nicht mehr eingesetzt werden. Ebenfalls sollten sie bei gleichzeitiger Gabe von Schleifendiuretika, bei Volumenmangel und bei Patienten älter als 75 Jahre nicht gegeben werden. Bei einer Leberzirrhose im Stadium Child C ist eine Halbierung der Dosis von 10mg auf 5mg empfohlen.

### Einsatz von Antidiabetika bei eingeschränkter Nierenfunktion

| | | GFR 30-60 ml/min | GFR 15-30 ml/min | GFR < 15 ml/min, ESRD |
|---|---|---|---|---|
| Sulfonylharnstoffe | Glibenclamid (Euglucon) | 50% | KI | KI |
| | Glimepirid (Amaryl) | 1-3mg/d | 1mg/d | KI |
| | Gliquidon (Glurenorm) | 15-120mg/d | 15-60mg/d | KI, Gabe möglich 15-60mg/d |
| Glinide | Repaglinid (NovoNorm) | 3x 0,5-4,0mg | 3x 0,5-2,0mg | 3x 0,5-2,0mg |
| Biguanide | Metformin | KI, Gabe möglich mit 50% bis GFR >30 | KI | KI |
| Thiazolidinedione | Pioglitazon (Actos) | 5-45mg/d | 15-45mg/d | 15-45mg/d |
| α-Glukosidaseh. | Acarbose | 3x 25-100mg/d | bis GFR >25 zugel | KI |
| GLP-Analoga | Exenatide | max 2x 5µg/d | KI | KI |
| | Liraglutid | bis GFR >50 zugel. | KI | KI |
| DPP-IV-Hemmer | Sitagliptin (Januvia) 1x100 | 1x50mg | 1x25mg | 1x25mg |
| | Saxagliptin (Onglyza) 1x5glyza) | 1x2,5-5mg | 1x2,5-5mg | 1x2,5mg (HD nicht zugel.) |
| | Vildagliptin (Galvus) 2x50 | 2x 50mg | 1x 50mg | 1x 50mg |
| | Linagliptin 1x5mg | 1x5mg | 1x5mg | 1x5mg |
| SGLT-2-Hemmer | Dapagliflozin 1x10mg | KI | KI | KI |

## Medikamentöse Therapie mit Insulin

Bei Niereninsuffizienz besteht auf der einen Seite eine erhöhte Insulinresistenz [22]. Dies sollte eigentlich zu einem Mehrbedarf an Insulin führen. Auf der anderen Seite kommt es zu Änderungen der

Pharmakokinetik von Insulin, da Insulin – neben dem Abbau in der Leber – glomerulär filtriert und anschließend tubulär reabsorbiert und abgebaut wird. Bei nachlassender Nierenfunktion kommt es durch diesen verminderten Abbau zu einer deutlich erhöhten Halbwertszeit von Insulin. Tatsächlich ist dieser Mechanismus der wichtigere und insgesamt kommt es bei nachlassender Nierenleistung zu einem Absinken des Insulinbedarfs. Dies ist sowohl für Typ1 als auch für Typ2 Diabetiker gezeigt worden [5]. Der Insulinbedarf bei einer Niereninsuffizienz im Stadium V liegt bei etwa 50% des Bedarfs bei normaler Nierenfunktion [5]. Der Metabolismus der verschiedenen Insuline ist jedoch bei Niereninsuffizienz nicht gut untersucht. Als Faustregel lässt sich sagen, dass kurzwirksames Insulin wie Normalinsulin wirkt, Normalinsulin wie ein NPH-Insulin und NPH-Insulin wie ein langwirksames Insulin. Langwirksame Insuline wirken tatsächlich über einen Zeitraum von 24h, bergen aber auch die Gefahr einer gewissen Akkumulation in sich.

Bei Beginn und Überwachung einer Insulintherapie sind diese Änderungen der Pharmakokinetik und -dynamik daher in Betracht zu ziehen. Grundsätzlich sind bei Typ-2-Diabetikern alle Formen der Insulintherapie, wie die Basalinsulin-unterstützte orale Therapie (BOT), die supplementäre Insulintherapie (SIT) oder intensivierte Insulintherapieverfahren (ICT, SCII) möglich.

## Zusammenfassung

Bei niereninsuffizienten Diabetikern besteht ein deutlich erhöhtes Risiko für Hypoglykämien, bedingt durch den verlangsamten Abbau von Insulin, die verlängerte Halbwertszeit einiger oraler Antidiabetika sowie die verminderte Glukoneogenesefähigkeit der geschädigten Nieren. Oberstes Ziel sollte daher sein eine Therapie mit minimalem Hypoglykämierisiko zu installieren. Sulfonylharnstoffe sollten daher bei mäßiger bis schwerer Niereninsuffizienz vermieden werden. Metformin ist in Deutschland nur bei einer GFR von über 60 zugelassen. Eine Reihe von ausländischen Diabetesgesellschaften empfiehlt aber mittlerweile Neueinstellungen auf Metformin bis zu einer GFR von 45 ml/min vorzunehmen und Metformin erst ab einer GFR von unter 30 ml/min definitiv abzusetzen, da bis zu diesen Grenzwerten kein erhöhtes Laktatazidoserisiko beschrieben sei. Gut bei Niereninsuffizienz zu verwenden sind die Glitazone, insbesondere Pioglitazon ist bis zu einer GFR von 4 ml/min zugelassen. Die PROactive-Studie hatte außerdem gezeigt, dass insbesondere Nierenkranke bezüglich kardiovaskulärer Endpunkte von einer Gabe von Pioglitazon profitieren. Vorsicht ist jedoch bei herzinsuffizienten Patienten geboten. Als Mittel der ersten Wahl bei schwer eingeschränkter Niereninsuffizienz können mittlerweile die DDP-4-Hemmer gelten. Eine Reihe aktueller Untersuchungen belegt die Wirksamkeit und Sicherheit dieser Substanzen auch bei schwer eingeschränkter Nierenfunktion und bei Dialysepatienten. Die neue Substanzgruppe der SGLT-2-Hemmer hat aufgrund ihrer Wirkweise und der Abhängigkeit von der Menge an filtrierter Glukose bei eingeschränkter Nierenfunktion keinen Platz. Ansonsten ist die Substanzgruppe aber gerade für den Nephrologen durch ihr Wirkprinzip höchst spannend. Der Einsatz von Insulin ist in allen Stadien der Nierenfunktionseinschränkung möglich, ist aber mit einem erhöhten Risiko von Hypoglykämien assoziiert. Dies liegt unter anderem an der Akkumulation von Insulin bei eingeschränkter Nierenfunktion.

## Literatur

1. Gerich JE. Role of the kidney in normal glucose homeostasis and in the hyperglycaemia of diabetes mellitus: therapeutic implication. Diabet Med (2010) 27:136-142
2. Meyer C et al. Role of human liver, kidney, and skeletal muscle in postprandial glucose homeostasis. Am J Physiol Endocrinol Metab (2002) 282:E419-427
3. Marsenic O. Glucose control by the kidney: an emerging target in diabetes. Am J Kidney Dis (2009) 53:875-883
4. Shrishrimal K et al. Managing diabetes in hemodialysis patients: observations and recommendations. Cleve Clin J Med (2009) 76:649-655
5. Biesenbach G et al. Decreased insulin requirement in relation to GFR in nephropathic type 1 and insulin-treated type 2 diabetic patients. Diabet Med (2003) 20:642-645
6. Komoroski B et al. Dapagliflozin, a novel SGLT2 inhibitor, induces dose-dependent glucosuria in healthy subjects. Clin Pharmacol Ther (2009) 85:520-526
7. ACCORD Study Group. Effects of intensive glucose lowering in type 2 diabetes. NEJM (2008) 358:2545-2559
8. Williams ME et al. Hemodialyzed type I and type II diabetic patients in the US: characteristics, glycemic control, and survival. Kidney Int (2006) 70:1503-1509
9. Shaw JS et al. Establishing pragmatic estimated GFR thresholds to guide metformin prescribing. Diabet Med (2007) 24:1160-1163
10. Koro CE et al. Antidiabetic medication use and prevalence of chronic kidney disease among patients with type 2 diabetes mellitus in the United States. Clin Ther (2009) 31:2608-2617

11. Bodmer M et al. Metformin, sulfonylureas, or other antidiabetes drugs and the risk of lactic acidosis or hypoglycemia: a nested-control analysis. Diabetes Care (2008) 31:2086-2091
12. Dormandy JA et al. (PROactive Investigators). Secondary prevention of macrovascular events in patients with type 2 diabetes in the PROactive study: a randomized controlled trial. Lancet (2005) 366:1279-1289
13. Lukashevich V et al. Safety and efficacy of vildagliptin versus placebo in patients with type 2 diabetes and moderate or severe renal impairment: a prospective 24-week randomized placebo-controlled trial.* Diabetes Obes Metab (2011) 13:947-954
14. Ito M et al. The dipeptidyl peptidase-4 (DPP-4) inhibitor vildagliptin improves glycemic control in type 2 diabetic patients undergoing hemodialysis. Endocr J (2011) 58:979-987
15. Nowicki M et al. Long-term treatment with the dipeptidyl peptidase-4 inhibitor saxagliptin in patients with type 2 diabetes mellitus and renal impairment: a randomized controlled 52-week efficacy and safety study. Int J Clin Pract (2011) 65:1230-1239
16. Chan JC et al. Safety and efficacy of sitagliptin in patients with type 2 diabetes and chronic renal insufficiency. Diabetes Obes Metab (2008) 10:545-555
17. Mikhail N. Use of dipeptidyl peptidase-4 inhibitors for the treatment of patients with type 2 diabetes mellitus and chronic kidney disease. Postgrad Med (2012) 124:138-144
18. Komoroski B et al. Dapagliflozin, a novel, selevtive SGLT-2 inhibitor, improved glycemic control over 2 weeks in patients with type 2 diabetes mellitus. Clin Pharmacol Ther (2009) 85:513-519
19. Musso G et al. A novel approach to control hyperglycemia in type 2 diabetes: sodium glucose co-transport (SGLT) inhibitors: systematic review and meta-analysis of randomized trials (2012) Ann Med 44:375-393
20. Strojek K et al. Effect of dapagliflozin in patients with type 2 diabetes who have inadequate glycaemic control with glimepiride: a randomized, 24-week, double-blind, palcebo-controlled trial. Diabetes Obes Metab (2011) 13:928-938
21. Wilding JPH et al. Long-term efficacy of dapagliflozin in patients with type 2 diabetes mellitus receiving high doses of insulin: a randomized trial. Ann Intern Med (2012) 156:405-415
22. Svensson M et al. A small reduction in glomerular filtration is accompanied by insulin resistance in type I diabetes patients with diabetic nephropathy. Eur J Clin Invest (2002) 32:100-109

# SLE und Lupusnephritis

*Annett Jacobi*

## Einleitung, Pathogenese

Der Systemische Lupus erythematodes (SLE) ist eine Autoimmunerkrankung, die den gesamten Körper befallen kann. Eine Produktion verschiedener Autoantikörper, die sich vor allem gegen Zellkernantigene richten, steht im Vordergrund. Die Ablagerung von Immunkomplexen führt zu Vaskulitis und Entzündung verschiedener Organe und Gewebe. Daneben werden autoantikörpervermittelte Schäden beobachtet, wie z.B. die komplementvermittelte Lyse von Erythrozyten. Defekte der B- und T-Zelltoleranz spielen eine zentrale Rolle in der Pathogenese des SLEs [1]. Hinzu kommen eine defekte Clearance apoptotischen Materials [2] und Störungen der Regulationsmechanismen, die bei der Aktivierung von Immunzellen eine wichtige Rolle spielen [3]. Der SLE ist eine multifaktorielle Erkrankung. Die individuelle Kombination prädisponierender Genvarianten und Umweltfaktoren bedingt die Heterogenität betroffener Patienten im Hinblick auf Organmanifestationen, Prognose und das Ansprechen auf zielgerichtete Therapien. Dieser Umstand erschwert die Durchführung kontrollierter randomisierter Studien, so dass bisher kaum Medikamente gezielt für die Therapie des SLEs entwickelt und zugelassen wurden.

Sowohl die Inzidenz als auch die Prävalenz der Erkrankung sind in den letzten Jahren scheinbar angestiegen [4, 5]. Verbesserte diagnostische und therapeutische Möglichkeiten haben einen Anteil daran. Der Früherkennung kommt eine große Bedeutung zu, denn ohne adäquate Therapie kann die Erkrankung in kurzer Zeit einen Funktionsverlust von Organen verursachen, was die Prognose drastisch verschlechtert und zur frühzeitigen Invalidisierung der Patienten führt. Die durch die Erkrankung verursachten indirekten Kosten liegen noch deutlich höher als die direkten Kosten [6]. Häufig sind junge Frauen betroffen. Der Erkrankungsgipfel liegt um das 20. Lebensjahr [5].

## Klassifikation, Diagnostik

Als Klassifikationskriterien für den SLE werden die ACR-Kriterien genutzt [7, 8]. Kürzlich wurden diese erneut überarbeitet (SLICC-Kriterien) was zu einer besseren Sensitivität zum Zeitpunkt der Erstdiagnose führte und die Aufnahme geeigneter Patienten in klinische Studien erleichtert [9] (Abbildung 1). Die bei SLE-Patienten beobachteten Symptome und Organmanifestationen gehen jedoch über die zur Klassifikation genutzten hinaus. Eine Überlappung mit anderen Kollagenosen wird häufig beobachtet (Abbildung 2). Neben den Symptomen ist auch das Autoantikörperprofil der Patienten aufschlussreich und ermöglicht eine bessere Stratifizierung. Antikörpern gegen Doppelstrang DNA (dsDNA) und Sm sind spezifisch für den SLE, während Anti-U1RNP, -Ro (SS-A) oder -La(SS-B)-Antikörper auch bei Patienten mit anderen Kollagenosen zu finden sind. Anti-dsDNA-Antikörper korrelieren mit der Krankheitsaktivität. Ihre wiederholte Bestimmung ermöglicht, im Gegensatz zu der anderer antinukleärer Antikörper (ANA), eine Verlaufsbeurteilung. Ein positiver Coombstest weist auf die Anwesenheit von Antikörpern gegen Erythrozyten hin, welche bei SLE Patienten häufig beobachtet werden, auch wenn keine signifikante Hämolyse vorliegt. Ein Komplementverbrauch findet sich bei vielen SLE-Patienten mit aktiver, aber auch klinisch stummer Erkrankung und ist Ausdruck der ablaufenden Komplementaktivierung. Neben Antikörpern gegen dsDNA werden auch Komplementfaktoren im Verlauf kontrolliert und zur Einschätzung der Krankheitsaktivität herangezogen. Sehr häufig sind Zytopenien, die sowohl ein Hinweis für Aktivität

**Abb. 1:**
SLICC (The Systemic Lupus International Collaborating Clinics) – Revision der ACR-Klassifikationskriterien für den SLE [9].

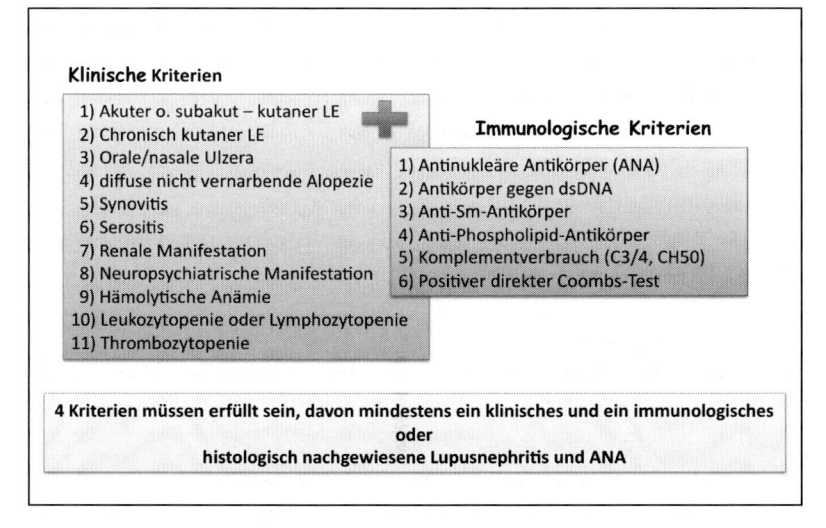

**Klinische Kriterien**
1) Akuter o. subakut – kutaner LE
2) Chronisch kutaner LE
3) Orale/nasale Ulzera
4) diffuse nicht vernarbende Alopezie
5) Synovitis
6) Serositis
7) Renale Manifestation
8) Neuropsychiatrische Manifestation
9) Hämolytische Anämie
10) Leukozytopenie oder Lymphozytopenie
11) Thrombozytopenie

**Immunologische Kriterien**
1) Antinukleäre Antikörper (ANA)
2) Antikörper gegen dsDNA
3) Anti-Sm-Antikörper
4) Anti-Phospholipid-Antikörper
5) Komplementverbrauch (C3/4, CH50)
6) Positiver direkter Coombs-Test

4 Kriterien müssen erfüllt sein, davon mindestens ein klinisches und ein immunologisches
oder
histologisch nachgewiesene Lupusnephritis und ANA

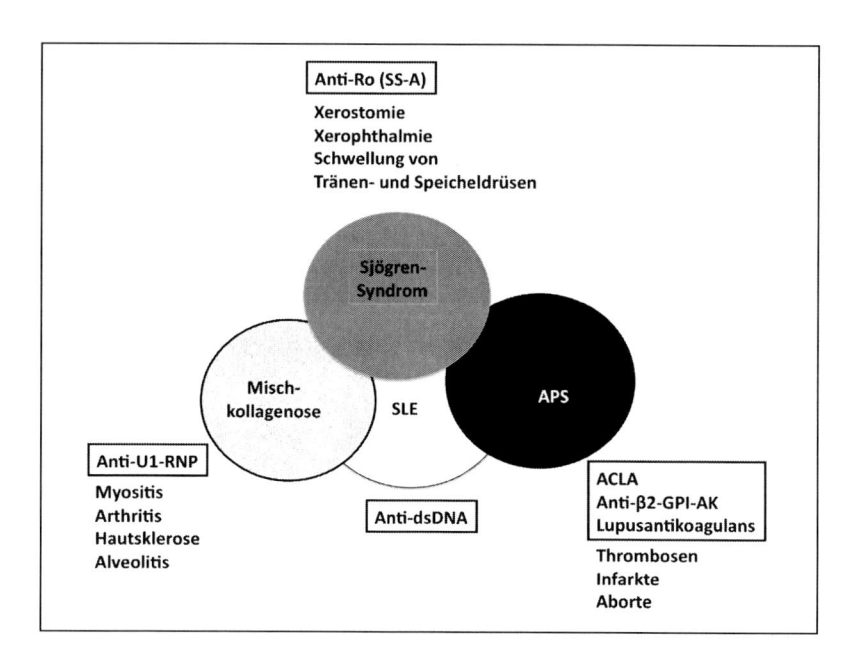

**Abb. 2:** Überlappung verschiedener Kollagenosen mit dem SLE. Darstellung typischen Autoantikörper und Symptome

,aber auch Nebenwirkungen der Therapie sein können [10, 11]. Nach Antikörpern gegen Kardiolipin und Beta2-Glykoprotein I (IgG und IgM) sowie weiteren Antikörpern, die die Blutgerinnung beeinflussen können (Lupusantikoagulans), sollte ebenfalls gefahndet werden. Diese sind bei etwa jedem dritten SLE-Patienten nachweisbar, bedingen in Abhängigkeit von ihrer Konzentration und Zusammensetzung ein erhöhtes Thromboserisiko [12] und können mit einigen typischen Organmanifestationen, wie einer Libman-Sacks-Endokarditis oder einer Livedo reticularis, aber auch mit einer thrombotisch mikroangiopathischen Nephropathie assoziiert sein [13]. Die Diagnose Antiphospholipid-Syndrom (APS) setzt den wiederholten Nachweis der entsprechenden Antikörper in ausreichend hoher Konzentration **und** das Auftreten thrombembolischer und/oder geburtshilflicher Komplikationen voraus [14]. Ein Antiphospholipid-Syndrom kann auch isoliert vorliegen.

## Organmanifestationen und deren Therapie

Die Lupusnephritis ist die häufigste Organmanifestation [15], die im Laufe der Erkrankung bis zu ¾ aller Patienten entwickeln. Sie hat eine variable Prognose. Ein genaues Screening der Betroffenen auf das Vorliegen weiterer Manifestationen ist nötig, da die Art und Intensität der Therapie am Organbefallsmuster ausgerichtet werden sollte. Zusätzlich könnten Biomarker mit prognostischem oder diagnostischem Wert zukünftig ermöglichen, auch individuelle Therapieentscheidungen zu fällen und den Patienten eine maßgeschneiderte und möglichst nebenwirkungsarme Therapie anzubieten, beispielsweise im Falle einer **Lupusnephritis**. In der Tabelle 1 ist die ISN/RPS-Klassifikation dargestellt, die eine Unterscheidung von Nephritiden mit relativ guter und schlechter Prognose ermöglicht [16]. Die häufigsten Symptome für eine Lupusnephritis sind die Proteinurie und die Mikrohämaturie. Bei proliferativer Lupusnephritis kann es jedoch auch zu einem raschen Abfall der glomerulären Filtrationsrate kommen. Auch eine rapid progressive Glomerulonephritis kann bei SLE-Patienten auftreten. Eine histologisch nachgewiesene thrombotische Mikroangiopathie wirkt sich ebenfalls ungünstig auf die Prognose der Patienten aus [17]. Die Entscheidung über Art und Intensität der immunsuppressiven Therapie basiert im Falle der Lupusnephritis auf dem Ergebnis der histologischen Untersuchung unter Berücksichtigung der übrigen Manifestationen. Auch der bisherige Verlauf der Erkrankung, die bereits verabfolgten Therapien und Faktoren wie Alter, Geschlecht, Ethnizität, Begleiterkrankungen und Therapieadhärenz müssen berücksichtigt werden. Insbesondere bei Vorliegen einer proliferativen Lupusnephritis hängt die Prognose vom primären Ansprechen in den ersten 6 Monaten ab [18, 19]. Die umgehende Einleitung einer adäquaten Therapie (siehe unten) ist deshalb von großer Bedeutung und entscheidet über die Prognose des Patienten.

*Tab. 1:* ISN/RPS-Klassifikation der Lupusnephritis [16] und Therapieempfehlung

| Klasse | immunsuppressive Therapie |
| --- | --- |
| I - minimale mesangiale LN | richtet sich nach den übrigen Manifestationen* |
| II - mesangioproliferative LN | |
| III - fokale LN (segmental/global) | **Remissionsinduktion** mit Cyc (i.v. Bolus-Gaben nach dem NIH oder Euro-Lupus-Schema) oder MMF +MP i.v., gefolgt von Prednisolon (initial 0,5-1mg/kg) **Remissionserhaltung** mit MMF oder Aza |
| IV - diffuse LN (segmental/global) | |
| V - membranöse LN | bei ≥3g PU/Tag analog Klasse III/IV, alternativ Ciclosporin sonst wie Klasse I, II und VI |
| VI - sklerosierte LN (>90%) | richtet sich nach den übrigen Manifestationen |

*engmaschiges Monitoring im Verlauf, da Übergang in Klasse III oder IV häufig
LN= Lupusnephritis, PU= Proteinurie, MP= Methylprednisolon, Cyc= Cyclophosphamid, Aza= Azathioprin

Den Therapieempfehlungen für den SLE liegen Expertenmeinungen und Ergebnisse von Beobachtungsstudien oder Fall-Kontrollstudien zugrunde. In den letzten Jahren wurden allerdings auch randomisierte Studien durchgeführt, was die Datenlage bzgl. der Lupusnephritis (Klasse III, IV und V) sowie der therapierefraktären Erkrankungsverläufe verbesserte. Im Folgenden soll zunächst auf allgemeine Empfehlungen, die für alle SLE-Patienten gelten, eingegangen werden. Der interessierte Leser sei an dieser Stelle auch auf die EULAR-Empfehlungen zur Therapie und zum Monitoring von SLE-Patienten hingewiesen [20, 21]. Einen groben Überblick über das therapeutische Vorgehen gibt Abbildung 3.

## Allgemeine Maßnahmen

Patienten mit SLE sollten sich konsequent vor UV-Licht schützen. Ein Lichtschutzfaktor von >50 und geeignete Kleidung sind erforderlich [22]. Zu beklagen ist, dass die Kosten für Sonnenschutzcreme nicht von den Krankenkassen übernommen werden und dadurch zu viele Patienten ihre Haut der Sonne ungeschützt aussetzen, was nicht nur Schübe im Bereich der Haut, sondern auch systemische Effekte auslösen kann. Unmittelbar verknüpft mit dieser Empfehlung ist die Substitution von Vitamin D3.
Neben dem Schutz vor Sonne sollte auch das Rauchen vermieden werden, besonders bei Beteiligung der Haut [23, 24].

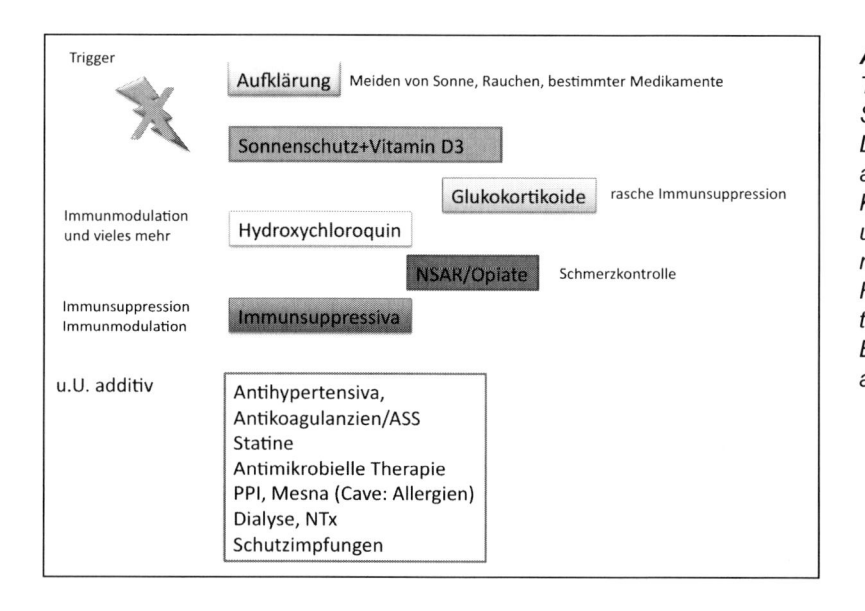

*Abb. 3:*
*Therapieprinzip der SLEs.*
*Links: Stufentherapie abhängig von der Krankheitsaktivität und der Organmanifestation.*
*Rechts: zusätzliche therapeutische Eingriffe zur Kontrolle akuter Schübe.*

Weitere Trigger der Erkrankung sind medikamentöser Natur und umfassen z.B. viele gängige Antibiotika wie Nifurantin, Sulfonamide, Isoniazid oder Minocyclin, aber auch TNF-alpha-Blocker [25]. SLE-Patienten zeigen auch sehr häufig Unverträglichkeitsreaktionen und Schübe nach Einsatz von Penicillinen oder Trimethoprim/Sulfamethoxazol [26, 27] sowie Arzneimittelexantheme nach Mesna [28], was die leitliniengerechte medikamentöse Therapie dieser Patienten oft erschwert oder sogar unmöglich macht.

Abweichend von den Empfehlungen vergangener Jahre sollten die für Patienten unter immunsuppressiver Therapie empfohlenen Schutzimpfungen auch SLE-Patienten angeboten werden, und zwar vorzugsweise in den Phasen der Remission [21].

Patienten mit SLE haben ein 2-3-fach erhöhtes kardiovaskuläres Risiko, was durch die Erkrankung selbst, aber auch durch die Therapie bedingt ist [29]. Kardiovaskuläre Risikofaktoren, wie ein APS, Nikotinabusus, Bewegungsmangel, arterielle Hypertonie, Adipositas, Hypercholesterinämie oder Diabetes mellitus müssen deshalb erkannt und soweit wie möglich eliminiert bzw. medikamentös therapiert werden [21]. Dies ist insbesondere im Falle einer Nierenbeteiligung von Bedeutung. Bei Vorliegen einer Proteinurie und eines erhöhten Blutdrucks (>130/80mmHg) sollte ein ACE-Inhibitor oder AT-Rezeptor-Antagonist eingesetzt werden [30].

Während der Phasen hoher Aktivität und entsprechender medikamentöser Therapie ist eine konsequente Empfängnisverhütung wichtig. Bei vielen SLE-Patienten können orale Kontrazeptiva mit einem niedrigen Östrogenanteil eingesetzt werden [31]. Im Falle positiver Antikörper gegen Phospholipide oder anderer Risikofaktoren für eine Thrombophilie können nach Abwägen von Nutzen und Risiko ggf. traditionelle gestagenhaltige Präparate eingesetzt werden, wohingegen östrogenhaltige Kontrazeptiva und moderne Gestagene der dritten und vierten Generation vermieden werden sollten.

**Antimalaria-Mittel** werden seit vielen Jahren zur Therapie des SLEs angewandt. Dabei wird in den letzten Jahren wegen eines günstigeren Nutzen/Risiko-Profils das Hydroxychloroquin bevorzugt eingesetzt. Nach Ausschluss von Kontraindikationen sollte jeder SLE-Patient Hydroxychloroquin erhalten. Antimalaria-Mittel haben nicht nur einen steroidsparenden Effekt, sondern scheinen auch das Überleben zu verbessern und thrombembolischen Komplikationen vorzubeugen [32, 33]. Sie verbessern die Stoffwechsellage und wirken nicht immunsuppressiv im klassischen Sinne, sondern immunmodulatorisch [32, 34, 35]. Außerdem scheint Hydroxychloroquin das Auftreten und das Voranschreiten der Lupusnephritis günstig zu beeinflussen [36, 37]. Antimalariamittel sollten jedoch wegen des erhöhten Retinopathie-Risikos bei deutlich eingeschränkter Nierenfunktion nur unter strenger Abwägung des Nutzen-Risiko-Verhältnisses und unter Berücksichtigung der erforderlichen Anpassung an die GFR angewendet werden (www.dosing.de). Engmaschige Verlaufsuntersuchungen des Kreatinins und Augenhintergrundes sind nötig. Hydroxychloroquin sollte auch während der Schwangerschaft nicht abgesetzt werden, da es die Häufigkeit von Schüben zu diesem Zeitpunkt reduziert [38] und zu einer Reduktion der Rate neonataler Lupusmanifestationen führt [39]. Nach internationalen Empfehlungen kann es auch während der Stillperiode eingenommen werden [40]. Besonders in dieser Phase ist das Schubrisiko bei den Patientinnen erhöht.

Eine weitere Säule der SLE-Therapie sind die **Glukokortikoide**. Sie sollten im akuten Schub mit organbedrohender Manifestation immer rasch und hoch dosiert i.v. verabreicht werden (5-10mg/kg). Beim langfristigem Einsatz geht der Trend hin zur raschen Dosis-Reduktion und falls erforderlich zu niedrig dosierten Gaben (≤ 5mg Prednisolonäquivalent/ Tag) als Erhaltungsdosis. Kontrollierte, randomisierte Studien zur Dosisfindung fehlen bisher. Immer sollten die Begleiterkrankungen berücksichtigt werden, wenn es um die Festsetzung der Dosis geht. Auch ist die durch Glukokortikoide stark ansteigende Infektanfälligkeit nicht zu unterschätzen [35]. Kardiovaskuläre Ereignisse werden durch eine hohe Glukokortikoid-Dosis begünstigt [29]. Die krankheitsmodifizierende Therapie durch Hydroxychloroquin oder Immunsuppressiva sollte schon deshalb Vorrang haben und keinesfalls durch Glukokortikoide ersetzt werden.

Im Falle eines APS ist nach Auftreten thrombembolischer Komplikationen die **Antikoagulation** Therapie der Wahl. Der Nutzen von Quensyl oder Plättchenaggregationshemmern bei der Prophylaxe thrombembolischer Ereignisse wird kontrovers diskutiert. Eine prophylaktische Gabe dieser Substanzen wird derzeit bei SLE-Patienten mit positiven Antikörpern jedoch empfohlen [41, 42]. Das katastrophale Antiphospholipid-Syndrom (CAPS) ist zwar sehr selten, kommt aber als Ursache für ein fulminantes Multiorganversagen in Frage [43]. Außer beim CAPS konnte bisher kein therapeutischer Nutzen einer immunsuppressiven Therapie bei Patienten mit APS nachgewiesen werden [42].

## Immunsuppressiva

Die Anzahl der für den SLE zugelassenen krankheitsmodifizierenden immunsuppressiv wirkenden Medikamente ist derzeit auf 2 begrenzt (**Cyclophosphamid, Azathioprin**). Im Falle eines fehlenden Ansprechens kann seit 2011 zusätzlich **Belimumab** (monoklonaler Antikörper gegen den für die Differenzierung autoreaktiver B-Zellen erforderlichen B-Zell aktivierenden Faktor (BAFF)) eingesetzt werden, welches für klinisch und serologisch aktive Patienten unter ineffektiver Standardtherapie vorgesehen ist. Die mit Belimumab durchgeführten Phase-III-Studien schlossen jedoch eine Teilnahme von Patienten mit schwerer Lupusnephritis oder neuropsychiatrischen Manifestationen aus, daher liegen auch keine Erfahrungen zu einem kombinierten Einsatz mit Cyclophosphamid bei schweren Verlaufsformen des SLEs vor [44, 45].

Die Ergebnisse einer Post-hoc-Analyse der Belimumab-Zulassungsstudien suggerieren einen Nutzen im Hinblick auf die Lupus-Nephritis [46]. Internationale Studien zur Untersuchung des Effektes von Belimumab bei Patienten mit Lupusnephritis wurden inzwischen auf den Weg gebracht (NCT01639339).

Selbst nach Zulassung von Belimumab ist der Anteil der unter Therapie mit zugelassenen Medikamenten refraktären oder von Nebenwirkungen bedrohten Patienten sehr groß, was den breiten Off-label-Einsatz von Medikamenten, wie Mycophenolat Mofetil (MMF) oder Rituximab erforderlich macht [47].

Die von der deutschen Gesellschaft für Rheumatologie (DGRh) herausgegebenen Empfehlungen zum Einsatz von Belimumab besagen, dass das therapeutische Potenzial von Methotrexat und MMF, die für die Therapie des SLEs nicht zugelassen sind, vor einer Therapieumstellung auf Belimumab genutzt werden sollte, da dieses Vorgehen den Bedingungen der Zulassungsstudien entspricht. Leider kann aus der Empfehlung kein Anspruch auf Kostenübernahme durch die Krankenkassen abgeleitet werden, so dass derzeit bei fehlender Verhandlungsbereitschaft der Kostenträger im Einzelfall Belimumab vor MMF zum Einsatz kommt.

Insbesondere **MMF** spielt in der SLE-Therapie weltweit wegen seines im Vergleich mit Cyclophosphamid deutlich günstigeren Nutzen/Risiko-Profils eine große Rolle. Es wird zur **remissionsinduzierenden Therapie** der proliferativen Lupusnephritis und der membranösen Lupusnephritis aufgrund der Ergebnisse mehrerer randomisierter Studien von den Fachgesellschaften (American College of Rheumatology (ACR), Kidney Disease: Improving Global Outcomes (KDIGO) und European League Against Rheumatism, European Renal Association and European Dialysis and Transplant Assiciation (EULAR/ERA-EDTA)) als gleichwertige Therapieoption neben Cyclophosphamid empfohlen [30, 48-52] und zeigte soweit bisher beurteilbar auch bei Patienten mit einer GFR<30ml/min/1,73m$^2$ eine vergleichbar gute Wirksamkeit mit einem sogar schnelleren Wiederanstieg der GFR [53]. In seiner remissionserhaltenden Wirkung ist MMF mit Azathioprin vergleichbar [54, 55] bzw. dem Azathioprin sogar überlegen [56]. Sowohl Azathioprin als auch MMF werden zur **Remissionserhaltung** empfohlen [30, 52], im Gegensatz zu den in früheren Jahren in Ermangelung von Daten in 3-monatigen Abständen durchgeführten Cyclophosphamid-Infusionen, die mit hoher Toxizität, vorzeitiger Menopause und Rezidivneigung verbunden sind [57, 58]. Die remissionserhaltende Therapie mit Azathioprin oder MMF sollte nach aktueller Datenlage 3-5 Jahre durchgeführt werden [30]. Kürzlich publizierte Daten eines deutschen Patientenkollektivs zeigen, dass im Falle eines Kinderwunsches MMF in dieser Zeit durch Azathioprin ersetzt werden kann, ohne dass eine hohe Schubrate nach Umstellung der Therapie, in der Schwangerschaft oder post partum beobachtet wird [59]. Die Ergebnisse der randomisierten Lupusnephritis-Studien legen außerdem nahe, dass MMF auch im Falle extrarenaler Manifestationen remissionsinduzierend und -erhaltend wirkt [60].

Der Einsatz **B-Zell-depletierender monoklonaler Antikörper** wie Rituximab oder Ocrelizumab in Kombination mit Glukokortikoiden und MMF wurde in kontrollierten randomisierten Studien bei Patienten mit (LUNAR und BELONG) und ohne (EXPLORER) aktive Lupusnephritis (Klasse III, IV) untersucht. Die Kombination von MMF und B-Zell-Depletion war dem alleinigen Einsatz von MMF in keiner der Studien überlegen [61, 62]. Der Nutzen einer Kombination von Cyclophosphamid mit B-Zell-depletierenden Antikörpern, die in der Praxis im Falle therapierefraktärer Verläufe häufig eingesetzt wird, war mit Ausnahme von BELONG leider nicht Gegenstand kontrollierter randomisierter Studien. Fallserien und Registerdaten sprechen für die Effektivität von Rituximab bei der Therapie von Patienten mit refraktärer Lupusnephritis, schwerwiegenden hämatologischen oder neuropsychiatrischen Manifestationen und Arthritis [47]. Die Auswertung von Registerdaten trägt zur Identifizierung der Biomarker, die ein Ansprechen auf Rituximab voraussagen, bei. So scheint beispielsweise bei Patienten mit Lupus-

**Tab. 2:** Neue Therapieansätze für die Lupusnephritis

| | Studien* | Wirkmechanismus |
|---|---|---|
| **Multi-Target-Therapie** | | |
| MMF+ Tac/CsA | NCT00298506 NCT00876616 NCT01056237 NCT01299922 | **MMF:** effektive Hemmung der B-Zell-Proliferation und Plasmazellsynthese [65]. Tac/CsA: vorrangig Hemmung der T-Zell-Aktivierung und Proliferation [66] |
| Cyc + Abatacept | NCT00774852 (ACCESS) | **Cyc:** partielle B-Zell-Depletion mit Aussparung nicht proliferierender Gedächtnis-B-Zellen und langlebiger Plasmazellen [67, 68] Abatacept: Hemmung der co-stimulatorisch wirkenden APC(B)-T-Zellinteraktion [69] und ggf. auch des Überlebens langlebiger Plasmazellen [70] |
| **Toleranzinduktion** | | |
| Laquinimod (+MMF) | NCT01085097 | Quinolin-3-Carboxamid mit toleranzinduzierender Wirkung auf das angeborene und erworbene Immunsystem (Abstract 2451, ACR 2012) |
| **Zytokinblockade** | | |
| Sirukumab | NCT01273389 | blockt IL-6 |
| Belimumab | NCT01639339 | blockt BAFF |
| **B-Zell-Depletion** | | |
| Rituximab (RING) | NCT01673295 | bindet CD20, depletiert B-Zellen aber keine Plasmazellen |

\* ClinicalTrials.gov Identifier
Tac = Tacrolimus, CsA = Ciclosporin A, Cyc = Cyclophosphamid, MMF = Mycophenolat Mofetil, IL = Interleukin, BAFF = B-Zell-aktivierender Faktor.

nephritis der histologische Befund ein Ansprechen auf Rituximab vorauszusagen [63]. Insbesondere therapierefraktäre Patienten profitieren von Rituximab. Deshalb wird aktuell durch das Lupus Nephritis Trial Network die Effektivität von Rituximab bei Patienten mit trotz Standardtherapie fortbestehender Proteinurie untersucht (Rituximab for Lupus Nephritis with Remission as a goal (RING) - Trial, NCT01673295).

Auch die Calcineurin-Inhibitoren Ciclosporin und Tacrolimus werden zur Therapie der proliferativen Lupusnephritis ohne Zulassung und auf der Grundlage limitierter Daten eingesetzt [30, 47]. Ciclosporin ist zwar für die Therapie der membranösen Nephritis zugelassen, scheint jedoch als Monotherapie nach eigenen Erfahrungen und Datenlage leider oft nicht in der Lage zu sein, die membranöse Lupusnephritis dauerhaft in Remission zu bringen oder begleitende extrarenale SLE-Manifestationen ausreichend gut zu kontrollieren [64].

Weitere vielversprechende therapeutische Ansätze für Patienten mit Lupusnephritis und deren potenzielle Wirkmechanismen sind in Tabelle 2 aufgelistet.

## Literatur

1. von Boehmer H, Melchers F: Checkpoints in lymphocyte development and autoimmune disease. Nat Immunol 2010, 11(1):14-20.
2. Lorenz HM, Herrmann M, Winkler T, Gaipl U, Kalden JR: Role of apoptosis in autoimmunity. Apoptosis 2000, 5(5):443-449.
3. Melchers I: [Genetic analysis in collagen vascular diseases]. Z Rheumatol 2011, 70(3):192-194, 196-197.
4. Uramoto KM, Michet CJ, Jr., Thumboo J, Sunku J, O'Fallon WM, Gabriel SE: Trends in the incidence and mortality of systemic lupus erythematosus, 1950-1992. Arthritis Rheum 1999, 42(1):46-50.
5. Zink A, Minden K, List SM: Entzündlich rheumatische Erkrankungen. In: Gesundheitsberichterstattung des Bundes. vol. 49. Berlin: RKI; 2010.
6. Meacock R, Dale N, Harrison MJ: The humanistic and economic burden of systemic lupus erythematosus: a systematic review. Pharmacoeconomics 2013, 31(1):49-61.
7. Tan EM, Cohen AS, Fries JF, Masi AT, McShane DJ, Rothfield NF, Schaller JG, Talal N, Winchester RJ: The 1982 revised criteria for the classification of systemic lupus erythematosus. Arthritis Rheum 1982, 25(11):1271-1277.
8. Hochberg MC: Updating the American College of Rheumatology revised criteria for the classification of systemic lupus erythematosus. Arthritis Rheum 1997, 40(9):1725.
9. Petri M, Orbai AM, Alarcon GS, Gordon C, Merrill JT, Fortin PR, Bruce IN, Isenberg D, Wallace DJ, Nived O et al: Derivation and validation of the Systemic Lupus International Collaborating Clinics classification criteria for systemic lupus erythematosus. Arthritis Rheum 2012, 64(8):2677-2686.
10. Hepburn AL, Narat S, Mason JC: The management of peripheral blood cytopenias in systemic lupus erythematosus. Rheumatology (Oxford) 2010, 49(12):2243-2254.

11. Giannouli S, Voulgarelis M, Ziakas PD, Tzioufas AG: Anaemia in systemic lupus erythematosus: from pathophysiology to clinical assessment. Ann Rheum Dis 2006, 65(2):144-148.
12. Pengo V, Ruffatti A, Legnani C, Testa S, Fierro T, Marongiu F, De Micheli V, Gresele P, Tonello M, Ghirarduzzi A et al: Incidence of a first thromboembolic event in asymptomatic carriers of high-risk antiphospholipid antibody profile: a multicenter prospective study. Blood 2011, 118(17):4714-4718.
13. Ruiz-Irastorza G, Crowther M, Branch W, Khamashta MA: Antiphospholipid syndrome. Lancet 2010, 376(9751):1498-1509.
14. Miyakis S, Lockshin MD, Atsumi T, Branch DW, Brey RL, Cervera R, Derksen RH, PG DEG, Koike T, Meroni PL et al: International consensus statement on an update of the classification criteria for definite antiphospholipid syndrome (APS). J Thromb Haemost 2006, 4(2):295-306.
15. Gladman D: Systemic lupus erythematodes: Clinical features. In: Primer on the rheumatic diseases. Edited by Klippel J, Weyand C, RL W, 11 edn. Atlanta: Arthritis foundation; 1997: 267-272.
16. Weening JJ, D'Agati VD, Schwartz MM, Seshan SV, Alpers CE, Appel GB, Balow JE, Bruijn JA, Cook T, Ferrario F et al: The classification of glomerulonephritis in systemic lupus erythematosus revisited. Kidney Int 2004, 65(2):521-530.
17. Wu LH, Yu F, Tan Y, Qu Z, Chen MH, Wang SX, Liu G, Zhao MH: Inclusion of renal vascular lesions in the 2003 ISN/RPS system for classifying lupus nephritis improves renal outcome predictions. Kidney Int 2013.
18. Houssiau FA, Vasconcelos C, D'Cruz D, Sebastiani GD, de Ramon Garrido E, Danieli MG, Abramovicz D, Blockmans D, Mathieu A, Direskeneli H et al: Early response to immunosuppressive therapy predicts good renal outcome in lupus nephritis: lessons from long-term follow-up of patients in the Euro-Lupus Nephritis Trial. Arthritis Rheum 2004, 50(12):3934-3940.
19. Chen YE, Korbet SM, Katz RS, Schwartz MM, Lewis EJ: Value of a complete or partial remission in severe lupus nephritis. Clin J Am Soc Nephrol 2008, 3(1):46-53.
20. Bertsias G, Ioannidis JP, Boletis J, Bombardieri S, Cervera R, Dostal C, Font J, Gilboe IM, Houssiau F, Huizinga T et al: EULAR recommendations for the management of systemic lupus erythematosus. Report of a Task Force of the EULAR Standing Committee for International Clinical Studies Including Therapeutics. Ann Rheum Dis 2008, 67(2):195-205.
21. Mosca M, Tani C, Aringer M, Bombardieri S, Boumpas D, Brey R, Cervera R, Doria A, Jayne D, Khamashta MA et al: European League Against Rheumatism recommendations for monitoring patients with systemic lupus erythematosus in clinical practice and in observational studies. Ann Rheum Dis 2010, 69(7):1269-1274.

22. Kuhn A, Gensch K, Haust M, Meuth AM, Boyer F, Dupuy P, Lehmann P, Metze D, Ruzicka T: Photoprotective effects of a broad-spectrum sunscreen in ultraviolet-induced cutaneous lupus erythematosus: a randomized, vehicle-controlled, double-blind study. J Am Acad Dermatol 2011, 64(1):37-48.
23. Turchin I, Bernatsky S, Clarke AE, St-Pierre Y, Pineau CA: Cigarette smoking and cutaneous damage in systemic lupus erythematosus. J Rheumatol 2009, 36(12):2691-2693.
24. Piette EW, Foering KP, Chang AY, Okawa J, Ten Have TR, Feng R, Werth VP: Impact of smoking in cutaneous lupus erythematosus. Arch Dermatol 2012, 148(3):317-322.
25. Costa MF, Said NR, Zimmermann B: Drug-induced lupus due to anti-tumor necrosis factor alpha agents. Semin Arthritis Rheum 2008, 37(6):381-387.
26. Petri M, Allbritton J: Antibiotic allergy in systemic lupus erythematosus: a case-control study. J Rheumatol 1992, 19(2):265-269.
27. Maezawa R, Kurasawa K, Arai S, Okada H, Owada T, Fukuda T: Positivity for anti-RNP antibody is a risk factor for adverse effects caused by trimethoprim-sulfamethoxazole, a prophylactic agent for P. jiroveci pneumonia, in patients with connective tissue diseases. Mod Rheumatol 2013, 23(1):62-70.
28. Zonzits E, Aberer W, Tappeiner G: Drug eruptions from mesna. After cyclophosphamide treatment of patients with systemic lupus erythematosus and dermatomyositis. Arch Dermatol 1992, 128(1):80-82.
29. Magder LS, Petri M: Incidence of and risk factors for adverse cardiovascular events among patients with systemic lupus erythematosus. Am J Epidemiol 2012, 176(8):708-719.
30. Bertsias GK, Tektonidou M, Amoura Z, Aringer M, Bajema I, Berden JH, Boletis J, Cervera R, Dorner T, Doria A et al: Joint European League Against Rheumatism and European Renal Association-European Dialysis and Transplant Association (EULAR/ERA-EDTA) recommendations for the management of adult and paediatric lupus nephritis. Ann Rheum Dis 2012, 71(11):1771-1782.
31. Petri M, Kim MY, Kalunian KC, Grossman J, Hahn BH, Sammaritano LR, Lockshin M, Merrill JT, Belmont HM, Askanase AD et al: Combined oral contraceptives in women with systemic lupus erythematosus. N Engl J Med 2005, 353(24):2550-2558.
32. Jung H, Bobba R, Su J, Shariati-Sarabi Z, Gladman DD, Urowitz M, Lou W, Fortin PR: The protective effect of antimalarial drugs on thrombovascular events in systemic lupus erythematosus. Arthritis Rheum 2010, 62(3):863-868.
33. Ruiz-Irastorza G, Ramos-Casals M, Brito-Zeron P, Khamashta MA: Clinical efficacy and side effects of antimalarials in systemic lupus erythematosus: a systematic review. Ann Rheum Dis 2010, 69(1):20-28.

34. Penn SK, Kao AH, Schott LL, Elliott JR, Toledo FG, Kuller L, Manzi S, Wasko MC: Hydroxychloroquine and glycemia in women with rheumatoid arthritis and systemic lupus erythematosus. J Rheumatol 2010, 37(6):1136-1142.
35. Ruiz-Irastorza G, Olivares N, Ruiz-Arruza I, Martinez-Berriotxoa A, Egurbide MV, Aguirre C: Predictors of major infections in systemic lupus erythematosus. Arthritis Res Ther 2009, 11(4):R109.
36. Tsakonas E, Joseph L, Esdaile JM, Choquette D, Senecal JL, Cividino A, Danoff D, Osterland CK, Yeadon C, Smith CD: A long-term study of hydroxychloroquine withdrawal on exacerbations in systemic lupus erythematosus. The Canadian Hydroxychloroquine Study Group. Lupus 1998, 7(2):80-85.
37. Shinjo SK, Bonfa E, Wojdyla D, Borba EF, Ramirez LA, Scherbarth HR, Brenol JC, Chacon-Diaz R, Neira OJ, Berbotto GA et al: Antimalarial treatment may have a time-dependent effect on lupus survival: data from a multinational Latin American inception cohort. Arthritis Rheum 2010, 62(3):855-862.
38. Clowse ME, Magder L, Witter F, Petri M: Hydroxychloroquine in lupus pregnancy. Arthritis Rheum 2006, 54(11):3640-3647.
39. Izmirly PM, Kim MY, Llanos C, Le PU, Guerra MM, Askanase AD, Salmon JE, Buyon JP: Evaluation of the risk of anti-SSA/Ro-SSB/La antibody-associated cardiac manifestations of neonatal lupus in fetuses of mothers with systemic lupus erythematosus exposed to hydroxychloroquine. Ann Rheum Dis 2010, 69(10):1827-1830.
40. Drugs Co, Pediatrics AAo: The transfer of drugs and other chemicals into human milk. Pediatrics 1994, 93:13750.
41. Ruiz-Irastorza G, Cuadrado MJ, Ruiz-Arruza I, Brey R, Crowther M, Derksen R, Erkan D, Krilis S, Machin S, Pengo V et al: Evidence-based recommendations for the prevention and long-term management of thrombosis in antiphospholipid antibody-positive patients: report of a task force at the 13th International Congress on antiphospholipid antibodies. Lupus 2011, 20(2):206-218.
42. Pengo V: APS-controversies in diagnosis and management, critical overview of current guidelines. Thromb Res 2011, 127 Suppl 3:S51-52.
43. Asherson RA, Cervera R, de Groot PG, Erkan D, Boffa MC, Piette JC, Khamashta MA, Shoenfeld Y: Catastrophic antiphospholipid syndrome: international consensus statement on classification criteria and treatment guidelines. Lupus 2003, 12(7):530-534.
44. Furie R, Petri M, Zamani O, Cervera R, Wallace DJ, Tegzova D, Sanchez-Guerrero J, Schwarting A, Merrill JT, Chatham WW et al: A phase III, randomized, placebo-controlled study of belimumab, a monoclonal antibody that inhibits B lymphocyte stimulator, in patients with systemic lupus erythematosus. Arthritis Rheum 2011, 63(12):3918-3930.

45. Manzi S, Sanchez-Guerrero J, Merrill JT, Furie R, Gladman D, Navarra SV, Ginzler EM, D'Cruz DP, Doria A, Cooper S et al: Effects of belimumab, a B lymphocyte stimulator-specific inhibitor, on disease activity across multiple organ domains in patients with systemic lupus erythematosus: combined results from two phase III trials. Ann Rheum Dis 2012, 71(11):1833-1838.
46. Dooley MA, Houssiau F, Aranow C, D'Cruz DP, Askanase A, Roth DA, Zhong ZJ, Cooper S, Freimuth WW, Ginzler EM: Effect of belimumab treatment on renal outcomes: results from the phase 3 belimumab clinical trials in patients with SLE. Lupus 2013, 22(1):63-72.
47. Aringer M, Burkhardt H, Burmester GR, Fischer-Betz R, Fleck M, Graninger W, Hiepe F, Jacobi AM, Kotter I, Lakomek HJ et al: Current state of evidence on "off label" therapeutic options for systemic lupus erythematosus, including biological immunosuppressive agents, in Germany, Austria, and Switzerland - a consensus report. Lupus 2011.
48. Chan TM, Li FK, Tang CS, Wong RW, Fang GX, Ji YL, Lau CS, Wong AK, Tong MK, Chan KW et al: Efficacy of mycophenolate mofetil in patients with diffuse proliferative lupus nephritis. Hong Kong-Guangzhou Nephrology Study Group. N Engl J Med 2000, 343(16):1156-1162.
49. Ginzler EM, Dooley MA, Aranow C, Kim MY, Buyon J, Merrill JT, Petri M, Gilkeson GS, Wallace DJ, Weisman MH et al: Mycophenolate mofetil or intravenous cyclophosphamide for lupus nephritis. N Engl J Med 2005, 353(21):2219-2228.
50. Appel GB, Contreras G, Dooley MA, Ginzler EM, Isenberg D, Jayne D, Li LS, Mysler E, Sanchez-Guerrero J, Solomons N et al: Mycophenolate mofetil versus cyclophosphamide for induction treatment of lupus nephritis. J Am Soc Nephrol 2009, 20(5):1103-1112.
51. Radhakrishnan J, Moutzouris DA, Ginzler EM, Solomons N, Siempos, II, Appel GB: Mycophenolate mofetil and intravenous cyclophosphamide are similar as induction therapy for class V lupus nephritis. Kidney Int 2010, 77(2):152-160.
52. Hahn BH, McMahon MA, Wilkinson A, Wallace WD, Daikh DI, Fitzgerald JD, Karpouzas GA, Merrill JT, Wallace DJ, Yazdany J et al: American College of Rheumatology guidelines for screening, treatment, and management of lupus nephritis. Arthritis Care Res (Hoboken) 2012, 64(6):797-808.
53. Walsh M, Solomons N, Lisk L, Jayne DR: Mycophenolate Mofetil or Intravenous Cyclophosphamide for Lupus Nephritis With Poor Kidney Function: A Subgroup Analysis of the Aspreva Lupus Management Study. Am J Kidney Dis 2013.
54. Houssiau FA, D'Cruz D, Sangle S, Remy P, Vasconcelos C, Petrovic R, Fiehn C, de Ramon Garrido E, Gilboe IM, Tektonidou M et al: Azathioprine versus mycophenolate mofetil for long-term immunosuppression in lupus nephritis: results from the MAINTAIN Nephritis Trial. Ann Rheum Dis 2010, 69(12):2083-2089.

55. Stoenoiu MS, Aydin S, Tektonidou M, Ravelingien I, le Guern V, Fiehn C, Remy P, Delahousse M, Petera P, Quemeneur T et al: Repeat kidney biopsies fail to detect differences between azathioprine and mycophenolate mofetil maintenance therapy for lupus nephritis: data from the MAINTAIN Nephritis Trial. Nephrol Dial Transplant 2012, 27(5):1924-1930.
56. Dooley MA, Jayne D, Ginzler EM, Isenberg D, Olsen NJ, Wofsy D, Eitner F, Appel GB, Contreras G, Lisk L et al: Mycophenolate versus azathioprine as maintenance therapy for lupus nephritis. N Engl J Med 2011, 365(20):1886-1895.
57. Contreras G, Pardo V, Leclercq B, Lenz O, Tozman E, O'Nan P, Roth D: Sequential therapies for proliferative lupus nephritis. N Engl J Med 2004, 350(10):971-980.
58. Moore RA, Derry S: Systematic review and meta-analysis of randomised trials and cohort studies of mycophenolate mofetil in lupus nephritis. Arthritis Res Ther 2006, 8(6):R182.
59. Fischer-Betz R, Specker C, Brinks R, Aringer M, Schneider M: Low risk of renal flares and negative outcomes in women with lupus nephritis conceiving after switching from mycophenolate mofetil to azathioprine. Rheumatology (Oxford) 2013.
60. Ginzler EM, Wofsy D, Isenberg D, Gordon C, Lisk L, Dooley MA: Nonrenal disease activity following mycophenolate mofetil or intravenous cyclophosphamide as induction treatment for lupus nephritis: findings in a multicenter, prospective, randomized, open-label, parallel-group clinical trial. Arthritis Rheum 2010, 62(1):211-221.
61. Rovin BH, Furie R, Latinis K, Looney RJ, Fervenza FC, Sanchez-Guerrero J, Maciuca R, Zhang D, Garg JP, Brunetta P et al: Efficacy and safety of rituximab in patients with active proliferative lupus nephritis: The lupus nephritis assessment with rituximab (LUNAR) study. Arthritis Rheum 2012.
62. Merrill J, Buyon J, Furie R, Latinis K, Gordon C, Hsieh HJ, Brunetta P: Assessment of flares in lupus patients enrolled in a phase II/III study of rituximab (EXPLORER). Lupus 2011, 20(7):709-716.
63. Diaz-Lagares C, Croca S, Sangle S, Vital EM, Catapano F, Martinez-Berriotxoa A, Garcia-Hernandez F, Callejas-Rubio JL, Rascon J, D'Cruz D et al: Efficacy of rituximab in 164 patients with biopsy-proven lupus nephritis: Pooled data from European cohorts. Autoimmun Rev 2011.
64. Austin HA, 3rd, Illei GG, Braun MJ, Balow JE: Randomized, controlled trial of prednisone, cyclophosphamide, and cyclosporine in lupus membranous nephropathy. J Am Soc Nephrol 2009, 20(4):901-911.
65. Eickenberg S, Mickholz E, Jung E, Nofer JR, Pavenstadt HJ, Jacobi AM: Mycophenolic acid counteracts B cell proliferation and plasmablast formation in patients with systemic lupus erythematosus. Arthritis Res Ther 2012, 14(3):R110.

66. Kyttaris VC, Zhang Z, Kampagianni O, Tsokos GC: Calcium signaling in systemic lupus erythematosus T cells: a treatment target. Arthritis Rheum 2011, 63(7):2058-2066.
67. Hoyer BF, Moser K, Hauser AE, Peddinghaus A, Voigt C, Eilat D, Radbruch A, Hiepe F, Manz RA: Short-lived plasmablasts and long-lived plasma cells contribute to chronic humoral autoimmunity in NZB/W mice. J Exp Med 2004, 199(11):1577-1584.
68. Dorner T, Jacobi AM, Lipsky PE: B cells in autoimmunity. Arthritis Res Ther 2009, 11(5):247.
69. Linsley PS, Wallace PM, Johnson J, Gibson MG, Greene JL, Ledbetter JA, Singh C, Tepper MA: Immunosuppression in vivo by a soluble form of the CTLA-4 T cell activation molecule. Science 1992, 257(5071):792-795.
70. Rozanski CH, Arens R, Carlson LM, Nair J, Boise LH, Chanan-Khan AA, Schoenberger SP, Lee KP: Sustained antibody responses depend on CD28 function in bone marrow-resident plasma cells. J Exp Med 2011, 208(7):1435-1446.

# ANCA-assoziierte Vaskulitiden

*Kirsten de Groot*

### Einleitung

ANCA-assoziierte Vaskulitiden (AAV) bezeichnen eine Gruppe primärer systemischer Kleingefäßvaskulitiden, die mit antineutrophilen cytoplasmatischen Antikörpern assoziiert sind. Gemäß der neuen Nomenklatur mit dem Ziel der Vermeidung von Eponymen, umfassen sie die Granulomatose mit Polyangiitis (GPA[1], früher Wegener'sche Granulomatose), die mikroskopische Polyangiitis (MPA) sowie die eosinophile Granulomatose mit Polyangiitis (EGPA, früher Churg Strauss Syndrom). In der aktuell revidierten Chapel Hill Definition der Vaskulitiden wird die Assoziation mit ANCA in die Definition der ANCA-assoziierten Vaskultiden erstmals aufgenommen[2].

Bei gleichbleibender Inzidenz ist die Prävalenz von Patienten mit ANCA-assoziierten Vaskulitiden in den letzten 10 Jahren deutlich gestiegen, die der GPA hat sich verdoppelt [3]. Dies ist das Resultat einer frühzeitigeren Diagnostik sowie einer Stadien-adaptierten Therapie, die zum verbesserten Überleben der Patienten führt [4] [5].

### Pathogenese

Obwohl die ANCA als Autoantikörper in der Pathogenese der Erkrankungen wahrscheinlich eine wichtige Rolle spielen, werden in Gewebebiopsien von Patienten mit AAV wenig oder keine Immunkomplexe nachgewiesen, was den Namen „pauci-immune" Vaskulitiden /Glomerulonephritiden geprägt hat [6]. In vitro Studien haben gezeigt, dass ANCA aktivierte neutrophile Granulozyten stimulieren, reaktive Sauerstoffradikale zu produzieren, zu degranulieren und dabei proteolytische Enzyme freizusetzen [7]. Dies führt zu Gefäßwandschäden mit Einwanderung von Entzündungszellen und damit dem Bild der nekrotisierenden Vaskulitis.

In den letzten Jahren wurde durch knock-out Experimente aufgezeigt, dass der alternative Weg der Komplementaktivierung in der Pathogenese eine Rolle spielt, da Mäuse mit knockout für Faktor C5 und Faktor B bzw. C5a Rezeptor vor der Entstehung einer Vaskulitis bzw. Glomerulonephritis geschützt sind [8, 9]. Dies eröffnet Potential für therapeutische Überlegungen mittels Einsatzes von therapeutischen Antikörpern gegen Faktoren des alternativen Komplementweges.

Anhand von Familienuntersuchungen zeigt sich, dass es eine genetische Suszeptibilität geben muss, da das Erkrankungsrisiko, z.B. für die WG für einen Verwandten 1. Grades eines betroffenen Patienten bei 1,56 liegt [10]. Mögliche genetische Polymorphismen, die für dieses Phänomen verantwortlich zu machen sein könnten, umfassen Proteine, die in der Immunantwort eine Rolle spielen wie HLA-Antigene, PTPN22, CTLA4 [11].

Eine genomweite Assoziationsstudie an zwei Kohorten mit 1233 und 1454 nordeuropäischen AASV-Patienten und mit über 6858 Kontrollen konnte klar zeigen, dass die Pathogenese der AAV genetische Determinanten aufweist und distinkte genetische Unterschiede zwischen GPA und MPA bestehen [12]. HLA-DP wurde als stärkster genetischer Risikofaktor für die GPA bestätigt, ebenso wie der Polymorphismus des $\alpha$1 Antitrypsin-Gens (A1AT), dessen Genprodukt das ANCA-Zielantigen Proteinase 3 antagonisiert. Zudem konnte erstmals eine Mutation im Proteinase 3 Gen *(PRTN3)* als Risikokandidat für PR3 ANCA-positive Vaskulitiden identifiziert werden. Für die MPA konnte lediglich HLA DQ als Risikogen identifiziert werden. Interessanterweise bestand eine stärkere Assoziation zwischen den genannten Genen und PR3- bzw. MPO-ANCA als den assoziierten klinischen Entitäten. Darüber hinaus sind kürzlich epigenetische Veränderungen der beim Gesunden abgeschalteten Transkription der ANCA-Antigene Proteinase 3 (PR3) und Myeloperoxidase (MPO) beschrieben worden. Dies bewirkt, dass die Methylierung der Histone der PR3 und MPO Gene gestört und die hierdurch herbeigeführte epigenetische Abschaltung dieser Gene beeinträchtigt ist, was geeignet wäre, die inadäquate Expression der ANCA-Zielantigene bei AAV zu erklären [13].

Aktuelle Experimente konnten zudem klären, dass für die PR3-ANCA-induzierte Signaltransduktion und konsekutive Zellaktivierung die Bindung von auf der Zelloberfläche exprimiertem PR3 an Neutrophil-Antigen B1 (NB1) sowie die Kolokalisierung zum transmembranösen Protein ß2-Integrin Mac 1 (CD11b/18) im Sinne eines Signalkomplexes wichtig sind [14].

Eine weitere Effektorfunktion ANCA-aktivierter Granulozyten, die die Gewebeschäden durch Neutrophilendegranulation augmentieren und die Immunogenität der ANCA-Antigene steigern können, wurde kürzlich entdeckt. Es wurde gezeigt, dass ANCA-aktivierte Granulozyten neutrophil extracellular traps (NETs) induzieren, ein Geflecht aus neutrophilen Granulaproteinen und Chromatinfäden, welches sowohl im Serum als auch im Gewebe von Patienten mit AAV nachgewiesen werden konnten [15].

Darüber hinaus ist gezeigt worden, dass der Serumspiegel des High mobility group box 1 (HMGB1), eines nukleären Nicht-Histon-Proteins, welches bei Zellnekrose und spät im Verlauf der Zellapoptose freigesetzt wird, WG von MPA und aktive von inaktiver WG zu diskriminieren vermag [16].

Neben den „klassischen", oben beschriebenen ANCA-Antigenen, die ausschließlich in neutrophilen Granulozyten und Monozyten vorkommen, wurde kürzlich ein neues Antigen, LAMP2 entdeckt, welches zusätzlich auf Endothelzellen exprimiert wird [17]. Es besteht eine ausgeprägte Homologie zwischen diesem Protein und dem Fimbrienprotein FimH gram-negativer Bakterien. In der Ratte konnte durch Immunisierung mit FimH LAMP-ANCA induziert werden, und die Tiere entwickelten eine pauci-immune fokale nekrotisierende extrakapillär proliferierende GN [17]. Die Bedeutung dieser Befunde [18] ist vor dem Hintergrund der fehlenden Bestätigung durch andere Arbeitsgruppen noch unklar [19].

Regulationsstörungen in den Lymphozytensubsets sind nur partiell verstanden. B-Lymphozyten wird eine pathogenetische Rolle zugeschrieben, da histologisch in betroffenen Geweben nachweisbar und aufgrund des überzeugenden therapeutischen Effektes des anti-B-Zell-Antikörpers Rituximab (s.u.). Bei den T-Zellen wird eine Dysbalance im Sinne einer Reduktion der Zahl und/oder Funktion der regulatorischen T-Zellen diskutiert.

Umwelteinflüsse, wie z.B. eine Silikatexposition sowie die Einnahme von Medikamenten (z.B. Propylthiouracil) können die Entstehung einer MPO-ANCA-assoziierten Vaskulitis begünstigen [20].

Tab. 1: Randomisierte kontrollierte Therapiestudien zur Remissionsinduktion bei AAV

| Studie (Patientenzahl) | Einschluss | Therapiearm vs Kontrollarm | 1° Endpunkt | Resultat |
|---|---|---|---|---|
| CYCLOPS [21] (n = 149) | neu GPA, MPA, RL renal, Krea. <5,5 mg/dl | CYC Pulse 15 mg/kg KG vs. CYC tgl. p.o. 2 mg/kg | Zeit bis Remission | Cyc Puls = Cyc tgl. p.o. weniger Leukopenie |
| CHUSPAN [48] (n = 65) | $PAN_{(n=18)}$, $MPA_{(n=47)}$ schlechte Prognose | CYC Puls 6 Monate vs. CYC Puls 12 Monate | Rezidiv/Tod | |
| NORAM [22] (n = 100) | neu GPA, MPA systemisch Krea <1,7 mg/dl | MTX 0,3 mg/kg vs. CYC p.o. | Eintritt der Remission | ($MTX = CYC_{po}$), MTX schlechter bei DEI >10, mehr / frühe Rezidive |
| MEPEX [24] (n = 137) | neu GPA, MPA RPGN Krea >5,8 | 7 x Plasmapherese (PE) vs. 3 x Methylpred. stöße jeweils + CYC p.o..+ Pred p.o | Renales Überleben | PE besser insgesamt 25% Mortalität! |

CYC = Cyclophosphamid, MTX = Methotrexat, PE Plasmapherese
GPA = Granulomatose mit Polyangiitis (früher M. Wegener), MPA = mikroskopische Polyangiitis, PAN = Panarteriitis nodosa, RL = renal limitierte Vaskulitis

## Therapie

Dank der Tatsache, dass eine Remissionsinduktion bei ca. 90% der Patienten mit AAV mit aktivitäts- und stadienadaptierter Therapie (siehe Tabelle 1) heutzutage gelingt, ist die Lebenserwartung von AAV-Patienten von wenigen Monaten vor der Cyclophosphamid-Ära bis zu einer 10-Jahres-Überlebenswahrscheinlichkeit auf knapp 70% [4] gestiegen. Dennoch beträgt die Mortalitäts-Ratio im ersten Behandlungsjahr 2,6 und in den Folgejahren 1,3 gegenüber einer alters- und geschlechtsgemachten gesunden Kohorte [4]. Eine Analyse der unerwünschten Ereignisse, die während des ersten Behandlungsjahres in den ersten 4 EUVAS-Studien [21-24] auftraten, zeigte eine 1-Jahres-Mortalität von 11%, wobei ein Todesfall durch aktive Vaskulitis dreimal seltener eintrat als durch Infektionen oder kardiovaskuläre Ursachen [25]. Dies bedeutet, dass die Gefahr besteht, Patienten, zumindest im 1. Behandlungsjahr, übermäßig zu immunsupprimieren. Als Prädiktoren der Mortalität im 1. Behandlungsjahr haben sich Alter > 65 Jahre, GFR < 15 ml/min und ein

BVAS score > 15 („Birmingham vasculitis activity score") erwiesen [25].

Der Anteil der Patienten, die bei Erstdiagnose das 60. Lebensjahr überschritten haben, liegt bei ca. einem Drittel der Patienten [26], v.a. wenn es sich um eine isolierte ANCA-assoziierte Glomerulonephritis ohne andere systemische Vaskulitismanifestationen handelt.

Ziel zukünftiger Studien ist es weiterhin, die Immunsuppression nicht nur an Krankheitsstadium und -ausdehnung, sondern auch an Alter und Komorbidität (z.B. Nierenfunktion) anzupassen.

## Langzeitverlaufsdaten von Therapiestudien zur Remissionsinduktion der Europäischen Vaskulitisarbeitsgruppe EUVAS

Mittlerweile liegen Langzeitverlaufsdaten der ersten prospektiven, randomisierten, kontrollierten EUVAS-Studien vor.

In der CYCLOPS Studie [21] (Puls vs tgl. orale Cyclophosphamidgabe) wurde kein signifikanter Unterschied in Remissions- und Rezidivrate, Todesfällen und unerwünschten Ereignissen zwischen einer 2-3-wöchentlichen an Alter und Nierenfunktion angepassten Cyclophosphamid-Pulstherapie und einer täglich oralen Dauertherapie beobachtet. Nun liegen Verlaufsdaten (durch Versendung von standardisierten Fragebögen an die behandelnden Zentren) einer Nachbeobachtung von 4,3 Jahren (Median) vor, wobei die Patienten nach Monat 18 (Ende des Originalstudienprotokolls) nicht mehr nach einem einheitlichen Protokoll behandelt wurden. Hier zeigen sich mehr als doppelt so viele Rezidive im Cyclophosphamid-Pulsarm im Vergleich zur Patientengruppe mit täglicher oraler Cyclophosphamid-Dauertherapie. Dieses Phänomen hatte jedoch keinen Einfluss auf Mortalität und Rate an terminalen Nierenversagen [27].

In der MEPEX-Studie wurde bei Patienten mit ANCA-assoziierter rapid progressiver Glomerulonephritis und drohender Dialysepflichtigkeit der Einfluss additiver Plasmaaustauschbehandlungen (PE) vs. Methylprednisolonstöße zusätzlich zu einer täglichen oralen Cyclophosphamid-Dauertherapie auf das Dialyse-unabhängige renale Überleben geprüft. Der am Studienende nach 12 Monaten signifikante positive Effekt der Plasmapherese auf die Zahl der Dialyse-unabhängigen Patienten war nach einer medianen Nachbeobachtung von vier Jahren nicht mehr nachweisbar. Ebenso wenig ergaben sich signifikante positive Auswirkungen dieses Regimes auf Mortalitäts- oder Rezidivraten (Berden, A. et al., 2013 im Druck). Die Frage, ob bessere Ergebnisse mit dem früheren Einsatz von Plasmaaustauschbehandlungen erzielt werden könnten, versucht eine weltweite Studie (PEXIVAS) zu beantworten, bei der Plasmapherese bereits ab einer GFR ≤50 ml/min und auch bei alveolärer Hämorrhagie eingesetzt wird und dessen potentieller Steroid einsparender Effekt mit untersucht werden soll [28].

Da heute aufgrund der Nebenwirkungsträchtigkeit die tägliche orale Cyclophosphamiddauertherapie zugunsten einer unkomplizierteren i.v. Cyclophosphamidpulstherapie nur noch selten eingesetzt wird, stellt sich die Frage, ob zur Therapie der RPGN-Plasmaaustausch mit Cyclophosphamidpulstherapie ebenso wirksam ist wie Plasmaaustauch in Kombination mit oraler Cyclophosphamiddauertherapie. In einer retrospektiven Untersuchung haben Pepper et al. die Therapie einer AAV mit RPGN Plasmapherese und Cyclophosphamidpulsen verglichen mit den Patienten im Plasmapheresearm der MEPEX-Studie, die zusätzlich täglich oral Cyclophosphamid erhielten [29]. In der Pulstherapiegruppe war das Gesamtüberleben nach 1 Jahr signifikant besser als im Plasmapheresearm der MEPX Studie unter tgl. oralem Cyclophosphamid, in beiden Therapiegruppen blieb ein Drittel der überlebenden Patienten dialysepflichtig, die mediane GFR der Dialyse-unabhängigen Patienten unterschied sich nicht zwischen den beiden Therapieregimen.

## Remissionsinduktion mit Rituximab

Eine weitere Option, Cyclophosphamid einzusparen, liegt im Einsatz von Biologika.

Der anti-CD20-Antikörper Rituximab hat sich zur Remissionsinduktion bei Serien von therapierefraktären Patienten mit AAV überwiegend als wirksam gezeigt [30]. Es liegen nun Ergebnisse zweier randomisierter kontrollierter Studien vor, die Rituximab vs. Cyclophosphamid zur Remissionsinduktion verglichen haben (Tabelle 2): In der (n=44 Patienten) europäischen Studie RITUXVAS [31] wurden Patienten mit aktiver, neu diagnostizierter AAV und Glomerulonephritis (mittlere eGFR 16 ml/min) 3:1 randomisiert einer Therapie mit Rituximab 4 x 375 mg/m² KÖF plus ein bis zwei Cyclophosphamidstößen zugewiesen oder einer konventionellen Cyclophosphamid-Pulstherapie nach dem Schema der CYCLOPS Studie (s.o.). Beide Behandlungsgruppen erhielten das gleiche Prednisolonregime in absteigender Dosis beginnend mit 1 mg/kg KG. Primärer

**Tab. 2:** Charakteristika der beiden kontrollierten Studien zum Einsatz von Rituximab zur Remissionsinduktion bei ANCA-assoziierten Vaskulitiden

|  | RAVE Stone et al, NEJM, 2010 [30] | | RITUXVAS Jones et al, NEJM, 2010 [29] | |
| --- | --- | --- | --- | --- |
|  | Rituximab | Cyc | Rituximab | Cyc |
| Studienart | Randomisiert, kontrolliert, doppelblind | | Randomisiert, kontrolliert, offen | |
| Patienten, n= | 99 | 98 | 33 | 11 |
| Einschluss | ED (49%) & Serumkreatinin max 4 mg/dl | Rezidiv (51%) | ED, mit GN | |
| Alter (J) | 54 | 51 | 68 | 67 |
| GFR (ml/min)* | 54 | 69 | 20 | 12 |
| BVAS | 8,5 | 8,2 | 19 | 18 |
| Induktionstherapie | 4 x 375mg/m$^2$ 3 x 1 g MePred | 2 mg/kg tgl. p.o. 3 x1 g MePred | 4 x 375mg/m$^2$ + 2 x Cyc Puls (15 mg/kg KG) | 15 mg / kg i.v. alle 3 Wo |
| Erhaltungstherapie |  | Azathioprin (2 mg/kg/d) |  | Azathioprin (2 mg/kg/d) |
| Prednisolon | Start mit 1 mg/kg, Mo 5: GC Stop | | Start mit 1 mg /kg, Mo 6: 5 mg/d | |
| Berichtetes „Follow-up" | 6 Monate | | 12 Monate | |

\* nur 52 % der Patienten hatten eine renale Manifestation
Abkürzungen: ED = Erstdiagnose, BVAS = Birmingham vasculitis activity index, MePred = Methylprednisolon, GC = Glucocorticoide

Studienendpunkt war die Rate anhaltenderer Remissionen, d.h. BVAS (Birmingham Vasculitis Activity Index = 0) für ≥ 6 Monate. Bei Studienbeginn waren 8 Patienten dialysepflichtig, davon 8 im Rituximabarm, die mediane eGFR bei Studienbeginn lag bei 16 ml/min.

In der US-amerikanischen Studie RAVE [32] wurden 197 Patienten mit aktiver AAV bei Erstdiagnose oder Rezidiv 1:1 randomisiert, entweder eine Therapie mit Rituximab wie in der o.g. Studie + drei Methylprednisolonpulse zu erhalten oder eine täglich orale Cyclophosphamid-Dauertherapie, jeweils mit einem Prednisolonregime in absteigender Dosis. Die Patienten wiesen, gemessen am BVAS (Birmingham Vasculitis Activity Index), eine deutlich geringere Krankheitsaktivität bei Studienbeginn auf (8 vs. 18,5) auf und nur 50 % der Patienten hatten eine Nierenbeteiligung, die mittlere GFR lag entsprechend mit 54 ml/min im Rituximab-Arm und 69 ml/min im Cyclophosphamidarm erheblich höher als in der erstgenannten Studie. Der primäre Endpunkt lag in der Remissionsrate nach 6

Monaten bei gleichzeitiger Steroidfreiheit am Ende von Monat 5. Die remissionserhaltende Therapie bestand in beiden Studien aus Azathioprin im Cyclophosphamidarm (mit begleitendem Prednisolon in RITUXVAS und ohne Prednisolon in RAVE), der Rituximabarm verblieb jeweils ohne Immunsuppressivum, in der RITUXVAS Studie wurde eine protokollisierte Prednisolondosis ≤ 5 mg/d weitergeführt.

In beiden Studien war das Ziel, die sog. „Nicht-Unterlegenheit" der Rituximabtherapie nachzuweisen auch erreicht. Von der RAVE Studie mit einer Beobachtungszeit von 18 Monaten sind allerdings erst die Daten der ersten sechs Monate publiziert.

In beiden Studien gab es keine statistisch signifikanten Unterschiede bzgl. Mortalität, dem Auftreten von Infektionen, terminalen Nierenversagen oder Rezidiven. Karzinome wurden in beiden Studien beobachtet, 2 vs 0 (RITUXVAS Rituximab vs Cyclophosphamid) und 7 vs 2 (RAVE Rituximab vs Cyclophosphamid), dieser Unterschied war statistisch nicht signifikant.

Aufgrund der Ergebnisse dieser beiden Studien wurde Rituximab im „orphan drug status" (spezieller Zulassungsmodus für Arzneimittel für seltene Erkrankungen) als „first-line" Therapie ANCA-assoziierter Vaskulitiden in den USA im Frühjahr 2011 zugelassen. Eine Zulassung wird in Europa für 2013 erwartet. Aus Sicht europäischer Experten sollte eine Induktionstherapie mit Rituximab zunächst Patienten mit Kontraindikationen für Cyclophosphamid, Krankheitsprogress unter Cyclophosphamid oder rezidivierenden Verläufen vorbehalten werden, insbesondere da eine Überlegenheit von Rituximab gegenüber Cyclophosphamid bezüglich Wirksamkeit oder Sicherheitsprofil nicht gezeigt werden konnte und Verlaufsdaten jenseits von 18 Monaten Behandlungsdauer mit Rituximab nicht an größeren Patientenzahlen vorliegen.

## Remissionserhaltende Therapie

Nach Remissionsinduktion mit Cyclophosphamid gilt Azathioprin als Goldstandard für eine nachfolgende remissionserhaltende Therapie. Alle etwa äquipotenten Immunsuppressiva (Methotrexat (cave Kumulation bei GFR < 50 ml/min), Leflunomid, Mycophenolat Mofetil) sind mittlerweile in randomisierten kontrollierten Studien getestet worden und sind dem Azathioprin bestenfalls ebenbürtig. Unter Mycophenolat als remissionserhaltende Therapie hat sich eine höhere Rezidivrate als unter Azathioprin gezeigt [33] (Tabelle 3).

**Tab. 3:** *Randomisierte kontrollierte Therapiestudien zur Remissionserhaltung bei AAV*

| Studie (Patientenzahl) | Einschluss | Therapiearm vs Kontrollarm | 1° Endpunkt | Resultat |
|---|---|---|---|---|
| CYCAZAREM [19] (n = 144) | GPA, MPA, RL renal / vital Organ | CYC 1,5 mg/kg p.o. vs Aza 2 mg/kg p.o. | Rezidiv (major, minor) | AZA = $CYC_{po}$ |
| IMPROVE [31] (n = 156) | neu GPA, MPA | MMF vs Aza | Zeit ohne Rezidiv | MMF schlechter |
| WEGENT [37] (n = 126) | GPA, MPA renal / multi Organ | MTX vs. Aza | UAW (Med. Abbruch, Tod) | MTX = AZA UAW MTX tendenziell schlechter |
| LEM [38] (n = 54) | GPA generalisiert, Krea ≤ 1,3 | Leflunomid 30mg/d vs MTX | Rezidiv (major, minor) | LEF besser UAW LEF schlechter |
| WGET [25] (n = 174) | GPA BVAS/WG ≥ 3 | MTX bzw. CYC + Etanercept vs MTX bzw. CYC + Placebo | Remission ≥ 6 Monate | Enbrel = Plazebo 6 (+3) vs 0 solide Tumore |

CYC = Cyclophosphamid, MTX = Methotrexat, Aza = Azathioprin = WG = M. Wegener, MPA = mikroskopische Polyangiitis, RL = renal limitierte Vaskulitis

Die optimale Dauer einer remissionserhaltenden Therapie bleibt mangels guter Daten unklar. Aus den vorhandenen Studien lässt sich ableiten, dass das Rezidivrisiko bei Patienten mit GPA und / oder C/PR3-ANCA, Serumkreatinin < 200 µmol/l und kardiovaskulären Erkrankungen [34] am höchsten ist. Deshalb wird empfohlen, die immunsuppressive Therapie bei Patienten mit diesen Merkmalen mindestens 18 Monate nach Beginn der Induktionstherapie fortzuführen. Inwieweit eine Fortsetzung darüber hinaus sinnvoll ist oder durch die Therapie-assoziierten Nebenwirkungen konterkariert wird, werden die noch ausstehenden Ergebnisse der REMAIN Studie zeigen müssen. Möglicherweise wird man zukünftig die remissionserhaltende Therapie für Patienten mit den o.g. Risikofaktoren für ein Rezidiv anders gestalten als für Patienten, die diese Merkmale nicht aufweisen und damit nicht mehr alle Patienten mit ANCA-assoziierten Vaskulitiden mit einem einheitlichen Protokoll für die Remissionserhaltungsphase behandeln.

Der TNFα Antagonist Etanercept hat sich in einer Placebo-kontrollierten randomisierten Studie additiv zur Standardimmunsuppression als nicht hilfreich für Remissionserhaltung erwiesen [35]. Zusätzlich traten in beiden Behandlungsarmen, auch nach Verlängerung der Beobachtungsdauer auf 43 Monate nach Studienbeginn, gegenüber der alters- und geschlechtskorrigierten Bevölkerung vermehrt solide Malignome auf mit höherer Tendenz unter Etanercept [36], so dass von einer additiven Therapie mit Etancercept in der Remissionsinduktionstherapie abzuraten ist. Für andere TNFα Antagonisten existieren keine kontrollierten Studien. Lediglich Infliximab hat sich in Einzelfällen von refraktärer granulomatöser Manifestation bei der GPA bewährt [37]. Vor Einsatz eines TNFα Antagonisten muss eine Tuberkulose ausgeschlossen werden, da sonst das Risiko einer Reaktivierung mit miliarer Aussaat besteht.

Zur Anwendung von Rituximab als remissionserhaltende Therapie laufen zurzeit mehrere Studien, da Dosis, Applikationsintervall, Begleittherapie und Parameter der Therapiesteuerung (Wiederauftreten von B-Zellen und/oder ANCA im peripheren Blut, Wiederkehr klinischer Symptomatik?) noch unklar sind.
Zwei retrospektive Studien kommen zu unterschiedlichen Konklusionen bzgl. eines remissionserhaltenden Regimes mit Rituximab, hier stehen Ergebnisse aus den USA mit Behandlung bei Wiederkehr der B-Zellen im peripheren Blut oder ANCA-Konversion kontrovers den britischen gegenüber, die bessere Ergebnisse fand, wenn die Patienten ungeachtet der B-Zellzahl und des ANCA-Titers regelmäßig alle 6 Monate mit Rituximab behandelt werden [38, 39].
Momentan laufen zwei Studien, die 2 unterschiedliche Rituximabregime mit der bisherigen Standardremissionserhaltenden Therapie Azathioprin hinsichtlich der Rezidivhäufigkeit vergleichen. Erste Ergebnisse einer der beiden Studien deuten eine Überlegenheit von Rituximab, 1 x 500 mg alle 6 Monate an (Guillevin, American College of Rheumatology, 2012).

## Langzeit-outcome

Das Langzeitüberleben von AAV Patienten hat sich in den letzten 30 Jahren signifikant verbessert [40, 41]. Eine aktuelle Arbeit zeigt bei einem primär von Rheumatologen betreuten Kollektiv (d.h. bei Patienten ohne schwere Nierenfunktionseinschränkung oder Dialyse) eine standardisierte Mortalitätsratio von 1.03, d.h. eine von der alters- und geschlechtsadaptierten Bevölkerung nicht verschiedene Sterblichkeit [5].
Allerdings besteht noch immer eine hohe Rezidivrate [42], die vielleicht gerade Ausdruck der Verringerung der Immunsuppression im Rahmen einer remissionserhaltenden Therapie ist. Insbesondere die granulomatösen Manifestationen, assoziiert mit PR3-/C-ANCA, haben sich als Rezidiv-freudig erwiesen mit hohem Risiko für blei-

bende Organschäden v.a. im Bereich der oberen und unteren Luftwege und der Nieren (GFR-Verlust, Proteinurie) [43]. Hinzu kommen chronische Schäden als Folge der immunsuppressiven Therapie, wie z.B. der Steroid-induzierte Diabetes mellitus [43]. Die Inzidenz maligner Tumoren ist bei Patienten mit AAV gegenüber der Normalbevölkerung um das 1,6-2,4 fache erhöht [44, 45].

## Churg-Strauss Syndrom

In der Pathogenese hypereosinophiler Syndrome, u.a. der EGPA (früher Churg-Strauss-Syndrom), spielt das Interleukin 5 (IL 5) eine entscheidende Rolle in Reifung und Aktivierung eosinophiler Granulozyten. Aktuell wird die therapeutische Wirkung von anti IL5 Antikörpern bei hypereosinophilen Syndromen untersucht, nachdem Interferon $\alpha$, welches u.a. IL 5 herunterreguliert, bei der EGPA bereits eine etablierte Therapieoption darstellt [46]. Moosig et al. haben 10 Patienten mit therapierefraktärer (Prednisolon > 12,5 mg + Cyclophosphamid, Azathioprin oder „low-dose" Methotrexat) EGPA mit Mepolizumab [47], einem rekombinanten anti-IL5-Antikörper behandelt. Der primäre Endpunkt bestand im Erreichen einer Remission (BVAS =0) und der erfolgreichen Senkung der Prednisolondosis unterhalb der Cushingschwelle in der 32. Woche.

## Ausblick

Der „orphan drug track" der Arzneimittelzulassungsbehörden ermöglicht die Zulassung von Medikamenten für seltene Erkrankungen, die bislang fast nur im „off-label" Verfahren mit allen damit verbundenen Schwierigkeiten, auch der Kostenerstattung durch die Krankenkassen, behandelt werden konnten. Aufgrund der um ein Vielfaches kleineren Patientenzahlen und der kurzen Beobachtungsdauer in den Studien für dieses Zulassungsverfahren, werden manche Erkenntnisse über Wirksamkeit und Toxizität erst nach der Markteinführung der so zugelassenen neuen Medikamente zusammengetragen werden können. Hier werden zukünftig Registerdaten eine sehr wichtige Informationsquelle darstellen. In Deutschland und in anderen europäischen Staaten wird in den kommenden Monaten ein Vaskulitisregister eingerichtet werden.

## Literatur:

1. Falk, R.J., Gross, W.L., Guillevin, L., et al., Granulomatosis with polyangiitis (Wegener's): an alternative name for Wegener's granulomatosis. J Am Soc Nephrol, 2011. 22(4): p. 587-8.
2. Jennette, J.C., Falk, R.J., Bacon, P.A., et al., 2012 revised international chapel hill consensus conference nomenclature of vasculitides. Arthritis Rheum, 2013. 65(1): p. 1-11.
3. Watts, R.A., Al-Taiar, A., Scott, D.G., et al., Prevalence and incidence of Wegener's granulomatosis in the UK general practice research database. Arthritis Rheum, 2009. 61(10): p. 1412-6.
4. Flossmann, O., Berden, A., de Groot, K., et al., Long-term patient survival in ANCA-associated vasculitis. Ann Rheum Dis, 2011. 70(3): p. 488-94.
5. Holle, J.U., Gross, W.L., Latza, U., et al., Improved outcome in 445 patients with Wegener's granulomatosis in a German vasculitis center over four decades. Arthritis Rheum, 2011. 63(1): p. 257-66.
6. Jennette, J.C. and Falk, R.J., Small-vessel vasculitis. N Engl J Med, 1997. 337(21): p. 1512-23.
7. Falk, R.J., Terrel, R.S., Charles, L.A., et al., Anti-neutrophil cytoplasmic autoantibodies induce neutrophils to degranulate and produce oxygen radicals in vitro. Proc Natl Acad Sci USA, 1990. 87: p. 4115-4119.
8. Xiao, H., Schreiber, A., Heeringa, P., et al., Alternative complement pathway in the pathogenesis of disease mediated by anti-neutrophil cytoplasmic autoantibodies. Am J Pathol, 2007. 170(1): p. 52-64.
9. Schreiber, A., Xiao, H., Jennette, J.C., et al., C5a receptor mediates neutrophil activation and ANCA-induced glomerulonephritis. J Am Soc Nephrol, 2009. 20(2): p. 289-98.
10. Knight, A., Sandin, S. and Askling, J., Risks and relative risks of Wegener's granulomatosis among close relatives of patients with the disease. Arthritis Rheum, 2008. 58(1): p. 302-7.
11. Willcocks, L.C., Lyons, P.A., Rees, A.J., et al., The contribution of genetic variation and infection to the pathogenesis of ANCA-associated systemic vasculitis. Arthritis Res Ther, 2010. 12(1): p. 202.
12. Lyons, P.A., Rayner, T.F., Trivedi, S., et al., Genetically distinct subsets within ANCA-associated vasculitis. N Engl J Med, 2012. 367(3): p. 214-23.
13. Ciavatta, D.J., Yang, J., Preston, G.A., et al., Epigenetic basis for aberrant upregulation of autoantigen genes in humans with ANCA vasculitis. J Clin Invest, 2010. 120(9): p. 3209-19.
14. Jerke, U., Rolle, S., Dittmar, G., et al., Complement receptor Mac-1 is an adaptor for NB1 (CD177)-mediated PR3-ANCA neutrophil activation. J Biol Chem, 2011. 286(9): p. 7070-81.
15. Kessenbrock, K., Krumbholz, M., Schonermarck, U., et al., Netting neutrophils in autoimmune small-vessel vasculitis. Nat Med, 2009. 15(6): p. 623-5.

16. Wibisono, D., Csernok, E., Lamprecht, P., et al., Serum HMGB1 levels are increased in active Wegener's granulomatosis and differentiate between active forms of ANCA-associated vasculitis. Ann Rheum Dis, 2010. 69(10): p. 1888-9.
17. Kain, R., Exner, M., Brandes, R., et al., Molecular mimicry in pauci-immune focal necrotizing glomerulonephritis. Nat Med, 2008. 14(10): p. 1088-96.
18. Kain, R., Tadema, H., McKinney, E.F., et al., High prevalence of autoantibodies to hLAMP-2 in anti-neutrophil cytoplasmic antibody-associated vasculitis. J Am Soc Nephrol, 2012. 23(3): p. 556-66.
19. Roth, A.J., Brown, M.C., Smith, R.N., et al., Anti-LAMP-2 antibodies are not prevalent in patients with antineutrophil cytoplasmic autoantibody glomerulonephritis. J Am Soc Nephrol, 2012. 23(3): p. 545-55.
20. Ntatsaki, E., Watts, R.A. and Scott, D.G., Epidemiology of ANCA-associated vasculitis. Rheum Dis Clin North Am, 2010. 36(3): p. 447-61.
21. de Groot, K., Harper, L., Jayne, D.R., et al., Pulse versus daily oral cyclophosphamide for induction of remission in antineutrophil cytoplasmic antibody-associated vasculitis: a randomized trial. Ann Intern Med, 2009. 150(10): p. 670-80.
22. de Groot, K., Rasmussen, N., Bacon, P.A., et al., Randomized trial of cyclophosphamide versus methotrexate for induction of remission in early systemic antineutrophil cytoplasmic antibody-associated vasculitis. Arthritis Rheum, 2005. 52(8): p. 2461-9.
23. Jayne, D., Rasmussen, N., Andrassy, K., et al., A randomized trial of maintenance therapy for vasculitis associated with antineutrophil cytoplasmic autoantibodies. N Engl J Med, 2003. 349(1): p. 36-44.
24. Jayne, D.R., Gaskin, G., Rasmussen, N., et al., Randomized trial of plasma exchange or high-dosage methylprednisolone as adjunctive therapy for severe renal vasculitis. J Am Soc Nephrol, 2007. 18(7): p. 2180-8.
25. Little, M.A., Nightingale, P., Verburgh, C.A., et al., Early mortality in systemic vasculitis: relative contribution of adverse events and active vasculitis. Ann Rheum Dis, 2010. 69: p. 1036-1043.
26. Hamour, S.M. and Salama, A.D., ANCA comes of age – but with caveats. Kidney Int, 2011. 79(7): p. 699-701.
27. Harper, L., Morgan, M.D., Walsh, M., et al., Pulse versus daily oral cyclophosphamide for induction of remission in ANCA-associated vasculitis: long-term follow-up. Ann Rheum Dis, 2012. 71(6): p. 955-60.
28. Casian, A. and Jayne, D., Plasma exchange in the treatment of Wegener's granulomatosis, microscopic polyangiitis, Churg-Strauss syndrome and renal limited vasculitis. Curr Opin Rheumatol, 2011. 23(1): p. 12-7.
29. Pepper, R.J., Chanouzas, D., Tarzi, R., et al., Intravenous Cyclophosphamide and Plasmapheresis in Dialysis-Dependent ANCA-Associated Vasculitis. Clin J Am Soc Nephrol, 2012.

30. Walsh, M. and Jayne, D., Rituximab in the treatment of anti-neutrophil cytoplasm antibody associated vasculitis and systemic lupus erythematosus: past, present and future. Kidney Int, 2007. 72(6): p. 676-82.
31. Jones, R.B.,Tervaert, J.W., Hauser, T., et al., Rituximab versus cyclophosphamide in ANCA-associated renal vasculitis. N Engl J Med, 2010. 363(3): p. 211-20.
32. Stone, J.H., Merkel, P.A., Spiera, R., et al., Rituximab versus cyclophosphamide for ANCA-associated vasculitis. N Engl J Med, 2010. 363(3): p. 221-32.
33. Hiemstra, T.F., Walsh, M., Mahr, A., et al., Mycophenolate mofetil vs azathioprine for remission maintenance in antineutrophil cytoplasmic antibody-associated vasculitis: a randomized controlled trial. JAMA, 2010. 304(21): p. 2381-8.
34. Walsh, M., Flossmann, O., Berden, A., et al., Risk factors for relapse of ANCA associated vasculitis. Arthritis Rheum, 2011.
35. WGET Research Group, Etanercept plus standard therapy for Wegener's granulomatosis. N Engl J Med, 2005. 352(4): p. 351-61.
36. Silva, F.,Seo, P., Schroeder, D.R., et al., Solid malignancies among etanercept-treated patients with granulomatosis with polyangiitis (Wegener's): long-term follow-up of a multicenter longitudinal cohort. Arthritis Rheum, 2011. 63(8): p. 2495-503.
37. Lamprecht, P., TNF-alpha inhibitors in systemic vasculitides and connective tissue diseases. Autoimmun Rev, 2005. 4(1): p. 28-34.
38. Cartin-Ceba, R., Golbin, J.M., Keogh, K.A., et al., Rituximab for remission induction and maintenance in refractory granulomatosis with polyangiitis (Wegener's): ten-year experience at a single center. Arthritis Rheum, 2012. 64(11): p. 3770-8.
39. Smith, R.M., Jones, R.B., Guerry, M.J., et al., Rituximab for remission maintenance in relapsing antineutrophil cytoplasmic antibody-associated vasculitis. Arthritis Rheum, 2012. 64(11): p. 3760-9.
40. Eriksson, P., Jacobsson, L., Lindell, A., et al., Improved outcome in Wegener's granulomatosis and microscopic polyangiitis? A retrospective analysis of 95 cases in two cohorts. J Intern Med, 2009. 265(4): p. 496-506.
41. Stratta, P., Marcuccio, C., Campo, A., et al., Improvement in relative survival of patients with vasculitis: study of 101 cases compared to the general population. Int J Immunopathol Pharmacol, 2008. 21(3): p. 631-42.
42. Walsh, M., Flossmann, O., Berden, A., et al., Risk factors for relapse of antineutrophil cytoplasmic antibody-associated vasculitis. Arthritis Rheum, 2012. 64(2): p. 542-8.
43. Seo, P., Min, Y.I., Holbrook, J.T., et al., Damage caused by Wegener's granulomatosis and its treatment: prospective data from the Wegener's Granulomatosis Etanercept Trial (WGET). Arthritis Rheum, 2005. 52(7): p. 2168-78.

44. Faurschou, M., Sorensen, I.J., Mellemkjaer, L., et al., Malignancies in Wegener's granulomatosis: incidence and relation to cyclophosphamide therapy in a cohort of 293 patients. J Rheumatol, 2008. 35(1): p. 100-5.
45. Heijl, C., Harper, L., Flossmann, O., et al., Incidence of malignancy in patients treated for antineutrophil cytoplasm antibody-associated vasculitis: follow-up data from European Vasculitis Study Group clinical trials. Ann Rheum Dis, 2011. 70(8): p. 1415-21.
46. Tatsis, E., Schnabel, A. and Gross, W.L., Interferon-alpha treatment of four patients with the Churg-Strauss syndrome. Ann Intern Med, 1998. 129(5): p. 370-4.
47. Moosig, F., Gross, W.L., Herrmann, K., et al., Targeting interleukin-5 in refractory and relapsing churg-strauss syndrome. Ann Intern Med, 2011. 155(5): p. 341-3.
48. Guillevin, L., Cohen, P., Mahr, A., et al., Treatment of polyarteritis nodosa and microscopic polyangiitis with poor prognosis factors: a prospective trial comparing glucocorticoids and six or twelve cyclophosphamide pulses in sixty-five patients. Arthritis Rheum, 2003. 49(1): p. 93-100.
49. Pagnoux, C., Mahr, A., Hamidou, M.A., et al., Azathioprine or methotrexate maintenance for ANCA-associated vasculitis. N Engl J Med, 2008. 359(26): p. 2790-803.
50. Metzler, C., Miehle, N., Manger, K., et al., Elevated relapse rate under oral methotrexate versus leflunomide for maintenance of remission in Wegener's granulomatosis. Rheumatology (Oxford), 2007. 46(7): p. 1087-91.

# Paraproteinämien und Niere

*Harald Rupprecht*

Das *multiple Myelom* (MM) ist zum Zeitpunkt der Diagnosestellung bei etwa 50% der Patienten mit einer Niereninsuffizienz assoziiert. 8% der Patienten präsentieren sich initial dialysepflichtig. Häufig erfolgt die Diagnosestellung eines multiplen Myeloms daher im Zuge der Abklärung der Niereninsuffizienz.

Patienten mit einer Nierenbeteiligung durch Immunglobulin-Ablagerungen, die im Knochenmark eine monoklonale Plasmazellvermehrung aufweisen, werden als symptomatisches Myelom klassifiziert, unabhängig von der Menge des monoklonalen Proteins oder dem prozentualen Anteil der Knochenmarks-Plasmazellen.

## Formen der Nierenbeteiligung bei Paraproteinämien

Die Nierenbeteiligung kann sich als akutes Nierenversagen, als chronische Niereninsuffizienz mit Proteinurie bis hin zum nephrotischen Syndrom oder auch als tubuläre Dysfunktion äußern (Tabelle 1).

| Akutes Nierenversagen | Chronische Niereninsuffizienz, Proteinurie bis nephrot. Syndrom | Tubuläre Dysfunktion (Fanconi-S., RTA Typ II) |
|---|---|---|
| • Hyperkalzämie<br>• Hyperurikämie<br>• Kontrastmittel-Nephropathie<br>• Cast-Nephropathie<br>• Niereninfiltration mit Plasmazellen<br>• Akute Leichtketten-vermittelte akut interstitielle Nephritis | • AL-Amyloidose<br>• Cast-Nephropathie<br>• Monoclonal immunoglobulin deposition disease (MIDD)<br>• Immunotaktoide GN<br>• Cryoglobulinämie Typ I mit Nephritis | • AL-Amyloidose<br>• Direkte Tubulustoxizität durch Leichtketten im Urin |

*Tab. 1:* Manifestationsformen einer Niereninsuffizienz bei Paraproteinämien

Die häufigsten Formen einer Nierenbeteiligung bei Paraproteinämie sind die Cast-Nephropathie, die AL-Amyloidose und die Light chain deposit disease (LCDD). In einer Nierenhistologiestudie an

118 Patienten fanden sich diese Entitäten in 40,7%, 29,7% und 18,6% der Fälle. In 10,2 % fand sich eine tubulointerstitielle Nephritis und in 0,8% eine Cryoglobulinämie. Gelegentlich treten verschiedene Formen auch parallel auf. So wurde bei einem Patienten die Coexistenz von Cast-Nephropathie, LCDD und Ablagerung von Fibrillen beschrieben (Quian 2010). Neben den Immunglobulin-assoziierten Mechanismen der Nierenschädigung, die weit vielschichtiger als die drei oben beschriebenen Hauptformen sein können, gibt es Immunglobulin-unabhängige Schädigungsmechanismen (Tabelle 2; Heher 2010).

*Tab. 2: Immunglobulin-abhängige und -unabhängige Mechanismen der Nierenschädigung bei Paraproteinämien*

| Immunglobulin-abhängige Mechanismen | Details |
| --- | --- |
| Cast-Nephropathie | Risikofaktoren sind Leichtkettenmyelom mit >10g IgG-Exkretion, IgD-Myelom, Volumendepletion, Diuretika |
| MIDD | Häufig kappa Leichtketten, Systemerkrankung |
| AL-Amyloidose | Häufig lambda Leichtketten, Systemerkrankung |
| Glomerulonephritis | Membranoproliferativ, diffus proliferativ, cryoglobulinämisch |
| Tubulointerstitielle Nephritis | Kann Ig-abhängig und unabhängig auftreten |
| Minimal change oder membranöse GN | |
| Henoch-Schoenlein Purpura/IgA-NP | Assoziiert mit IgA-Myelom |
| Immunotaktoide und fibrilläre Glomerulopathie | Selten |
| Intrakapilläre Ablagerung von IgM-Thromben | Assoziiert mit M. Waldenström |
| Thrombotische Mikroangiopathie | Endothelschaden durch Paraprotein mit Auslösung von HUS/TTP |
| Hyperviskositätssyndrom | Meist assoziiert mit M. Waldenström |
| **Immunglobulin-unabh. Mechanismen** | **Details** |
| Volumendepletion/Sepsis | Kann ATN auslösen oder Cast-NP begünstigen |
| Hyperkalzämie | Kann Cast-NP begünstigen |
| Tumorlysesyndrom | Akute Urat- oder Phosphatnephropathie |
| Medikamententoxizität | Zolendronat: ATN; Pamidronat: collapsing FSGS; Kontrastmittel-NP |
| Direkte Plasmazellinfiltration der Niere | Bei aggressivem Myelom |
| Pyelonephritis | Im Rahmen der Immundefizienz oder der Chemotherapie |

Das Vorliegen einer Niereninsuffizienz bei multiplem Myelom hat erhebliche prognostische Bedeutung, und es zeigt sich, dass sich die Prognose deutlich verbessert, wenn das Nierenversagen reversibel ist (Abbildung 1). Das Überleben ist ebenfalls abhängig von der Histologie. Das beste Überleben fand sich bei der LCDD, das ungünstigste bei der Cast-Nephropathie (Abbildung 2) (Montseny 1998). Bei Patienten mit Myelom und Cast-Nephropathie weist die Nierenbeteiligung auf eine hohe Tumorlast hin. Dies gilt nicht für die monoklonale Immunglobulin Deposition Disease (MIDD) oder die AL-Amyloidose, bei denen in der Regel nur eine geringe bis mäßige KM-Infiltration durch Plasmazellen nachweisbar ist. In jedem Fall hängt die Prognose der Patienten jedoch eng mit der Reversibilität des Nierenversagens zusammen.

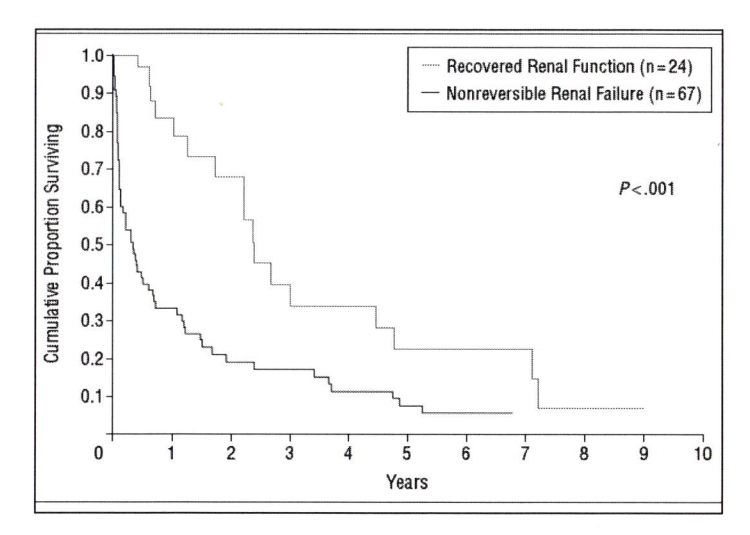

**Abb. 1:** Prognostische Bedeutung einer Nierenfunktionseinschränkung. Schlechteres Überleben bei nichtreversibler Nierenfunktionseinschränkung.

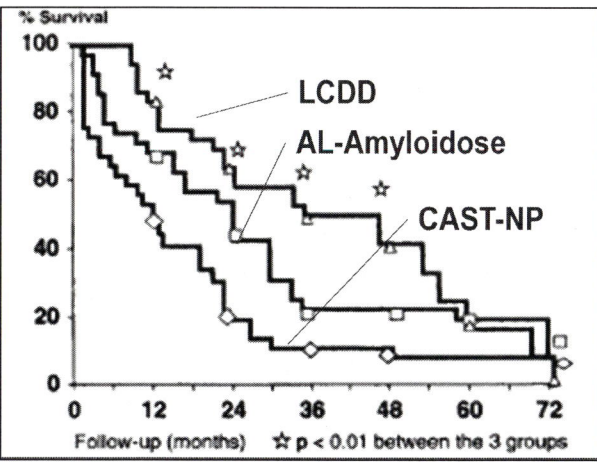

**Abb. 2:** Überleben bei verschiedenen Formen der renalen Beteiligung bei Paraproteinämien.

## Cast-Nephropathie

Leichtketten werden glomerulär filtriert (kappa 25kD, lambda 50kD) und im proximalen Tubulus normalerweise nahezu komplett rückresorbiert. Wenn die Rückresorptionskapazität von etwa 10-30g Leichtketten/Tag überschritten wird, kommt es zur Anflutung freier Leichtketten im distalen Tubulus, wo diese zusammen mit Tamm-Horsefall-Protein Präzipitate bilden können. Diese führen über eine Tubulusobstruktion sowie eine direkte Tubulustoxizität zum Untergang von Nephronen. Die Präzipitate treten histologisch als eosinophile tubuläre Zylinder, typischerweise mit zellulärer Begleitreaktion, hervor. Die Leichtketten können immunhistologisch nachgewiesen werden. Es finden sich jedoch keine Fibrillen und die Kongorotfärbung ist negativ (Abbildung 3).

**Abb. 3:** Cast-Nephropathie

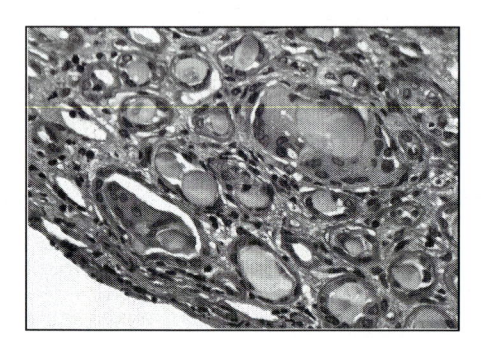

Begünstigend für die Leichtkettenpräzipitation wirken sich eine hohe Leichtkettenkonzentration, ein Volumenmangel, eine hohe distale Natrium-, Kalium- oder Protonenkonzentration, die Gabe von NSAID oder auch die Gabe von Kontrastmittel aus. Der Urinstreifentest auf Eiweiß fällt bei der Cast-Nephropathie häufig negativ aus, da er vornehmlich Albumin erkennt und der wesentliche Bestandteil der Proteinurie bei der Cast-Nephropathie Leichtketten sind. Je höher die Leichtkettenausscheidung, desto höher ist auch das Risiko, ein Nierenversagen zu entwickeln.

Im Gegensatz zur Cast-Nephropathie handelt es sich bei der Amyloidose, der MIDD, der Cryoglobulinämie und der immunotaktoiden GN um Ablagerungserkrankungen. Häufig wird hier ein abnormales monoklonales Immunglobulin produziert, ohne dass zwangsläufig ein manifestes multiples Myelom vorliegen muss. Serumelektrophorese und auch die Immunfixation im Serum können negativ sein und die Diagnose kann häufig erst durch den Nachweis eines pathologischen Quotienten von kappa/lambda-Ketten im Test für freie Leichtketten im Serum (FLC-Assay) gestellt werden. Die Beschaffenheit der monoklonalen Immunglobuline bestimmt, ob diese in From von Fibrillen (Amyloidose), Mikrotubuli (immunotaktoide GN) oder amorph (MIDD) abgelagert werden.

## AL-Amyloidose

Die renale Amyloidose tritt als Teil einer systemischen Amyloidose auf. Pathophysiologisch basiert sie auf dem Vorliegen eines zirkulierenden fibrillogenen Proteins. Durch unzureichend geklärte Mechanismen lagern sich diese Paraproteine in einer Beta-Faltblattstruktur glomerulär, tubulär oder auch vaskulär ab. In den Ablagerungen finden sich auch andere Proteine wie z.B. die Serum-Amyloid-P-Komponente (SAP), Glyko- und Lipoproteine. Amyloid ist in der Lage Kongorot zu binden. Dies führt im doppelbrechenden Licht zu einer charakteristischen Grünfärbung. Ultrastrukturell beträgt der Durchmesser der Amyloidfibrillen etwa 10-12nm, was ein wichtiges Unterscheidungskriterium gegenüber anderen fibrillären Erkrankungen darstellt. Klinisch findet sich bei der renalen Amyloidose häufig eine glomeruläre Proteinurie bis hin zum nephrotischen Syndrom. Es können andere Organe betoffen sein, insbesondere das Herz und die Leber. Die AL-Amyloidose basiert auf der Produktion monoklonaler Immunglobulinkomponenten, wobei nur in 10-20% der Fälle das Vollbild eines multiplen Myloms vorliegt. Tabelle 3 zeigt die Häufigkeiten der gefundenen monoklonalen Proteine an. Am häufigsten findet sich eine IgG/lambda Paraproteinämie. Wichtig ist zu wissen, dass mittels Serum-Elektrophorese und Immunfixation in ca. 20% kein Nachweis eines Paraproteins gelingt. Erst durch die Bestimmung freier Leichtketten im Serum kann der Nachweis eines Paraproteins dann in den meisten Fällen erfolgen.

| **Monoklonales Protein im Serum** | 71% |
|---|---|
| Leichtketten | 23% |
| IgG | 34% |
| IgA | 9% |
| IgM | 4% |
| IgD | 1% |
| **Monoklonales Protein im Urin** | 70% |
| Lambda-Leichtketten | 54% |
| Kappa-Leichtketten | 16% |

*Tab. 3:* Paraproteine bei AL-Amyloidose.

**Abb. 4:** *Amyloidose. Silberfärbung, Kongo-Rot-Färbung, Kongo-Rot unter polarisiertem Licht, Elektronenmikroskopie*

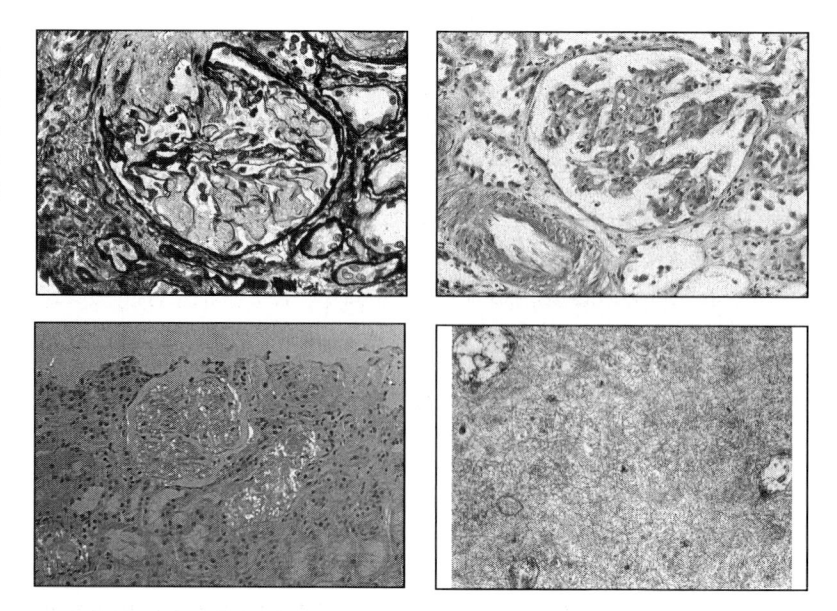

## Monoklonal Immunoglobulin Deposition Disease (MIDD)

Bei der MIDD werden in etwa 70% der Fälle Leichtketten abgelagert (light chain deposit disease, LCDD). In aller Regel handelt es sich dabei um eine kappa-Kette, nur in 10% findet sich eine lambda-Kette. Seltener finden sich auch Ablagerungen von verkürzten schweren Ketten (heavy chain deposit disease, HCDD) oder gemischte Formen (L/HCDD). Die Ablagerungen sind lichtmikroskopisch kaum von der Amyloidose zu unterscheiden, es fehlt jedoch die beta-Faltblattstruktur und die Fähigkeit, Kongorot zu binden. 40% der Patienten mit MIDD haben ein multiples Myelom. In 15-30% der Fälle mit MIDD gelingt kein Paraproteinnachweis in Serum oder Urin mittels Standardmethoden. Wie bei der Amyloidose sollte hier der wesentlich sensitivere Nachweis mittels Bestimmung freier Leichtketten im Serum erfolgen.

Klinisch dominiert die Niereninsuffizienz, in 40% besteht ein nephrotisches Syndrom. In der Nierenbiopsie findet sich klassischerweise das Bild einer nodulären Glomerulosklerose, das sehr einer diabetischen Nephropathie ähneln kann. In der Elektronenmikroskopie zeigen sich granuläre, amorphe Ablagerungen in den tubulären Basalmembranen, im Mesangium (in der Peripherie der Noduli), auf der endothelialen Seite der glomerulären Basalmembran und in der Gefäßwand (Pozzi 2003) (Abbildung 5). In etwa einem Drittel der Fälle findet sich in der Nierenbiopsie neben der MIDD gleichzeitig eine Cast-Nephropathie, was die renale Prognose deutlich ver-

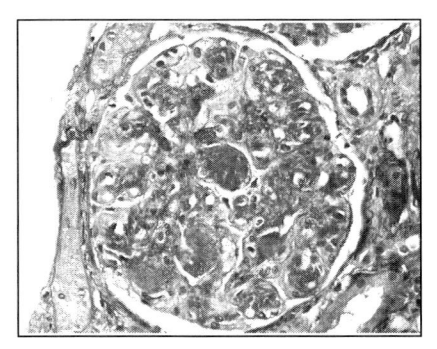

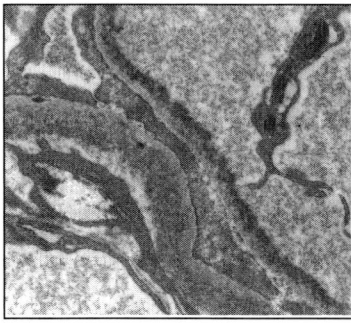

**Abb. 5:**
*Light chain deposit disease*

schlechtert. Es handelt sich bei der MIDD um eine Systemerkrankung mit Befall multipler Organe, wobei der häufigste extrarenale Befall in Leber und Herz zu finden ist. Das Überleben ist sehr heterogen, das 5-Jahres-Patientenüberleben liegt jedoch bei etwa 70%.

## Immunotaktoide Glomerulonephritis, Cryoglobulinämische Glomerulonephritis

In seltenen Fällen manifestiert sich eine Paraproteinämie an der Niere in Form einer cryoglobulinämischen oder immunotaktoiden GN. Die immunotaktoide GN imponiert lichtmikroskopisch als membranöse oder membranoproliferative GN. In der EM finden sich organisierte, mikrotubuläre Ablagerungen von mehr als 30nm Durchmesser (Abbildung 6).

## Detektion monoklonaler Immunglobuline

Die Eiweißelektrophorese ist kostengünstig, hat aber eine relativ geringe Sensitivität für freie Leichtketten. Die Immunfixation ist sensitiver, kann aber die Menge des monoklonalen Immunglobulins nicht quantifizieren und ist somit nicht geeignet den Krankheitsver-

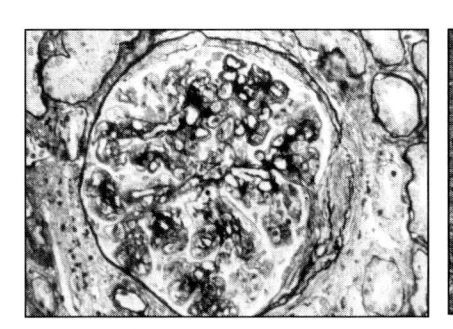

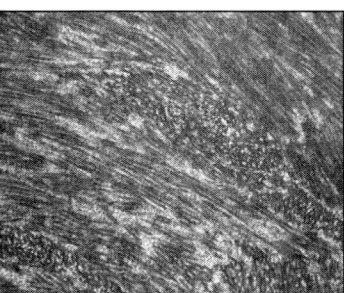

**Abb. 6:**
*Immunotaktoide GN*

lauf zu monitoren. Der nephelometrische freie Leichtketten (FLC)-Assay detektiert monomere und dimere kappa und lambda Leichtketten bis zu Konzentrationen von 2-4 mg/l. Die kurze Halbwertszeit der Leichtketten und die Quantifizierbarkeit im FLC-Assay machen ihn für das Monitoring der Krankheitsaktivität und des Therapieansprechens besonders geeignet. Der FLC-Assay bestimmt nicht direkt die Monoklonalität, sondern erkennt diese durch einen Anstieg oder Abfall des kappa/lambda-Quotienten. Bei Patienten mit MIDD, AL-Amyloidose oder nicht-sekretorischem Myelom, bei denen mittels Elektrophorese oder Immunfixation kein monoklonales Immunglobulin detektiert werden konnte, wird im FLC-Assay noch ein signifikanter Anteil mit pathologischem kappa/lambda-Quotienten gefunden. Normalwerte für den kappa/lambda-Quotienten bei Nierengesunden liegen bei 0,6 (0,26-1,65). Bei Niereninsuffizienz verschiebt sich der Normalwert nach oben, da hier insbesondere die kleineren kappa-Ketten vermindert eliminiert werden. Der Normalwert liegt bei Niereninsuffizienz bei 1,12 (0,37-3,1) (Hutchison 2009).

## Therapie bei Paraproteinämien mit renaler Beteiligung

### Cast-Nephropathie

Die hämatologische Therapie des multiplen Myeloms wird mittlerweile stark individualisiert. Da das MM nicht geheilt werden kann, liegt das Therapieziel in der Kontrolle der Krankheitsaktivität bei möglichst erhaltener Lebensqualität. Das Überleben hat sich in den letzten Jahren durch die Einführung neuer Therapieprinzipien nochmals deutlich verbessert. Es stehen die Hochdosis-Melphalan/autologe Stammzelltransplantation (HDM/ASCT) sowie das Thalidomid, aber auch neuere Substanzen wie das Thalidomid-Derivat Lenalidomid und der Protease-Inhibitor Bortezomib zur Verfügung. Da bei MM mit Cast-Nephropathie eine möglichst rasche Kontrolle der Leichtkettenproduktion erzielt werden muss, werden hier bereits initial aggressivere Schemata zum Einsatz kommen.
Im Folgenden soll diskutiert werden, inwieweit diese neueren Therapieprinzipien auch bei fortgeschrittener Niereninsuffizienz Anwendung finden können.
Der reversible Proteasom-Inhibitor Bortezomib interferiert mit dem Proteinhandling im Ubiquitin-Proteasom-Pathway. Da Myelomzellen große Mengen an Immunglobulin synthetisieren, reagieren sie

besonders empfindlich auf den Proteasom-Inhibitor, der eine Apoptose dieser Zellen induziert. Bortezomib hat sich in Kombination mit Dexamethason als die effektivste Myelom-Therapie bei Patienten mit assoziierter Nierenbeteiligung herausgestellt und wird von der Myeloma Working Group hier mittlerweile als Erstlinientherapie empfohlen (Dimopoulos, 2010). Der Vorteil Bortezomib-haltiger Schemata bei Patienten mit eingeschränkter Nierenfunktion ist gut belegt. So fanden sich komplette oder partielle renale Remissionen bei Patienten, die mit herkömmlichen Chemotherapeutika plus Dexamethason behandelt wurden, in 41%, bei Patienten, die mit immunmodulatorischen Substanzen (Thalidomid, Lenalidomid) behandelt wurden, in 45% und bei Patienten, die mit Bortezomib-haltigen Schemata therapiert wurden, in 71% der Fälle (Roussou 2010). Im Gegensatz zu anderen traditionellen Therapeutika, deren Toxizität bei Niereninsuffizienz zunimmt, bleibt das Effektivitäts- und Nebenwirkungsprofil von Bortezomib auch bei eingeschränkter Nierenfunktion erhalten (Dimopoulos 2009). Bortezomib kann ohne Dosisanpassung verwendet werden.

Bei Versagen Bortezomib-haltiger Schemata kommt noch ein Therapieversuch mit den immunmodulatorischen Substanzen Thalidomid oder Lenalidomid in Betracht. Thalidomid ist bei eingeschränkter Nierenfunktion und Dialyse ohne Dosisanpassung einsetzbar. In Einzelfällen sind bei niereninsuffizienten Patienten jedoch lebensbedrohliche Hyperkaliämien beschrieben worden. Thalidomid wird daher mehr und mehr durch sein Derivat, das Lenalidomid ersetzt. In einer kombinierten Analyse zweier Phase-III-Studien wurde die Effizienz und Sicherheit von Lenalidomid plus Dexamethason im Vergleich zu Dexamethason alleine bei Patienten mit Myelom und Relapse mit normaler und eingeschränkter Nierenfunktion gezeigt (Dimopoulos 2010). Lenalidomid akkumuliert jedoch bei Niereninsuffizienz und muss daher in der Dosis angepasst werden, bei Dialysepflicht z.B. 15mg 3x/Woche. Lenalidomid ist dialysabel und sollte daher nach der Dialyse appliziert werden (Chen 2007).

Auch aggressivere Schemata mit Polychemotherapie sind in Erprobung. So zeigte sich ein Kombinationsschema mit Bortezomib, Melphalan, Prednison und Thalidomid, gefolgt von einer 2-jährigen Erhaltungstherapie mit Bortezomib und Thalidomid (VMPT-VT) einem Schema mit Bortezomib, Melphalan und Prednison (VMP) bezüglich der Ansprechraten überlegen. Dies galt auch für Patienten mit einer GFR zwischen 30-50ml/min. Bei Patienten mit einer GFR <30ml/min war der Unterschied statistisch nicht mehr signifikant (Morabito 2011).

Tab. 4: Medikamentendosierung bei MM mit eingeschränkter Nierenfunktion

|  | GFR | | | |
| --- | --- | --- | --- | --- |
|  | >50 | 30-50 | 30 | HD |
| Melphalan | 100% | 75% | 50% | 50% nach HD |
| Cyclophosphamid | 100% | 100% | 75% | 50% |
| VAD | 100% | 100% | 100% | Doxorubicin 75% |
| Thalidomid | 100% | 100% | 100% | 100% |
| Lenalidomid | 100% | 40% | 30% | 25% |
| Bortezomib | 100% | 100% | 100% | 100% |
| HDM/ASCT | Melphalan 200mg/m² | Mono Melphalan 140 mgm² | Mono Melphalan 140mg/m² | Mono Melphalan 140mg/m² |

Die autologe Stammzelltransplantation nach Hochdosis-Melphalan (HDM/ASCT) hat sich als wesentliches Standbein der Myelomtherapie erwiesen. Eine HDM/ASCT ist auch bei fortgeschrittener Niereninsuffizienz und sogar bei Dialysepflicht möglich. Eine Studie an 81 Patienten mit Nierenversagen (davon 38 dialysepflichtig) konnte folgendes zeigen (Badros 2001):
- Die Niereninsuffizienz hat keinen Einfluss auf die Qualität der Stammzellmobilisierung oder das Engraftment
- Rate kompletter Remissionen ist vergleichbar mit Patienten mit normaler Nierenfunktion
- Bei Niereninsuffizienz findet sich eine höhere behandlungsassoziierte Mortalität und Morbidität
- In der Melphalan 200mg/m2-Gruppe fand sich höhere Toxizität als in der 140mg/m2-Gruppe
- Dialysepflichtigkeit und die Melphalan-Dosis (200 vs 140mg/m2) hatten keinen Einfluss auf das „event free survival" oder das Gesamtüberleben
- Tandem ASCT führte zu keinem besseren Überleben als die einfache ASCT

## Maschinelle Entfernung von Paraproteinen

Arbeiten von Leung haben zeigen können, dass insbesondere bei der Cast-Nephropathie eine Erholung der Nierenfunktion erzielt werden kann. Grundvoraussetzung hierfür ist allerdings eine mehr als 50%ige Senkung der Spiegel an freien Leichtketten im Serum. Konnte eine Erholung der Nierenfunktion erzielt werden, verbesserte sich auch das Überleben (Leung 2008). Man versucht daher zusätzlich zur Verhinderung der Neuproduktion von Paraprotein durch die Chemotherapie eine rasche Elimination durch maschinelle Verfahren zu erzielen. Initiale Studien zur Wirksamkeit eines Plasmaaustausches haben widersprüchliche Daten bezüglich des Überlebens und der Erholung der Nierenfunktion ergeben. Zucchelli zeigte bei insgesamt 29 Patienten mit akutem Nierenversagen bei Cast-Nephropathie und einer Bence-Jones-Proteinurie von über 1g/d, dass es in der Plasmapheresegruppe zu einem besseren Überleben und einer häufigeren Erholung der Nierenfunktion kam. Diese Daten konnten in einer größeren kanadischen Arbeit nicht reproduziert werden (Clark 2005). In dieser Arbeit waren jedoch viele Patienten nicht biopsiert, so dass unklar bleibt, welcher Anteil tatsächlich eine Cast-Nephropathie hatte. Neuere Arbeiten zeigen, dass eine Dialyse mit einer großporigen Membran (high cut off Dialyse) eine effektivere Leichtketteneliminierung erzielt als die Plasmapherese. In einer Pilotstudie bei dialysepflichtigen Patienten mit histologisch gesicherter Cast-Nephropathie konnte gezeigt werden, dass durch tägliche Dialyse über 8 Stunden mit dem high cut off Filter (HCO1100, Gambro) in etwa 80% eine Erholung der Nierenfunktion erzielt werden konnte (Hutchison 2007 und 2009). In einer historischen Kontrollgruppe war dies nur bei etwa 20% der Patienten der Fall. Die Studie zeigte auch, dass eine signifikante Senkung der Spiegel an freien Leichtketten im Serum mit der HCO-Dialyse nur möglich war, wenn gleichzeitig eine suffiziente Chemotherapie erfolgte. Die EuLITE-Studie (European trial of free light chain removal by extended hemodialysis in cast nephropathy) soll die Frage des Nutzens einer maschinellen Leichtketteneliminierung endgültig klären. Wenn eine HCO-Dialyse in Erwägung gezogen wird, sollten folgende Punkte Berücksichtigung finden:

- Histologisch gesicherte Cast-Nephropathie
- Konzentration freier Leichtketten im Serum > 500mg/l
- Durchführbarkeit einer adäquaten Chemotherapie
- Lange Dialyse für 6-8h
- Nach jeder Dialyse Substitution von ca. 3-6g Albumin pro Stunde Dialyse, da über den Filter Albumin entfernt wird.

Die Plasmapherese bleibt Therapiestandard bei Patienten mit Hyperviskositätssyndrom, wie es insbesondere bei IgA oder IgM-Myelomen auftreten kann.

## AL-Amyloidose

Die Prognose der AL-Amyloidose ist schlecht und wird insbesondere durch die kardiale Beteiligung bestimmt. Unbehandelt beträgt die mittlere Überlebenszeit lediglich etwa 13 Monate. Durch eine Therapie kann das Überleben bei Patienten ohne kardiale Beteiligung auf etwa 6-7 Jahre verlängert werden. Bei Patienten mit kardialer Beteiligung beträgt es jedoch nur 18 Monate. Die Therapie ist abhängig von der Ausprägung der Organmanifestation und dem Allgemeinzustand des Patienten und umfasst unterschiedliche Chemotherapieschemata und die HDM/ASCT. Die HDM/ASCT ist bei AL-Amyloidose mit einer deutlich höheren behandlungsassoziierten Mortalität verbunden als bei der Therapie des multiplen Myeloms. Selbst in erfahrenen Zentren beträgt sie zwischen 5 und 14%. Bei Patienten mit schwerer kardialer Beteiligung liegt sie noch deutlich höher, weshalb solche Patienten keiner HDM/ASCT zugeführt werden. Der Stellenwert der HDM/ASCT in der Therapie der AL-Amyloidose wurde durch eine kürzlich veröffentlichte nationale Multicenter-Studie mit randomisiert prospektivem Design in Frage gestellt. Es fand sich hier beim Vergleich von jeweils 50 mit HDM/ASCT oder Melphalan/Dexamethason therapierten Patienten ein besseres Überleben in der Melphalan/Dexamethason-Gruppe. In der Stammzelltransplantationsgruppe konnte bei 13 der 50 Patienten die Therapie letztendlich nicht wie geplant durchgeführt werden und die behandlungsassoziierte Mortalität lag mit 24% sehr hoch. Aber auch, wenn der Überlebensvergleich nur in Patienten durchgeführt wurde, die nach 6 Monaten noch am Leben waren und die tatsächlich die zugewiesene Therapie erhalten hatten (also 100% Behandlungsmöglichkeit und 0% behandlungsassoziierte Mortalität angenommen wurde), schnitt die HDM/ASCT nicht besser ab als die Standardtherapie. Die AL-Amyloidose wird derzeit daher am besten mit Melphalan/Dexamethason therapiert. Die HDM/ASCT sollte wenn dann sehr erfahrenen Zentren vorbehalten bleiben. Inwieweit die neueren Therapiemöglichkeiten mit Lenalidomid oder Bortezomib das Überleben weiter verbessern können, müssen zukünftige Studien erst zeigen.

Für die Therapie der seltenen MIDD oder immunotaktoiden GN gibt es keine randomisierten Studien. Da beide häufig mit einer nur geringen hämatologischen Last an Paraproteinen einhergehen und die Prognose insgesamt etwas besser zu sein scheint, wird man die Therapie sehr individuell gestalten. Es gibt aber durchaus Berichte eines guten Langzeitverlaufes nach autologer Stammzelltransplantation bei LCDD mit deutlichem Rückgang der Proteinurie und Verbesserung der GFR (Lorenz 2008) als auch Rückbildung der Leichtkettenablagerung in der Histologie (Petrakis 2010).

Eine Nierentransplantation wird den Patienten vorbehalten bleiben, die eine längere, über 3-5J anhaltende Remission erzielen, meist ausgewählte Patienten mit MIDD oder AL-Amyloidose mit hämatologischer Remission.

## Literatur

1. Badros A et al. Results of autologous stem cell transplant in multiple myeloma patients with renal failure. Br J Haematol 114:822-829, 2001
2. Chen N et al. Pharmacokinetics of lenalidomide in subjects with various degrees of renal impairment and in subjects on hemodialysis. J Clin Pharmacol 47:1466-1475, 2007
3. Clark WF et al. Plasma exchange when myeloma presents as acute renal failure: a randomized controlled trial. Ann Int Med 143:777-784, 2005
4. Dimopoulos MA, Richardson PG, Schlag R et al.: VMP is active and well tolerated in newly diagnosed patients with multiple myeloma with moderately impaired renal funtion, and results in reversal of renal impairement: Cohort analysis of the phase III VISTA study. J Clin Oncol 36:6086-6093, 2009
5. Dimopoulos MA, Terpos E, Chanan-Khan A et al.: Renal impairment in patients with multiple myeloma: A consensus statement on behalf of the international myeloma working group. J Clin Oncol 28:4976-4984, 2010
6. Dimopoulos MA, Alegre A, Stadtmauer EA et al.: The efficacy and safety of lenalidomide plus dexamethasone in relapsed and/or refractory multiple myeloma patients with impaired renal function. Cancer 116:3807-3814, 2010
7. Heher EC, Goes NB, Spitzer TR et al.: Kidney disease associated with plasma cell dyscrasias. Blood 116:1397-1404, 2010
8. Hutchison CA et al. Efficient removal of immunoglobulin free light chains by hemodialysis for multiple myeloma: in vitro and in vivo studies. JASN 18:886-895, 2007
9. Hutchison CA et al. Treatment of acute renal failure secondary to multiple myeloma with chemotherapy and extended high cut-off hemodialysis. CJASN 4:745-754, 2009
10. Hutchison CA, Basnayake K, Cockwell R: Serum free light chain assessment in monoclonal gammopathy and kidney disease. Nat Rev Nephrol 5:621-627, 2009
11. Jaccard A et al. High-dose melphalan versus melphalan plus dexamethasone for AL-amyloidosis. New Engl J Med 357:1083-1093, 2007
12. Kumar SK et al. Improved survival in multiple myeloma and the impact of novel therapies. Blood 111:2516-2520, 2008

13. Kyle RA et al. Clinical course and prognosis of smoldering (asymptomatic) multiple myeloma. New Engl J Med 356:2582-2590, 2007
14. Leung N et al. Improvement of cast nephropathy with plasma exchange depends on the diagnosis and on reduction of serum free light chains. Kidney Int 73:1282-1288, 2008
15. Lorenz EC, Gertz MA, Fervenza FC et al.: Long-term outcome of autologous stem cell transplantation in light chain deposition disease. NDT 23:2052-2057, 2008
16. Montseny J-J et al. Long-term outcome according to renal histological lesions in 118 patients with monoclonal gammopathies. Nephrol Dial Transplant 13:1438-1445, 1998
17. Morabito F, Gentile M, Mazzone C et al.: Safety and efficacy of bortezomib-melphalan-prednisone-thalidomide followed by bortezomib-thalidomide maintenance (VMPT-VT) versus bortezomib-melphalan-prednisone (VMP) in untreated multiple myeloma patients with renal impairment. Blood 118:5759-5766, 2011
18. Petrakis I, Stylianou K, Mavroeidi V et al.: Biopsy-proven resolution of renal light-chain deposition disease after autologous stem cell transplantation. NDT 25:2020-2023, 2010
19. Pozzi C, Amico MD, Fogazzi GB et al.: Light chain deposition disease with renal involvement: clinical characteristics and prognostic factors. Am J Kidney Dis 42:1154-1163, 2003
20. Qian Q, Leung N, Theis JD et al.: Coexistence of myeloma cast nephropathy, light chain deposition disease and nonamyloid fibrils in a patient with multiple myeloma. ASJD 5:971-976, 2010
21. Roussou M, Kastritis E, Christoulas D et al.: Reversibility of renal failure in newly diagnosed patients with multiple myeloma and the role of novel agents. Leuk Res 34:1395-1397, 2010
22. San Miguel JF et al. Bortezomib plus melphalan and prednisone for initial treatment of multiple myeloma. Leukemia 22:842-849, 2008
23. Skinner M et al. High-dose melphalan and autologous stem-cell transplantation in patients with AL-amyloidosis: an 8-year study. Ann Int Med 140:85-93, 2004

# Interstitielle Nephritis

*Michael Zeisberg*

Die interstitielle Nephritis ist eine entzündliche Erkrankung der Niere, die primär vom Interstitium ausgeht. Traditionell wird eine akute interstitielle Nephritis von einer chronischen tubulointerstitiellen Nephritis unterschieden, wenn die akute Entzündung in einen chronisch fibrosierenden Prozess übergeht. Die interstitielle Nephritis ist ein Überbegriff für heterogene Erkrankungen mit unterschiedlichen Ursachen, klinisch am relevantesten ist das durch medikamentös-induzierte interstitielle Nephritis verursachte akute Nierenversagen.

## Definition und Klassifikation

„Interstitielle Nephritis" im engeren Sinne ist ein Begriff aus der Pathologie, der erstmals 1890 von Councilman bei seiner Analyse an Nieren von an Diphtherie- und Scharlach erkrankten Kindern eingeführt wurde. Traditionell wird die akute von der chronischen interstitiellen Nephritis unterschieden, wenngleich der Übergang fließend ist[1]. Die akute interstitielle Nephritis ist histopathologisch durch eine entzündliche Infiltration des Interstitiums, typischerweise durch T-Lymphozyten und Eosinophile Granulozyten, die auch Tubuli infiltrieren können, charakterisiert (Abbildung 1)[1]. Die Entzündung ist dabei nicht homogen, sondern fleckförmig verteilt, Glomeruli und Gefäße sind initial ausgespart. Die chronische inter-

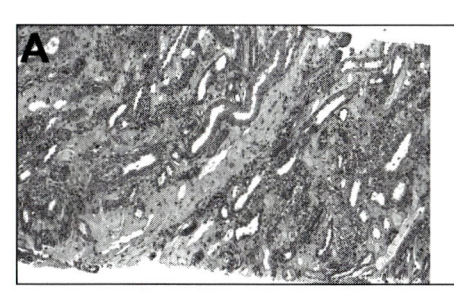

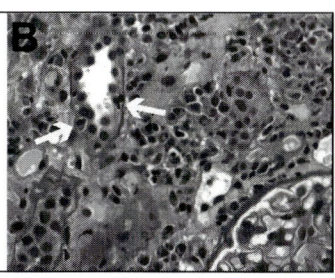

**Abb. 1:** Histologie der interstitiellen Nephritis. A. Übersichtsaufnahme eines Nierenbiopsie-Zylinders. Zu erkennen sind fleckförmig angeordnete entzündliche Infiltrate und ödematöse Veränderungen. B. Die Detailaufnahme der PAS-gefärbten Biopsie zeigt typische Veränderungen bei interstitieller Nephritis. Die Pfeile weisen auf mononukleäre Zellen, die das Tubulusepithel infiltriert haben (Tubulitis). Bereitgestellt von Dr. Helmut Hopfer, Basel.

stitielle Nephritis, vor allem durch Fibrose des Interstitiums und Tubulusatrophie charakterisiert, ist fließend[1]. Die interstitielle Nephritis kann verschiedene Ursachen haben, insbesondere allergische Reaktionen auf Medikamente, systemische Infektionen oder Systemerkrankungen (siehe Tabelle 1)[1]. Die Klassifikation der interstitiellen Nephritis berücksichtigt sowohl den Verlauf (akut oder chronisch) als auch die Ursache (z.B. medikamentös-induzierte akute interstitielle Nephritis), kann aber korrekterweise nur durch Biopsie gestellt werden. Medikamentös induzierte AIN ist die mit Abstand häufigste Form der interstitiellen Nephritiden (ca. 75%). Nicht berücksichtigt sind bei dieser enggefassten Klassifikation Erkrankungen, die zwar primär das Tubulointerstitium betreffen, die aber nicht auf ei-

| Ursache | Anteil (%) |
|---|---|
| **Medikamentös-induziert**<br>Anti-Infektiva: Aciclovir, **AMPICILLIN**, Amoxicillin, Aztreonam, Carbenicillin, Cefaclor, Cefamandol, Cefazolin, Cephalexin, Cephaloridin, Cephalothin, Cephapirin, Cephradin, Cefixitin, Cefotetan, Cefotaxim, Chinin, **CIPROFLOXACIN**, Cloxacillin, Colistin, Cotrimoxazol, Erythromycin, Ethambutol, Foscarnet, Gentamicin, Indinavir, Interferon, Isoniazid, Lincomycin, **METHICILLIN**, Mezlocillin, Minocyclin, Nafcillin, Nitrofurantoin, Norfloxacin, Oxacillin, **PENICILLIN G**, Piperacillin, Piromidsäure, Polymyxin, **RIFAMPICIN**, Spiramycin, **SULFONAMIDE**, Teicoplanin, Tetracyclin, Vancomycin<br>NSARs: **ASPIRIN**, Azapropazon, Benoxaprofen, Celecoxib, Diclofenac, Diflunisal, Fenclofenac, **FENOPROFEN**, Flurbiprofen, **IBUPROFEN, INDOMETHACIN**, Ketoprofen, **Mefenaminsäure**, Meloxicam, Mesalazin (5-ASA), **NAPROXEN**, Phenazon, **PHENYLBUTAZON, PIROXICAM**, Pirprofen, Sulfasalazin, Sulindac, Suprofen, **TOLMETIN, ZOMEPIRAC**<br>Analgetika: Aminopyrin, Antrafenin, Clometacin, Floctafenin, Glafenin, Metamizol, Noramidopyrin<br>Anti-Konvulsiva: Carbamazepin, Diazepam, Phenobarbital, **PHENYTOIN**, Valproinsäure<br>Diuretika: Chlorthalidon, Ethacrynsäure, **FUROSEMID**, Hydrochlorothiazid, Indapamid, Triamteren<br>Andere Medikamente: **ALLOPURINOL**, Alpha-methyldopa, Avastin, Azathioprin, Bethanidin, Bismuthsalze, Captopril, Carbimazol, Chlorpropamide, Ciclosporin, **CIMETIDIN**, Clofibrat, Clozapin, **Cyamemazin**, D-Penicillamin, Fenofibrat, Goldsalze, Griseofulvin, Interleukin-2, **OMEPRAZOL, PHENINDION**, Phenothiazin, Phenylpropanolamin, Probenecid, Propranolol, Propylthiouracil, Ranitidin, Streptokinase, Sulphinpyrazon, Warfarin | 10-15% |
| **Infektassoziiert**<br>Bakterien: Brucellen, Campylobacter, E. coli, Legionellen, Salmonellen, Streptokokken, Staphylokokken, Yersinien<br>Viren: CMV, EBV, Hanta-Virus, HIV, Polyoma<br>Andere: Leptospiren, Mykobakterien, Mykoplasmen, Rickettsien, Schistosoma, Toxoplasmen | 10-15% |
| **Assoziation mit Systemerkrankungen**<br>Sakoidose, Sjögren Syndrom, SLE | 10% |
| **Idiopathisch**<br>Anti-TBM Tubulointerstitielle Nephritis und Uveitis Syndrom (TINU), IgG4-assoziierte Nephritis | 1% |

*Tab. 1:* Ursachen und relative Häufigkeiten der akuten tubulointerstitiellen Nephritis. Die häufigsten Auslöser der medikamentös-induzierten akuten interstitiellen Nephritis sind fett gedruckt. Der Übergang zur chronischen Verlaufsform mit interstitieller Fibrose ist fließend (adaptiert von [2]).

ner immunologischen Fehlregulation basieren, wie zum Beispiel Pyelonephritis, Schwermetallnephropathien, hereditäre Nephropathien oder direkt toxische interstitielle Nephropathien (Balkan-Nephropathie).

## Epidemiologie und Bedeutung

Weil die Diagnose der interstitiellen Nephritis nur mittels Biopsie gestellt werden kann, es aber keine Studie gibt, in der eine größere Kohorte von Patienten mit akutem (oder subakutem) Nierenversagen biopsiert und prospektiv analysiert wurde, ist die Prävalenz der interstitiellen Nephritis nicht genau bekannt. In Studien, in denen Diagnosen basierend auf klinischen und laborchemischen Daten (ohne Biopsie) gestellt wurden, liegt der Anteil der akuten interstitiellen Nephritis zum akuten Nierenversagen bei 2%. Eine retrospektive Analyse von Fällen, in denen eine Nierenbiopsie an Patienten mit akutem Nierenversagen durchgeführt wurde, ergab eine relative Häufigkeit von 25%[3]. Wahrscheinlich liegt der tatsächliche Anteil der interstitiellen Nephritis beim akuten Nierenversagen bei 10-15%, wird aber seltener diagnostiziert, weil in der Praxis eine Nierenbiopsie bei ANV selten durchgeführt wird. Es ist davon auszugehen, dass eine weit höhere Dunkelziffer der subakuten Verlaufsformen besteht. Der Anteil der chronischen interstitiellen Nephritis als Ursache der terminalen Niereninsuffizienz liegt bei 10%.

## Pathogenese

Interstitielle Nephritiden werden durch eine pathologische (fast immer allergische) Immunreaktion auf Antigene an der tubulären Basalmembran oder im Interstitium initiiert. Als Antigene dienen Medikamente (oder deren Metabolite), Immunkomplexe (bei systemischen Infektionen), oder das „Tubulointerstitial Nephritis Antigen" (ein Bestandteil der tubulären Basalmembran) (Abbildung 2A). In allen Fällen folgt eine zelluläre Immunantwort, welche zunächst auf das Interstitium begrenzt ist (Abbildung 2B), im weiteren Verlauf aber auf andere Kompartimente, insbesondere auf Tubuli, übergreifen kann (Abbildung 2C). Von T-Zellen und Makrophagen sezernierte Faktoren induzieren Vernarbungsprozesse (Fibrose), welche die Chronifizierung der Nierenerkrankung bewirken (Abbildung 2D). Insbesondere bei der medikamentös-induzierten interstitiellen Nephritis handelt es sich um eine allergische Immunantwort des

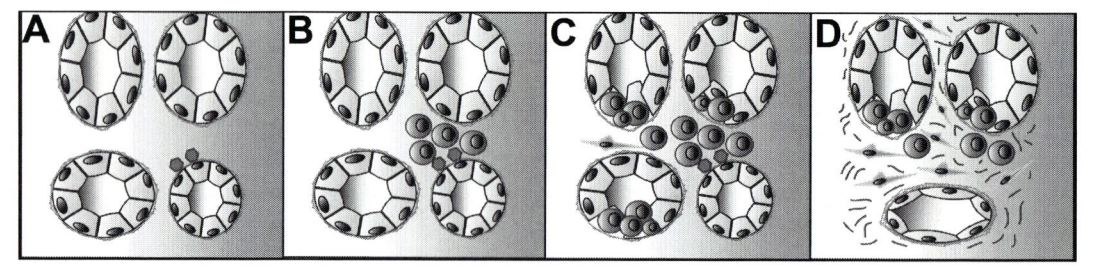

**Abb. 2:** *Pathogenese der interstitiellen Nephrits. A. Häufigste Ursache der interstitiellen Nephritis sind Antigene (rote Hexagons) im Bereich der tubulären Basalmembran (z.B. Medikamentenmetabolite, Viruspartikel oder TBM-Antigen). B. Immunreaktion des zellulären Spättyps, zunächst auf das Interstitium beschränkt. C. Mononukleäre Zellen infiltrieren durch die tubuläre Basalmembran hindurch das Tubulusepithel (Tubulitis). Von mononukleären Zellen und Tubulusepithelzellen sezernierte Wachstumsfaktoren rekrutieren aktivierte Fibroblasten (grün), chronisch-fibrosierende Prozesse beginnen. D. Eine akute tubulointerstitielle Nephritis kann in einen chronischen Fibroseprozess übergehen, der zum terminalen Nierenversagen führen kann.*

verzögerten Spättyps. Diese bewirkt die Eosinophilie, Eosinophilurie, generalisierte Erytheme und Fieber, welche oft mit der interstitiellen Nephritis einhergehen, und ist Grundlage für das verzögerte Auftreten der Symptome nach initialer Medikamenten-Exposition.

## Klinische und laborchemische Manifestation

Entsprechend der Heterogenität der Grunderkrankungen und des Ausmaßes und Lokalisationen der Läsionen in der Niere ist die klinische Manifestation der interstitiellen Nephritis sehr variabel (Tabelle 3). Die als für die akute arzneimittelinduzierte interstitielle Nephritis als typische beschriebe Trias von Erythemen, Fieber, Arthralgien kommt nur in 10% der Fälle vor. Weil in den allermeisten Fallen eine akute interstitielle Nephritis erst diagnostiziert wird, wenn sie ein akutes (oder sub-akutes) Nierenversagen verursacht hat, sind die Symptome und laborchemischen Veränderungen meist recht unspezifisch. Eine Eosinophilie im Blutbild sollte an eine interstitielle Nephritis denken lassen, ebenso wie der Nachweis von Eosinophilen im Urin (die aber nicht bei der Routineuntersuchung erkannt werden, sondern nur durch Spezialfärbung, z.B. der Eosin-Methylenblaufärbung nach Hansel) – Ein Fehlen von Eosinophilen im Urin schließt eine akute interstitielle Nephritis jedoch nicht aus. Generell gilt, dass akute interstitielle Nephritiden mit einer Leukozyturie einhergehen. In 15% aller Fälle von akuter interstitieller Nephritis sind Erythrozytenzylinder im Urin nachweisbar.

| Klinische Symptome | Arthralgien (45%) | |
|---|---|---|
| | Fieber | 36% bei AIN, bessert sich vor Nierenfunktion |
| | Exanthem | klassische Trias von Fieber, Exanthem und Eosinophilie <15% |
| | Flankenschmerz | |
| Klinische Chemie | Erhöhte Retentionsparameter | AIN wird meist nur in Zusammenhang mit ANV diagnostiziert |
| | Hyper- oder Hypokaliämie | |
| | Eosinophilie | 35% |
| | Anämie | |
| | Erhöhte Transaminasen | insbesondere bei medikamentös-induzierter AIN |
| Urinanalyse | Leukozyturie | 80% bei AIN |
| | Eosinophilurie | 74% negativ prädiktiv, wenn nicht nachweisbar |
| | Hämaturie | Erythrozyten-Zylinder schließen AIN nicht aus (Inzidenz 15% bei AIN) |
| | Proteinurie | Häufig, meist <1g/24 hrs |

Tab. 3: Klinische Befunde und Laborparameter bei akuter interstitieller Nephritis (adaptiert nach [4]).

## Diagnostik

Prinzipiell wird die interstitielle Nephritis mittels Biopsie diagnostiziert und nach erfolgter bioptischer Diagnose einer AIN wird neben Entfernung/Therapie der auslösenden Noxe eine Therapie mit Corticosteroiden eingeleitet (siehe unten). In der Praxis stellen sich insbesondere bei Patienten mit akutem Nierenversagen die Fragen, wann eine Nierenbiopsie indiziert ist und ob auf Grund der klinischen und laborchemischen Befunde allein (ohne Biopsie) die Indikation einer empirischen Therapie mit Corticosteroiden gestellt werden kann. Leider gibt es keinen nicht-invasiven diagnostischen Test, der auch nur annähernd sicher prädiktiv ist – den höchsten diagnostischen Nutzen haben noch die Testung auf eosinophile Granulozyten im Urin und die Gallium-67-Szintigraphie: Der Nachweis von Eosinophilen im Urinsediment weist auf eine interstitielle Nephritis hin (38% prädiktiv wenn positiv), wenn keine eosinophilen Granulzyten nachweisbar sind, dann ist eine AIN mit 74%iger Wahrscheinlichkeit ausgeschlossen (Achtung: Eosinophile Granulozyten im Urin werden nicht durch Standardmethoden erfasst, sondern durch Spezialfärbungen)[5]. Die Gallium-67-Szintigraphie ist insbesondere bei der Differenzierung von AIN und akuter Tubulusnekrose nützlich (75% positiv bei AIN, negativ bei ATN)[6]. Wird ein medikamentös-induzierte AIN bei Patienten mit multiplen Medikationen gestellt (bei denen das probatorische Absetzen aller Medikationen nicht möglich ist), dann kann das ursächliche Medikament mittels eines induzierten Lymphozyten-Transformationstests (LTT) identifiziert werden. In Tabelle 4 sind Indikationen zur Durchführung einer Nierenbiopsie oder zum Verzicht einer Biopsie bei Verdacht auf interstitielle Nephritis zusammengefasst.

*Tab. 4:* Indikationen zur Durchführung einer Nierenbiopsie bei Verdacht auf interstitielle Nephritis.

| Empfehlung zur **Durchführung einer Nierenbiopsie** bei Verdacht auf interstitielle Nephrits | **Verzicht auf Nierenbiopsie** trotz Verdachts auf interstitielle Nephritis |
|---|---|
| Klinik und Labor typisch für AIN, aber keine entsprechende Medikamenten-Anamnese | Rasche Besserung der Nierenfunktion (3 Tage) nach Absetzen des als ursächlich angesehenen Medikamentes |
| Medikation typisch für AIN, aber kein typisches Urinsediment (z.B. Fehlen einer Eosinophilurie bei Rifampicin-Medikation) | Vorliegen einer Kontraindikation wie erhöhtes Blutungsrisiko, Sepsis, renoparenchymatöse Infektion, Einzelniere, etc. |
| Keine Verbesserung der Nierenfunktion nach Absetzen eines als ursächlich angesehen Medikamentes | Fehlende Einwilligung des Patienten |
| Klinischer und amamnestischer Verdacht auf AIN bei atypischen Laborbefunden (nephrotische Proteinurie oder Nachweis von Erythrozytenzylindern) | |
| Ausbleiben eines Therapieerfolges bei empirisch begonnener Corticosteroidtherapie | |

## Therapie

Die wichtigste therapeutische Maßnahme ist die Entfernung der auslösenden Noxe, zusätzlich wird insbesondere bei der medikamentös-induzierten interstitiellen Nephritis zu einer Therapie mit Corticosteroiden geraten. Das Ziel der Therapie ist es, die Entzündung möglichst frühzeitig zu unterdrücken, um den Übergang zu chronischen fibrotischen Prozessen (die selbst aber nicht auf immunsuppressive Therapie ansprechen) zu verhindern. Dementsprechend weisen nach Corticosteroidtherapie genauso viele Patienten dauerhaft erhöhte Retentionsparameter auf wie ohne, die Inzidenz der chronischen Dialysepflicht wird aber deutlich gesenkt (bei medikamentös-induzierter interstitieller Nephritis von 44% auf 3,6%).

Weil der Therapieerfolg unmittelbar mit dem Fibrosegrad korreliert ist, sollte eine immunsuppressive Therapie so früh wie möglich angestrebt werden.

Bei der Dosierung und Dauer der Therapie besteht keine Einigkeit, basierend auf der bestehenden Studienlage erscheint folgendes Vorgehen sinnvoll 7. Beginn der Therapie mit 300 mg Methylprednisolon/ Tag für 3 Tage gefolgt von 1 mg/kg/Tag Prednison für 6 Wochen mit anschließendem Ausschleichen. Wurde die Therapie ohne vorherige Biopsie begonnen, so sollte diese unbedingt durchgeführt werden, wenn der Therapieerfolg nach 7 Tagen ausbleibt. Bei Kontraindikationen gegen Corticosteroide oder ausbleibendem Therapieerfolg, kann eine Therapie mit MMF (z.B 2 x 1gr. Tag) durchgeführt werden.

## Zusammenfassung

Die interstitielle Nephritis ist eine immunologische Erkrankung der Niere, die primär vom Interstitium ausgeht und die sich auf andere Nierenkompartimente ausdehnen und die Niere chronisch schädigen kann.

Die medikamentös-induzierte AIN ist die häufigste Form der interstitiellen Nephritiden.

Verdacht auf eine interstitielle Nephritis besteht bei allen Patienten mit erhöhten renalen Retentionsparametern und Leukozyturie, insbesondere bei Vorliegen einer Eosinophilurie und verdächtiger Medikamentenanamnese.

Die Diagnose der interstitiellen Nephritis erfolgt mittels Nierenbiopsie.

Neben der Therapie der auslösenden Noxe (bzw. Absetzen des auslösenden Medikamentes) wird die AIN mit Corticosteroiden (z.B. 300 mg Methylprednisolon/Tag für 3 Tage gefolgt von 1 mg/kg/Tag Prednison für 6 Wochen) therapiert.

Auf Biopsie und Therapie kann beim medikamentös-induzierte AIN verzichtet werden, wenn sich die Nierenfunktion innerhalb von 7 Tagen nach Absetzen des auslösenden Medikamentes erholt.

## Literatur

1. Dhillon S, Higgins RM: Interstitial nephritis, Postgrad Med J 1997, 73:151-155
2. Halbritter J, Mayer C, Rasche FM, Amann K, Lindner TH: [Interstitial nephritis], Internist (Berl) 2009, 50:1111-1125
3. Liano F, Pascual J: Epidemiology of acute renal failure: a prospective, multicenter, community-based study. Madrid Acute Renal Failure Study Group, Kidney Int 1996, 50:811-818
4. Kodner CM, Kudrimoti A: Diagnosis and management of acute interstitial nephritis, Am Fam Physician 2003, 67:2527-2534
5. Fogazzi GB, Ferrari B, Garigali G, Simonini P, Consonni D: Urinary sediment findings in acute interstitial nephritis, Am J Kidney Dis 60:330-332
6. Handa SP: Drug-induced acute interstitial nephritis: report of 10 cases, Cmaj 1986, 135:1278-1281
7. Preddie DC, Markowitz GS, Radhakrishnan J, Nickolas TL, D'Agati VD, Schwimmer JA, Gardenswartz M, Rosen R, Appel GB: Mycophenolate mofetil for the treatment of interstitial nephritis, Clin J Am Soc Nephrol 2006, 1:718-722

# Aktuelle Erkenntnisse zur Pathogenese der ADPKD

*Thomas Benzing*

*Hereditäre zystische Nierenerkrankungen können durch Mutationen in einer Vielzahl verschiedener Gene verursacht werden. Dabei handelt es sich außer bei der autosomal dominanten polyzystischen Nierenerkrankung (ADPKD) überwiegend um seltene, autosomal rezessiv vererbte Syndrome, bei denen die polyzystischen Nieren in Kombination mit einer Variation aus extrarenalen Manifestationen auftreten. Im Gegensatz zu diesen eher seltenen Syndromen ist die ADPKD eine ausgesprochen häufige Erkrankung, eine der häufigsten hereditären Erkrankungen überhaupt. Mit einer Prävalenz von bis 1:1000 leiden weltweit über 5 Millionen Menschen an ADPKD, in Deutschland wird die Zahl der Patienten auf knapp 100.000 geschätzt. Nicht alle dieser Patienten werden diagnostiziert, da der Krankheitsverlauf variabel und das Eintreten einer dialysepflichtigen Niereninsuffizienz bei weniger als der Hälfte der Patienten zu erwarten ist. Im Verlauf dieser immer beide Nieren befallenden Erkrankung wird das funktionale Nierengewebe durch Zysten ersetzt, wodurch es zu einem voranschreitenden Verlust der Nierenfunktion kommt. Neuere Studien legen nahe, dass es sich bei der ADPKD und den übrigen zystischen Nierenerkrankungen um Zilienerkrankungen, sogenannte Ziliopathien, handelt – Erkrankungen also, die durch funktionelle Störungen der primären Zilien verursacht werden.*

*Zilien sind kleine härchenartige Organellen, die sich auf beinahe jeder Epithelzelle des menschlichen Körpers befinden. In der Niere trägt fast jede Tubulusepithelzelle an ihrer apikalen Seite ein Zilium, das von dort wie ein Antenne in das Lumen des Nierentubulus hineinragt. Es konnte gezeigt werden, dass diese Organellen wichtige sensorische und regulatorische Funktionen in Nierenepithelzellen wahrnehmen. Zilien modulieren zentrale Signalwege der Nierenentwicklung und spielen eine wichtige Rolle bei der Regulation zellulärer Prozesse wie etwa der Ausbildung der planaren Zellpolarität, der Regulation der Mitose und der Zellproliferation. Ziliäre Dysfunktion steht an zentraler Stelle bei der Entstehung von Nierenzysten. Einblicke in die Funktion der Zilien und die molekulare Pathogenese der ADPKD sind deshalb von zentralem In-*

teresse, da sich aus diesen Erkenntnissen aktuell mehrere mögliche Behandlungskonzepte der ansonsten unbeeinflussbar progredient verlaufenden Erkrankung entwickeln.

## Die Entität der Polyzystischen Nierenerkrankung (PKD)

Polyzystische Nierenerkrankungen (*polycystic kidney diseases*, PKD) umfassen eine große Zahl von monogenetischen Erkrankungen, in deren Verlauf es zur Entwicklung von Nierenzysten kommt. Diese Erkrankungen sind immer als Systemerkrankungen zu verstehen, befallen also immer beide Nieren und häufig auch extrarenale Organe und sind von sporadischen einfachen Nierenzysten abzugrenzen. Die Symptomatik der häufigsten Erkrankung aus diesem Formenkreis, der ADPKD, ist weitgehend auf die Niere, die Leber und das Gefäßsystem beschränkt. Im Gegensatz hierzu zeigt die Gruppe der selteneren, autosomal rezessiv oder autosomal dominant vererbten Zystennieren-Erkrankungen klassische extrarenale Symptome wie Leberfibrose bei der autosomal rezessiven polyzystischen Nierenerkrankung (ARPKD), Erblindung durch Retinitis pigmentosa bei der Nephronophthise (NPH), gefäßreiche Tumoren beim Von-Hippel-Lindau-Syndrom (VHL) oder Angiomyolipome und Angiofibrome bei der tuberösen Sklerose (TSC). In den letzten Jahren wurden mit Hilfe der Positionsklonierung über 25 ursächliche Gene für diese Erkrankungen identifiziert (Übersicht in (Badano et al., 2006; Hildebrandt and Zhou, 2007; Tobin and Beales, 2009)). Im Gegensatz zu diesen syndromalen Formen der PKD zeigen die ADPKD und ARPKD eine niedrigere genetische, aber eine extrem hohe allelische Heterogenität. Sie werden also durch eine große Zahl unterschiedlicher Mutationen in nur wenigen Genen ausgelöst. Ein Faktor, der alle Formen der PKD verbindet, ist die Lokalisation der beteiligten Proteine im primären Zilium der Tubulusepithelzellen. Dieser Befund ist richtungsweisend für das aktuelle Verständnis der Pathogenese von Zystennieren (Fliegauf et al., 2007).

## Genetik und Klinik der ADPKD

Die ADPKD wird typischerweise bei Erwachsenen diagnostiziert und ist mit einer Inzidenz von bis zu 1:1000 eine der häufigsten monogenen Erbkrankheiten überhaupt (Übersicht in (Harris and Torres, 2009)). Klinisch manifestiert sich die ADPKD als Erkrankung oft im Alter zwischen 30 und 50 Jahren. Zu den Erstmanifestationen gehören die Hämaturie (50%), eine moderate Proteinurie (< 1 g/d), die arterielle Hypertonie (30-60% der Patienten haben zu diesem Zeitpunkt noch eine normale GFR), rezidivierende Zysteninfektionen mit Abdominal-/Flankenschmerzen sowie eine mäßiggradige Polyurie, die sich für den Patienten sichtbar als Nykturie manifestiert. Die Progression der ADPKD verläuft individuell sehr unterschiedlich, allerdings bei den einzelnen Individuen sehr konstant. Oft haben die Nieren eine Größe von mehr als 1000 ml erreicht, bevor es zu einer Einschränkung der Nierenfunktion kommt. Liegt ein Nierenvolumen von > 1500 ml vor, so ist mit einer durchschnittlichen Abnahme der GFR von ca. 4-5 ml/min/Jahr zu rechnen (Grantham et al., 2006).

Die Erkrankung ist durch die progressive Akkumulation von flüssigkeitsgefüllten Zysten im Nierenparenchym gekennzeichnet. Diese Zysten sind mit einem einschichtigen Epithel ausgekleidet, das als Zystenepithel bezeichnet wird. Mit der Zeit kommt es zur fortschreitenden Vergrößerung der Zysten durch Hyperproliferation des Zystenepithels und Hypersekretion in das Zystenlumen. Dadurch wird das umliegende Nierengewebe komprimiert mit der Folge der Einschränkung der Nierenfunktion. Das Stadium der terminalen Niereninsuffizienz wird variabel, aber meist im Alter zwischen 50 und 60 Jahren erreicht. Zu diesem Zeitpunkt sind die Nieren massiv vergrößert und komplett von Zysten durchsetzt, die von fibrotischen Arealen mit atrophischen Tubuli umgeben sind.

Allein in den USA leiden 4,4% aller Dialysepatienten an ADPKD. Etwa 2200 Patienten kommen jährlich neu hinzu (Renal Data System US. USRDS 1999 annual report). Bemerkenswert ist die hohe phänotypische Variabilität von ADPKD, die von einzelnen Fällen mit massiv vergrößerten Nieren in utero bis hin zu älteren Patienten mit adäquater Nierenfunktion reicht (Rossetti and Harris, 2007). Ebenso variabel ist das Auftreten von extrarenalen Manifestationen. Es ist wichtig zu verstehen, dass die ADPKD eine Systemerkrankung ist. Das heißt, dass die Zystennierenerkrankung immer beide Nieren befällt und häufig mit Zystenbildung in weiteren Organen, überwiegend der Leber und dem Pankreas, vergesellschaftet ist. Weitere extrarenale Manifestationen sind häufig diskret, wie Mitralklappenprolaps und -insuffizienz, Aortenklappen-Anomalien oder die gefürchteten intrakraniellen Aneurysmen, die zu Ruptur und häufig letaler Subarachnoidalblutung führen können. Diese gefürchtete Manifestation tritt häufig familiär gehäuft auf und ist zum Glück eher selten.

Ausgelöst wird die ADPKD zu 85% durch Mutationen im Gen *PKD1*, in der Mehrzahl der übrigen Fälle durch Mutationen im Gen *PKD2*. Für einige Fälle konnte weder eine Mutation in PKD1 noch in *PKD2* festgestellt werden. Daher wird die Existenz eines dritten ursächlichen Gens, *PKD3*, vermutet, das allerdings bisher nicht identifiziert werden konnte. Patienten mit Mutationen in *PKD1* zeigen in der Regel einen schwereren Verlauf, bei dem es durchschnittlich 20 Jahre früher zur terminalen Niereninsuffizienz kommt als bei *PKD2*-Mutation (Hateboer et al., 1999). Dies scheint begründet in der Tatsache, dass sich zu einem frühen Zeitpunkt eine größere Zahl an Zysten bildet (Harris et al., 2006).

## Die ADPKD-Proteine und genetische Mechanismen

Das Gen *PKD1* kodiert für Polycystin-1, ein aus 4303 Aminosäuren zusammengesetztes integrales Membranprotein mit 11 transmembranären Domänen. Den größten Teil des Proteins bildet sein aminoterminaler extrazellulärer Anteil, der unter anderem 12 immunglobulin-ähnliche Domänen enthält und zahlreiche weitere Domänen beinhaltet, die eine Funktion als Rezeptor oder Adhäsionsprotein vermuten lassen. Die 197 Aminosäuren umfassende, zytoplasmatische Region am Carboxyterminus enthält eine Coiled-Coiled-Domäne, über welche Polycystin-1 mit Polycystin-2, dem Genprodukt von *PKD2*, interagiert. Polycystin-2 zeigt mit seinen 6 Transmembrandomänen die charakteristische Struktur und Funktion eines Kationenkanals und weist eine große Ähnlichkeit auf zu den letzten 6 Transmembrandomänen von Polycystin-1. Beide Polycystine bilden gemeinsam eine Subfamilie der TRP-Ionenkanäle (Kottgen, 2007).
Der extrazelluläre Anteil von Polycystin-1 enthält weiterhin eine GPS-Domäne, durch die das Protein in zwei Teile getrennt werden kann: ein N-terminales Fragment (150 kD) und ein C-terminales Fragment, die aber nichtkovalent miteinander verbunden bleiben. Dies dient eventuell der Aktivierung des Proteins (Wei et al., 2007). In der Maus ist sowohl geschnittenes als auch ungeschnittenes PKD1 nachweisbar. Der Knockout von PKD1 in Mäusen führt zu einem embryonal letalen Phänotyp (Lu et al., 1997). Neben Zysten in den Nieren und im Pankreas zeigen die Mäuse schwere vaskuläre, kardiale und skelettale Defekte. Knockin-Mäuse allerdings, die ein mutiertes Polycystin-1 exprimieren, das nicht mehr geschnitten werden kann, überleben durchschnittlich 28 Tage und haben stark

vergrößerte zystische Nieren (Yu et al., 2007). Weitere Mausmodelle zeigen überraschenderweise, dass auch die Überexpression von sowohl Polycystin-1 (Thivierge et al., 2006) als auch Polycystin-2 (Burtey et al., 2008; Park et al., 2009) zur Entwicklung einer polyzystischen Nierenerkrankung führt. Gleiches gilt für Mausmodelle mit einem hypomorphen Allel für Polycystin-1, in denen weniger als 20% des normalen Polycystin-1 exprimiert werden (Jiang et al., 2006). Aus diesen Modellen kann man schließen, dass multiple genetische Mechanismen, die zu einem Ungleichgewicht in der Expression der Polycystine führen und so deren Funktion beeinflussen, zur Entwicklung einer PKD beitragen können.

Weitere Mausmodelle der letzten Zeit konnten zeigen, dass neben der quantitativen Balance der Polycystin-Expression auch die zeitliche Regulation von großer Bedeutung ist. Dazu wurden konditionelle Knockout-Mäuse entwickelt, bei denen der Verlust von *Pkd1* oder *Kif3a* zur Entwicklung einer zystischen Nierenerkrankung führt (Patel et al., 2008; Piontek et al., 2007). Die Inaktivierung von *Pkd1* vor dem 13. Lebenstag oder von *Kif3a* bei neugeborenen Tieren führt zur Entwicklung einer schweren PKD innerhalb weniger Wochen, wohingegen die Inaktivierung von *Pkd1* nach Tag 13 bzw. von *Kif3a* nach Tag 10 zu einer wesentlich langsameren Entstehung der PKD führt. Zusammenfassend zeigen diese Studien, dass *Pkd1* und *Kif3a* in adulten Nieren die Aufgabe haben, die tubuläre Struktur zu erhalten, dass die initiale Zystenbildung in jedem Alter erfolgen kann und dass der Verlust von *Pkd1* oder *Kif3a* vor dem Abschluss der Nierenentwicklung wesentlich schneller zur Zystenbildung führt als in der reifen Niere. Der schnelle und massive Verlust von *Pkd1* oder *Kif3a* in diesen Modellen ist aber nur bedingt vergleichbar mit dem Start der Zystenentwicklung bei ADPKD, so dass man diese Mausmodelle nicht als perfekte Krankheitsmodelle betrachten darf. Ebenso stehen die Knockout-Mäuse für *Pkd1* im Widerspruch zur menschlichen Erkrankung, da nur die homozygoten Knockout-Tiere an PKD erkranken (Lu et al., 1997), nicht aber die heterozygoten. Bei letzteren bilden sich lediglich im Alter einige Zysten, die überwiegend in der Leber zu finden sind (Lu et al., 1999). Dieser Unterschied zur menschlichen Erkrankung, die als autosomal dominante Erkrankung durch lediglich ein mutiertes Allel übertragen wird, wird gegenwärtig durch die sog. Zwei-Hit-Theorie erklärt (Qian et al., 1996; Watnick et al., 1998; Wu et al., 1998). Danach wird ähnlich wie bei Tumorsuppressor-Genen zunächst eine Keimbahnmutation von einem Elternteil geerbt. Nur diejenigen tubulären Zellen, bei denen eine zweite, somatische Mutation auftritt, haben das Potential zur Zystenbildung. Diese Theorie erklärt auch, warum es nur in etwa 1% aller Nephrone zum Auftreten von Zysten kommt. Mausmodelle, in denen eine niedrigere Expression von Polycystin-1 bereits zu Zystennieren führt (Jiang et al., 2006; Lantinga-van Leeuwen et al., 2004), und der Befund, dass es in Polycystin-2 heterozygoten Knockout-Tieren zu einer gesteigerten Proliferation des Tubulusepithels kommt (Chang et al., 2006), lassen vermuten, dass neben der Zwei-Hit-Theorie weitere Mechanismen zur Zystenentstehung beitragen. Die Befunde der klassischen Knockout-Tiere zeigen außerdem, dass *PKD1* und *PKD2* für die Differenzierung der Nephrone in der zweiten Embryonalhälfte von funktioneller Bedeutung sind, nicht hingegen für die initiale Nierenanlage.

Zur Funktion von Polycystin-1 wurden darüber hinaus in den letzten Jahren zwei Modelle beschrieben, bei denen der kurze cytoplasmatische Anteil von Polycystin-1 proteolytisch geschnitten wird und ähnlich wie beim Notch-Signalweg in den Zellkern lokalisiert. Beim ersten Modell kommt es vermehrt zur Abspaltung eines 112 Aminosäuren langen Fragments, wenn der Urinfluss im Tubulus unterbrochen und damit das primäre Zilium auf den Epithelzellen nicht mehr mechanisch stimuliert wird. Dieses Fragment aktiviert STAT6-abhängige Transkription im Zellkern (Low et al., 2006). Das zweite Modell beschreibt die durch das Abknicken von Zilien ausgelöste proteolytische Abspaltung des gesamten zytoplasmatischen Teils von Polycystin-1, der dann im Zellkern an das Wnt-Effektormolekül beta-Catenin bindet und so den kanonischen Wnt-Signalweg inhibiert (Lal et al., 2008). Beide Modelle verbinden also die Signalübertragung durch geschnittene Polycystin-1-Fragmente mit den primären Zilien der Epithelzellen.

## ADPKD – eine Ziliopathie

Zilien sind wenige Mikrometer lange, haarartige Organellen, die von der Oberfläche fast aller Säugerzellen ausgehen. Nach ihrem Stützskelett aus Mikrotubuli unterscheidet man zwischen 9+2 (meist motilen) und 9+0 (primären, meist immotilen) Zilien. Motile Zilien findet man als Bündel von mehreren hundert Organellen auf der Oberfläche zahlreicher spezialisierter Epithelien, welche etwa die Atemwege, Teile des Genitaltraktes oder der Ventrikel auskleiden. Die Funktion motiler Zilien besteht darin, Flüssigkeiten oder Keimzellen fortzubewegen. Die meisten primären Zilien sind hingegen unbeweglich, so auch die Zilien in der Niere, die mit ihrem Basalkörper an der apikalen Oberfläche der Tubuluszellen verankert sind und in das Tubuluslumen hineinragen. Diese antennenartigen Organellen wurden in der Niere erstmals im Jahr 1898 beschrieben und galten lange als funktionslose evolutionäre Residuen (Webber and Lee, 1975). Dies änderte sich, als im Jahr 1999 erkannt wurde, dass die Homologe von *PKD1* und *PKD2* in Nematodenwurm *C. elegans* zilientragenden Neuronen lokalisiert sind. Dort sind die Polycystine (LOV-1 und PKD-2) für das korrekte Paarungsverhalten der Männchen erforderlich (Barr and Sternberg, 1999). Kurze Zeit später zeigte sich eine weitere Verbindung von polyzystischen Nieren und Zilien bei der Analyse der sog. Orpk-Maus, die eine zystische Nierenerkrankung aufweist, welche häufig mit der menschlichen ARPKD verglichen wurde. Es wurde gezeigt, dass für die Erkrankung eine Mutation im TG737 Gen verantwortlich ist (Murcia et al., 2000; Yoder et al., 1995), dessen Homolog in der Grünalge *Chlamydomonas reinhardtii* das Gen *IFT88* ist (Pazour et al., 2000). IFT88 kodiert für ein intraflagelläres Transportprotein, das essentiell für die Ausbildung von Flagellen, also beweglichen Zilien in der Alge ist. Diese Arbeiten waren der Ausgangspunkt für die Entwicklung der *ziliären Hypothese*, die besagt, dass alle Proteine, deren Mutation oder Verlust zu zystischen Nieren führt, im Zilium lokalisiert sind oder eine Funktion bei der ziliären Signalübertragung haben. Danach könnten Störungen dieser Organelle eine gemeinsame zellbiologische Ursache für die Entwicklung von zystischen Nierenerkrankungen darstellen (Pazour, 2004). Die ziliäre Hypothese wird weiter dadurch untermauert, dass die Mutation von Genen, die essentiell für die Ziliogenese sind, zu zystischen Nierenerkrankungen führt (Davenport et al., 2007; Lin et al., 2003). Der ziliären Hypothese folgend gelten polyzystische Nierenerkrankungen, sowohl die ADPKD als auch alle rezessiven Formen, derzeit als Ziliopathien – also als Erkrankungen, die mit einer Dysfunktion des primären Ziliums assoziiert sind. Studien der letzten Jahre zeigen allerdings, dass fast alle beteiligten Proteine auch am Basalkörper des Ziliums, an den Zentrosomen und an den Polen der Teilungsspindel zu finden sind. Dies könnte in der Zukunft eine Ausweitung der ziliären Hypothese auf weitere Organellen zur Folge haben. Auf jeden Fall wird durch die ziliäre Hypothese das Erscheinungsbild der Zystennierenerkrankung als Systemerkrankung erklärt. Ziliendefekte im Auge bedeuten retinale Degeneration wie bei NPH, Ziliendefekte im Gallenwegsepithel Leberfibrose wie bei ARPKD oder Ziliendefekte im Pankreasgang Pankreaszysten wie bei ADPKD.

## Zilien und Mechanosensation in der Niere

Primäre Zilien sind in erster Linie sensorische Organellen, die der Zelle Informationen aus dem umliegenden zellulären Mikromilieu liefern. Dabei können Zilien offensichtlich unterschiedliche Reize wahrnehmen, ihre Funktionen reichen von Mechanosensation über Chemosensation bis hin zu einer direkten Kontrolle des Zellzyklus. Mit Blick auf die Pathogenese von Zysten ist derzeit der Aspekt der Mechanosensation am klarsten fassbar. Es konnte gezeigt werden, dass das direkte mechanische Abknicken des Ziliums auf Nierenepithelzellen zu einem Kalziumeinstrom in die Zelle führt (Praetorius and Spring, 2001). Der gleiche Effekt zeigt sich, wenn Zilien durch Flüssigkeitsfluss über Zellen hinweg mechanisch gereizt werden. Ein dadurch ausgelöstes Kalziumsignal entsteht nicht in Polycystin-1-defizienten Zellen (Nauli et al., 2003). Der vorbeifließende Urin knickt also das Zilium ab und bewirkt über Polycystin-1 einen Anstieg des intrazellulären Kalziums. Dieses Kalziumsignal führt in der Tubuluszelle zur Inhibition des kanonischen Wnt-Signalwegs, der für die Proliferation in der Nierenentwicklung entscheidend und bei PKD übersteigert aktiviert ist (Lin et al., 2003), und zur Aktivierung des nicht kanonischen Wnt-Signalwegs, der wiederum für die Entwicklung einer planaren Zellpolarität, also der Kontrolle der Polarität im Nierentubulus, in der Zellen Positionsinformation bekommen entlang des Tubulusverlaufs, und damit das Erreichen eines höheren Differenzierungsgrades wichtig ist (Simons et al., 2005).

## Planare Zellpolarität und ADPKD

Planare Zellpolarität ist eine räumliche Organisation von Zellen senkrecht zur apico-basalen Zellpolarität, die also die rechts-links, proximal-distale Symmetrie betrifft. Fischer und Kollegen konnten kürzlich eine Assoziation zwischen Störungen der planaren Polarität und PKD nachweisen (Fischer et al., 2006). Sie untersuchten die Orientierung der Teilungsspindel in der PCK-Ratte, einem Tiermodel für ARPKD, und in Mäusen mit einer nierenspezifischen Gendeletion von HNF-1beta, einem Transkriptionsfaktor, der für die Expression von PKD-Genen, u.a. von *PKD2* und *PKHD1*, essentiell ist. Dabei konnten sie zeigen, dass in Wildtyp-Tieren die Zellteilung der Tubulusepithelzellen einer Achse folgt, die weitgehend der Longitudinalachse des Nierentubulus entspricht. Somit führt die Zellteilung zur Verlängerung des Tubulus ohne Auswirkung auf den Durchmesser. Im Gegensatz dazu war in präzystischen Tubuli die

Teilungsachse der Zellen randomisiert mit der Folge der Dilatation des Tubulus und der Bildung von Zysten. Diese Daten werden unterstützt durch eine Studie an Knockout-Mäusen für Fat4 (Saburi et al., 2008), dem Maushomolog für das Fat-Protein aus der Fruchtfliege *Drosophila melanogaster*. *Fat4* Knockout-Tiere zeigen klassische Störungen der planaren Zellpolarität, etwa eine gestörte Orientierung der Stereozilien im Innenohr oder Neuralrohrdefekte. Darüber hinaus zeigen die Tiere ebenfalls eine randomisierte Teilungsachse der Zellen im Nierentubulus und entwickeln eine zystische Nierenerkrankung. Dass die Störungen dieser Vorgänge im Falle der PKD von Zilien abhängen, wurde weiterhin durch Arbeiten an nierenspezifischen *Kif3a* und *Ift20* Knockout-Mäusen bestätigt (Jonassen et al., 2008; Patel et al., 2008). Beiden Mausmodellen fehlen essentielle Proteine für die Ziliogenese, beide zeigen missorientierte Teilungsspindeln im Nierentubulus und polyzystische Nieren. In einer Studie aus diesem Jahr wurde weiterhin untersucht, ob auch die Orientierung der Zellteilungsachsen in ADPKD- und ARPKD-Mausmodellen verändert ist (Nishio et al.). Hierbei zeigte sich überraschend, dass sich in *Pkd1* und *Pkd2* Knockout-Tieren die Teilungsachsen in präzystischen Tubuli wie in Wildtyptieren am Tubulusverlauf orientierten. Erst in bereits dilatierten Tubuli verlieren die Epithelzellen in PKD-Knockout-Tieren die Orientierung. Somit scheint – im Gegensatz zur ARPKD – bei der ADPKD der Verlust der planaren Zellpolarität nicht der initiale Auslöser der Zystenbildung zu sein, sondern ein Faktor bei der weiteren Entwicklung der Zysten.

## Polycystine und die Regulation des Zellzyklus und der Proliferation

Eine der auffälligsten Veränderungen bei der ADPKD ist die gesteigerte Zellproliferation, die sich in den massiv vergrößerten Nieren widerspiegelt. Daher wurde bereits früh vermutet, dass Polycystine direkten Einfluss auf den Zellzyklus haben könnten. Dies wurde zunächst in kultivierten Zellen untersucht. In Studien zu Polycystin-1 führte die Überexpression von Polycystin-1 zu einem Zellzyklus-Arrest in der G0-Phase (Bhunia et al., 2002). Zellen mit mutiertem Polycystin-1 zeigten hingegen einen gesteigerten Eintritt in die S-Phase (Li et al., 2005). Polycystin-1 scheint also den Zellzyklus negativ zu regulieren und so antiproliferativ zu wirken. In der jüngeren Vergangenheit gelang es, einige kritische Signalwege zu identifizieren, die offenbar für die gesteigerte Proliferation des Zystenepitheils verantwortlich sind. Das Zystenepithel der Maus wie auch des Patienten zeigt beispielsweise eine massive Aktivierung des mTOR-Signalwegs (Shillingford et al., 2006). mTOR ist eine Serin/Threonin-Proteinkinase, ein zentraler Regulator des Zellwachstums, der metabolischen Aktivität und der Proliferation (Übersicht in (Wullschleger et al., 2006)). Die mTOR-Kinase ist Teil zweier Multiproteinkomplexe, mTORC1 und -2. mTORC1 wird durch den TSC1/TSC2-Komplex gehemmt. Mutationen von TSC1 oder TSC2 führen zur tuberösen Sklerose, welche vor allem bei TSC2-Mutationen mit polyzystischen Nierenveränderungen einhergeht. Aktuelle Daten zeigen nun, dass Polycystin-1 mit mTOR und Tuberin, dem Produkt des TSC2-Gens, interagiert.

mTOR-Kinase-Inhibitoren wie Sirolimus oder Everolimus werden schon lange in der Immunsuppression nach Transplantationen eingesetzt, und so lag es nahe zu testen, ob diese Medikamente einen günstigen Einfluss auf die Progression der ADPKD haben. Daher wurde retrospektiv in ADPKD-Patienten nach Transplantation die Größe der verbliebenen Zystennieren untersucht. Diese waren deutlich kleiner, wenn die Patienten mit Rapamycin/Sirolimus behandelt worden waren (Shillingford et al., 2006). Dies war der erste Hinweis, dass mTOR-Inhibition tatsächlich antiproliferativ auf ADPKD-Nieren wirkt. Gleichzeitig führt die Behandlung mit Rapamycin/Sirolimus im PKD-Mausmodell (Shillingford et al., 2006) und in einem PKD-Rattenmodell (Wahl et al., 2006) zu einem deutlichen Rückgang der Zystenentwicklung. Diese Entwicklungen waren Grundlage für zwei wichtige kürzliche klinische Studien, die den Einsatz von mTOR-Inhibitoren in der ADPKD-Therapie überprüften. Beide Studien konnten jedoch keinen Benefit für mTOR-Inhibitor-behandelte Patienten zeigen. Walz und Kollegen behandelten ADPKD-Patienten spiegelkontrolliert mit Everolimus (Walz et al., 2010). Obwohl das Zystenwachstum etwas gebremst werden konnte durch diese Medikation, zeigte sich im Bezug auf die Nierenfunktion kein Benefit. Ähnliche Resultate zeigte eine Studie von Serra und Kollegen, die ADPKD-Patienten mit Sirolimus behandelten (Serra et al., 2010). Hier zeigte sich in der kurzen überwachten Zeit kein Vorteil der Behandlung mit mTOR-Inhibitor, weder auf die Nierengröße noch auf die Nierenfunktion. Insofern müssen weitere Studien klären, ob der möglicherweise dann frühzeitige Einsatz einer längeren Therapie mit mTOR-Inhibitoren beim Menschen doch einen Vorteil bringen kann.

Weiterhin ist schon seit vielen Jahren bekannt, dass das Zystenepithel exzessiv Flüssigkeit sezerniert. Diese Sekretion wird durch Bestandteile der Zystenflüssigkeit über eine Erhöhung der intrazellulären cAMP-Konzentration stimuliert. Interessanterweise ist eine Komponente der Zystenflüssigkeit in Nierenzysten das antidiuretische Hormon ADH, welches über den Vasopressin-2-Rezeptor zur cAMP-Erhöhung beitragen kann. cAMP scheint außerdem die Proliferation der Zystenzellen zu stimulieren. Es konnte mittlerweile gezeigt werden, dass Vasopressin-2-Rezeptor-Antagonisten das Zystenwachstum in verschiedenen Tiermodellen hemmen und die Nierenfunktion günstig beeinflussen können (Gattone et al., 2003; Torres et al., 2004). Auch hier laufen derzeit weitere klinische Studien. Die Ergebnisse dieser Studien werden Patienten mit ADPKD möglicherweise zum ersten Mal eine mögliche Therapiechance zur Progressionshemmung der ansonsten progredient verlaufenden Erkrankung zur Verfügung stellen. Ob jedoch die Nierenfunktion vom Einsatz der Substanzen profitiert, wie lange Patienten behandelt werden müssen und wer geeignete Kandidaten für eine mögliche frühe Therapie sind, muss in folgenden Studien sicherlich noch geklärt werden.

## Literatur

1. Badano JL, Mitsuma N, Beales PL, Katsanis N (2006) The ciliopathies: an emerging class of human genetic disorders. Annu Rev Genomics Hum Genet 7: 125-148
2. Barr MM, Sternberg PW (1999) A polycystic kidney-disease gene homologue required for male mating behaviour in C. elegans. Nature 401: 386-389
3. Bhunia AK, Piontek K, Boletta A, Liu L, Qian F, Xu PN, Germino FJ, Germino GG (2002) PKD1 induces p21(waf1) and regulation of the cell cycle via direct activation of the JAK-STAT signaling pathway in a process requiring PKD2. Cell 109: 157-168
4. Burtey S, Riera M, Ribe E, Pennekamp P, Passage E, Rance R, Dworniczak B, Fontes M (2008) Overexpression of PKD2 in the mouse is associated with renal tubulopathy. Nephrol Dial Transplant 23: 1157-1165
5. Chang MY, Parker E, Ibrahim S, Shortland JR, Nahas ME, Haylor JL, Ong AC (2006) Haploinsufficiency of Pkd2 is associated with increased tubular cell proliferation and interstitial fibrosis in two murine Pkd2 models. Nephrol Dial Transplant 21: 2078-2084
6. Davenport JR, Watts AJ, Roper VC, Croyle MJ, van Groen T, Wyss JM, Nagy TR, Kesterson RA, Yoder BK (2007) Disruption of intraflagellar transport in adult mice leads to obesity and slow-onset cystic kidney disease. Curr Biol 17: 1586-1594

7. Fischer E, Legue E, Doyen A, Nato F, Nicolas JF, Torres V, Yaniv M, Pontoglio M (2006) Defective planar cell polarity in polycystic kidney disease. Nat Genet 38: 21-23
8. Fliegauf M, Benzing T, Omran H (2007) When cilia go bad: cilia defects and ciliopathies. Nat Rev Mol Cell Biol 8: 880-893
9. Gattone VH 2nd, Wang X, Harris PC, Torres VE (2003) Inhibition of renal cystic disease development and progression by a vasopressin V2 receptor antagonist. Nat Med 9: 1323-1326
10. Grantham JJ, Chapman AB, Torres VE (2006) Volume progression in autosomal dominant polycystic kidney disease: the major factor determining clinical outcomes. Clin J Am Soc Nephrol 1: 148-157
11. Harris PC, Bae KT, Rossetti S, Torres VE, Grantham JJ, Chapman AB, Guay-Woodford LM, King BF, Wetzel LH, Baumgarten DA et al. (2006) Cyst number but not the rate of cystic growth is associated with the mutated gene in autosomal dominant polycystic kidney disease. J Am Soc Nephrol 17: 3013-3019
12. Harris PC, Torres VE (2009) Polycystic kidney disease. Annu Rev Med 60: 321-337
13. Hateboer N, v Dijk MA, Bogdanova N, Coto E, Saggar-Malik AK, San Millan JL, Torra R, Breuning M, Ravine D (1999) Comparison of phenotypes of polycystic kidney disease types 1 and 2. European PKD1-PKD2 Study Group. Lancet 353: 103-107
14. Hildebrandt F, Zhou W (2007) Nephronophthisis-associated ciliopathies. J Am Soc Nephrol 18: 1855-1871
15. Jiang ST, Chiou YY, Wang E, Lin HK, Lin YT, Chi YC, Wang CK, Tang MJ, Li H (2006) Defining a link with autosomal-dominant polycystic kidney disease in mice with congenitally low expression of Pkd1. Am J Pathol 168: 205-220
16. Jonassen JA, San Agustin J, Follit JA, Pazour GJ (2008) Deletion of IFT20 in the mouse kidney causes misorientation of the mitotic spindle and cystic kidney disease. J Cell Biol 183: 377-384
17. Kottgen M (2007) TRPP2 and autosomal dominant polycystic kidney disease. Biochim Biophys Acta 1772: 836-850
18. Lal M, Song X, Pluznick JL, Di Giovanni V, Merrick DM, Rosenblum ND, Chauvet V, Gottardi CJ, Pei Y, Caplan MJ (2008) Polycystin-1 C-terminal tail associates with beta-catenin and inhibits canonical Wnt signaling. Hum Mol Genet 17: 3105-3117
19. Lantinga-van Leeuwen IS, Dauwerse JG, Baelde HJ, Leonhard WN, van de Wal A, Ward CJ, Verbeek S, Deruiter MC, Breuning MH, de Heer E et al. (2004) Lowering of Pkd1 expression is sufficient to cause polycystic kidney disease. Hum Mol Genet 13: 3069-3077
20. Li X, Luo Y, Starremans PG, McNamara CA, Pei Y, Zhou J (2005) Polycystin-1 and polycystin-2 regulate the cell cycle through the helix-loop-helix inhibitor Id2. Nat Cell Biol 7: 1202-1212

21. Lin F, Hiesberger T, Cordes K, Sinclair AM, Goldstein LS, Somlo S, Igarashi P (2003) Kidney-specific inactivation of the KIF3A subunit of kinesin-II inhibits renal ciliogenesis and produces polycystic kidney disease. Proc Natl Acad Sci U S A 100: 5286-5291
22. Low SH, Vasanth S, Larson CH, Mukherjee S, Sharma N, Kinter MT, Kane ME, Obara T, Weimbs T (2006) Polycystin-1, STAT6, and P100 function in a pathway that transduces ciliary mechanosensation and is activated in polycystic kidney disease. Dev Cell 10: 57-69
23. Lu W, Fan X, Basora N, Babakhanlou H, Law T, Rifai N, Harris PC, Perez-Atayde AR, Rennke HG, Zhou J (1999) Late onset of renal and hepatic cysts in Pkd1-targeted heterozygotes. Nat Genet 21: 160-161
24. Lu W, Peissel B, Babakhanlou H, Pavlova A, Geng L, Fan X, Larson C, Brent G, Zhou J (1997) Perinatal lethality with kidney and pancreas defects in mice with a targetted Pkd1 mutation. Nat Genet 17: 179-181
25. Murcia NS, Richards WG, Yoder BK, Mucenski ML, Dunlap JR, Woychik RP (2000) The Oak Ridge Polycystic Kidney (orpk) disease gene is required for left-right axis determination. Development 127: 2347-2355
26. Nauli SM, Alenghat FJ, Luo Y, Williams E, Vassilev P, Li X, Elia AE, Lu W, Brown EM, Quinn SJ et al. (2003) Polycystins 1 and 2 mediate mechanosensation in the primary cilium of kidney cells. Nat Genet 33: 129-137
27. Nishio S, Tian X, Gallagher AR, Yu Z, Patel V, Igarashi P, Somlo S: Loss of oriented cell division does not initiate cyst formation. J Am Soc Nephrol 21: 295-302
28. Park EY, Sung YH, Yang MH, Noh JY, Park SY, Lee TY, Yook YJ, Yoo KH, Roh KJ, Kim I et al. (2009) Cyst formation in kidney via B-Raf signaling in the PKD2 transgenic mice. J Biol Chem 284: 7214-7222
29. Patel V, Li L, Cobo-Stark P, Shao X, Somlo S, Lin F, Igarashi P (2008) Acute kidney injury and aberrant planar cell polarity induce cyst formation in mice lacking renal cilia. Hum Mol Genet 17: 1578-1590
30. Pazour GJ (2004) Intraflagellar transport and cilia-dependent renal disease: the ciliary hypothesis of polycystic kidney disease. J Am Soc Nephrol 15: 2528-2536
31. Pazour GJ, Dickert BL, Vucica Y, Seeley ES, Rosenbaum JL, Witman GB, Cole DG (2000) Chlamydomonas IFT88 and its mouse homologue, polycystic kidney disease gene tg737, are required for assembly of cilia and flagella. J Cell Biol 151: 709-718
32. Piontek K, Menezes LF, Garcia-Gonzalez MA, Huso DL, Germino GG (2007) A critical developmental switch defines the kinetics of kidney cyst formation after loss of Pkd1. Nat Med 13: 1490-1495
33. Praetorius HA, Spring KR (2001) Bending the MDCK cell primary cilium increases intracellular calcium. J Membr Biol 184: 71-79

34. Qian F, Watnick TJ, Onuchic LF, Germino GG (1996) The molecular basis of focal cyst formation in human autosomal dominant polycystic kidney disease type I. Cell 87: 979-987
35. Rossetti S, Harris PC (2007) Genotype-phenotype correlations in autosomal dominant and autosomal recessive polycystic kidney disease. J Am Soc Nephrol 18: 1374-1380
36. Saburi S, Hester I, Fischer E, Pontoglio M, Eremina V, Gessler M, Quaggin SE, Harrison R, Mount R, McNeill H (2008) Loss of Fat4 disrupts PCP signaling and oriented cell division and leads to cystic kidney disease. Nat Genet 40: 1010-1015
37. Serra AL, Poster D, Kistler AD, Krauer F, Raina S, Young J, Rentsch KM, Spanaus KS, Senn O, Kristanto P et al. (2010) Sirolimus and kidney growth in autosomal dominant polycystic kidney disease. N Engl J Med 363: 820-829
38. Shillingford JM, Murcia NS, Larson CH, Low SH, Hedgepeth R, Brown N, Flask CA, Novick AC, Goldfarb DA, Kramer-Zucker A et al. (2006) The mTOR pathway is regulated by polycystin-1, and its inhibition reverses renal cystogenesis in polycystic kidney disease. Proc Natl Acad Sci U S A 103: 5466-5471
39. Simons M, Gloy J, Ganner A, Bullerkotte A, Bashkurov M, Kronig C, Schermer B, Benzing T, Cabello OA, Jenny A et al. (2005) Inversin, the gene product mutated in nephronophthisis type II, functions as a molecular switch between Wnt signaling pathways. Nat Genet 37: 537-543
40. Thivierge C, Kurbegovic A, Couillard M, Guillaume R, Cote O, Trudel M (2006) Overexpression of PKD1 causes polycystic kidney disease. Mol Cell Biol 26: 1538-1548
41. Tobin JL, Beales PL (2009) The nonmotile ciliopathies. Genet Med 11: 386-402
42. Torres VE, Wang X, Qian Q, Somlo S, Harris PC, Gattone VH 2nd (2004) Effective treatment of an orthologous model of autosomal dominant polycystic kidney disease. Nat Med 10: 363-364
43. Wahl PR, Serra AL, Le Hir M, Molle KD, Hall MN, Wuthrich RP (2006) Inhibition of mTOR with sirolimus slows disease progression in Han:SPRD rats with autosomal dominant polycystic kidney disease (ADPKD). Nephrol Dial Transplant 21: 598-604
44. Walz G, Budde K, Mannaa M, Nurnberger J, Wanner C, Sommerer C, Kunzendorf U, Banas B, Horl WH, Obermuller N et al. (2010) Everolimus in patients with autosomal dominant polycystic kidney disease. N Engl J Med 363: 830-840
45. Watnick TJ, Torres VE, Gandolph MA, Qian F, Onuchic LF, Klinger KW, Landes G, Germino GG (1998) Somatic mutation in individual liver cysts supports a two-hit model of cystogenesis in autosomal dominant polycystic kidney disease. Mol Cell 2: 247-251
46. Webber WA, Lee J (1975) Fine structure of mammalian renal cilia. Anat Rec 182: 339-343

47. Wei W, Hackmann K, Xu H, Germino G, Qian F (2007) Characterization of cis-autoproteolysis of polycystin-1, the product of human polycystic kidney disease 1 gene. J Biol Chem 282: 21729-21737
48. Wu G, D'Agati V, Cai Y, Markowitz G, Park JH, Reynolds DM, Maeda Y, Le TC, Hou H Jr., Kucherlapati R et al. (1998) Somatic inactivation of Pkd2 results in polycystic kidney disease. Cell 93: 177-188
49. Wullschleger S, Loewith R, Hall MN (2006) TOR signaling in growth and metabolism. Cell 124: 471-484
50. Yoder BK, Richards WG, Sweeney WE, Wilkinson JE, Avener ED, Woychik RP (1995) Insertional mutagenesis and molecular analysis of a new gene associated with polycystic kidney disease. Proc Assoc Am Physicians 107: 314-323
51. Yu S, Hackmann K, Gao J, He X, Piontek K, Garcia-Gonzalez MA, Menezes LF, Xu H, Germino GG, Zuo J et al. (2007) Essential role of cleavage of Polycystin-1 at G protein-coupled receptor proteolytic site for kidney tubular structure. Proc Natl Acad Sci U S A 104: 18688-18693

# Elektrolytstörungen/ akutes Nierenversagen

# Kaliumstoffwechsel

*Ralph Kettritz*

Der extrazelluläre Kaliumspiegel wird aufgrund seines erheblichen Einflusses auf die transmembranen Spannungspotentiale eng reguliert. Störungen im Kaliumhaushalt führen zu Fehlfunktionen an Skelettmuskelzellen, glatten Muskelzellen, Myokardzellen und neuronalen Zellen. Mehr als 98 % des Kaliums im Körper befinden sich innerhalb der Zellen. Die tägliche Kaliumzufuhr entspricht etwa 50-100 mmol. Das nicht proteingebundene Kalium wird vom Glomerulus filtriert und im proximalen Tubulus vollständig rückresorbiert. Die Ausscheidung über die Niere findet im distalen Tubulus und im Sammelrohr statt und ist an diesen Stellen auf die Lieferung von Natrium angewiesen. Die renale Kaliumausscheidung wird durch Aldosteron, Urinflussgeschwindigkeit, distale Natriumzufuhr, Säure-Basenhaushalt und den intrazellulärem Kaliumspiegel reguliert. Das Verständnis der Funktion von Hauptzellen ist in diesem Zusammenhang wichtig (Abbildung 1).

Das intrazelluläre Kaliumgleichgewicht wird durch die Wirkung von Insulin, Katecholaminen, Säure-Basenhaushalt, extrazellulärer Osmolarität und Zellintegrität bestimmt. Verschiedene Mechanismen sind für die Kaliumaufnahme in die Zelle verantwortlich. Die Kenntnis dieser Faktoren erlaubt es die Maßnahmen abzuleiten, die

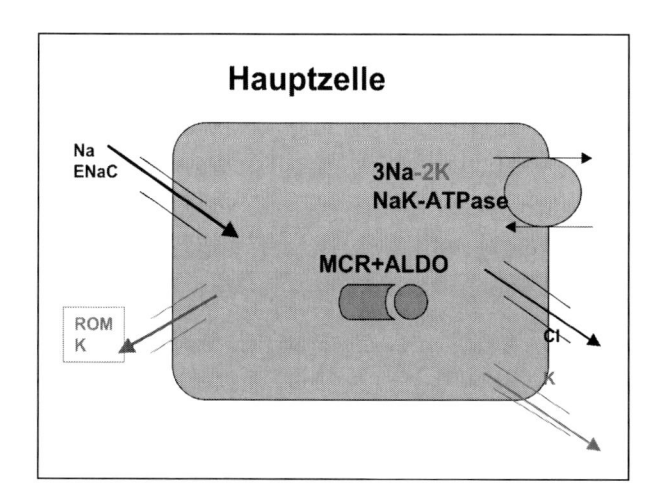

**Abb. 1:** Die Expression und Funktion des epithelialen Na-Kanals (ENaC), des ROMK und der Na/K-ATPase werden durch den intrazellulären Mineralokortikoidrezeptor kontrolliert. Somit ist Aldosteron zentral für die Kaliumausscheidung.

**Abb. 2:** Determinanten der Kaliumverteilung zwischen intra- und extrazellulärem Kompartment.

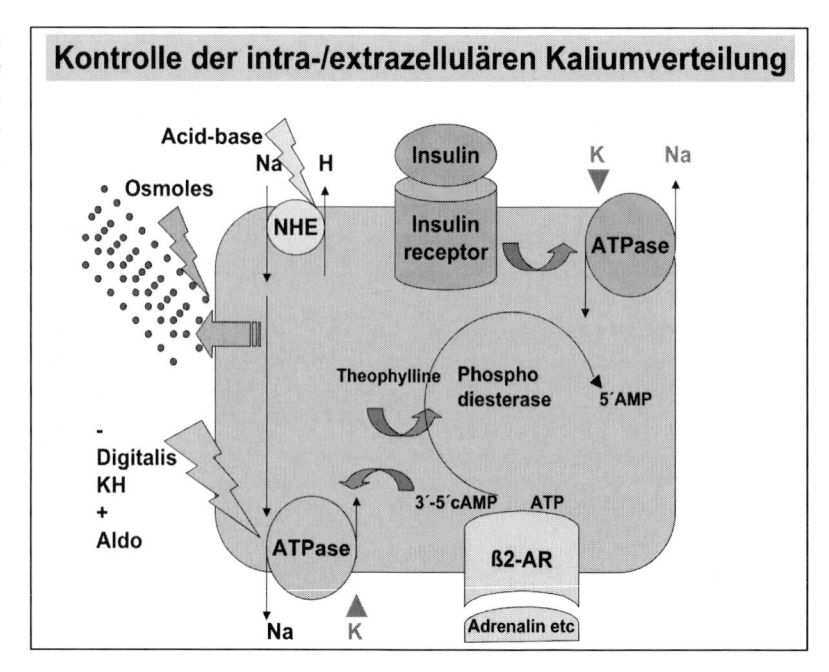

eingesetzt werden können, um eine Hyperkaliämie zu behandeln. Die Mechanismen sind in Abbildung 2 zusammengefasst.

## Hypokaliämie

Hypokaliäme (K<3,5 mmol/l) kann durch Kaliumverluste oder Kaliumverschiebungen stattfinden, jedoch selten aufgrund einer diätetisch reduzierten Zufuhr. Die häufigsten Ursachen sind gastrointestinale Verluste durch Durchfall oder Erbrechen und renale Verluste aufgrund von Diuretika. Beim Erbrechen erfolgen die Kaliumverluste überwiegend über die Niere und sind nicht direkt auf den Verlust von Kalium über die Magenflüssigkeit zurückzuführen. Seltene Ursachen einer Hypokaliämie sind der primäre Aldosteronismus, Morbus Bartter, Morbus Gitelman und die periodische Paralyse. Eine Hypokaliämie kann einen Ileus, Muskelkrämpfe, Rhabdomyolyse und kardiale Arrhythmien auslösen. Im EKG sind U-Wellen, flache oder invertierte T-Wellen und eine verlängerte QT-Zeit zu erkennen. Hypokaliämie reduziert die Insulinfreisetzung. Chronische Hypokaliämie, wie bei chronischem Diuretika- oder Laxantienabusus, kann zu einer interstitiellen Nephritis und Nierenzystenbildung führen.

Die Hypokaliämie wird zumeist mit oraler Zufuhr von Kaliumsalzen behandelt. Ist sie von einer metabolischen Azidose begleitet, ist das Kaliumzitrat am besten geeignet. Liegt eine metabolische Alkalose (z.B. Diuretika) vor, ist Kaliumchlorid eher angebracht, da andere Substanzen, wie Kaliumzitrat in Bikarbonat umgewandelt werden und somit die Alkalose verstärken würden. Bei einer schweren Hypokaliämie sollte Kaliumchlorid intravenös infundiert werden. Kaliumchlorid wird in der Regel nicht in Konzentrationen höher als 40 mmol/l infundiert und die Geschwindigkeit sollte 20-40 mmol/h nicht überschreiten. Gesamtkörper-Kaliumdefizite sind schwer einzuschätzen. Bei Kaliumkonzentrationen von ≤ 3,0 mmol/l ist ein Defizit von 200-400 mmol zu erwarten. Liegen die Spiegel bei 2,0 mmol/l, beträgt der Bedarf 400-800 mmol.

## Hyperkaliämie

Erhöhte diätetische Kaliumzufuhr ist eine sehr seltene Ursache der Hyperkaliämie, es sei denn, dass die Kaliumausscheidung über die Niere gestört ist. Kalium kann nach Rhabdomyolyse, Hämolyse, Hyperosmolarität, Insulindefizienz, β-Blockade oder nach metabolischer Azidose aus den Zellen entweichen. Letzteres ist komplizierter als nur eine Frage der H-Ionenkonzentration. Organische Azidosen verursachen selten eine Hyperkaliämie; respiratorische Azidosen nie. Hyperchlorämische Azidosen gehen häufig mit Hyperkaliämie einher, was durch die Infusion von Argininchlorid bestätigt werden kann.
Verminderte Kaliumausscheidung kommt bei der akuten und chronischen Niereninsuffizienz vor. Medikamente, wie ACE-Hemmer, AT1-Rezeptorenblocker, Heparin und Cyclosporin-A, hemmen die Aldosteronfreisetzung oder -bildung. Kaliumsparende Diuretika, Epithel-Natriumkanal-(ENaC)-Hemmer, wie Amilorid oder Triamteren, (wie auch Trimethoprim und Pentamidin), interferieren mit der Natriumrückresorption im Sammelrohr und dadurch mit der Kaliumausscheidung. Blocker des Mineralokortikoidrezeptors, wie das Spironolakton oder Eplerenon, vermindern ebenfalls die Kaliumausscheidung. Patienten mit verschiedenen chronischen Nierenerkrankungen, die häufig eine erhebliche interstitielle Komponente haben, wie Diabetes, Analgetikaabusus, chronische Bleivergiftung, HIV Nephropathie, chronischer Aufstau usw., neigen zu einer reduzierten Fähigkeit, Kalium im Sammelrohr ausscheiden zu können. Diese Patienten weisen in der Regel niedrige Reninspiegel und niedrige Aldosteronspiegel auf. Ein solcher Zustand wird als der

„hyporeninämische Hypoaldosteronismus" bezeichnet. Er verursacht eine metabolische Azidose mit Hyperchloridämie und Hyperkaliämie, die sog. Typ IV renale tubuläre Azidose. Dieser komplexe klinische Zustand kann medikamentös z.B. durch Cyclosporin ausgelöst werden.

Die schwere (lebensbedrohliche) Hyperkaliämie ist insbesondere wegen ihrer kardiotoxischen Effekte gefürchtet. Im EKG sind flache oder fehlende P-Wellen, zeltförmige T-Wellen, breite QRS-Komplexe bis zu Sinuswellen und lebensgefährliche ventrikuläre Arrhythmien zu erwarten. Hyperkaliämie führt von der Muskelschwäche bis hin zur kompletten Paralyse. Bei der lebensbedrohlichen akuten Hyperkaliämie ist schnell zu handeln. Die Kardiotoxizität kann mit der Infusion von Kalziumglukonat antagonisiert werden. Kalium kann mit einer Infusion von Glukose und Insulin oder mit Natriumbikarbonat (nur wenn eine schwere Azidose vorliegt) zurück in die Zellen geführt werden. Man kann beta-adrenerge Agonisten als Aerosol verabreichen. Die einfachen konservativen Maßnahmen sind am wichtigsten. Das Absetzen von Kaliumsubstitutionen, von Kalium enthaltenden Diäten oder Medikamenten und das Absetzen von sämtlichen die Kaliumausscheidung vermindernden Medikamenten ist entscheidend. Das Einleiten einer Glukose+Insulin-Infusion ist selten eine Fehlentscheidung. Dialyse ist am aufwendigsten, ist zeitintensiv und selten notwendig. Die Hämofiltration ist weniger effektiv als die Dialyse und ist für die Hyperkaliämie nur zweitrangig zu empfehlen. Die chronische Hyperkaliämie ist am besten diätetisch zu behandeln, nachdem alle Medikamente, die dazu beitragen haben, abgesetzt worden sind. Zusätzlich kann Kalium durch die Gabe von Austauschharzen (Resonium®) in Kombination mit abführenden Medikamenten oder mittels Dialyse aus dem Körper entfernt werden. Um diese Therapie ist allerdings eine zunehmende Diskussion entstanden. Es wird sowohl die Wirksamkeit kritisch hinterfragt als auch das Auftreten schwerer enteraler Nebenwirkungen diskutiert.

Erstaunlich ist es, wie die Niere auch mit schweren Einschränkungen den Kaliumhaushalt regeln kann. Nicht selten gibt es Patienten, die ohne eine Hyperkaliämie eine Kreatininclearence von weniger als 3 ml/min haben. Dies zeigt, was mit konservativen Maßnahmen, wie der diätetischen Kaliumrestriktion, der erhöhten Kochsalzversorgung im Sammelrohr (durch die Verabreichung von Schleifendiuretika), die Gabe von Mineralkortikoidrezeptoren-Agonisten (Fludrokortison) und vor allen Dingen durch das Absetzen sämtlicher Pharmaka, die mit der Kaliumauscheidung interferieren, erreicht werden kann.

# Klinisch relevante Säure-Basen-Störungen

*Martin Bek*

## 1) Säure/Basenproduktion

– Normaler arterieller pH: 7.38 – 7.42
– Normaler intrazellulärer pH: 7.0 – 7.3

Der körpereigene pH ist ein gepuffertes Gleichgewicht (Isohydrie) aus:
– Säureproduktion
– Säureelimination
– Alkaliproduktion
– Alkalielimination

## 2) Herkunft pH-wirksamer Substanzen

**A) Endogen**
1. Aminosäuren: Bsp.
   Threonin: ⇒ Aminoaceton ⇒ Laktat
   Methionin: ⇒ Methylmerkaptan ⇒ $\alpha$-Aminobutyrat
   Cystein: ⇒ $\beta$-Merkaptopyruvat ⇒ $H_2SO_4$
2. Organophosphate: ⇒ $H_3PO_4$
3. Organische Anionen: Bsp. Citrat
   Citratzyklus 2 x $CO_2$ ⇒ Carboanhydrase ⇒ ↑ $HCO_3$

**B) Exogen**
Unter normalen (mitteleuropäische Ernährung) Bedingungen: Netto-Säureproduktion von **1 mEq H+/kg/Tag**

## 3) Puffersysteme für die pH-Regulation

**A) Extrazellulärer Raum:**
1. $HCO_3^-/CO_2$ System
2. Plasmaproteine

3. Skelett (während metabolischer Azidose)
   Durch Lyse des Knochenapatit Freisetzung von alkalischen $Ca^{2+}$-Salzen + $HCO_3^-$

B) **Intrazellulärer Raum:**
   1. Hämoglobin/Myoglobin
   2. Organophosphatkomplexe $H_2PO_4^-/HPO_4^{2-}$
   3. $HCO_3^-$ und $H^+/HCO_3^-$ Transportmechanismen

## 4) Einfache und gemischte Säure-Basen-Störungen

A) **Einfache Störungen**
   *Respiratorisch:*
   Azidose (akut oder chronisch)
   Alkalose (akut oder chronisch)
   *Metabolisch:*
   Azidose (akut oder chronisch)
   Alkalose (akut oder chronisch)

B) **Gemischte Störungen**
   1. *gemischt respiratorisch-metabolisch*
      respiratorische Azidose + metabolische Azidose
      respiratorische Azidose + metabolische Alkalose
      respiratorische Alkalose + metabolische Azidose
      respiratorische Alkalose + metabolische Alkalose
   2. *gemischt metabolisch*
      metabolische Azidose + metabolische Alkalose
      AL pos. und AL neg. metabolische Azidose
      gemischte AL neg. metabolische Azidose
      gemischte AL pos. metabolische Azidose

C) **Tripelstörungen**
   metabolische Azidose + metabolische Alkalose + a) resp. Azidose oder b) resp. Alkalose

## 5) Die Anionenlücke

a) **hilfreich** zur weiteren Differenzierung von metabolischen Azidosen

b) **essentiell** zur Erkennung von kombinierten Säure-Basenstörungen

Die Anionenlücke (AL) = **nicht messbare Anionen** im Plasma
**Wichtig:** Eine erhöhte AL ist auch dann sichtbar, wenn andere Säure-Basenstörungen die $HCO_3^-$-Konzentration verändern

Anionenlücke = ($Na^+ - (Cl^- + HCO_3^-)$)    (normal 10 ± 2 mEq/L)

    Anionische Proteine    (1.7 – 2.4 mEq/L)
        hauptsächlich Albumin
        $\alpha$-Globuline
        $\beta$-Globuline

    Organische Anionen
        $PO_4^{3-}$    (2.0 mEq/L)
        $SO_4^{2-}$    (1.0 mEq/L)
        Laktat und Rest    (5.0 mEq/L)

## 6) Gründe für eine veränderte Anionenlücke (1)

| **Verringerte Anionenlücke** | **Vergrößerte Anionenlücke** |
|---|---|
| 1. ↑↑ **Kationen** (außer $Na^+$)<br>   ↑ $K^+$, $Ca^{2+}$, $Mg^{2+}$<br>   ↑ $Li^+$<br>   ↑ Immunglobuline | 1. ↓↓ **Kationen** (außer $Na^+$)<br>   ↑ $K^+$, $Ca^{2+}$, $Mg^{2+}$<br><br>2. ↑↑ **Anionen** (außer $Cl^-/HCO_3^-$)<br>   ↑ Albumin |
| 2. ↓↓ **Anionen** (außer $Cl^-/HCO_3^-$)<br>   ↓ Albumin |    ↑ Inorganische Anionen<br>     (Phosphat, Sulfat)<br>   ↑ Organische Anionen |
| 3. Laborfehler<br>   Hyperviskosität<br>   Bromismus |      (Laktat, Ketone, Urämie)<br>   ↑ Exogene Anionen<br>     (Salicylat, Paraldehyd,<br>     Ethylenglykol, Methanol) |

## 7) Die Plasmaosmolalitätslücke

a) hilfreich zur weiteren Differenzierung von AL-positiven metabolischen Azidosen
b) weist auf osmotisch aktive Substanzen hin, die nicht ohne weiteres erfasst werden (z. B. Methylalkohol, Ethylenglycol)

$$Osm_{Lücke} = Osm_{gemessen} - Osm_{berechnet}$$

$$Osm_{berechnet} = 2 \times Na^+ + \text{Glukose}/18 \text{ (mg/dl)} + \text{Harnstoff-N}/2.8 \text{ (mg/dl)}$$

## 8) Die Urinionen-Nettobilanz (= Urin-Anionenlücke) (2)

dient zur weiteren Differenzierung von metabolischen Azidosen mit normaler Anionenlücke

| Haupt-Urinkationen | Haupt-Urinanionen |
|---|---|
| $Na^+$, $K^+$, $NH_4^+$ | $Cl^-$ |

d. h. Urin-$NH_4^+$ = Urin ($Cl^-$-($Na^+$ + $K^+$) + 80)

Dies gilt nur, wenn sich keine weiteren fremden Anionen im Urin befinden (Ketonkörper, Penicillin, Acetylsalicylsäure). Wenn dies der Fall ist, dann gilt

$$\text{Urin} - HGH_4^+ = \frac{\text{gemessene Uosm} - \text{errechnete Uosm}}{2}$$

Die errechnete Uosm = 2 ($Na^+$ + $K^+$) + Glukose/18 (mg/dl) + Harnstoff-N/2.8 (mg/dl)

**Grundsätzliches:**
- Die Nieren scheiden $NH_4^+$ aus, um neues $HCO_3^-$ zu bilden, normal > 40 mEq $NH_4^+$/Tag, für jedes ausgeschiedene $NH_4^+$ generiert die Niere ein $HCO_3^-$.
- Die Menge an ausgeschiedenem $NH_4^+$ entspricht der Menge an produzierten Säuren.
- $NH_4^+$ kann im Urin nicht ohne weiteres gemessen werden, kann aber indirekt als nicht-messbares Kation bestimmt werden.
- Die Urinionen-Nettobilanz (UNB) dient zur Bestimmung der $NH_4^+$-Konzentration im Urin.

## Physiologie Glutamin

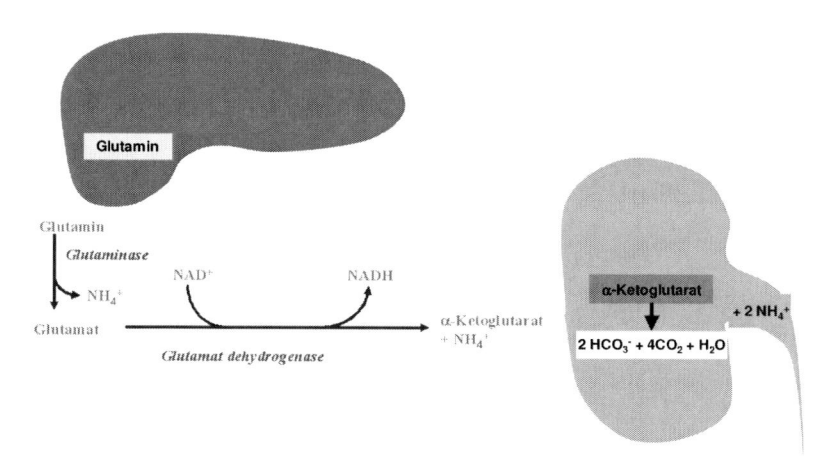

Glutamin

Glutamin
↓ Glutaminase
→ $NH_4^+$
Glutamat → α-Ketoglutarat + $NH_4^+$
Glutamat dehydrogenase
NAD⁺ → NADH

α-Ketoglutarat
$2 HCO_3^- + 4CO_2 + H_2O$
+ $2 NH_4^+$

**Urinionen-Nettobilanz (+)**
= wenig Urin-$NH_4^+$
= $(UNa^+ + UK^+) > (UCl^-)$

**Urinionen-Nettobilanz (−)**
= viel Urin-$NH_4^+$
= $(UNa^+ + UK^+) < (UCl^-)$

**Ursache:**
1. Niere kann H⁺ nicht sezernieren
2. Verminderte Bildung von $HCO_3^-$ in der Niere

1. Extrarenaler $HCO_3^-$-Verlust
2. Acetazolamid

## 9) DD metabolische Azidose (3)

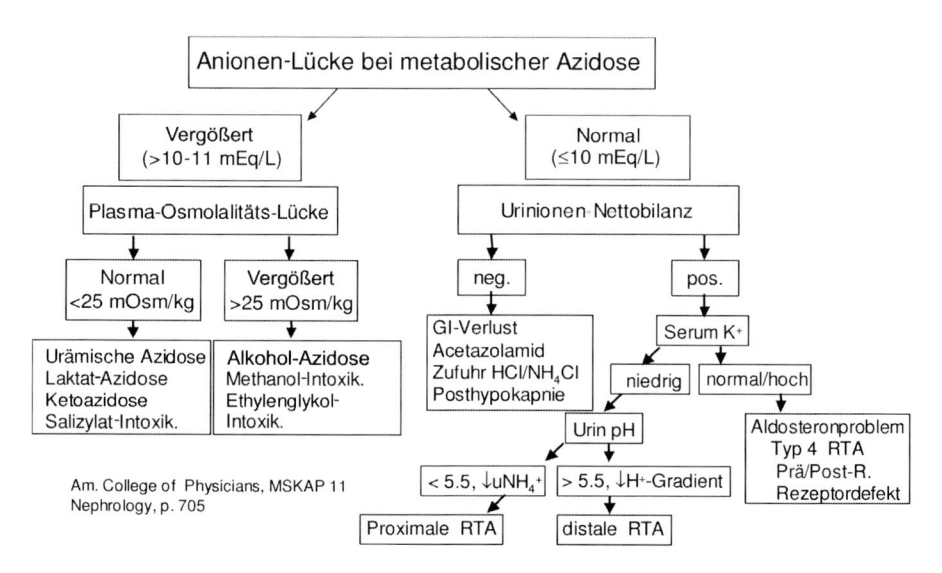

Anionen-Lücke bei metabolischer Azidose

**Vergößert** (>10-11 mEq/L)
→ Plasma-Osmolalitäts-Lücke
- **Normal** <25 mOsm/kg
  - Urämische Azidose
  - Laktat-Azidose
  - Ketoazidose
  - Salizylat-Intoxik.
- **Vergößert** >25 mOsm/kg
  - Alkohol-Azidose
  - Methanol-Intoxik.
  - Ethylenglykol-Intoxik.

**Normal** (≤10 mEq/L)
→ Urinionen-Nettobilanz
- **neg.**
  - GI-Verlust
  - Acetazolamid
  - Zufuhr HCl/$NH_4$Cl
  - Posthypokapnie
  - Urin pH
    - < 5.5, ↓u$NH_4^+$ → Proximale RTA
    - > 5.5, ↓H⁺-Gradient → distale RTA
- **pos.**
  - Serum K⁺
    - niedrig
    - normal/hoch
  - Aldosteronproblem
    - Typ 4 RTA
    - Prä/Post-R.
    - Rezeptordefekt

Am. College of Physicians, MSKAP 11
Nephrology, p. 705

## 10) Probenentnahme zur Analyse von Säure-Basen-Störungen

1. Venöse (arterielle) Blutgase: pH, $pCO_2$, $HCO_3^-$
   Studie Weil et al.: Venöse Blutgase sind zur Analyse von Säure-Basen-Störungen genauso geeignet wie arterielle Blutgase.
   **Ausnahme:** kreislaufinstabile Patienten
2. Serumelektrolyte: $Na^+$, $Cl^-$, $K^+$ (Glukose/Harnstoff)
3. Urin pH (Glukose/Harnstoff)
4. Urin Elektrolyte ($Na^+$, $Cl^-$, $K^+$), ggf. $pCO_2$

## 11) Überprüfung der Qualität der Blutgasprobe

$$[H^+] = \frac{24 \times pCO_2}{[HCO_3^-]}$$

Die rechte Seite der Gleichung sollte nicht mehr als 10 % von der linken Seite der Gleichung abweichen.

**Faustregel zur Abschätzung von ($H^+$):**
($H^+$) in mEq/L = (7.8 − pH) × 100
Dies gilt für pH 7.25 − 7.48

Andere Möglichkeit:
pH 7.4 = 40 mEq $H^+$/L
pro 0.3 ΔpH verdopple oder halbiere ($H^+$)
Bsp.: pH 7.1 ≈ 80 mEq $H^+$/L

**Beispielrechnung**
Probenwerte: pH 7.25, $pCO_2$ 48 mmHg, $HCO_3^-$ 29 mmol/L
($H^+$) = (7.8 − 7.25) × 100 ≈ 55 mEq/L
(24 × 48) / 29
55 ≠ 40
Probe kann nicht verwendet werden!!

## 12) 5 Schritte zur vollständigen Diagnose einer Säure-Basen-Störung (4,5)

### A) Unterscheidung von Azidose/Alkalose
Azidose (pH<7.38)
Alkalose (pH>7.42)

### B) Unterscheidung respiratorische vs. metabolische Störung

|              | pH  | $pCO_2$ | $HCO_3^-$ | weiter bei |
|--------------|-----|---------|-----------|------------|
| Resp. Azidose   | ↓↓ | ↑↑ | ↑↑ | C) |
| Resp. Alkalose  | ↑↑ | ↓↓ | ↓↓ | C) |
| Meta. Azidose   | ↓↓ | ↓↓ | ↓↓ | D) |
| Meta. Alkalose  | ↑↑ | ↑↑ | ↑↑ | D) |

### C) Determination der metabolischen Kompensation

*Respiratorische Azidose*          *Respiratorische Alkalose*
($PaCO_2$ ↑↑ 10 mmHg)              ($PaCO_2$ ↓↓ 10 mmHg)

|         | *Akut*   | *Chronisch* | *Akut*  | *Chronisch* |
|---------|----------|-------------|---------|-------------|
| $HCO_3$:| ↑ 1 mEq  | ↑ 3 mEq     | ↓ 2 mEq | ↓ 5 mEq     |
| pH:     | ↓ 0.08   | ↓ 0.03      | ↑ 0.07  | ↑ 0.02      |

berechnetes ΔpH bei respiratorischer Azidose:
ΔpH (akut) 0.08 x $\Delta PaCO_2$/10
ΔpH (chronisch) 0.03 x $\Delta PaCO_2$/10

Unterschiede zwischen gemessenen und berechneten Werten repräsentieren Grad der Chronizität (% akut, % chronisch).

**Beispielrechnung**
Probenwerte: pH 7.25, $pCO_2$ 58 mmHg, $HCO_3^-$ 24 mmol/L
       (akut)          = ΔpH 0.08 x (58-40)/10 = 0.15
       (chronisch)   = ΔpH 0.03 x (58-40)/10 = 0.05
   akute respiratorische Azidose

### D) Determination der respiratorischen Kompensation

*Metabolische Azidose*             *Metabolische Alkalose*
($HCO_3^-$ ↓ 1 mEq/L)              ($HCO_3^-$ ↑ mEq/L)
$PaCO_2$ ↓ 1.25 mmHg               $PaCO_2$ ↑ 0.75 mmHg

berechnetes $PaCO_2$ bei primär metabolischen Störungen:
    (akut)               (1.5 x $HCO_3^-$) + 8 (± 2)
    (chronisch)      (0.7 x $HCO_3^-$) + 20 (± 1.5)

Unterschiede zwischen gemessenen und berechneten Werten legen eine sekundäre Störung nahe:
Gemessener $PaCO_2$ > berechneter $PaCO_2$: respir. Azidose
Gemessener $PaCO_2$ < berechneter $PaCO_2$: respir. Alkalose

**Beispielrechnung**
Probenwerte: pH 7.25, $pCO_2$ 38 mmHg, $HCO_3^-$ 17 mmol/L
    (akut)         $PaCO_2$ = (1.5x 17)+8(±2)=33
    (chronisch)   $PaCO_2$ = (0.7 x 17) + 20 (± 1.5) = 32
    akute metabolische Azidose + respiratorische Azidose

E) **Determination von tertiären Störungen**
   1. Bestimmung der Plasma-**Anionenlücke** (AL):
      ($Na^+$ − ($Cl^-$ + $HCO_3^-$))      (normal: = 10 ± 2)
      AL > 20   zugrundeliegende metabolische Azidose
   2. Bestimmung des **Delta-delta**:
      (AL − 12) + $HCO_3^-$)        (normal: = 24 ± 1)

Delta-delta > 30 ➔ metabolische Alkalose
Delta-delta < 23 ➔ AL-negative metabolische Azidose

## 13) Beispielrechnung einer vollständigen Diagnose einer Säure-Basen-Störung

Chronischer Alkoholiker mit akuter Pneumonie und mehrfachem Erbrechen:

**Blutgase:**
pH 7.31, $HCO_3^-$ 29 mEq/L, $PaCO_2$ 55 mmHg,
$Na^+$ 135 mEq/L, $Cl^-$ 80 mEq/L, $K^+$ 2.8 mEq/L

**Checken der Probe:**
($H^+$) in mEq/L = (7.8 − pH) x 100
($H^+$) in mEq/L = (7.8 − 7.31) x 100 = 49 mEq/L
24 x 55/29 = 46

Probe im Rahmen der Fehlerungenauigkeit korrekt

**Analyse:**

    pH 7.31           ⇒ Azidose
    $PaCO_2$ 55 mmHg    ⇒ respiratorische Azidose
    $HCO_3^-$ 29 mEq/L

Metabolische Kompensation?
    ΔpH akut:      0.08 x (55-40)/10 = 0.12
    ΔpH chronisch: 0.03 x (55-40)/10 = 0.045
                ⇒ akute respiratorische Azidose

Anionenlücke?
    Anionenlücke = (135 − (29 + 80)) = 26
          ⇒ AL positive metabolische Azidose

Delta-Delta?
    Delta-delta = ((26 − 12) + 29) = 43
          ⇒ metabolische Alkalose

**Diagnose:** Kombinierte akute respiratorische Azidose + metabolische Azidose + metabolische Alkalose

## 14) DD metabolische Azidose

| Mit Anionenlücke: | Ohne Anionenlücke: |
|---|---|
| (normochloridämische MA) | (hyperchloridämische MA) |
| Merkwort: KUSMAUL | Merkwort: HARD UP |
| | |
| Ketoazidose | Hyperalimentation |
| Urämie | Acetazolamid |
| Salicylsäure | Renal tubuläre Azidose |
| Methanol | Diarrhoe/GI-Verlust |
| Äthylenglykol | Uretersigmoidostomie |
| Laktat-Azidose | Pankreas-Fisteln |
| | |
| Paraldehyd | Seltene Ursachen: |
| Ischämie | Hypoaldosteronismus |
| | Myelom, Lithium |

## 15) Folgen einer metabolischen Azidose

**1. Muskelschwund**
   a) Verzweigtkettige AS (Leucin, Isoleucin, Valin) = 18% des Muskelproteins
      Aktivierung der VK-Ketoacetdehydrogenase
   b) verminderte Albumin (? Protein)-Synthese
   c) Aktivierung des ATP-Ubiquitin-Proteasome-Wegs

**2. Knochenschwund**
   a) Physikochemische Auflösung des Knochen
      Freisetzung von $HCO_3^-$, $Na^+$, $K^+$, $Ca_2^+$, ➞ ↓ renalen $Ca^{2+}$ Reabsorption ➞ Calciurie ➞ negative Calcium-Bilanz
   b) Stimulation von Osteoklasten/Hemmung von Osteoblasten

**3. Inhibition der hämodynamischen Regulation**
   a) Verminderte myokardiale Funktion mit: ↓ HZV, ↓ Kontraktilität, ↓ Inotropie
   b) Systemische und pulmonale Venokonstriktion
   c) ↑ ventrikuläre Arrhythmien
   d) ↑ Sensibilität gegenüber Hypoxie

## Literatur

1. Brenner B (1995) The kidney. 5th edition
2. Kuhlmann, Walb, Luft (2003) Nephrologie. 4. Edition
3. Johnson, Fehally (2000) Clinical Nephrology. 1st edition
4. West J Med 1991, 155: 146
5. Semin Nephrol 1998, 18: 83

# Wasserhaushalt – Hyponatriämie

*Ralph Kettritz*

Die Nieren regulieren das Volumen und die Osmolarität im Körper. Obwohl Osmolaritätsprobleme und Volumenprobleme kombiniert auftreten können, empfiehlt es sich, beide Themen aus didaktischen Gründen zu trennen. Die *Volumenregulation* dient dem vornehmlichen Ziel der Aufrechterhaltung des zirkulierenden Blutvolumens und damit des Kreislaufsystems. Damit werden die Versorgung von Organen und Geweben mit Sauerstoff und Nährstoffen sowie der Abtransport von anfallendem Kohlendioxid und weiterer Stoffwechselendprodukte sichergestellt. Eine balancierte Volumenregulation verhindert, dass wir uns in einem Extrem – dem Schock oder im anderen Extrem – dem Lungenödem befinden. Die Stellgröße zur Aufrechterhaltung des Volumenhaushaltes ist der Salzgehalt des Körpers. Bei normaler Nierenfunktion und intakter Volumenregulation kann die $Na^+$-Zuf (als NaCl) zwischen 10 und 500 mmol/Tag variieren, ohne dass sich das EZV – und dazu gehört das zirkulierende Blutvolumen – wesentlich ändert. Wegen der enormen Bedeutung der Aufrechterhaltung des Kreislaufs haben Probleme der Volumenregulation sowohl unter pathophysiologischen als auch unter therapeutischen Aspekten Priorität. Die *Osmoregulation* dient der Einstellung der Plasmaosmolarität in sehr engen Grenzen. Der Ausdruck *Osmolarität* bezieht sich auf die Anzahl der gelösten Osmole (Teilchen) pro Liter, der Ausdruck *Osmolalität* auf die Anzahl der gelösten Osmole pro Kilogramm Wasser. Das Osmometer bestimmt die Osmolalität, d. h. die Bestandteile im vorhandenen Wasser (mosm/kg $H_2O$). Die Osmoregulation dient der Vermeidung von osmotischen Gradienten über Zellmembranen, die zur Schwellung oder Schrumpfung von Zellen führen würden. Die Aufrechterhaltung der Plasmaosmolarität wird über die Regulation des Wassergehaltes des Körpers erreicht. Osmolaritätsstörungen erkennt man an einer Veränderung der Konzentration des mengenmäßig dominierenden Osmolytes Natrium. Diese Tatsache ist einleuchtend, wenn man berücksichtigt, dass – bei gleich bleibendem Salzgehalt des Körpers – ein Überschuss an (osmolyt)freiem Wasser zu Hyponatriämie und ein Defizit zu Hypernatriämie führen muss. Wir müssen also in der Lage sein Probleme der Natriummenge als Volumenprobleme zu erkennen und davon Veränderungen der Natriumkonzentration als Osmolaritätsprobleme (Wasserprobleme) zu unterscheiden.

Ein durchschnittlicher Mensch von 68 kg besteht aus annährend 60 % (40 l) Wasser. Davon befinden sich 27 l im so genannten Intrazellulärvolumen (IZV) und etwa 13 l im so genannten Extrazellulärvolumen (EZV). Das EZV ist wiederum unterteilt in das Plasmavolumen (3,5 l) und das Interstitium, das die Zellen umgibt und direkt versorgt. Die Solutkonzentration (Osmolarität) ist natürlich in allen Kompartimenten gleich, obwohl die Zusammensetzung der Solute sehr unterschiedlich ist. Im intrazellulären Bereich sind Kalium, Magnesium und Phosphat die wichtigsten Osmole. Im extrazellulären Bereich sind es Natrium und Chlorid.

Die Wirkung von Nicht-Natriumsoluten, wie Harnstoff (HS) und Glukose, wird durch ihre Konzentration in mmol/l bestimmt, so dass sich die Plasmaosmolarität folgendermaßen errechnen lässt: Posm = 2 x Na + HS + Glukose (alle in mmol/l).

Die Osmolarität wird durch die koordinierte Aktion von Vasopressin, dem antidiuretischen Hormon (ADH), der Konzentrierungs- und Verdünnungsfunktion der Nieren und der Wasserzufuhr geregelt. Osmorezeptoren im Hypothalamus können die aktuelle Osmolarität messen. Die Freisetzung von ADH aus der Neurohypophyse und ein gesteigertes Durstempfinden stellen die Effektoren der Os-

**Abb. 1:** Die Verteilung des Gesamtkörperwassers und die Zusammensetzung der Osmole (Teilchen) in den Kompartimenten. Beachte: Die Konzentration der Osmole ist im intra- und extrazellulären Raum gleich.

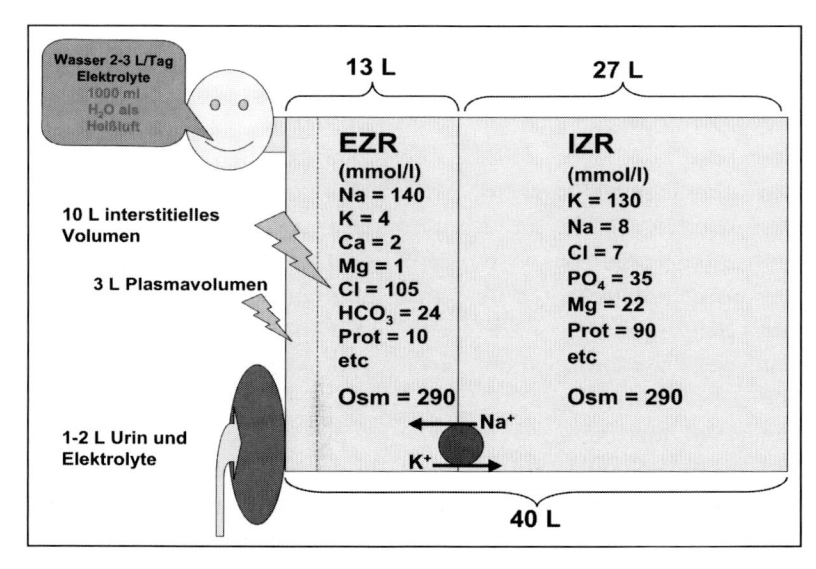

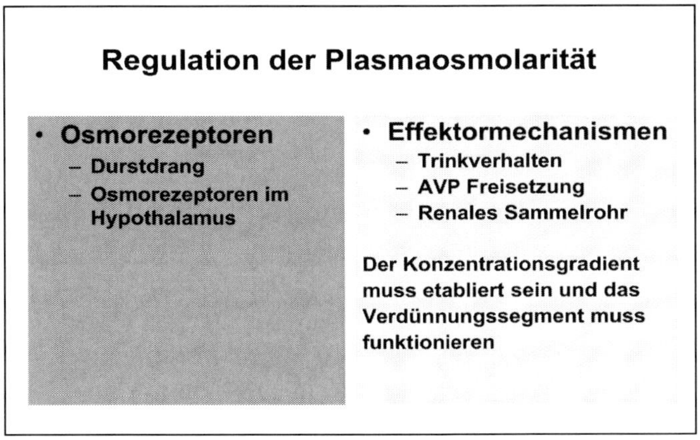

**Regulation der Plasmaosmolarität**

- **Osmorezeptoren**
  - Durstdrang
  - Osmorezeptoren im Hypothalamus

- **Effektormechanismen**
  - Trinkverhalten
  - AVP Freisetzung
  - Renales Sammelrohr

  Der Konzentrationsgradient muss etabliert sein und das Verdünnungssegment muss funktionieren

*Abb. 2:* Der Regelkreis der Osmolarität

moregulation dar. Dieses Effektorsystem beginnt bei minimalen Steigerungen der effektiven Osmolarität wirksam zu werden.
ADH führt zu Wasserretention über das distale Sammelrohr und kann dadurch den Urin beim Menschen auf 1000 mosm/l konzentrieren. Bei einem Plasma-Osmolaritätsspiegel von unter 280 mosm/l wird das ADH abgeschaltet und die Wasserrückresorption verhindert. Der Urin kann dadurch bis auf eine Osmolarität von 50 mosm/l verdünnt werden. Nichtosmolaritätsbedingte Freisetzung von ADH gibt es, und sie ist von erheblicher klinischer Bedeutung. Als Stimuli für diese Art der ADH-Freisetzung sind Übelkeit und Erbrechen, Lungenerkrankungen. Malignome sowie viele Medikamente zu nennen. Schwere Volumenkontraktion (>20 % des Plasmavolumens) kann ebenfalls zu einer nicht-osmotischen ADH-Ausschüttung führen.

## Hyponatriämie

Hyponatriämie (<136 mmol/l) besteht bei etwa 4 % der Patienten, die sich in einem allgemeinen Krankenhaus aufhalten. Es gibt wohl seltene Fälle, die auf psychogene Polydypsie oder verminderte Solutzufuhr zurückzuführen sind. Dennoch stellt die Mehrzahl Patienten dar, die nicht fähig sind, einen verdünnten Urin auszuscheiden. Häufig haben ihre Ärzte zu diesem Zustand beigetragen.
Die Aufgabe des Klinikers bei Patienten mit einer Hyponatriämie besteht immer zuerst darin, den Volumenstatus zu bestimmen. Liegen ein Volumenmangel und eine Hyponatriämie mit Hypoosmolarität gleichzeitig vor, überwiegt der Volumenstimulus für die ADH-Freisetzung die inhibitorische Wirkung der Hyponatriämie. Die

Überprüfung des Volumenstatus, obwohl relativ ungenau, erfolgt durch einfache klinische Tests, einschließlich Bestimmung der Herzfrequenz, Blutdruckmessung im Liegen und im Stehen, Halsveneneinflussstauung, kardialer Untersuchung und Untersuchung auf periphere Ödeme. Hyponatriämie stellt einen Maßstab für die Plasmaosmolarität, *nicht* für den Volumenstatus dar. Ergebnisse aus dem klinischen Labor können hilfreich sein. Liegen Harnstoff und Kreatinin im unteren Normalbereich, ist die Wahrscheinlichkeit, dass ein Syndrom des inadäquaten (im Sinne von „unangebracht") ADH-Syndroms (SIADH) vorliegt, hoch. Ist der Harnstoffwert erhöht und die Natriumkonzentration im Urin niedrig, könnte eine Volumendepletion oder zumindest eine Depletion des zirkulierenden Volumens vorliegen. Beispiele für Hyponatriämie bei expandiertem extrazellulären Volumen wären schwere Herzinsuffizienz, Leberzirrhose oder nephrotisches Syndrom. Die Anamnese und die körperliche Untersuchung sind hier wegweisend. Die Therapie sollte entsprechend der klinischen Befunde erfolgen. Patienten mit Volumenmangel sollten 0,9 % (physiologische) Kochsalzlösung infundiert bekommen, bis der Volumenmangel behoben ist. Dadurch wird auch die Freisetzung von ADH unterdrückt. Bei Patienten mit einem expandierten extrazellulären Volumen, wie es z. B. bei der Herzinsuffizienz der Fall ist, ist eine Behandlung der zugrunde liegenden Störung erforderlich. Zusätzlich sollten Salz- und Wasserzufuhr reduziert werden. Solche Patienten können auch von Schleifendiuretika profitieren, weil diese zu einer höheren Ausscheidung von Wasser als Salz (Urin Natrium+Kalium weniger als Serum-Natrium) und dadurch zu einer Steigerung der Serumnatriumspiegel führen.

Euvoläme Patienten mit Hyponatriämie zeigen beinahe immer unangebrachte ADH-Spiegel. Daher sind sie nicht in der Lage, einen verdünnten Urin auszuscheiden. Bei Cortisol und Schilddrüsenmangel sind die ADH-Spiegel ebenfalls erhöht. Das Syndrom des inadäquaten (unangebracht erhöhten) ADH-Spiegels (SIADH) wurde zuerst von William Schwartz und Fred Bartter erkannt und beschrieben. Häufige Ursachen sind ZNS-Störungen (ADH stammt schließlich aus dem Gehirn), Medikamente (Fluoxetin, Thiaziddiuretika) und Tumoren, insbesondere das kleinzellige Bronchialkarzinom.

Liegt die Serumnatriumkonzentration bei <110 mmol/l, besteht Lebensgefahr. Schwere symptomatische Hyponatriämie tritt insbesondere bei jüngeren Frauen auf. Die Behandlung besteht immer aus einer Restriktion der Aufnahme von freiem Wasser. Da diese Maßnahme in diesem Fall nicht ausreicht, sollte zusätzlich die Infusion mit

einer hypertonen Kochsalzinfusion mit oder ohne Furosemid erfolgen.
Der Einfluss von einem Liter Infusat auf den Natriumspiegel kann mit der folgenden Formel vorausberechnet werden:
$\Delta$ Na = (Infusat Na – Serum Na)/Gesamtkörperwasser + 1

Wenn das Infusat auch Kalium enthält, verändert sich die Formel:
$\Delta$ Na = {(Infusat Na+ Infusat K) – Serum Na}/Gesamtkörperwasser + 1

Das Kalium ist zwar intrazellulär, ist aber dennoch als effektives Osmolyt zu betrachten. Gesamtkörper-Kaliumverluste, überwiegend aus dem intrazellulären Raum, führen zu Hyponatriämie, da sich das Wasser vom intrazellulären zum extrazellulären Raum bewegen muss. Diese Tatsache erlaubt es uns, die effektive freie Wasser-Clearance (Cl Wasser(e)) vom Urin zu errechnen:

Cl Wasser(e) = V{1-Urin Na + Urin K)/Serum Na}

Da eine Urinsammlung häufig nicht möglich ist, kann auf eine Spontanurinprobe zurückgegriffen werden, um zu folgern:
(Urin Na + Urin K) > Serum Na bedeutet, die Serum-Na-Konzentration muss abfallen
(Urin Na + Urin K) < Serum Na bedeutet, die Serum-Na-Konzentration muss ansteigen

Letztere Erkenntnis stellt ein sehr praktisches klinisches Werkzeug dar. Mit einer beliebigen Urinprobe kann man sofort feststellen, ob sich der Zustand eines Patienten mit Hyponatriämie spontan verbessern oder verschlechtern wird. Ist die Urinmenge bekannt, kann man die effektive Freiwasser-Clearance errechnen, um festzustellen, wie schnell dies geschehen wird. Die Infusat-Formel bietet dem Arzt Information über die Wirkung seiner Therapie. Nur ein Caveat muss er zur Kenntnis nehmen. Die Infusatformel kann Einflüsse durch die aktuelle Nierenfunktion nicht berücksichtigen. Sie geht davon aus, dass sich der Körper wie ein geschlossener Kasten verhält. So empfiehlt es sich bei diesen schwerstkranken Patienten die Serumwerte stündlich zu überprüfen. Angestrebt ist eine Anhebung der Serumnatriumkonzentration um etwa 8-12 mmol/24 h. Um die gefürchtete *zentrale pontine Myelinose* zu vermeiden, sollte der Spiegel nicht um mehr als 0,5 mmol/Stunde angehoben werden.

# Akutes Nierenversagen/Akute Nierenschädigung (ANS): Definition, Prognose und Stellenwert von Biomarkern

*Kai M. Schmidt-Ott*

**Kurzzusammenfassung:**

- Eine akute Nierenschädigung (ANS, engl. *acute kidney injury, AKI*) liegt vor, wenn der Serum-Kreatinin-Verlauf oder die Urinausscheidung eine kurzfristige Nierenfunktionsverschlechterung anzeigen
- Bereits geringgradige Anstiege des Serum-Kreatinins sind mit erhöhten Mortalitätsraten assoziiert
- Die Definition und Stadieneinteilung der ANS erfolgt mithilfe der RIFLE- und AKIN-Klassifikationen
- Strukturelle (Gewebestress) und/oder funktionelle (GFR-Reduktion) Ursachen können der ANS zugrunde liegen.
- Neue Biomarker (NGAL, KIM-1) sind bei struktureller Schädigung und Entzündungsreaktion erhöht und erleichtern die prognostische Einschätzung
- Die Behandlung der ANS erfordert eine enge Zusammenarbeit von Notaufnahme, Nephrologie, Urologie und Intensivmedizin
- Ziele der Behandlung neben den Nierenersatzverfahren sind adäquate Akuttriage, interdisziplinäre intensivmedizinische Betreuung, Verhinderung der Progression, Identifikation therapierbarer Ursachen und Nachbetreuung

## Terminologie

Der Terminus "Akutes Nierenversagen" ist im deutschsprachigen Raum noch sehr verbreitet. Zu bevorzugen ist jedoch die neuere und umfassendere Bezeichnung „Akute Nierenschädigung" (ANS). In Analogie wurde in der englischsprachigen Fachliteratur der Begriff "Acute renal failure" weitestgehend durch "Acute kidney injury" (AKI) ersetzt. Im Unterschied zum „akuten Nierenversagen", welches eine schwere Organfunktionsstörung impliziert, beinhaltet die „akute Nierenschädigung" das gesamte Spektrum von milden Anstiegen des Serum-Kreatinins bis hin zum manifesten Organversagen.

## Epidemiologie

Das Vorhandensein einer ANS bestimmt wesentlich die klinische Prognose kritisch Kranker. Die Diagnose betrifft ca. 35% aller Intensivpatienten und 4-7% aller Krankenhauspatienten (1). Die Ergebnisse der *Beginning and Ending of Supportive Therapy (BEST) Kidney* Multicenter-Studie zeigen, dass die Mortalität von Intensivpatienten mit schwerer ANS bei ca. 60% liegt (2). Vorhandensein und Schweregrad einer ANS stehen in direktem Verhältnis zu den Kosten des Krankenhausaufenthalts und chronische Dialysepflichtigkeit nach ANS stellt einen weiteren substanziellen Kostenfaktor im Gesundheitssystem dar (3). Somit stellt eine ANS ein häufiges und relevantes Problem im Krankenhaus dar.

## Definition und Stadieneinteilung der ANS: RIFLE- und AKIN-Kriterien

In der Vergangenheit war die akute Nierenschädigung lediglich als rasch eintretende Nierenfunktionsverschlechterung definiert. Dies führte zu mehr als 30 unterschiedlichen Definitionen in der Literatur und erschwerte die Erstellung einheitlicher klinischer Richtlinien und die Interpretation und Vergleichbarkeit klinischer Studien. Daher wurden in den vergangenen Jahren standardisierte Richtlinien zur Diagnosestellung und zur Stadieneinteilung der ANS entwickelt. Die Acute Dialysis Quality Initiative (ADQI) definierte die Risk, Injury Failure, Loss, End-Stage Renal Disease (RIFLE)-Kriterien der ANS (4). Die RIFLE-Kriterien wurden in Form der Acute Kidney Injury Network (AKIN)-Kriterien geringfügig modifiziert (5). Da derzeit beide Klassifikationen Anwendung finden, sind diese gegenüberstellend in Abb. 1 dargestellt. Die Klassifikationen beinhalten eine Neudefinition der ANS bereits bei relativ geringgradigen Anstiegen des Serum-Kreatinins (Anstieg auf das 1,5-fache des Ausgangswertes bzw. um mehr als 0.3 mg/dl) bzw. bei einem Rückgang der Urinausscheidung auf weniger als 0,5 ml pro kg Körpergewicht pro Stunde für mindestens 6 Stunden. Diese Neudefinition begründet sich aus mehreren Studien, die zeigen, dass selbst geringgradige Anstiege des Serum-Kreatinins mit einem deutlichen Anstieg der Mortalität assoziiert sind (6). Zusätzlich führen die Klassifikationen drei Schweregrade der ANS ein, welche in epidemiologischen Untersuchungen bereits ausführlich hinsichtlich ihrer diagnostischen und prognostischen Wertigkeit untersucht wurden. Es zeigt sich, dass der Schweregrad nach AKIN oder RIFLE in direktem Verhältnis zum Risiko eines ungünstigen klinischen Verlaufs steht.

**Abb. 1:** Die RIFLE- und AKIN-Kriterien der akuten Nierenschädigung.

| RIFLE-Klassifikation | GFR-Kriterien§ | Urin-Ausfuhr-Kriterien§ | AKIN-Klassifikation |
|---|---|---|---|
| Risk (R) | Kreatinin-Anstieg >1.5-fach oder GFR-Abfall >25% oder Kreatinin-Anstieg > 0,3 mg/dl* | Urin-Ausfuhr <0.5 mL kg$^{-1}$h$^{-1}$ für >6 h | Stadium I |
| Injury (I) | Kreatinin-Anstieg >2-fach oder GFR-Abfall >50% | Urin-Ausfuhr <0.5 mL kg$^{-1}$h$^{-1}$ für >12 h | Stadium II |
| Failure (F) | Kreatinin-Anstieg >3-fach oder GFR-Abfall >75% oder Kreatinin > 4mg/dl oder Dialyse-Pflichtigkeit* | Urin-Ausfuhr <0.3 mL kg$^{-1}$h$^{-1}$ für >24 h oder Anurie für >12 h | Stadium III |
| Loss (L) | Dauerhaftes Nierenversagen für > 4 Wochen | | |
| ESRD (E) | Dauerhaftes Nierenversagen für > 3 Monate | | |

\* nur AKIN-Klassifikation
§ nach AKIN-Klassifikation: innerhalb von 48 h

## Ätiologie

Die wesentlichen Ursachen einer ANS bei Krankenhauspatienten sind renale Minderperfusion, exogen-toxische Schädigung und postrenale Obstruktion (2). Die wesentlichen hämodynamischen Ursachen beinhalten den septischen Schock, große Operationen, den kardiogenen Schock und Hypovolämie (Abb. 2). Die wesentlichen exogen-toxischen Ursachen beinhalten nephrotoxische Antibiotika (insbesondere Aminoglykoside) und Röntgenkontrastmittel.

### Biomarker der ANS – Diagnose struktureller Nierenschädigung

Die sogenannten Biomarker der ANS sind Urin- oder Serummarker, die eine strukturelle Schädigung des Nephron anzeigen. Die derzeit gebräuchlichen Biomarker sind Proteine, die vom geschädigten Nie-

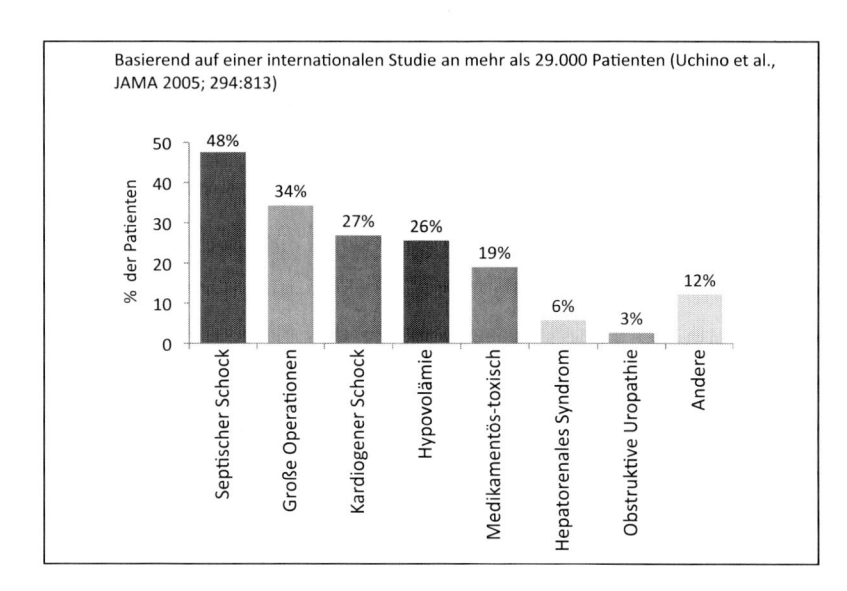

**Abb. 2:** Ursachen des akuten Nierenversagens auf Intensivstationen basierend auf einer internationalen multizentrischen Studie an über 29.000 Patienten (2)

Basierend auf einer internationalen Studie an mehr als 29.000 Patienten (Uchino et al., JAMA 2005; 294:813)

| Ursache | % der Patienten |
|---|---|
| Septischer Schock | 48% |
| Große Operationen | 34% |
| Kardiogener Schock | 27% |
| Hypovolämie | 26% |
| Medikamentös-toxisch | 19% |
| Hepatorenales Syndrom | 6% |
| Obstruktive Uropathie | 3% |
| Andere | 12% |

rentubulus als Antwort auf eine Schädigung gebildet werden oder aus den geschädigten Nierentubuli freigesetzt werden. Klinisch verfügbar ist in Europa derzeit Neutrophilen-Gelatinase-assoziiertes Lipokalin (NGAL, im Urin oder Plasma gemessen) (7). Weitere Kandidaten-Marker in der präklinischen Testung sind Kidney Injury Molecule-1 (KIM-1), Interleukin-18 (IL-18) sowie L-type fatty acid binding protein (L-FABP), die im Urin bestimmt werden. Eine neueste Studie postuliert eine besonders sensitive und spezifische Frühdetektion einer ANS durch die Kombination der Urinmarker Tissue inhibitor of metallo-proteinase 2 (TIMP-2) und Insulin-like growth factor binding protein 7 (IGFBP7) (8). Die Wertigkeit dieser Marker liegt in der Möglichkeit einer Frühdiagnose (ca. 2-6 Stunden nach initialer Schädigung), in der Differenzierung von prärenaler und intrinsischer ANS, in der Abgrenzung zur chronischen Niereninsuffizienz (bei unbekanntem Basis-Kreatinin) und in der Prognosebeurteilung (7,9-12). So sind beispielsweise erhöhte NGAL-Spiegel prädiktiv bzgl. späterer Dialysepflichtigkeit und Mortalität. Weiterhin ermöglicht die Kombination von Serum-Kreatinin mit Urin-NGAL eine genauere Abschätzung des individuellen Risikos als Serum-Kreatinin alleine (10,12). Allerdings sind selbst für NGAL derzeit keine allgemeingültigen Grenzwerte und Regeln zur klinischen Anwendung definiert. So wird voraussichtlich erst eine Implementierung geeigneter Urin-Biomarker in die internationalen Klassifikationen der ANS zu einer breiten Anwendung im klinischen Alltag führen.

Traditionell unterscheidet man hinsichtlich der pathophysiologischen Ursache der Schädigung drei Formen der ANS: intrinsisch,

**Abb. 3:** Problematik der konventionellen Klassifikation von prärenaler, intrinsischer und postrenaler ANS durch Überlappung der Kategorien: Viele traditionell als „prärenal" oder „postrenal" klassifizierte Formen gehen mit struktureller (intrinsischer) Nierenschädigung einher.

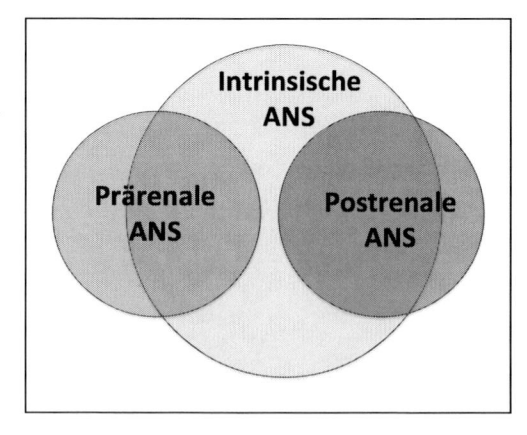

prärenal und postrenal. Eine intrinsische ANS liegt vor, wenn Hinweise (klinisch oder histopathologisch) auf eine strukturelle Schädigung der Niere vorliegen. Von „prärenaler" Schädigung spricht man, wenn ein schnell reversibles Nierenversagen durch Reduktion der effektiven Nierenperfusion vorliegt, welches per definitionem nicht mit einer strukturellen Schädigung des Nierengewebes einhergeht. Andererseits wird jede Nierenschädigung, deren Hauptursache eine Obstruktion der ableitenden Harnwege darstellt, als postrenale Nierenschädigung bezeichnet.

Die Einteilung in prärenal, postrenal und intrinsisch ist problematisch (Abbildung 3): Fast jede Obstruktion der ableitenden Harnwege geht mit strukturellen Gewebedefekten in der Niere einher und ist somit auch als intrinsische Nierenschädigung zu werten. Auch der Übergang einer „prärenalen" in eine strukturelle Schädigung ist fließend. Zwar führt eine reduzierte Nierenperfusion zunächst zur funktionellen GFR-Reduktion im Sinne eines „prärenalen" Nierenversagens. Je länger diese jedoch anhält und je ausgeprägter sie ist, desto größer wird die Wahrscheinlichkeit struktureller Schäden am Nierengewebe. Klinisch ist die Unterscheidung von prärenaler und intrinsischer Schädigung durch klassische Kriterien in bis zu 25% der Fälle nicht möglich (13). Der Schädigungsbiomarker Urin-NGAL ist auch bei klinisch scheinbar rein „prärenalen" Fällen der ANS in der Regel geringgradig erhöht (12), was darauf hindeutet, dass es schon früh im Verlauf der renalen Minderperfusion zu detektierbarem Gewebestress kommt.

Durch die Einführung von Biomarkern in Kombination mit konventionellen Messgrößen der Nierenfunktion (Serum-Kreatinin, Urinausscheidung) wird klinisch eine Unterscheidung von struktureller und funktioneller Nierenschädigung möglich (Abb. 4). Pathophysiologisch reflektiert eine solche Einteilung die Tatsache, dass

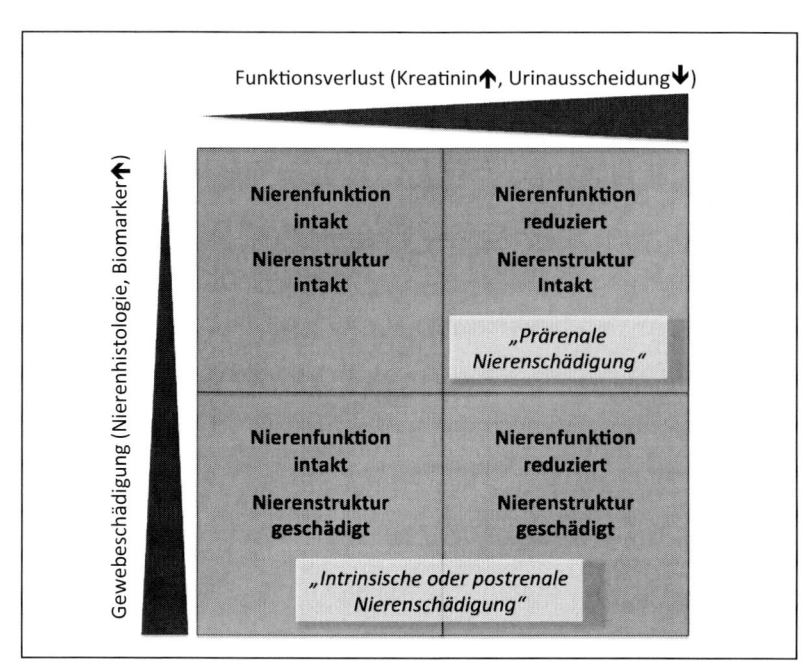

**Abb. 4:** *Strukturelle vs. funktionelle Nierenschädigung.*

deutliche Einschränkungen der Nierenfunktion ohne wesentlichen strukturellen Defekt am Nierengewebe auftreten können. Umgekehrt zeigen Biomarker-Untersuchungen, dass auch ohne erhöhte Kreatininwerte bereits deutliche Hinweise auf tubuläre Schädigung vorliegen können und dass diese Patienten deutlich erhöhte Raten an späterer Dialysepflichtigkeit und Krankenhausmortalität aufweisen (10,12).

## Hämodynamische Ursachen der ANS: „Prärenale" Nierenfunktionseinschränkung und deren Übergang in eine ischämische Tubulusschädigung

Die Nierenperfusion wird von Herzzeitvolumen, renalem Perfusionsdruck und glomerulärer Hämodynamik bestimmt. Das Herzzeitvolumen wird durch Volumenstatus, Inotropie und Salz-/Wasser-Retention beeinflusst. Der renale Perfusionsdruck ist vom arteriellen Blutdruck sowie von der Durchgängigkeit der Nierenarterien und Nierenvenen abhängig. Der Tonus der afferenten und der efferenten Arteriole bestimmt den glomerulären Filtrationsdruck und die GFR und unterliegt einer engmaschigen neurohumoralen Regulation. Diese glomeruläre Autoregulation ist jedoch nur bei einem systolischen arteriellen Druck zwischen 80 und 170 mmHg hinreichend. Kompensatorische Mechanismen, die eine Aufrechterhaltung der GFR gewährleisten, umfassen eine Aktivierung des Renin-Angiotensin-Aldosteron-Systems, des sympathischen Nervensystems sowie eine intrarenale Aktivierung der Prostaglandinsynthese. Bei Ausschöpfung bzw. bei medikamentöser Antagonisierung dieser neurohumoralen Kompensationsmechanismen (z. B. durch ACE-Hemmer, AT1-Rezeptorantagonisten, Aldosteronantagonisten, Sympathikolytika oder durch Cyclooxygenase-Inhibitoren), insbesondere bei vorbestehender chronischer Niereninsuffizienz, kommt es zu einem progressiven Abfall der GFR. Es resultieren eine Oligurie und ein Anstieg der Retentionsparameter. Diese auch als „prärenales Nierenversagen" bezeichnete funktionelle Störung kann durch Hypovolämie (induziert durch z. B. Diuretika, Erbrechen, Diarrhoen oder Blutungen) oder Hypotension anderer Genese hervorgerufen werden, aber auch bei globaler Volumenexpansion mit Reduktion der Nierenperfusion, etwa im Rahmen des hepatorenalen und das kardiorenalen Syndroms, auftreten. Durch das funktionelle Defizit kann es zu einer deutlichen Reduktion der GFR und der Urinausfuhr kommen. Die reine „prärenale" oder funktionelle ANS geht per definitionem nicht mit einer strukturellen Schädigung der Niere einher. Da Biopsieergebnisse in der Regel nicht verfügbar sind, wird die funktionelle ANS klinisch durch die rasche Normalisierung (innerhalb von 24 bis 72 h) des Serum-Kreatinin unter Wiederherstellung der Nierenperfusion definiert. Die Diagnose wird also in der Regel retrospektiv gestellt.

Bei länger anhaltender Minderperfusion kommt es im Verlauf zu einer tubulären Schädigung, so dass eine funktionelle ANS in eine strukturelle ANS übergehen kann. Die anhaltende Hypoperfusion der Niere führt zu Hypoxie bzw. Ischämie von Tubulusepithelzellen, die zur Nekrose bzw. Apoptose führt. Abgeschilferte Tubulusepithelien führen zu einer mechanischen Obstruktion des Nephrons, was tubulären Fluss und GFR weiter vermindert. Kommt es zu einem solchen Nephronschaden, ist die schnelle Reversibilität der Nierenfunktionseinschränkung nicht mehr gegeben und die Wiederherstellung der Nierenfunktion dauert in Abhängigkeit vom Schweregrad der Schädigung mehrere Tage bis Wochen. Ist eine kritische Grenze der Tubulusschädigung überschritten, so erfolgt eine Defektheilung mit anhaltender Einschränkung der GFR. Die verzögerte oder fehlende Reversibilität der Nierenfunktionseinschränkung kann als Kriterium für eine strukturelle intrinsische Schädigung hinzugezogen werden (14). Dies ist diagnostisch bedeutsam, da Nierenbiopsieergebnisse zur Dokumentation des ischämisch bedingten Nephronschadens in der Regel nicht zur Verfügung stehen.

## Strukturelle Nierenschädigung/Intrinsische ANS

Die strukturelle/intrinsische Nierenschädigung wird entsprechend des primär betroffenen Kompartiments eingeteilt:

1. **Tubulointerstitielle Schädigung:**
   a. Akute Tubulusnekrose (toxisch oder ischämisch)
   b. Akute interstitielle Nephritis
   c. Cast-Nephropathie (Multiples Myelom)
   d. Hämolyse/Rhabdomyolyse

2. **Vaskulärer Prozess:**
   a. Vaskulitis
   b. HUS/TTP
   c. akuter Gefäßverschluss/Thromboembolie
   d. maligne Hypertonie
   e. Sklerodermie (renale Krise)

3. **Glomerulärer Prozess:**
   a. akute Glomerulonephritis

## Postrenale ANS

Die postrenale ANS wird durch Obstruktion der ableitenden Harnwege verursacht, die zum einseitigen oder beidseitigen Harnstau führt. Die Diagnose erfolgt sonographisch durch Darstellung der Nierenbecken. Die Therapie liegt in der Beseitigung der Obstruktion und fällt in den Bereich der Urologie. Biomarker-Daten sowie tierexperimentelle Modellversuche zeigen, dass die postrenale ANS frühzeitig mit tubulärer Schädigung in der Niere einhergeht (15).

## Differenzialdiagnostisches Vorgehen bei ANS

### Anamnese und Klinik
Relevant ist insbesondere die Evaluation bzgl. potentieller schädigender Ereignisse (z. B. SIRS/Sepsis, Kontrastmittel, Medikamente) und Komorbiditäten (z. B. chron. Niereninsuffizienz, Autoimmunerkrankungen). Die klinischen Zeichen haben bei ANS eine äußerst geringe Sensitivität. Hinweisend sind Urämiesymptome sowie klinische Hinweise auf Störungen des Elektrolyt- und Volumenhaushalts (z. B. Ödeme, orthostatische Hypotonie) sowie Begleitsymptome (z. B. sonstige Organmanifestationen, Fieber).

### Serum-Kreatinin, Urinausfuhr, Biomarker

Serum-Kreatinin und Urinausfuhr stellen als Hauptparameter der AKIN- und RIFLE-Klassifikationen die wichtigsten klinischen Parameter zur Diagnosestellung, Stadieneinteilung und Verlaufsbeobachtung der ANS dar (s. o.). Es ist anzunehmen, dass in Zukunft die RIFLE- und AKIN-Klassifikationen um eine Biomarker-Kategorie erweitert werden. Insbesondere NGAL und KIM-1 sind vielversprechende Kandidaten-Biomarker. NGAL-Tests sind in Deutschland bereits klinisch verfügbar. Unklar ist derzeit die Abgrenzung normaler von pathologischen Biomarkerwerten, da exakte Grenzwerte abhängig vom Assay und der betrachteten Patientenpopulation sind.

### Urinsedimentanalyse

Diagnostische Wertigkeit haben die Anwesenheit von granulierten Zylindern und renalen Tubulusepithelzellen (Hinweise auf akute Tubulusnekrose) und die Anwesenheit von Akanthozyten sowie Erythrozytenzylindern (glomeruläre Schädigung i. S. eines nephritischen Syndroms). Während die Spezifität der Urinsedimentanalyse in den Händen eines erfahrenen Untersuchers hoch ist, schließt ein negatives Urinsediment eine strukturelle Nierenschädigung nicht aus (16).

### Serum- und Urin-Indizes

Die Urin-Natrium-Konzentration, die fraktionelle Na-Exkretion (FENa = Urin-Na x Serum-Kreatinin x Serum-Na-1 x Urin-Kreatinin-1), die fraktionelle Harnstoffexkretion (FEUrea = Urin-Harnstoff x Serum-Kreatinin x Serum-Harnstoff-1 x Urin-Kreatinin-1) und das Serum-Harnstoff-zu Serum-Kreatinin-Verhältnis sind häufig bestimmte Parameter zur Differenzierung von prärenaler vs. intrinsischer ANS bzw. zur Vorhersage der Volumen-Responsivität. Eine Urin-Na < 10 mmol/l, eine FENa < 1% eine FEUrea <35% und ein Serum-Harnstoff-zu-Serum-Kreatinin-Verhältnis (jeweils in mmol/l) > 84 zeigen an, dass tubuläre Rückresorptionsmechanismen quantitativ intakt sind und sprechen somit gegen eine globale tubuläre Schädigung und für eine Volumen-Responsivität der GFR-Erniedrigung. Sie detektieren jedoch nicht sicher den Übergang einer prärenalen Funktionsstörung in eine akute Tubulusnekrose und verlieren unter Diuretikatherapie teilweise ihre Aussagekraft. Ihre diagnostische Wertigkeit ist somit beschränkt (14,17,18).

### Weitere Labordiagnostik

Relevant sind die Bestimmung von Blutbild, Elektrolyten, Fragmentozyten, Serum- und Urin-Elektrophorese, Hämolyseparameter,

ANA, ANCA, GBM-Antikörper, Hepatitis-Serologie, Komplement-Spiegel. Nicht alle dieser Tests sind obligat und sollten im klinischen Kontext angefordert und interpretiert werden. In Abgrenzung zur chronischen Niereninsuffizienz bei unbekanntem Basis-Kreatinin kann die Abwesenheit einer renalen Anämie oder eines sekundären Hyperparathyreoidismus hinweisend auf eine akutes Geschehen sein.

### Sonographie
Der sonographische Ausschluss einer postrenalen Obstruktion ist bei jeder ANS obligat. Weiterhin weisen sonographisch kleine Nieren mit hyperechogenem Paranchym auf eine chronische Niereninsuffizienz hin und können eine solche von einer ANS abgrenzen.

### Nierenbiopsie
Bei diagnostischer Unklarheit nach Ausschöpfung nicht-invasiver Tests und bei potentiellen therapeutischen Konsequenzen besteht die Indikation zur Nierenbiopsie, um histopathologisch die ANS zu differenzieren. Insbesondere sollte eine Nierenbiopsie bei V. a. Glomerulonephritis sowie bei V. a. interstitielle Nephritis vor geplanter Steroidtherapie gewonnen werden. Auch eine ANS der transplantierten Niere sollte nach Nierensonographie und einem Versuch der Volumengabe frühzeitig bioptisch abgeklärt werden.

### Konservative nephrologische Therapiekonzepte bei ANS
Die Behandlung der akuten Nierenschädigung erfordert eine enge Zusammenarbeit von Notaufnahme, Nephrologie, Urologie und Intensivmedizin. Ziele der Behandlung neben den Nierenersatzverfahren sind adäquate Akuttriage, interdisziplinäre intensivmedizinische Betreuung, Verhinderung der Progression, Identifikation therapierbarer Ursachen und Nachbetreuung. Eine rechtzeitige nephrologische Mitbetreuung ist für die individuelle Prognose von Patienten mit ANS relevant (19-21).

### Akuttriage
Triageentscheidungen sind besonders in der Notaufnahme relevant, wo die Inzidenz einer intrinsischen ANS bei ca. 8% liegt (12). Hier muss frühzeitig entschieden werden, ob eine intensivmedizinische Betreuung mit invasivem hämodynamischem Monitoring erforderlich ist bzw. ob eine Betreuung in einer nephrologischen oder urologischen Fachabteilung erfolgen soll. Viele Patienten mit funktioneller ANS („prärenal") können auf Normalstationen oder sogar im

ambulanten Bereich versorgt werden. Eine frühzeitige, prospektive Entscheidungsfindung erfolgt unter Zuhilfenahme verfügbarer Parameter mit prognostischer Wertigkeit (Kreatinin-Verlauf, Urinausscheidung, Urinsediment, Urinindizes, Biomarker, Sonographie).

## Nephrologische Therapie bei Patienten mit akuter Nierenschädigung

Die nephrologische Behandlung von Patienten mit ANS umfasst eine GFR-adaptierte Dosisanpassung aller Medikamente. Weiterhin sollte die Anwendung nephrotoxischer Substanzen (insbesondere Antibiotika und Röntgenkontrastmittel) minimiert werden. In jedem Fall muss die Genese der ANS geklärt werden, um behandelbare Grunderkrankungen zu identifizieren (z. B. Sepsis, Autoimmunerkrankungen).

Bei kritisch Kranken mit schwerer Sepsis ist eine frühe durch Zielparameter gesteuerte Therapie („Early goal-directed therapy", EGDT) von erwiesener prognostischer Bedeutung (22,23). Diese beinhaltet eine frühzeitige (innerhalb von 6 Stunden) Einstellung physiologischer Zielwerte durch geeignete Volumensubstitution, Vasopressorgabe und Transfusionstherapie. Die Zielwerte beinhalten einen mittleren arteriellen Druck (MAP) $\geq$ 65 mmHg, einen zentralvenösen Druck (CVP) zwischen 8 und 12 mmHg, eine zügige Verbesserung erhöhter Laktatspiegel, einen Hämatokrit $\geq$ 30%, eine zentralvenöse O2-Sättigung (ScvO2) > 70% und eine Urinausfuhr $\geq$ 0,5 ml/kg/h. Die erste große randomisierte Studie zur EGDT (22) zeigte, dass durch diese Maßnahmen Critial Illness-Scores verbessert wurden und die Mortalität gesenkt wurde, allerdings wurden die Effekte auf eine ANS nicht separat analysiert. Dies wurde in einer Folgestudie getan, die eine Senkung von Gesamtmortalität, Multiorganversagen und ANS im EGDT-Arm zeigte (23). Eine frühzeitige Initiation einer Antibiotikatherapie (innerhalb der ersten Stunde) bei kritisch Kranken mit Sepsis ist ebenfalls von weitläufig akzeptierter prognostischer Bedeutung (24). Die Verwendung von Biomarkern der ANS könnte die Sensitivität der Diagnose einer schweren Sepsis mit Nierenbeteiligung erhöhen und somit eine frühere Therapie ermöglichen.

Die optimale intravenöse Flüssigkeitsform zur initialen Volumentherapie kritisch Kranker wurde in mehreren Studien getestet. Die Saline versus Albumin Fluid Evaluation (SAFE) Studie war eine randomisierte doppelblinde Studie an ca. 7000 Patienten auf Intensivstationen, die 0,9% NaCl-Lösung mit einer serum-isoosmotischen/-isoonkotischen 4% Humanalbumin-Lösung verglich (25). Die Studie zeigte keine Unterschiede hinsichtlich 28-Tage-Mortalität und

Multiorganversagen. Da kristalloide Lösungen kostengünstiger als Albumin sind, werden diese derzeit empfohlen. Allerdings zeigte eine randomisierte Studie an Patienten mit Leberzirrhose und spontaner bakterieller Peritonitis, dass Albumingabe mit Antibiotikatherapie (Cefotaxim) im Vergleich mit alleiniger Antibiotikatherapie das Überleben verbesserte und das Auftreten von ANS verminderte (26). Somit ist die Albumingabe zumindest in dieser Patientengruppe gerechtfertigt. Die Gabe von Hydroxethylstärke-haltigen Lösungen ist wegen einer erhöhten ANS-Inzidenz unter dieser Therapie bei kritisch Kranken kontraindiziert (27).

Während die Wertigkeit früher, aggressiver Volumentherapie bei Intensivpatienten gut belegt ist, gibt es deutliche Hinweise, dass Volumenüberladung in der postakuten Phase kritischer Erkrankungen mit schlechten klinischen Verläufen assoziiert ist (28). Eine Studie des Adult Respiratory Distress Syndrome (ARDS) Network verglich eine restriktive Volumentherapie (positive Netto-Flüssigkeitsbilanz von 136 ml über 7 Tage) mit einer großzügigen Volumentherapie (positive Netto-Flüssigkeitsbilanz von 6992 ml über 7 Tage) an ca. 1000 Intensivpatienten (27). Der volumenrestriktive Ansatz ermöglichte eine frühere Entwöhnung von der mechanischen Beatmung sowie eine Verkürzung der Intensivstationaufenthalte, während keine signifikanten Unterschiede hinsichtlich einer ANS beobachtet wurden. Somit ist es zu empfehlen in der postakuten Phase eine restriktive Volumentherapie anzustreben und kumulative Positivbilanzen zu minimieren.

### Nierenersatzverfahren
Die Indikation und Durchführung von Nierenersatzverfahren bei ANS werden an anderer Stelle besprochen.

### Nachbetreuung
Die Inzidenzrate von terminaler Niereninsuffizienz nach einer überlebten Episode von ANS liegt bei 4,9/100 Patientenjahre (29). Auch milde Episoden von ANS sind mit ungünstigen Langzeitverläufen hinsichtlich Mortalität, kardiovaskulären Erkrankungen und anderen Endpunkten assoziiert. Risikofaktoren für eine progressive Verschlechterung der Nierenfunktion bei Überlebenden einer ANS sind Alter, Diabetes mellitus, vorbestehende chronische Niereninsuffizienz, Schweregrad der ANS und niedrige Serum-Albumin-Spiegel (30,31). Da ANS-Überlebende in der Regel ambulant weiterbetreut werden, sind diese Patienten für präventive Maßnahmen zur Verhinderung der Progression der Niereninsuffizienz zugänglich. Allerdings werden nur etwa 1/3 aller ANS-Überlebenden in-

nerhalb von 30 Tagen einem Nephrologen vorgestellt. Dieser Anteil erhöht sich im ersten Jahr nach Entlassung auf 48,6%, möglicherweise auch wegen steigender Kreatinin-Werte bei einem Teil der Patienten (32). Somit ist festzuhalten, dass die Raten nephrologischer Fachbetreuung von ANS-Überlebenden verbesserungsbedürftig sind. Randomisierte Studien zur Nachbetreuung von ANS-Patienten sind derzeit nicht verfügbar. Ein Therapieregime wie bei Patienten mit chronischer Niereninsuffizienz anderer Genese erscheint sinnvoll. Dieses umfasst eine engmaschige Blutdruckeinstellung, die Vermeidung von Nephrotoxinen, konsequente Diabetesbehandlung, Ernährungsoptimierung, sowie ggf. die Gabe von ACE-Hemmern oder AT1-Rezeptor-Antagonisten (32).

## Literatur

1. Cerda J, Lameire N, Eggers P et al. Epidemiology of acute kidney injury. Clin J Am Soc Nephrol 2008;3:881-6.
2. Uchino S, Kellum JA, Bellomo R et al. Acute renal failure in critically ill patients: a multinational, multicenter study. JAMA 2005;294:813-8.
3. Martin RK. Acute kidney injury: advances in definition, pathophysiology, and diagnosis. AACN Adv Crit Care 2010;21:350-6.
4. Bellomo R, Ronco C, Kellum JA, Mehta RL, Palevsky P. Acute renal failure – definition, outcome measures, animal models, fluid therapy and information technology needs: the Second International Consensus Conference of the Acute Dialysis Quality Initiative (ADQI) Group. Critical care (London, England) 2004;8:R204-12.
5. Mehta RL, Kellum JA, Shah SV et al. Acute Kidney Injury Network: report of an initiative to improve outcomes in acute kidney injury. Critical care (London, England) 2007;11:R31.
6. Waikar SS, Liu KD, Chertow GM. Diagnosis, epidemiology and outcomes of acute kidney injury. Clin J Am Soc Nephrol 2008;3:844-61.
7. Schmidt-Ott KM. Neutrophil gelatinase-associated lipocalin as a biomarker of acute kidney injury – where do we stand today? Nephrol Dial Transplant 2011;26:762-4.
8. Kashani K, Al-Khafaji A, Ardiles T et al. Discovery and validation of cell cycle arrest biomarkers in human acute kidney injury. Critical care (London, England) 2013;17:R25.
9. Devarajan P. Review: neutrophil gelatinase-associated lipocalin: a troponin-like biomarker for human acute kidney injury. Nephrology (Carlton) 2010;15:419-28.
10. Haase M, Devarajan P, Haase-Fielitz A et al. The outcome of neutrophil gelatinase-associated lipocalin-positive subclinical acute kidney injury – a multicenter pooled analysis of prospective studies. J Am Coll Cardiol 2011;57:1752-61.

11. Koyner JL, Vaidya VS, Bennett MR et al. Urinary biomarkers in the clinical prognosis and early detection of acute kidney injury. Clin J Am Soc Nephrol 2010;5:2154-65.
12. Nickolas TL, Schmidt-Ott KM, Canetta P et al. Diagnostic and prognostic stratification in the emergency department using urinary biomarkers of nephron damage – a multicenter prospective cohort study. J Am Coll Cardiol 2012;59:246-55.
13. Singer E, Elger A, Elitok S et al. Urinary neutrophil gelatinase-associated lipocalin distinguishes pre-renal from intrinsic renal failure and predicts outcomes. Kidney Int 2011;80:405-14.
14. Nickolas TL, O'Rourke MJ, Yang J et al. Sensitivity and specificity of a single emergency department measurement of urinary neutrophil gelatinase-associated lipocalin for diagnosing acute kidney injury. Annals of internal medicine 2008;148:810-9.
15. Sise ME, Forster C, Singer E et al. Urine neutrophil gelatinase-associated lipocalin identifies unilateral and bilateral urinary tract obstruction. Nephrol Dial Transplant 2011;26:4132-5.
16. Perazella MA, Coca SG, Kanbay M, Brewster UC, Parikh CR. Diagnostic value of urine microscopy for differential diagnosis of acute kidney injury in hospitalized patients. Clin J Am Soc Nephrol 2008;3:1615-9.
17. Carvounis CP, Nisar S, Guro-Razuman S. Significance of the fractional excretion of urea in the differential diagnosis of acute renal failure. Kidney Int 2002;62:2223-9.
18. Pepin MN, Bouchard J, Legault L, Ethier J. Diagnostic performance of fractional excretion of urea and fractional excretion of sodium in the evaluations of patients with acute kidney injury with or without diuretic treatment. Am J Kidney Dis 2007;50:566-73.
19. Balasubramanian G, Al-Aly Z, Moiz A et al. Early nephrologist involvement in hospital-acquired acute kidney injury: a pilot study. Am J Kidney Dis 2011;57:228-34.
20. Mehta RL, McDonald B, Gabbai F et al. Nephrology consultation in acute renal failure: does timing matter? The American journal of medicine 2002;113:456-61.
21. Perez-Valdivieso JR, Bes-Rastrollo M, Monedero P, de Irala J, Lavilla FJ. Prognosis and serum creatinine levels in acute renal failure at the time of nephrology consultation: an observational cohort study. BMC nephrology 2007;8:14.
22. Rivers E, Nguyen B, Havstad S et al. Early goal-directed therapy in the treatment of severe sepsis and septic shock. N Engl J Med 2001;345:1368-77.
23. Lin SM, Huang CD, Lin HC, Liu CY, Wang CH, Kuo HP. A modified goal-directed protocol improves clinical outcomes in intensive care unit patients with septic shock: a randomized controlled trial. Shock 2006;26:551-7.

24. Kumar A, Roberts D, Wood KE et al. Duration of hypotension before initiation of effective antimicrobial therapy is the critical determinant of survival in human septic shock. Critical care medicine 2006;34:1589-96.
25. Finfer S, Bellomo R, Boyce N, French J, Myburgh J, Norton R. A comparison of albumin and saline for fluid resuscitation in the intensive care unit. N Engl J Med 2004;350:2247-56.
26. Sort P, Navasa M, Arroyo V et al. Effect of intravenous albumin on renal impairment and mortality in patients with cirrhosis and spontaneous bacterial peritonitis. N Engl J Med 1999;341:403-9.
27. Wiedemann HP, Wheeler AP, Bernard GR et al. Comparison of two fluid-management strategies in acute lung injury. N Engl J Med 2006;354:2564-75.
28. Schrier RW. Fluid administration in critically ill patients with acute kidney injury. Clin J Am Soc Nephrol 2010;5:733-9.
29. Coca SG, Yusuf B, Shlipak MG, Garg AX, Parikh CR. Long-term risk of mortality and other adverse outcomes after acute kidney injury: a systematic review and meta-analysis. Am J Kidney Dis 2009;53:961-73.
30. Ishani A, Nelson D, Clothier B et al. The magnitude of acute serum creatinine increase after cardiac surgery and the risk of chronic kidney disease, progression of kidney disease, and death. Arch Intern Med 2011;171:226-33.
31. Chawla LS, Amdur RL, Amodeo S, Kimmel PL, Palant CE. The severity of acute kidney injury predicts progression to chronic kidney disease. Kidney Int 2011;79:1361-9.
32. Chawla LS. Acute kidney injury leading to chronic kidney disease and long-term outcomes of acute kidney injury: the best opportunity to mitigate acute kidney injury? Contributions to nephrology 2011;174:182-90.

# Nierenersatzverfahren bei akuter Nierenschädigung

*Jan T. Kielstein*

Am 11. September 1945 legte der Nierderländer Willem J. Kolff mit der ersten erfolgreichen Dialysetherapie einer kritisch kranken Patientin den Grundstein zu einem Bereich der Nephrologie, der in den letzten Jahren so gewachsen ist wie kaum ein anderer – der Intensivnephrologie (1). Damit verbunden sind eine erhöhte Morbidität und Mortalität, aber auch erhebliche ökonomische Aufwendungen (2). Auch heute ist die akute Nierenschädigung, wie die Erkrankung im Frühstadium mit Hoffnung auf Besserung seit 2007 genannt wird, *„nicht selten Folge eines gerechtfertigten ärztlichen Bemühens, gelegentlich auch einmal Folge eines ärztlichen Versagens"* (3) – eine treffende Formulierung von Curd Moeller aus dem Jahre 1956. Im Gegensatz zu den 50 Jahren des 20. Jahrhunderts sind heute aber vor allen Dingen Intensivpatienten nach großen operativen Eingriffen, mit Sepsis oder im Rahmen des Versagens einer oder mehrerer anderer Organe von der akuten Nierenschädigung betroffen (4).

## Die Definition – die Marker

Basis für klinische Forschung in diesem Bereich war die Erarbeitung einer simplen, klinisch einfach anwendbaren Definition der akuten Nierenschädigung (acute kidney injury), mit der auch die Zielsetzung verbunden ist künftig ein „Versagen" der Niere verhindern zu wollen (5). Die Definition der *Acute Kindey Injury Network* lautet: abrupter (< 48 h) Einbruch der Nierenfunktion, **gegenwärtig definiert** als Anstieg des Serumkreatinin von >0,3 mg/dl (oder >26,4 µmol/l), oder um >50% vom Ausgangswert, oder eine Reduktion des Urinvolumens (Oligurie von <0,5 ml/kg/h für > 6 h) (5). Dies signalisiert nunmehr auch dem nicht nephrologisch tätigen Intensivmediziner die klare Botschaft, dass auch „geringe Kreatinin"-Anstiege mit einer Funktionsbeeinträchtigung der Niere und mit einem deutlichen Anstieg der Mortalität einhergehen (2). Die Entwicklung und Vermarktung neuer Marker wie NGAL (6) oder microRNA 210 (7), die ein AKI bereits wenige Stunden nach einer renalen Schädigung anzeigen oder die Mortalität vorhersagen können (8), verläuft erfolgreicher als die Entwicklung pharmakologischer Ansätze zur Prävention oder Therapie der AKI. So stellt die liebevolle Optimierung mannigfaltiger teils trivial anmutender Faktoren (Hydratation, Vermeidung nephrotoxischer Substanzen etc.) weiterhin die einzig sinnvolle präventive Maßnahme dar. Interessant sind neuere Befunde, dass die mancherorts vernachlässigte Urinmikroskopie auf der Intensivstation helfen kann die septische akute Nierenschädigung vom nicht septischen AKI zu unterscheiden (9), ein weiterer Grund für das Vorhandensein nephrologischer Kompetenz auf den Intensivstationen.

### Intensität der Nierenersatztherapie: Viel hilft viel vs. So wenig wie nötig.

Der Effekt der Dosis der Nierenersatztherapie auf die Mortalität von Patienten mit AKI schien über Jahre klar – wurde revidiert und erscheint heute wieder klar – vorerst. Die Studie von Schiffl et al. (n= 160) konnte für die intermittierende Dialyse zeigen, dass eine mangelhafte Dialyse 3 x pro Woche (Kt/V 3,0/Woche) gegenüber einer ausreichenden Dialyse 6 x pro Woche (Kt/V 5,8/Woche) mit einer erhöhten Mortalität assoziiert ist (10). Die geforderte Kt/V für chronische Hämodialysepatienten beträgt übrigens 4,2/Woche. Ronco et al. konnten bereits zwei Jahre früher zeigen, dass das Überleben von Patienten, die mit CVVH behandelt wurden (n=425), besser war, wenn die Ultrafiltrationsrate 35 ml/kgKG/h statt 20 ml/kgKG/h betrug. Eine weitere Steigerung der Nierenersatzdosis auf 45 ml/kgKG/h erbrachte keine weitere Verbesserung der Mortalität. Dennoch gab es die Tendenz, insbesondere bei septischen Patienten die Dosis der Nierenersatztherapie bis auf 85 ml/kg/hr zu erhöhen (11). Schiffl und Ronco definierten bis 2008 den Behandlungsstandard in Bezug auf die Intensität der Nierenersatztherapie. Noch im Januar 2008 befand ein multinationales Expertengremium aus Intensivmedizinern und Nephrologen, dass die Frage "What is the optimal "dosage" of renal replacement therapy to maximize patient and renal survival?" eines der fünf drängendsten Probleme der Behandlung des akuten Nierenversagens ist (12). Im Mai 2008 erschien die erste von drei Studien, die alle eine unerwartete Antwort auf die Frage nach der Dosis der Nierenersatzherapie brachten. Das VA/ATN trial konnte bei 1124 Patienten mit AKI keinen Unterschied im Überleben in Abhängigkeit von der Dosis feststellen. Dies galt für

IHD ebenso wie für CVVH und die extended dialysis (13). Tolwani et al. verglichen bei 200 Patienten high dose mit normaler CVVHDF und fanden ebenfalls keinen Unterschied im Überleben (14). Auch die dritte Studie, Hannover-Dialysis-Outcome (HANDOUT)-Studie, konnte bei 156 Patienten keinen Überlebensvorteil einer intensiven extended dialysis mit einem Harnstoffziel von <90 mg/dL (<15 mmol/L) gegenüber einer intensified extended dialysis mit einem Harnstoffziel von 120-150 mg/dL (20-25 mmol/L) zeigen (15). Interessant ist, dass eine von Ronco initiierte prospektive Kohortenstudie den urspünglich gezeigten Überlebensvorteil von Patienten, die mit einer hohen Dosis von CVVH behandelt wurden auch nicht bestätigen konnte (16). Abschließend scheint die Frage nach dem Benefit einer hohen RRT-Dosis durch die RENAL-Studie (17) beantwortet worden zu sein, die abermals keinen Überlebensvorteil zeigen konnte (17). So überrascht auch nicht, dass es keinen Überlebensvorteil gibt, wenn man mit 50 vs 85 ml/kgKG/h hämofiltriert (18).

## Antibiotikadosierungen aus der Zeit der Schallplatte für Nierenersatzverfahren der i-Pad-Ära

Wie kann man die unterschiedlichen Ergebnisse der Studien erklären? Allgemein waren die Patienten in den Studien, bei denen eine hohe Nierenersatzdosis mit einem Überlebensvorteil assoziiert war, zu einem geringeren Prozentsatz septisch. Bei Ronco und Schiffl lag der Anteil der septischen Patienten bei 13 bzw. 37% (Abbildung). Bei den Studien, die keinen Vorteil einer hohen Nierenersatzdosis auf das Überleben zeigen konnten, lag der Anteil der Septiker bei 63% (ATN Trail) und 72% (HANDOUT-Studie). Warum sollten septische Patienten nicht von einer hohen Nierenersatztherapiedosis profitieren? Unter der hohen Dosis der heutzutage eingesetzten Nierenersatzverfahren kommt es auch zur vermehrten Elimination von Elektrolyten, Nährstoffen und Antibiotika. Während die Dosis von Katecholaminen oder Insulin nach dem biologischen Effekt, in diesem Fall dem mittleren arteriellen Blutdruck oder dem Blutzucker gesteuert werden kann, ist die Anpassung der Dosis von Antibiotika an die Intensität der Nierenersatztherapie deutlich schwieriger. Selbst bei Intensivpatienten mit intakter Nierenfunktion ist die Pharmakokinetik und Pharmakodynamik deutlich verändert. Aufgrund eines höheren Verteilungsvolumens (fluid resuscitation, capillary leak) oder einer Hypalbuminämie kann die wirksame Konzentration eines Antibiotikums deutlich vermindert sein (19). Kommt

**Abb. 1:** Inverse Beziehung zwischen dem Überlebensbenefit (Über Hochdosis RRT-Überleben Niedrigdosis-Therapie) und dem Anteil der Sepsis/SIRS-Patienten in den Studien, während eine höhere Dosis an Nierenersatztherapie bei Studien mit wenig Septikern vorteilhaft zu sein schien, deutete sich bei einem steigenden Anteil von Patienten mit Sepsis/SIRS eine gegenteilige Entwicklung an (Kielstein und David, NDT 2012, in press).

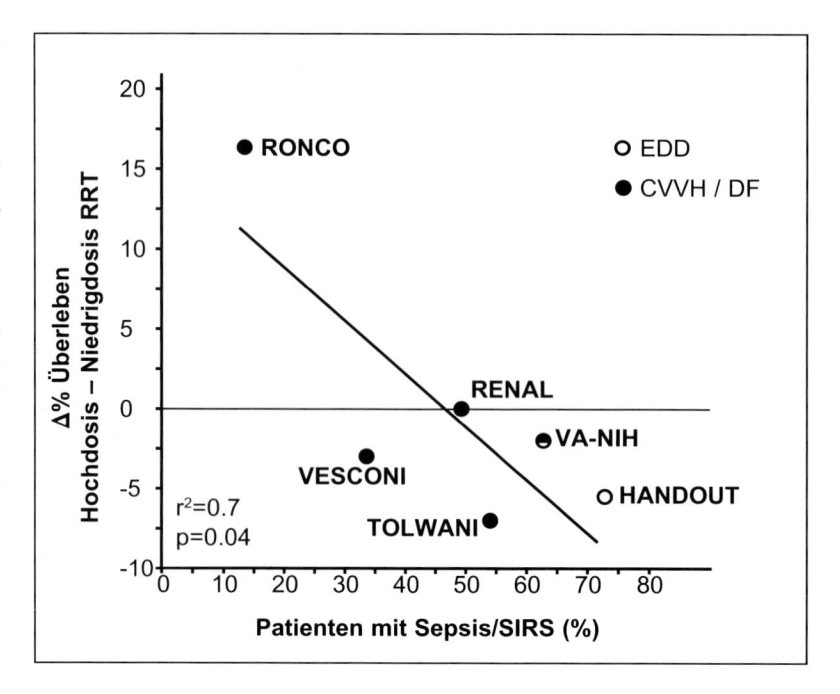

ein Nierenfunktionsverlust hinzu, wird das Problem noch komplexer und die Dosierung der Antibiotika noch schwieriger, da nur bei wenigen Antibiotika die Möglichkeit des Drug monitorings besteht. Alte Dosierungsrichtlinien beruhen häufig, auch in der aktuellen Auflage, auf Verfahren mit heute nicht mehr eingesetzten Filtern und Intensitäten und sind somit häufig mehr zutreffend (20). Somit besteht bei den Patienten, die ja zu 50% eine Sepsis haben, die Gefahr der Unterdosierung der Antibiotika, die durch die Nierenersatztherapie eliminiert werden. Dies konnte im Rahmen mehrerer rezenter Studien bestätigt werden, bei denen teilweise das Doppelte der empfohlenen Dosis eingesetzt werden muss (21-23). Dies könnte auch erklären, warum im ATN trial insbesondere septische Patienten die Tendenz zu einer höheren Mortalität unter einer Hochdosis-Nierenersatztherapie zeigten (13). Kein Mensch würde auf die Idee kommen eine Schallplatte mit einem i-Pad abspielen zu wollen und dennoch benutzen wir Dosierungsrichtlinien aus der Zeit der Schallplatte für Nierenersatzverfahren der i-Pad-Ära. Ein potentiell tödlicher Anachronismus für septische Patienten mit Nierenversagen. Folgerichtig hat eine KDIGO-Konferenz zu diesem Thema u.a. empfohlen, dass die Durchführung pharmakokinetischer Studien unter intermittierender Hämodialyse, CVVH und extended dialysis eine condition sine qua non für die Zulassung von Antibiotika sein sollte, bei denen eine erhebliche renale Elimination bekannt ist (24). Die vermehrte Entfernung von Aminosäuren und Spurenelementen unter einer hohen Dosis an Nierenersatztherapie-soll soll hier zumindest als Stichwort Erwähnung finden.

## Hypophosphatämie – Marker des Renal Repalcement Traumas?

Während sich die Nephrologien in der chronischen Dialysetherapie mit Calcium, seltenen Erden und Kunststoffen um die Senkung des Phosphates bemühen, ist bei der Nierenersatztherapie auf der Intensivstation häufig eine Hypophosphatämie zu beobachten. Eine Hypophosphatämie kann sich bereits zwölf Stunden nach dem Beginn einer hoch effizienten Nierenersatztherapie einstellen (25). In einigen Zentren gehört daher die Substitution von Phosphat (0,1-0,2 mmol/kgKG/d) zum Routineprotokoll während der Nierenersatztherapie. Trotzdem hatten in der ATN-Studie 17,6% der Patienten im Hochdosisarm eine Hypophosphatämie (13), in der RENAL-Studie litten sogar 65% der Patienten in der Hochdosisgruppe an einer Hypophosphatämie (17). Mehrere Arbeitsgruppen konnten zeigen, dass die Hypophosphatämie die Dauer bis zur Entwöhnung von der maschinellen Beatmung verlängert und die Sterblichkeit erhöht (26;27). Ob die Hypophosphatämie nur den Mangel an energiereichen Phosphaten in der Muskulatur zur Folge hat oder vielleicht gar ein Marker für eine zu ambitionierte Nierenersatztherapie oder eine zu schlechte enterale (und parenterale) Ernährung mit entsprechenden Folgen oder gar einer insuffizienten Antibiotikatherapie ist, muss noch geklärt werden. Spätestens bei einer Hypophosphatämie sollten Ernährung und Antibiotikadosierung nochmals überprüft werden.

## Prognose der akuten Nierenschädigung

Nur 50% derer, die eine akute Nierenschädigung überleben, erreichen wieder die Nierenfunktion, die sie vor dem Ereignis hatten (28). Für die anderen 50% stellt die akute Nierenschädigung einen erheblichen Risikofaktor für die spätere Dialysepflichtigkeit dar. So konnten Lo und Mitarbeiter an einer halben Million Versicherten in Kalifornien mit einer Ausgangs eGFR von > 45 ml/min/1.73 m² eindrucksvoll zeigen, dass die Notwendigkeit zur Dialyse, im Rahmen einer akuten Nierenschädigung (AKIN stage 3) das Risiko CKD 4/5 zu entwickeln, um den Faktor 28 gesteigert wurde (29).

Es bleibt zu hoffen, dass die bisher sehr gut untersuchten HUS Patienten der EHEC-Epidemie des Jahres 2011(30), von denen knapp 2/3 temporär dialysepflichtig waren, auch aus diesem Grund langfristig von Nephrologen nachbetreut werden. Einer der schwierigsten Punkte der Intensivnephrologie bleibt die Frage, beim welchem Patienten der Beginn der Nierenersatztherapie unterbleiben oder bei wem man diese einstellen sollte. Die Wertanamnese/das Patiententestament kann hierbei zunehmend als Entscheidungshilfe genutzt werden (31).

|  | Kontinuierliche Nierenersatztherapie | Intermittierende Nierenersatztherapie | GENIUS-Dialyse Extended dialysis |
|---|---|---|---|
| Elminination | vorwiegend konvektiv | vorwiegend diffusiv | diffusiv |
| Membranen | highflux | lowflux | lowflux/highflux |
| Dialysatfluss | niedrig (bei CVVHD) | hoch | niedrig |
| Flüssigkeitsentzug und Toxinelimination | kontinuierlich (theoretisch) | intermittierend (3–5 h) | intermittierend 8–12 h |
| Antikoagulation | kontinuierlich (theoretisch) | intermittierend (3–5 h) | Intermittierend 8–12 h |
| Dialysefachpersonal | nicht erforderlich | erforderlich | zeitweise erforderlich |
| Pflegerischer Aufwand | hoch (Beutelwechsel, Entsorgung) | sehr hoch (bindet eine Arbeitskraft) | niedrig |
| Mobilisation/ Untersuchungen/ Interventionen | kaum möglich | möglich | möglich |
| Kosten von Verbrauchsmaterial | hoch (sterile Substitutionslösungen) | niedrig (Online-Produktion des Dialysats) | niedrig (Online-Produktion des Dialysats) |
| Dialysemaschinen nutzbar | nein | ja | ja |
| Hämodynamische Stabilität | sehr gut | meist schlecht (in manchen Zentren gut) | sehr gut |
| Gefahr der bakteriellen Kontamination | hoch (wegen des häufigen Beutelwechsels durch Pflegepersonal mit vielen Aufgaben) | niedrig | niedrig |
| Überlebensvorteil gegenüber anderen Verfahren | nein | nein | nein |
| OPS-Code | 8-854.6 | 8-854.2 | 8-854.5 |
| Vergütung im G-DRG 2012 | 323,12 € / 24 h | 229,99 € / Behandung | 229,99 € / Behandung |

## Konsequenzen für Klinik und Praxis

- Die akute Nierenschädigung nimmt an Häufigkeit zu.
- Eine frühe Diagnose der akuten Nierenschädigung ist mit modernen Markern (NGAL) aber auch mit dem Urinsediment möglich – therapeutische Konsequenzen leiten sich bisher nicht daraus ab.
- Es scheint keinen Unterschied in der Mortalität zwischen einer CVVH-Dosis von 20 und 35 ml/kgKG/h zu geben.
- Auch eine Steigerung der Dialysedosis mit dem Ergebnis normaler Retentionswerte erbringt keinen Überlebensvorteil.
- Hypophosphatämien sind mit einem verlängerten weaning und einer erhöhten Mortalität von Intensivpatienten assoziiert.
- Die Anpassung der Dosis von Antibiotika und des nutritiven Supports an die Dosis der Nierenersatztherapie ist ein häufig vernachlässigtes Problem von u. U. vitaler Bedeutung für den Patienten.

## Literatur

1. Kolff WJ: Lasker Clinical Medical Research Award. The artificial kidney and its effect on the development of other artificial organs. Nat Med 8:1063-1065, 2002
2. Chertow GM, Burdick E, Honour M, Bonventre JV, Bates DW: Acute kidney injury, mortality, length of stay, and costs in hospitalized patients. J Am Soc Nephrol 16:3365-3370, 2005
3. Moeller C, Kohling H: Die apparative Blut-Dialyse (Künstliche Niere) Überblick und eigene Erfahrungen. Klin Wochenschr 34:569-577, 1956
4. Kielstein JT, Tolk S, Hafer C, Heiden A, Wiesner O, Kuhn C, Hadem J, Hoeper MM, Fischer S: Effect of acute kidney injury requiring extended dialysis on 28 day and 1 year survival of patients undergoing interventional lung assist membrane ventilator treatment. BMC Nephrol 12:15, 2011
5. Mehta RL, Kellum JA, Shah SV, Molitoris BA, Ronco C, Warnock DG, Levin A: Acute Kidney Injury Network (AKIN): report of an initiative to improve outcomes in acute kidney injury. Crit Care 11:R31, 2007
6. Haase M, Devarajan P, Haase-Fielitz A, Bellomo R, Cruz DN, Wagener G, Krawczeski CD, Koyner JL, Murray P, Zappitelli M, Goldstein SL, Makris K, Ronco C, Martensson J, Martling CR, Venge P, Siew E, Ware LB, Ikizler TA, Mertens PR: The outcome of neutrophil gelatinase-associated lipocalin-positive subclinical acute kidney injury: a multicenter pooled analysis of prospective studies. J Am Coll Cardiol 57:1752-1761, 2011

7. Lorenzen JM, Kielstein JT, Hafer C, Gupta SK, Kumpers P, Faulhaber-Walter R, Haller H, Fliser D, Thum T: Circulating miR-210 predicts survival in critically ill patients with acute kidney injury. Clin J Am Soc Nephrol 6:1540-1546, 2011
8. Kumpers P, Hafer C, Lukasz A, Lichtinghagen R, Brand K, Fliser D, Faulhaber-Walter R, Kielstein JT: Serum neutrophil gelatinase-associated lipocalin at inception of renal replacement therapy predicts survival in critically ill patients with acute kidney injury. Crit Care 14:R9, 2010
9. Bagshaw SM, Haase M, Haase-Fielitz A, Bennett M, Devarajan P, Bellomo R: A prospective evaluation of urine microscopy in septic and non-septic acute kidney injury. Nephrol Dial Transplant 27:582-588, 2012
10. Schiffl H, Lang SM, Fischer R: Daily hemodialysis and the outcome of acute renal failure. N Engl J Med 346:305-310, 2002
11. Ratanarat R, Brendolan A, Piccinni P, Dan M, Salvatori G, Ricci Z, Ronco C: Pulse high-volume haemofiltration for treatment of severe sepsis: effects on hemodynamics and survival. Crit Care 9:R294-R302, 2005
12. Davenport A, Bouman C, Kirpalani A, Skippen P, Tolwani A, Mehta RL, Palevsky PM: Delivery of renal replacement therapy in acute kidney injury: what are the key issues? Clin J Am Soc Nephrol 3:869-875, 2008
13. Palevsky PM, Zhang JH, O'Connor TZ, Chertow GM, Crowley ST, Choudhury D, Finkel K, Kellum JA, Paganini E, Schein RM, Smith MW, Swanson KM, Thompson BT, Vijayan A, Watnick S, Star RA, Peduzzi P: Intensity of renal support in critically ill patients with acute kidney injury. N Engl J Med 359:7-20, 2008
14. Tolwani AJ, Campbell RC, Stofan BS, Lai KR, Oster RA, Wille KM: Standard versus high-dose CVVHDF for ICU-related acute renal failure. J Am Soc Nephrol 19:1233-1238, 2008
15. Faulhaber-Walter R, Hafer C, Jahr N, Vahlbruch J, Hoy L, Haller H, Fliser D, Kielstein JT: The Hannover Dialysis Outcome study: comparison of standard versus intensified extended dialysis for treatment of patients with acute kidney injury in the intensive care unit. Nephrol Dial Transplant 2009
16. Vesconi S, Cruz DN, Fumagalli R, Kindgen-Milles D, Monti G, Marinho A, Mariano F, Formica M, Marchesi M, Rene R, Livigni S, Ronco C: Delivered dose of renal replacement therapy and mortality in critically ill patients with acute kidney injury. Crit Care 13:R57, 2009
17. Bellomo R, Cass A, Cole L, Finfer S, Gallagher M, Lo S, McArthur C, McGuinness S, Myburgh J, Norton R, Scheinkestel C, Su S: Intensity of continuous renal-replacement therapy in critically ill patients. N Engl J Med 361:1627-1638, 2009
18. Zhang P, Yang Y, Lv R, Zhang Y, Xie W, Chen J: Effect of the intensity of continuous renal replacement therapy in patients with sepsis and acute kidney injury: a single-center randomized clinical trial. Nephrol Dial Transplant 27:967-973, 2012

19. Roberts JA, Lipman J: Pharmacokinetic issues for antibiotics in the critically ill patient. Crit Care Med 37:840-851, 2009
20. Mueller BA, Pasko DA, Sowinski KM: Higher renal replacement therapy dose delivery influences on drug therapy. Artif Organs 27:808-814, 2003
21. Kielstein JT, Czock D, Schopke T, Hafer C, Bode-Boger SM, Kuse E, Keller F, Fliser D: Pharmacokinetics and total elimination of meropenem and vancomycin in intensive care unit patients undergoing extended daily dialysis. Crit Care Med 34:51-56, 2006
22. Kielstein JT, Eugbers C, Bode-Boeger SM, Martens-Lobenhoffer J, Haller H, Joukhadar C, Traunmuller F, Knitsch W, Hafer C, Burkhardt O: Dosing of daptomycin in intensive care unit patients with acute kidney injury undergoing extended dialysis – a pharmacokinetic study. Nephrol Dial Transplant 25:1537-1541, 2010
23. Lorenzen JM, Broll M, Kaever V, Burhenne H, Hafer C, Clajus C, Knitsch W, Burkhardt O, Kielstein JT: Pharmacokinetics of Ampicillin/Sulbactam in Critically Ill Patients with Acute Kidney Injury undergoing Extended Dialysis. Clin J Am Soc Nephrol 7:385-390, 2012
24. Matzke GR, Aronoff GR, Atkinson AJ, Jr., Bennett WM, Decker BS, Eckardt KU, Golper T, Grabe DW, Kasiske B, Keller F, Kielstein JT, Mehta R, Mueller BA, Pasko DA, Schaefer F, Sica DA, Inker LA, Umans JG, Murray P: Drug dosing consideration in patients with acute and chronic kidney disease – a clinical update from Kidney Disease: Improving Global Outcomes (KDIGO). Kidney Int 80:1122-1137, 2011
25. Kielstein JT, Kretschmer U, Ernst T, Hafer C, Bahr MJ, Haller H, Fliser D: Efficacy and cardiovascular tolerability of extended dialysis in critically ill patients: a randomized controlled study. Am J Kidney Dis 43:342-349, 2004
26. Demirjian S, Teo BW, Guzman JA, Heyka RJ, Paganini EP, Fissell WH, Schold JD, Schreiber MJ: Hypophosphatemia during continuous hemodialysis is associated with prolonged respiratory failure in patients with acute kidney injury. Nephrol Dial Transplant 26:3508-3514, 2011
27. Schiffl H, Lang SM: Severe acute hypophosphatemia during renal replacement therapy adversely affects outcome of critically ill patients with acute kidney injury. Int Urol Nephrol 2012
28. Cerda J, Ronco C: Modalities of continuous renal replacement therapy: technical and clinical considerations. Semin Dial 22:114-122, 2009
29. Lo LJ, Go AS, Chertow GM, McCulloch CE, Fan D, Ordonez JD, Hsu CY: Dialysis-requiring acute renal failure increases the risk of progressive chronic kidney disease. Kidney Int 76:893-899, 2009
30. The German 2011 epidemic of Shiga toxin-producing E. Coli – the nephrological view. Nephrol Dial Transplant 26:2723-2726, 2011
31. Kielstein R, Sass HM: From wooden limbs to biomaterial organs: the ethics of organ replacement and artificial organs. Artif Organs 19:475-480, 1995

# Chronische Niereninsuffizienz, Nierenersatzverfahren

# Chronic Kidney Disease – CKD
# Neue KDIGO-Guidelines 2012

*Martin K. Kuhlmann*

Seit 2002 werden chronische Nierenerkrankungen nach dem von der National Kidney Foundation Kidney Disease Outcomes Quality Initiative (K/DOQI) entwickelten CKD-Modell definiert und klassifiziert.[1] Nach diesem CKD-Modell ist für die Definition einer chronischen Nierenerkrankung entweder der Nachweis einer über > 3 Monate anhaltenden Schädigung der Niere, oder aber ein über > 3 Monate bestehender Abfall der GFR auf < 60 ml/min*1.73m² notwendig. Die Stadieneinteilung erfolgt anhand der GFR, die entweder gemessen oder geschätzt wird. Es bleibt festzuhalten, dass es sich bei den CKD-Stadien nicht um Stadien der Nieren*insuffizienz*, sondern um die Stadien einer chronischen Nieren*erkrankung* handelt. Von einer Nieren*insuffizienz* spricht man erst ab einer GFR < 60 ml/min*1.73 m². In den CKD-Stadien 1 und 2 besteht ein Risiko für die Entwicklung einer Niereninsuffizienz, wohingegen die CKD-Stadien 3-5 mit dem Risiko für einen fortschreitenden Verlust der Nierenfunktion, das Erreichen der Dialysepflichtigkeit und die Entwicklung kardiovaskulärer Komplikationen assoziiert sind. Das Stadium der dialysepflichtigen Niereninsuffizienz wird mit dem Suffix D (CKD-Stadium 5D) gekennzeichnet, nach Nierentransplantation wird dem jeweiligen CKD-Stadium der Buchstabe T hinzugefügt (z.B. CKD-4T).

Die weltweite Durchsetzung der CKD-Klassifikation wurde vor allem durch die Entwicklung der MDRD-Formel ermöglicht, die eine valide Abschätzung der GFR anhand von Alter, Geschlecht, Rasse und Serum-Kreatinin erlaubt (eGFR). Die Entwicklung der CKD-Klassifizierung war ein Durchbruch in der Wahrnehmung chronischer Nierenerkrankungen und ermöglichte einen Vergleich von Populationsrisiken sowie eine Abschätzung wirtschaftlicher Konsequenzen. In den letzten 10 Jahren wurden aber auch die Grenzen dieses Klassifizierungssystems deutlich. So wurde angeführt, dass es unter Verwendung dieser Kriterien zu einer deutlichen

Überschätzung der Prävalenz des CKD-Stadiums 3 bei älteren Personen kommen kann. Darüber hinaus ist das Risiko für die Progression einer Niereninsuffizienz im CKD-Stadium 3 nicht homogen und abhängig von verschiedenen Einflussfaktoren. So wurde unter anderem angeregt, neben der GFR auch das Ausmaß der Albuminurie in das Klassifizierungssystem aufzunehmen, und so die Abschätzung des Progressionsrisikos einer Niereninsuffizienz zu verbessern.

Mit der neuen *KDIGO 2012 Clinical Practice Guideline for the Evaluation and Management of Chronic Kidney Disease*, die im Januar 2013 als Supplement zu Kidney International veröffentlicht wurde, sind nun wichtige Veränderungen in Diagnostik und Management von CKD im Rahmen einer internationalen Leitlinie verabschiedet worden.[2] Die neuen Empfehlungen beruhen auf der Auswertung zahlreicher Datensätze aus verschiedenen prospektiven Interventionsstudien, die entweder in der Allgemeinbevölkerung (Framingham Study, PREVEND, ARIC, AusDiab, ESTHER etc., n = 1.345.319), an kardiovaskulären Hochrisiko-Populationen (ADVANCE, KEEP, MRFIT, ONTARGET, etc., n = 266.975) oder an CKD-Patienten (AASK, MDRD, RENAAL, REIN-2 etc., n = 21.688) durchgeführt worden waren. [3-6] In all diesen Studien war die Albuminurie entweder in Form des Albumin-Kreatinin-Verhältnisses (ACR = albumin-creatinine ratio) oder semiquantitativ mittels Teststreifen mindestens zum Studienbeginn bestimmt und der Outcome der Patienten prospektiv über mehrere Jahre beurteilt worden. So konnte an einer Gesamtpopulation von > 1,5 Mio Individuen aus insgesamt 45 Kohorten der Zusammenhang von eGFR und Albuminurie mit verschiedenen Outcome-Szenarien, darunter kardiovaskuläre Mortalität (Tab.1), CKD-Progression (Tab. 2) und Eintritt der Dialysepflichtigkeit (Tab. 3), untersucht werden.

Durch das gemeinsame Heranziehen von eGFR und Albuminurie lässt sich die Risikoabschätzung für Gesamt- und kardiovaskuläre Mortalität, für das Auftreten eines akuten Nierenversagens, für die Progression der Niereninsuffizienz und für den Eintritt der Dialysepflichtigkeit deutlich verbessern. Dies wird bei Betrachtung von Tabelle 1 deutlich: Das alleinige Vorliegen einer Albuminurie zwischen 10 - 30 mg/g ist bei nicht eingeschränkter Nierenfunktion mit einem erhöhten kardiovaskulären Mortalitätsrisiko assoziiert, welches dem eines CKD-3b Pat. (eGFR 30 – 45 ml/min*1.73m²) ohne Albuminurie entspricht (Tab. 1). Andererseits verdoppelt sich das kardiovaskuläre Mortalitätsrisiko von CKD 3b-Patienten, wenn zusätzlich zur Niereninsuffizienz eine Albuminurie (ACR > 30 mg/g) be-

|  | ACR < 10 | ACR 10 - 29 | ACR 30 - 299 | ACR > 300 |
|---|---|---|---|---|
| eGFR > 105 | 0,9 | 1,3 | 2,3 | 2,1 |
| eGFR 90 – 105 | Ref. | 1,5 | 1,7 | 3,7 |
| eGFR 75 – 90 | 1,0 | 1,3 | 1,6 | 3,7 |
| eGFR 60 – 75 | 1,1 | 1,4 | 2,0 | 4,1 |
| eGFR 45 – 60 | 1,5 | 2,2 | 2,8 | 4,3 |
| eGFR 30 – 45 | 2,2 | 2,7 | 3,4 | 5,2 |
| eGFR 15 – 30 | 14 | 7,9 | 4,8 | 8,1 |

**Tab. 1:** Relatives Risiko für kardiovaskuläre Mortalität im Vergleich zur Referenzgruppe (Ref). ACR = Albumin/Creatinine-Ratio in mg/g Kreatinin; eGFR = geschätzte GFR nach MDRD-Formel in ml/min*1.73m²

|  | ACR < 10 | ACR 10 - 29 | ACR 30 - 299 | ACR > 300 |
|---|---|---|---|---|
| eGFR > 105 | Ref | Ref | 0,4 | 3,0 |
| eGFR 90 – 105 | Ref | Ref | 0,9 | 3,3 |
| eGFR 75 – 90 | Ref | Ref | 1,9 | 5,0 |
| eGFR 60 – 75 | Ref | Ref | 3,2 | 8,1 |
| eGFR 45 – 60 | 3,1 | 4,0 | 9,4 | 57 |
| eGFR 30 – 45 | 3,0 | 19 | 15 | 22 |
| eGFR 15 – 30 | 4,0 | 12 | 21 | 7,7 |

**Tab. 2:** Relatives Risiko für CKD-Progression im Vergleich zur Referenzgruppe (Ref). ACR = Albumin/Creatinine-Ratio in mg/g Kreatinin; eGFR = geschätzte GFR nach MDRD-Formel in ml/min*1.73m²

|  | ACR < 10 | ACR 10 - 29 | ACR 30 - 299 | ACR > 300 |
|---|---|---|---|---|
| eGFR > 105 | Ref | Ref | 7,8 | 18 |
| eGFR 90 – 105 | Ref | Ref | 11 | 20 |
| eGFR 75 – 90 | Ref | Ref | 3,8 | 48 |
| eGFR 60 – 75 | Ref | Ref | 7,4 | 67 |
| eGFR 45 – 60 | 5,2 | 22 | 40 | 147 |
| eGFR 30 – 45 | 56 | 74 | 294 | 763 |
| eGFR 15 – 30 | 433 | 1044 | 1056 | 2286 |

**Tab. 3:** Relatives Risiko für Eintritt der Dialysepflicht im Vergleich zur Referenzgruppe (Ref). ACR = Albumin/Creatinine-Ratio in mg/g Kreatinin; eGFR = geschätzte GFR nach MDRD-Formel in ml/min*1.73m²

steht. Hinsichtlich der Progression einer Niereninsuffizienz sieht es ähnlich aus: In den CKD-Stadien 1 und 2 ohne Albuminurie ist das Progressionsrisiko nicht erhöht (Tab. 2), wohingegen jede Zunahme der Albuminurie, selbst innerhalb des Normbereichs zwischen 10 – 30 mg/g, mit einem deutlichen Anstieg des Progressionsrisikos assoziiert ist. Das Risiko des Eintritts einer Dialysepflichtigkeit steigt alleine mit dem Abfall der eGFR, allerdings ist auch hier das gleichzeitige Vorliegen einer Albuminurie mit einem deutlich erhöhten Risiko verbunden (Tab. 3).

Da in Zukunft neben der GFR auch das Ausmaß der Albuminurie zur Stadieneinteilung der Nierenerkrankung herangezogen werden soll, schlägt sich dies auch in der Nomenklatur nieder.[2] Angelehnt an die Stadienbeschreibung bei Malignomen sollen bei der Diagnose CKD zukünftig neben der ätiologischen Zuordnung immer auch der Grad der GFR-Einschränkung und das Ausmaß der Albuminurie angegeben werden. Hierzu werden die GFR-Stadien als G1 (> 90 ml/min), G2 (60–90 ml/min), G3a (45–60 ml/min), G3b (30–45 ml/min), G4 (15–30 ml/min) und G5 (< 15 ml/min) gekennzeichnet, die Albuminurie in Abhängigkeit vom Ausmaß als A1 (< 30 mg/g), A2 (30 – 300 mg/g) und A3 (> 300 mg/g). Eine diabetische Nierenerkrankung mit einer GFR von 40 ml/min und einer Albuminurie von 250 mg/g soll zukünftig somit als ‚**Diabetische Nephropathie G4, A2**' bezeichnet werden.

Die neue Einteilung der CKD nach GFR und Albuminurie erlaubt nun auch eine klarere Festlegung, welche Patienten mit eingeschränkter Nierenfunktion von einer nephrologischen Betreuung profitieren können. Im CKD-Stadium 1-2 sind dies Patienten mit Albuminurie > 300 g/die, im Stadium 3a solche mit einer Albuminurie zwischen 30 – 300 g/die, ab Stadium 3b profitieren alle Patienten unabhängig von der Albuminurie von nephrologischer Expertise. Um dies auch bildlich zu verdeutlichen, wurden in den Tabellen 1-3 diejenigen Patientengruppen, die bevorzugt einem Nephrologen zugewiesen werden sollten, grau unterlegt.

## Literatur

1. National Kidney Foundation. K/DOQI clinical practice guidelines for chronic kidney disease: evaluation, classification, and stratification. Am J Kidney Dis 2002; 39:S1-266
2. Kidney Disease: Improving Global Outcomes (KDIGO) CKD Working Group. KDIGO 2012 Clinical Practice Guideline for the Evaluation and Management of Chronic Kidney Disease. Kidney inter., Suppl. 2013; 3: 1-150
3. Astor BC, Matsushita K, Gansevoort RT et al.: Lower estimated glomerular filtration rate and higher albuminuria are associated with mortality and end-stage renal disease. A collaborative meta-analysis of kidney disease population cohorts. Kidney Int 2011; 79: 1331-1340

4. Van der Velde M, Matsushita K, Coresh J et al. Lower estimated glomerular filtration rate and higher albuminuria are associated with all-cause mortality and cardiovascular mortality. A collaborative meta-analysis of high-risk population cohorts. Kidney Int 2011; 79: 1341-1352
5. Gansevoort RT, Matsushita K, van der Velde M et al. Lower estimated GFR and higher albuminuria are associated with adverse kidney outcomes. A collaborative meta-analysis of general and high-risk population cohorts. Kidney Int 2011; 80: 93-104
6. Chronic Kidney Disease Prognosis Consortium: Association of estimated glomerular filtration rate and albuminuria with all-cause and cardiovascular mortality in general population cohorts: a collaborative meta-analysis. Lancet 2010; 375: 2073-2081

# CKD-Management: Knochen- und Mineralstoffwechsel (CDK-MBD)

*Matthias Girndt*

Die Behandlung des Knochen- und Mineralstoffwechsels beim chronisch Nierenkranken hat sich in den vergangenen Jahren deutlich gewandelt. Unser Verständnis der Pathophysiologie ist komplexer geworden. Neben Calcium, Phosphat, Parathormon (PTH) und Vitamin D kennen wir heute auch die Bedeutung von Phosphatoninen wie dem Fibroblastenwachstumsfaktor 23 (FGF23). Stand früher der sekundäre Hyperparathyreoidismus (sHPT) als ein Problem der Knochen ganz im Vordergrund, so sind heute Weichteil- und Gefäßverkalkungen mit ins Zentrum der Aufmerksamkeit gerückt. Auch therapeutisch ist das Spektrum wesentlich breiter geworden. Neben Calcitriol stehen heute Vitamin D Derivate mit veränderten Eigenschaften zur Verfügung, darüber hinaus haben die therapeutischen Möglichkeiten durch das Calcimimetikum Cinacalcet eine Bereicherung erfahren. In der letzten Zeit wird die Hyperphosphatämie wieder verstärkt als zentrales Problem des Mineralstoffwechsels wahrgenommen. Interventionsmöglichkeiten bestehen in der Phosphatelimination durch Dialyse sowie der Verhinderung der Phosphatresorption aus der Nahrung. Aber auch PTH und FGF23 haben eine Bedeutung für die Phosphatbilanz. Somit ist der Knochen- und Mineralstoffwechsel heute eine der komplexesten Begleiterkrankungen der chronischen Niereninsuffizienz, deren Konsequenzen sich unmittelbar auf die Mortalität der Patienten auswirken. Mitte 2009 publizierte die Kidney Disease Improving Global Outcome (KDIGO) Initiative nach einem aufwändigen Reviewverfahren der publizierten Literatur evidenzbasierte Leitlinien zum Umgang mit Störungen des Knochen- und Mineralhaushaltes (26), die in die folgende Übersicht eingegangen sind.

| Zeit | PTH-Steigerung durch | Hemmung |
|---|---|---|
| Sekunden-Minuten | Freisetzung von präformiertem PTH aus Vesikeln | Sofort: Calcium, Calcimimetika |
| Minuten-Stunden | Gentranskription, Proteinsynthese | Schnell: Vitamin D, Calcium, Calcimimetika |
| Tage-Wochen | Zellproliferation | Langsam: Vitamin D, Calcimimetika |

*Tab. 1:* Phasen der Parathormon-Produktion durch Nebenschilddrüsenzellen und ihre Regulation

## Pathophysiologie

Die Nebenschilddrüsen und das Parathormon sind eng mit der Regulation des Calcium- und Phosphatstoffwechsels verbunden. Wesentlicher Schlüsselreiz für die Sekretion von PTH ist der Abfall des Serumcalciums, der über den Calcium-Sensing-Rezeptor (CSR) der Nebenschilddrüsen wahrgenommen wird. Die darauf erfolgende Freisetzung von PTH aus präformierten Vesikeln in den Nebenschilddrüsenzellen erfolgt innerhalb von Sekunden bis Minuten. Die Plasma-Halbwertzeit von PTH beträgt ca. 4 Minuten (5), so dass es sich um ein ausgesprochen schnell reagierendes System handelt. Die Messung von PTH kann daher bereits intraoperativ den Erfolg einer Parathyreoidektomie belegen. Eine dauerhafte Steigerung der Parathormon-Sekretion führt zur vermehrten Gentranskription, Proteinsynthese und schließlich Zellproliferation (Tab. 1).

Wirkungen des Parathormons sind:
- bei pulsatiler, kurzfristiger Einwirkung Stimulation von Osteoblasten
- bei Dauereinwirkung Stimulation von Osteoklasten
- Calcium- und Phosphatfreisetzung aus dem Knochen
- renal-tubuläre Calciumrückresorption
- Phosphaturie
- Aktivierung der renalen 1α-Hydroxylase und Calcitriolbildung

Die Stimulation der Calcitriolbildung führt einerseits zu einer Rückkoppelung und Hemmung der PTH-Freisetzung. Ferner wirkt Calcitriol auf den Darm und steigert hier die Calciumabsorption. Bei chronischer Niereninsuffizienz kommt es über eine Hypocalciämieneigung zu einer dauerhaften Stimulation der Nebenschilddrüsen. Zeitabhängig stellt dies einen Stimulus für die Proliferation des Nebenschilddrüsengewebes und damit für eine weitere Steigerung der PTH-Freisetzung dar. Renale Calciumrückresorption, Phosphaturie und Calcitriolbildung gehen mit zunehmender Niereninsuffizienz zurück. Damit entfällt sowohl die Rückkoppelungshemmung auf die Nebenschilddrüsen als auch die stabilisierende Wirkung auf das Serumcalcium. Die Phosphatretention hingegen fördert die Hypocalciämieneigung (Überschreitung des Calcium-Phosphat-Löslichkeitsproduktes). Die Wirkung von Parathormon auf den Knochenstoffwechsel, insbesondere die Osteoklastenaktivität, bleibt jedoch bei Niereninsuffizienz unverändert. Daher kommt es zu einer vermehrten Freisetzung von Calcium und Phosphat aus dem Knochen.

In den vergangenen Jahren wurde man mit dem Protein FGF23 auf den Prototyp eines Phosphatonins aufmerksam, welcher eine bedeutende Rolle in der Regulation der Nebenschilddrüsenfunktion spielt (Abb. 1). FGF23 wird von Osteozyten unter dem Einfluss eines hohen Serumphosphats gebildet. In den Nieren hemmt FGF23 die Phosphatrückresorption, in den Nebenschilddrüsen stimuliert es die PTH-Sekretion. Ferner hemmt FGF23 die renale 1α-Hydroxylase, so dass die Calcitriolbildung abnimmt. Damit wird auch die Rückkopplungshemmung von Calcitriol auf PTH blockiert. FGF23 stabilisiert somit das Serumphosphat durch vermehrte Phosphaturie

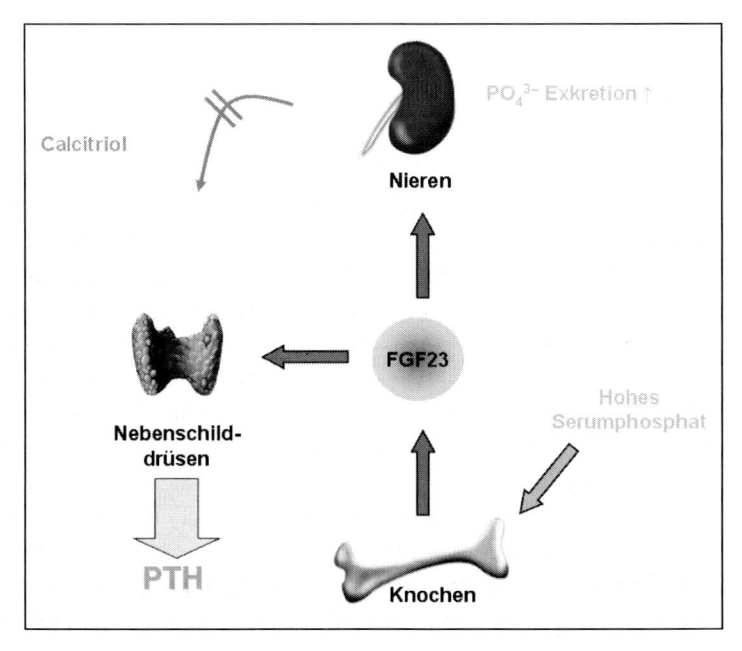

**Abb. 1:** Die Rolle des Phosphatonins FGF23 in der Regulation des Serumphosphats

bis in fortgeschrittene Phasen der chronischen Niereninsuffizienz hinein, der Preis hierfür ist jedoch eine dauerhafte Stimulation der Nebenschilddrüsen (29).

## Deregulation der Nebenschilddrüsenzelle bei sekundärem Hyperparathyreoidismus

Mit längerem Bestehen des sekundären Hyperparathyreoidismus nimmt die Zellmasse der Nebenschilddrüsen kontinuierlich zu. Damit steigt auch die Wahrscheinlichkeit einer autonomen Degeneration, d.h. des Verlustes der physiologischen Regulierbarkeit durch Calcium und Calcitriol. Die Sensitivität des CSR nimmt ab, immer höhere Serumcalciumwerte sind erforderlich, um eine Hemmung der Parathormon-Sekretion zu erreichen (30). Zumindest teilweise beruht dies auf einer Herabregulation der Oberflächenexpression des CSR auf den Nebenschilddrüsenzellen (18). Auch über Vitamin D wird das Parathormon schlechter kontrollierbar, die Expression des Vitamin-D-Rezeptors in Zellkernen der Nebenschilddrüsenzelle wird bei nodulärer Hyperplasie erheblich geringer (14). Bei fortgeschrittenem sekundärem Hyperparathyreoidismus kann es zu klonalem Wachstum der Nebenschilddrüsenzelle kommen, ähnlich dem primären Hyperparathyreoidismus. Molekulargenetisch sind diese beiden Erkrankungen jedoch nicht identisch (36).

## Folgen des sekundären Hyperparathyreoidismus

Unter dem Einfluss hoher Parathormonspiegel kommt es zu einer Aktivierung von Osteoklasten. Diese resorbieren verkalktes Osteoid und setzen Calcium und Phosphat frei. In der Knochenhistologie beobachtet man die großen mehrkernigen Osteoklasten, die ausgedehnten Resorptionszonen und die Verschmälerung der Knochentrabekel, hinzu kommt typischerweise eine ausgeprägte Knochenmarksfibrose. Klinisch treten Knochenschmerzen sowie in schweren Fällen pathologische Frakturen auf. Die Freisetzung von Phosphat kann bei fortgeschrittener Niereninsuffizienz nicht durch eine gesteigerte Phosphaturie ausgeglichen werden. Es entsteht also eine Hyperphosphatämieneigung, in deren Konsequenz sich Gefäß- und Weichteilverkalkung entwickeln können. Der Knochen verliert einen Großteil seiner Pufferfunktion für Schwankungen des Serumcalciums. Fehlt nach Parathyreoidektomie der PTH-bedingte Stimulus auf Knochenresorption und Neubildung ganz, so kann sich die adyname Knochenerkrankung entwickeln. Histologisch fehlen Zeichen der Knochenresorption und Neubildung, lediglich dünne Osteoidsäume sind erkennbar. Auch hier besteht das Risiko der Fraktur, ferner kann die dynamische Pufferfunktion für den Calcium-Phosphatstoffwechsel nicht aufrechterhalten werden.

Hohes Serumphosphat fördert die metaplastische Kalzifizierung der Arterien, vor allem im Bereich der Tunica media (2). Hier liegt keine passive Kristallisation von Calciumphosphat vor, sondern eine aktive Umdifferenzierung glatter Gefäßmuskelzellen, die osteoblastentypische Gene exprimieren und hydroxylapatithaltige Matrixvesikel in die Zellumgebung ausschleusen (17). Gefäßverkalkungen führen zu einer Veränderung der biomechanischen Eigenschaften der Arterien (Versteifung, hohe Pulswellengeschwindigkeit, gestörte Windkesselfunktion). Zudem konnte auch eine Assoziation mit der Sterblichkeit der Patienten nachgewiesen werden (33).

Die Hyperphosphatämie ist der entscheidende Grund für eine Überhöhung der Blutspiegel an FGF23. Nahezu alle Dialysepatienten weisen deutlich überhöhte Werte auf. Dies ist von erheblicher Bedeutung, da FGF23 eng mit der Ausbildung einer linksventrikulären Hypertrophie assoziiert ist. Wahrscheinlich handelt es sich dabei sogar um eine kausale Beziehung, da die Gabe von FGF23 bei Ratten und Mäusen ein Wachstum von myokardialen Zellen bzw. eine Myokardhypertrophie auslöst (12). Bei inzidenten Dialysepatienten hat die Konzentration des FGF23 einen starken Vorhersagewert für das Überleben (20). FGF23 scheint aber bereits bei Patienten mit CKD 3-4 eine wichtige Rolle zu spielen. So findet man eine relevante Hyperphosphatämie in der Regel erst bei Unterschreiten einer GFR von ca. 20 ml/min, ein Anstieg des FGF23 ist jedoch bereits bei jedem 2. Patienten mit einer GFR <60ml/min festzustellen, unterhalb 30ml/min sind nahezu alle Patienten betroffen (23). Es scheint, als könnte die Normophosphatämie in Stadien CKD 3-4 nur aufrechterhalten werden, indem der phosphaturische Faktor FGF23 hochreguliert wird. Dies aber könnte eine Teilursache für die hohe kardiovaskuläre Morbidität der CKD-Patienten sein. Noch ist es zu früh, aus dieser Überlegung therapeutische Konsequenzen (frühe Phosphatsenkertherapie bei CKD 3 mit normalem Serumphosphat?) zu ziehen, da entsprechende Interventionsstudien fehlen.

FGF23 erscheint im Lichte neuerer Erkenntnisse als ein gefährliches Hormon, das die kardiovaskuläre Sterblichkeit steigert. Möglicherweise ist aber auch diese Sichtweise nicht korrekt. So führt im Tiermodell der chronischen Niereninsuffizienz die Blockade von FGF23 durch monoklonale Antikörper zwar zu einer Senkung des PTH sowie zur Verbesserung zahlreicher Marker des Knochenstoffwechsels, die Gefäßverkalkung und Sterblichkeit stieg hingegen sogar an (42).

## Diagnostik

### Parathormon

Im Zentrum der Diagnostik steht naturgemäß die Messung des Parathormons im Serum. Hierzu werden PTH-Assays der zweiten und dritten Generation eingesetzt, die das intakte, 84 Aminosäuren umfassende Protein nachweisen. Es hat sich gezeigt, dass die auf dem Markt verfügbaren PTH-Assays schwer vergleichbar sind. Im klinischen Alltag ist es daher wichtig, immer im gleichen Labor mit dem gleichen Assay messen zu lassen. Nur so ist die Beurteilbarkeit und Vergleichbarkeit der Ergebnisse im längerfristigen Verlauf gegeben. Die Variabilität der einzelnen Assays ist so groß, dass die neuen Leitlinien der KDIGO im Gegensatz zu den früher publizierten KDOQI Guidelines keinen festen Zielbereich für das Parathormon mehr vorgeben. Vielmehr wird das Therapieziel mit Bezug auf den Normbereich des jeweiligen Assays formuliert. So sollen Therapieentscheidungen auf Trends statt Einzelwerten beruhen, das Parathormon zwischen dem 2fachen und 9fachen des oberen Normwertes des jeweiligen Assays eingestellt werden (26). Ein Vergleich verschiedener PTH-Assays erbrachte in Bezug auf den als Goldstandard geltenden Allegro-Intact PTH Assay aus jeweils der gleichen Probe um bis 50% niedrigere oder um 100% höhere Messergebnisse (44).

Die KDIGO-Leitlinien mit ihrer von manchen als unscharf empfundenen Zielsetzung spiegeln auch wider, dass zwischen dem Absolutwert des PTH und der jeweils vorliegenden Knochenhistologie ein allenfalls lockerer Zusammenhang besteht. So finden sich zwar bei niedrigen Parathormon-Werten häufiger Zeichen der adynamen Knochenerkrankung und bei hohen Werten eher eine Ostitis fibrosa, in erstaunlich hohem Prozentsatz sieht man jedoch auch die jeweils gegensätzlichen histologischen Erkrankungstypen (3). Nicht zuletzt liegt dies auch an der hohen intraindividuellen Variabilität der Parathormon-Werte. Eine bessere Vorhersage der vorliegenden Knochenerkrankung ergibt sich, wenn man neben dem PTH noch Marker des Knochenmetabolismus wie die knochenspezifische alkalische Phosphatase (BAP, Ostase) heranzieht. Hierdurch lässt sich die Aktivität der Osteoblasten überwachen (48). Hohes Parathormon und hohe Ostase weisen deutlich auf eine Knochenstörung mit hohem Umsatz hin, während eine niedrige Ostase eine akzeptable Vorhersagekraft für eine low-turnover Osteopathie hat (13). Zwar lässt sich diese Aussage zurzeit nicht mit größeren Biopsiestudien belegen, zumindest aber ist Ostase ein stabiler, weniger variabler Parameter des PTH-Effekts am Knochen als PTH selbst (37).

Die Empfehlung der KDIGO-Leitlinie, Therapieentscheidungen an PTH-Trends zu orientieren, führt zu nicht gerade trivialen Problemen im klinischen Alltag. Im Durchschnitt werden PTH-Werte alle 3-6 Monate bestimmt. Um einen Trend erkennen zu können, ist die Bestimmung von mindestens 3 Werten in zeitlicher Abfolge erforderlich. Angesichts einer Variabilität der Messwerte intraindividuell von ca. 26% (16) ist ein Trend erst dann eindeutig zu erkennen, wenn „2-mal in Folge gleichgerichtete Veränderungen mit einer im Endwert mindestens 20-30% Abweichung vom Ausgangswert" gemessen werden (Expertenkonsens einer Empfehlung zur Therapie des sHPT, (9)).

### Vitamin D

Ein absoluter Mangel an 25-OH-Vitamin D ist in der mittel- und nordeuropäischen Bevölkerung ausgesprochen häufig, mehr als ein Drittel der gesunden älteren Bevölkerung weist im Winter sehr niedrige Plasmaspiegel auf (50). Noch wesentlich häufiger ist ein Vitamin D Mangel bei chronisch Nierenkranken. Ein Mangel der Ausgangsstufe für die 1α-Hydroxylierung zum Calcitriol trägt zur Entwicklung des sekundären Hyperparathyreoidismus zumindest in den früheren Stadien der chronischen Niereninsuffizienz bei (28). Zur Messung des Vitamin-D-Status bietet sich die Bestimmung von 25-OH-D3 besonders an. Diese Substanz repräsentiert den Speicherzustand für Vitamin D und hat eine lange Halbwertzeit (14 Tage). Das aktive Vitamin D ist hingegen rasch reguliert und hat eine kurze Halbwertzeit. Spiegelmessungen sind somit unzuverlässig und weniger aussagekräftig. In der älteren Allgemeinbevölkerung korreliert 25-OH-D3 mit der Knochendichte, bei Konzentrationen unter 30 ng/ml steigt das Frakturrisiko. Diese Erkenntnis führte zur Definition eines Normbereichs der Plasmakonzentration oberhalb 30 ng/ml. Die Messung eines 25-OH-D3 Ausgangswertes bei chronisch Nierenkranken vor Beginn einer Substitution wird in den KDIGO-Leitlinien empfohlen.

## Knochenbiopsie

Eine Knochenbiopsie ist eine invasive Maßnahme, die in den meisten Zentren nur noch selten durchgeführt wird. Dabei erlaubt eine fachgerecht befundete Knochenbiopsie eine recht gute Klassifikation von Knochenstoffwechselstörungen. Die KDIGO-Leitlinien empfehlen, bei chronisch Niereninsuffizienten wieder häufiger eine Knochenbiopsie durchzuführen. Als Indikationen für eine histologische Untersuchung des Knochens gelten:
- unerklärte Frakturen
- anhaltende, unzureichend erklärte Knochenschmerzen
- unerklärte Hypercalciämie und Hyper- bzw. Hypophosphatämie
- Verdacht auf Aluminiumtoxizität
- Erhebung eines Ausgangsbefundes vor geplanter Bisphosphonattherapie.

## Knochendichtemessung

In der Allgemeinbevölkerung werden Knochendichtemessungen zur Diagnostik und Graduierung der Osteoporose durchgeführt. Die Bestimmung der Knochendichte mittels DEXA oder quantitativem CT hat sich bei Dialysepatienten hingegen nicht bewährt. So findet sich hier im Gegensatz zum Nierengesunden kein guter Vorhersagewert der Knochendichte für das Vorliegen einer Osteoporose. Zwar kann das Frakturrisiko eingeschätzt werden (24), jedoch darf nicht die bei Nierengesunden richtige Konsequenz der Gabe von Bisphosphonaten daraus gezogen werden. Der Grund hierfür ist, dass pathologische Werte der Knochendichte bei chronischer Niereninsuffizienz so vieldeutig sind und häufig bei Ostitis fibrosa, adynamem Knochen oder auch gemischter Osteopathie vorkommen (21). Die klassische Osteoporose hingegen wird bei diesen Patienten nur selten zu diagnostizieren sein. Eine pathologische Knochendichte bei adynamer Knochenerkrankung dürfte gerade nicht mit Calcium und Vitamin D behandelt werden, während dies bei Osteoporose die Behandlung der Wahl wäre. Aufgrund der Gefahr der schwerwiegenden Fehlleitung der Therapie sind daher Knochendichtemessungen bei Dialysepatienten nicht indiziert. Ist eine Osteoporose zu vermuten, so sollte vor Therapieeinleitung eine Knochenhistologie gewonnen werden.

## Gefäßverkalkung

Zur kompletten Diagnostik des sekundären Hyperparathyreoidismus gehört auch die Beurteilung von Gefäß- und Weichteilverkalkungen. Hierzu können verschiedene Methoden eingesetzt werden. Für die Routinediagnostik wird zum Nachweis von arteriellen Verkalkungen eine konventionelle Abdomen-Röntgenaufnahme ohne Kontrastmittel empfohlen (26). Hierbei ist es sinnvoll, eine laterale Abdomenaufnahme in Rückenlage anzufertigen, um den Verkalkungsgrad der abdominellen Aorta ohne Überlagerung durch das Skelett einzuschätzen. Die sehr viel aufwändigere Technik des Elektronenstrahl-CT (EBCT)(19) bietet zur Risikostratifizierung in der klinischen Routine keine Vorteile (4). Die hohe Strahlenbelastung, die Kosten sowie das Fehlen weitergehender Informationen durch diese Methode sprechen gegen den Einsatz außerhalb von klinischen Studien. Sehr gut sichtbar sind auch Kalzifikationen der Herzklappen, die in der transthorakalen Echokardiographie dargestellt werden. Sie finden sich ausgesprochen häufig und sind nicht immer von vornherein mit funktionellen Störungen der Klappen assoziiert (38). Klappenverkalkungen führen jedoch häufig zu konsekutiven Stenosevitien. Diese nichtinvasive Methode kann zur Ermittlung eines Ausgangswertes, aber auch für Verlaufskontrollen, eingesetzt werden.

## Therapie

### Vitamin D Substitution

Als Basistherapie für alle Patienten mit chronischer Niereninsuffizienz wird eine Substitution eines Mangels an 25-OH-D3-Vitamin empfohlen. Die Dosis hierfür orientiert sich am initial gemessenen 25-OH-D3-Spiegel (Tab. 2). Die Substitution kann die Entwicklung eines sekundären Hyperparathyreoidismus in den Stadien 3-4 der chronischen Niereninsuffizienz günstig beeinflussen und sollte frühzeitig begonnen werden (51). Es wird hierbei lediglich ein Mangel substituiert, zur Therapie des manifesten sekundären Hyperparathyreoidismus reicht dies nicht aus. Auch bei Dialysepatienten wird ein Ausgleich des Vitamin D Mangels inzwischen von vielen Zentren als Routine angesehen und u.a. auch mit den zahlreichen

*Tab. 2: Substitutionsdosen eines 25-OH-D3-Mangels beim chronisch Nierenkranken (nach Empfehlungen der KDOQI-Leitlinien, (31), angepasst an in Deutschland gebräuchliche Dosierungseinheiten).*

| Serum 25-OH-D | Definition | Maßnahme |
|---|---|---|
| < 5 ng/ml | Schwerer Mangel | 40.000 IU/Woche ab 4. Mo: monatlich |
| 5-15 ng/ml | Mäßiger Mangel | 40.000 IU/Woche ab 2. Mo: monatlich |
| 16-30 ng/ml | Unterversorgung | 40.000 IU/Monat |

pleiotropen Wirkungen auf Immunsystem und Gefäße begründet (40). Eine formale Evidenz, dass die Substitution unter der Therapie des Dialysepatienten mit aktivem Vitamin D erforderlich ist, steht aus. Aufgrund der nachgewiesenen Sicherheit der 25-OH-D3 Gabe und der geringen Kosten schließen wir uns dennoch der allgemeinen Empfehlung an.

Bei nicht-dialysepflichtigen Patienten in den Stadien 3 und 4 der chronischen Niereninsuffizienz sollte es bei optimaler Einstellung von Phosphat und Calcium und Vermeidung eines Vitamin-D-Mangels nur selten zu einem therapiepflichtigen sekundären Hyperparathyreoidismus kommen. Steigt das Parathormon dennoch, so herrscht Unsicherheit, ab wann eine pharmakologische Therapie erfolgen sollte. Im Gegensatz zu früheren Leitlinien (31) wird von KDIGO für diese Stadien der Niereninsuffizienz kein konkreter Zielbereich mehr vorgegeben (26). Manifestiert sich ein deutlicher sekundärer Hyperparathyreoidismus, wird man analog dem Dialysepatienten vorgehen. Auch für diese werden keine exakten Zielwerte mehr formuliert, die Gründe wurden im Abschnitt Diagnostik diskutiert. Das Parathormon sollte in etwa zwischen dem 2fachen und 9fachen des oberen Grenzwertes des jeweiligen Assays eingestellt werden. Therapieentscheidungen sollten insgesamt nicht auf Einzelwerten, sondern auf Wertetrends beruhen.

## Phosphatsenkung

Möglicherweise ist die Beherrschung der Phosphatbilanz die wichtigste Maßnahme zur Verhinderung und Abmilderung des sekundären Hyperparathyreoidismus sowie zur positiven Beeinflussung der kardiovaskulären Veränderungen des Nierenkranken. Die Phosphatretention bei gestörter Nierenfunktion führt schon sehr früh (GFR <60ml/min) zu einem Anstieg des FGF23. Dies scheint ein effektiver Kompensationsmechanismus zu sein, der die Hyperphosphatämie lange verhindert, allerdings um den Preis der schädlichen Herz-Kreislauf-Wirkungen des FGF23. Es erscheint als verlockendes Konzept, durch frühe Phosphatsenkertherapie im Stadium CKD 3 den Anstieg von FGF23 zu verzögern und damit die kardiovaskuläre Prognose zu verbessern. Allerdings ist dies bislang unbewiesene Theorie, vor praktischen Konsequenzen sind beweisende Studien nötig. Es gibt nämlich auch Zweifel an dieser These. So sind kleine Studien, die eine FGF23-Senkung durch orale Phosphatsenker angestrebt haben, nicht überzeugend ausgegangen (22). Auch führte im Tierversuch eine Blockade der FGF23-Wirkung wider Erwarten nicht zu einer Verbesserung, sondern Verschlechterung der vaskulären Verkalkung (42).

Zwischen Hyperphosphatämie und der Entwicklung des sHPT mit Knochenveränderungen sowie der Gefäßverkalkung und auch der Sterblichkeit terminal niereninsuffizienter Patienten wurde in verschiedenen Patientengruppen konsistent eine recht enge Assoziation gezeigt (6, 49). Daneben ist klar, dass sowohl diätetische Maßnahmen, eine effektive Dialysebehandlung als auch orale Phosphatbinder zu einer deutlichen Absenkung des Serumphosphats führen (1). In keiner klinischen Studie bewiesen wurde hingegen bisher die Annahme, dass eine therapeutische Phosphatsenkung auch zu einer Verbesserung von Morbidität und Mortalität der Patienten führt.

In der Vergangenheit wurde dem Umstand wenig Aufmerksamkeit geschenkt, dass in der Nahrung vorhandene Phosphate in sehr unterschiedlichem Maße zur Resorption zur Verfügung stehen (34). Eiweiß enthält hohe Phosphatmengen, die diätetische Eiweißbeschränkung ist mit dem Risiko der Entwicklung einer Malnutrition verbunden. Eiweißgebundene Phosphate werden jedoch nur zu etwa 40-60% enteral resorbiert. Freie Phosphatsalze, wie sie zur Ansäuerung oder Konservierung von Nahrungsmitteln zugesetzt werden, können hingegen zu nahezu 100% resorbiert werden. Diätberatung sollte daher nicht wie bisher üblich auf den Gesamtphosphatgehalt eines Nahrungsmittels abheben, sondern zusätzlich die Phosphatverfügbarkeit mit einbeziehen. Hierdurch kann eine ausgewogenere Eiweißzufuhr gewährleistet werden, sofern die freien Phosphate gemieden werden. Dies ist leider einfacher gesagt als getan, da Phosphate in der Lebensmittelindustrie sehr reichlich eingesetzt werden, vor allem für Fertignahrungsmittel. Eine verbraucherfreundliche Kennzeichnungspflicht besteht bisher nicht, wäre aber sehr wünschenswert.

Zur oralen Phosphatbindung können verschiedene Substanzen eingesetzt werden, die im Darm mit dem Phosphat der Nahrung unlösliche Komplexe bilden. Neben den klassischen calciumhaltigen Salzen (Calciumcarbonat, Calciumacetat) sind dies calciumfreie metallhaltige (Aluminium, Lanthan) oder metallfreie (Sevelamer) Stoffe. In der Phosphatbindungskapazität unterscheiden sie sich nur wenig. Allerdings werden calciumhaltige Binder mit der Förderung der Hypercalciämie sowie aluminiumhaltige Binder mit toxischen Nebenwirkungen in Verbindung gebracht. In der prospektiv randomisierten DCOR-Studie sollte daher gezeigt werden, dass der calciumfreie Phosphatbinder Sevelamer gegenüber calciumhaltigen Stoffen die Gesamtsterblichkeit bzw. die kardiovaskuläre Sterblichkeit vermindert. Im Beobachtungszeitraum von im Mittel 20 Monaten gelang dies für das Gesamtkollektiv nicht, zu profitieren schienen lediglich Patienten über 65 Jahre (47).

## PTH-senkende Pharmaka

Als PTH-senkende Pharmaka sind folgende Substanzen wirksam:
- Calcitriol (43),
- aktive Vitamin-D-Analoga wie Paricalcitol (45),
- Calcimimetika wie Cinacalcet (7),
- Kombinationen aus Calcimimetika und Calcitriol oder aktiven Vitamin-D-Analoga.

Eine eindeutige Überlegenheit eines therapeutischen Schemas gegenüber anderen ist bis heute nicht bewiesen. Somit kann auch keine universelle Empfehlung gegeben werden, wann und in welcher Reihenfolge die Substanzen einzusetzen sind. Aktives Vitamin D in pharmakologischen Dosen senkt das Parathormon gut (43), ist jedoch mit einer positiven Calciumbilanz, der Tendenz zur Hypercalciämie und einer Gefäß- und Weichteilverkalkung assoziiert. Neuere Vitamin-D-Derivate sollen gleiche Wirksamkeit auf die Nebenschilddrüse mit geringerer Calcium-steigernder Wirkung verbinden. Der Nachweis langfristiger Vorteile auf die kardiovaskuläre Morbidität und Mortalität steht heute noch aus, belegt ist, dass weniger hypercalciämische Episoden als unter Calcitriol zu erwarten sind (45). Calcimimetika vermögen das Parathormon ohne Hypercalciämiegefahr zu senken. Sie induzieren eher die Tendenz zur Hypocalciämie und eignen sich daher auch gut als Kombinationspartner für Vitamin D oder seine Derivate. Post-hoc-Analysen der initialen Wirksamkeitsstudien für Cinacalcet erbrachten Hinweise auf eine günstige Beeinflussung der Häufigkeit kardiovaskulärer Ereignisse (11). Eine unkontrollierte Beobachtungsstudie schloss über 19.000 Dialysepatienten ein und fand eine geringere Sterblichkeit bei Anwendung von Cinacalcet im Vergleich zu Patienten, deren sHPT nur mit Vitamin D behandelt wurde (8).

Mehrere wichtige Studien wurden kürzlich zur Therapie des sHPT veröffentlicht. Die ADVANCE Studie (32) untersuchte, ob Cinacalcet mit niedrig dosiertem aktivem Vitamin D gegenüber höher dosiertem aktivem Vitamin D alleine in der sHPT-Therapie zu einer geringeren Verkalkungsprogression von Gefäßen und Herzklappen führt. Mit begleitender calciumhaltiger Phosphatbindertherapie wurden 280 Patienten über 52 Wochen behandelt. Der primäre Endpunkt war der Gefäßkalkgehalt gemessen als Agatston-Score in der Computertomographie. Ein signifikanter Vorteil der cinacalcethaltigen Kombinationstherapie konnte nicht gezeigt werden. In beiden Behandlungsgruppen war die Kalzifikation progredient, möglicherweise aufgrund der hohen Vitamin-D-Dosierung (angegeben als Paricalcitol-Äquivalent [2 µg Paricalcitol = 0,5 µg Calcitriol] Cinacalcet-Gruppe 5-6 µg/Woche, Vitamin-D-Gruppe 12µg/Woche). Lediglich die Progression der Aortenklappenverkalkung konnte in der Cinacalcetgruppe klar aufgehalten werden.

Der bisher einzige direkte Vergleich von Cinacalcet mit dem Vitamin D Analogon Paricalcitol liegt in der IMPACT-sHPT-Studie (25) vor. Hier konnten 268 Dialysepatienten prospektiv randomisiert entweder mit Paricalcitol oder mit Cinacalcet + aktivem Vitamin D (Doxercalciferol oder Alfacalcidol) behandelt werden. Mit Paricalcitol konnte der PTH-Zielbereich bei mehr Patienten (56% vs. 38.2%) erreicht werden als im Cinacalcet-Arm. Die Studiendauer über 28 Wochen erlaubte keine Analyse der Gefäßverkalkung oder Sterblichkeit. Hypercalciämie war in beiden Behandlungsgruppen sehr selten, die Phosphatwerte entwickelten sich gegensinnig, ansteigend unter Paricalcitol, fallend unter Cinacalcet.

Die lange erwartete EVOLVE-Studie (10) hatte zum Ziel, einen Überlebensvorteil des Einsatzes von Cinacalcet in der sHPT-Therapie prospektiv randomisiert zu belegen. Der Grundgedanke war, dass durch eine effektive PTH-Senkung unter konsequenter Vermeidung einer hohen Calciumbelastung des Gefäßsystems eine verminderte kardiovaskuläre Sterblichkeit erreichbar sein müsste. In der Ereignis-getriebenen Studie wurden 3883 chronische Hämodialysepatienten mit moderatem sHPT randomisiert und doppelt blind mit Cinacalcet oder Placebo behandelt und über im Durchschnitt 21 Monate nachverfolgt. Alle Patienten erhielten eine übliche Behandlung mit Phosphatsenkern und Vitamin D. Unter Cinacalcet konnte im Verlauf die Vitamin-D-Comedikation reduziert werden, dafür stieg der Anteil der mit calciumhaltigen Phosphatbindern behandelten Patienten an. Während der Studienlaufzeit wurde entgegen dem Studienprotokoll bei etwa 20% der Patienten der Placebogruppe eine Co-Behandlung mit kommerziellem Cinacalcet begonnen. All diese Effekte mögen die Aussagekraft der Studie abgeschwächt haben. So zeigte sich kein Sterblichkeitsvorteil für Patienten unter Cinacalcet gegenüber der Kontrollgruppe in der intention-to-treat-Analyse. Sekundäranalysen mit Korrektur für das Alter bzw. eine modifizierte per-Protokoll-Analyse konnten eine Verbesserung des Überlebens unter Cinacalcet zeigen, doch der Effekt war nicht so deutlich wie erwartet.

Ganz sicher hat die Behandlung des sekundären Hyperparathyreoidismus in den letzten Jahren durch die innovativen Produkte eine erhebliche Bereicherung erfahren. Lange Zeit waren zu viel Calcium und Calcitriol in dieser Indikation verwandt worden, was zu erheblichen Kalzifikationen geführt hat. Doch muss auch heute nicht jeder Patient auf die hochpreisigen Produkte eingestellt werden, hier gilt es, eine sinnvolle differentielle Indikationsstellung vorzunehmen.

Die Therapie des sekundären Hyperparathyreoidismus kann nicht losgelöst von der der Hyperphosphatämie betrachtet werden. So spielt für die Auswahl des Parathormon-senkenden Pharmakons eine wesentliche Rolle, welches Therapiekonzept zur Phosphatsenkung angewandt wird (Calciumhaltig, Calciumfrei?). Die Hypercalciämiegefahr ist wesentlich höher, wenn calciumhaltige Phosphatsenker mit aktivem Vitamin D kombiniert werden. Eine adäquate Senkung des Serumphosphats ist umgekehrt ein wichtiger Beitrag zur Therapie des sekundären Hyperparathyreoidismus.

## Parathyreoidektomie

Bei schwerem sekundärem Hyperparathyreoidismus stellt sich auch heute noch die Indikation zur Parathyreoidektomie. Auch hierfür lässt sich kein evidenzbasierter numerischer Grenzwert des Parathormons angeben. Eine Nebenschilddrüsenoperation sollte jedoch in Erwägung gezogen werden, wenn
- Parathormonwerte unter maximal möglicher medikamentöser Therapie des sekundären Hyperparathyreoidismus weiter steigende Tendenz haben,
- die sHPT-Therapeutika wegen Unverträglichkeit oder Hypercalciämieneigung nicht ausdosiert werden können,
- eine Nierentransplantation geplant ist,
- sehr hohe Parathormon-Werte (>800-1000 pg/ml) persistieren.

Umstritten ist, ob eine totale Parathyreoidektomie mit oder ohne Autotransplantation oder eine subtotale Parathyreoidektomie vorzuziehen seien. Für alle Konzepte gibt es Argumente. Bei subtotaler Parathyreoidektomie oder Autotransplantation kommt es in 6-14 % der Fälle zu einem operationspflichtigen Rezidiv des sekundären Hyperparathyreoidismus (15). In der totalen Parathyreoidektomie mit Autotransplantation wird der Vorteil gesehen, dass bei Rezidiv nicht mehr am Hals operiert werden muss. Es kann jedoch durchaus auch schwierig sein, ein Adenom des Replantates am Arm oder Bein zu entfernen. Auch die totale Parathyreoidektomie ohne Autotransplantation stellt ein von einigen Zentren favorisiertes Verfahren dar (46). Es ist allerdings mit der Sorge behaftet, es könnte sich eine adyname Knochenerkrankung entwickeln. Die Behandlung mit Cinacalcet führt zu einer Reduktion der Parathyreoidektomierate (11), da auch größere Adenome konservativ behandelbar wurden. Bei großen Nebenschilddrüsen scheint – nach vorläufigen Beobachtungen – eine Regredienz der Organgröße unter Cinacalcet möglich (27).

Die Frage, ob vor einer Nierentransplantation eine Parathyreoidektomie durchgeführt werden muss, wird ebenfalls kontrovers diskutiert. Cinacalcet ist für die Fortsetzung der Therapie nach Nierentransplantation nicht zugelassen. Dennoch mehren sich die Erfahrungen, dass eine stabile Führung der Patienten mit dieser Substanz auch bei funktionierendem Transplantat möglich ist (41). In vielen Fällen bildet sich der sekundäre Hyperparathyreoidismus nach erfolgreicher Nierentransplantation zurück, mancher Patient muss dann nicht mehr parathyreoidektomiert werden. Es ist allerdings nicht vorhersagbar, bei welchen Patienten eine solche Rückbildung auftritt. Die Entfernung der Nebenschilddrüsen nach Nierentransplantation ist mit einem bisher unzureichend erklärten, jedoch wiederholt beschriebenen Risiko der Verschlechterung der Transplantatfunktion vergesellschaftet (35, 39). Die Behandlung des fortgeschrittenen sHPT mit Cinacalcet führt inzwischen häufiger dazu, dass die Substanz nach Transplantation nicht abgesetzt werden kann, weil sonst das PTH zu stark anstiegen würde. Somit erzwingt der Verzicht auf die Parathyreoidektomie vor Transplantation eine off-label Behandlung nach der Transplantation.

## Literatur

1. K/DOQI clinical practice guidelines for bone metabolism and disease in chronic kidney disease. Am J Kidney Dis 42:S1-201, 2003
2. Amann K: Media calcification and intima calcification are distinct entities in chronic kidney disease. Clin J Am Soc Nephrol 3:1599-1605, 2008
3. Barreto FC, Barreto DV, Moyses RM, Neves KR, Canziani ME, Draibe SA, Jorgetti V, Carvalho AB: K/DOQI-recommended intact PTH levels do not prevent low-turnover bone disease in hemodialysis patients. Kidney Int 73:771-777, 2008
4. Bellasi A, Ferramosca E, Muntner P, Ratti C, Wildman RP, Block GA, Raggi P: Correlation of simple imaging tests and coronary artery calcium measured by computed tomography in hemodialysis patients. Kidney Int 70:1623-1628, 2006
5. Bieglmayer C, Prager G, Niederle B: Kinetic analyses of parathyroid hormone clearance as measured by three rapid immunoassays during parathyroidectomy. Clin Chem 48:1731-1738, 2002
6. Block GA, Klassen PS, Lazarus JM, Ofsthun N, Lowrie EG, Chertow GM: Mineral metabolism, mortality, and morbidity in maintenance hemodialysis. J Am Soc Nephrol 15:2208-2218, 2004
7. Block GA, Martin KJ, de Francisco AL, Turner SA, Avram MM, Suranyi MG, Hercz G, Cunningham J, Abu-Alfa AK, Messa P, Coyne DW, Locatelli F, Cohen RM, Evenepoel P, Moe SM, Fournier A, Braun J, McCary LC, Zani VJ, Olson KA, Drueke TB, Goodman WG: Cinacalcet for secondary hyperparathyroidism in patients receiving hemodialysis. N Engl J Med 350:1516-1525, 2004
8. Block GA, Zaun D, Smits G, Persky M, Brillhart S, Nieman K, Liu J, St Peter WL: Cinacalcet hydrochloride treatment significantly improves all-cause and cardiovascular survival in a large cohort of hemodialysis patients. Kidney Int 78:578-589, 2010
9. Brandenburg V, Fliser D, Fliser M, Floege J, Galle J, Girndt M, Haufe CC, Ketteler M, Wanner C: Praxisleitfaden zur Therapie des sHPT. Der Nephrologe 6:274-276, 2011
10. Chertow GM, Block GA, Correa-Rotter R, Drueke TB, Floege J, Goodman WG, Herzog CA, Kubo Y, London GM, Mahaffey KW, Mix TC, Moe SM, Trotman ML, Wheeler DC, Parfrey PS: Effect of cinacalcet on cardiovascular disease in patients undergoing dialysis. N Engl J Med 367:2482-2494, 2012
11. Cunningham J, Danese M, Olson K, Klassen P, Chertow GM: Effects of the calcimimetic cinacalcet HCl on cardiovascular disease, fracture, and health-related quality of life in secondary hyperparathyroidism. Kidney Int 68:1793-1800, 2005

12. Faul C, Amaral AP, Oskouei B, Hu MC, Sloan A, Isakova T, Gutierrez OM, guillon-Prada R, Lincoln J, Hare JM, Mundel P, Morales A, Scialla J, Fischer M, Soliman EZ, Chen J, Go AS, Rosas SE, Nessel L, Townsend RR, Feldman HI, St John SM, Ojo A, Gadegbeku C, Di Marco GS, Reuter S, Kentrup D, Tiemann K, Brand M, Hill JA, Moe OW, Kuro O, Kusek JW, Keane MG, Wolf M: FGF23 induces left ventricular hypertrophy. J Clin Invest 121:4393-4408, 2011
13. Fletcher S, Jones RG, Rayner HC, Harnden P, Hordon LD, Aaron JE, Oldroyd B, Brownjohn AM, Turney JH, Smith MA: Assessment of renal osteodystrophy in dialysis patients: use of bone alkaline phosphatase, bone mineral density and parathyroid ultrasound in comparison with bone histology. Nephron 75:412-419, 1997
14. Fukuda N, Tanaka H, Tominaga Y, Fukagawa M, Kurokawa K, Seino Y: Decreased 1,25-dihydroxyvitamin D3 receptor density is associated with a more severe form of parathyroid hyperplasia in chronic uremic patients. J Clin Invest 92:1436-1443, 1993
15. Gagne ER, Urena P, Leite-Silva S, Zingraff J, Chevalier A, Sarfati E, Dubost C, Drueke TB: Short- and long-term efficacy of total parathyroidectomy with immediate autografting compared with subtotal parathyroidectomy in hemodialysis patients. J Am Soc Nephrol 3:1008-1017, 1992
16. Gardham C, Stevens PE, Delaney MP, LeRoux M, Coleman A, Lamb EJ: Variability of parathyroid hormone and other markers of bone mineral metabolism in patients receiving hemodialysis. Clin J Am Soc Nephrol 5:1261-1267, 2010
17. Giachelli CM: Vascular calcification mechanisms. J Am Soc Nephrol 15:2959-2964, 2004
18. Gogusev J, Duchambon P, Hory B, Giovannini M, Goureau Y, Sarfati E, Drueke TB: Depressed expression of calcium receptor in parathyroid gland tissue of patients with hyperparathyroidism. Kidney Int 51:328-336, 1997
19. Goodman WG, Goldin J, Kuizon BD, Yoon C, Gales B, Sider D, Wang Y, Chung J, Emerick A, Greaser L, Elashoff RM, Salusky IB: Coronary-artery calcification in young adults with end-stage renal disease who are undergoing dialysis. N Engl J Med 342:1478-1483, 2000
20. Gutierrez OM, Mannstadt M, Isakova T, Rauh-Hain JA, Tamez H, Shah A, Smith K, Lee H, Thadhani R, Juppner H, Wolf M: Fibroblast growth factor 23 and mortality among patients undergoing hemodialysis. N Engl J Med 359:584-592, 2008
21. Hutchison AJ, Whitehouse RW, Boulton HF, Adams JE, Mawer EB, Freemont TJ, Gokal R: Correlation of bone histology with parathyroid hormone, vitamin D3, and radiology in end-stage renal disease. Kidney Int 44:1071-1077, 1993
22. Isakova T, Gutierrez OM, Smith K, Epstein M, Keating LK, Juppner H, Wolf M: Pilot study of dietary phosphorus restriction and phosphorus binders to target fibroblast growth factor 23 in patients with chronic kidney disease. Nephrol Dial Transplant 26:584-591, 2011

23. Isakova T, Wahl P, Vargas GS, Gutierrez OM, Scialla J, Xie H, Appleby D, Nessel L, Bellovich K, Chen J, Hamm L, Gadegbeku C, Horwitz E, Townsend RR, Anderson CA, Lash JP, Hsu CY, Leonard MB, Wolf M: Fibroblast growth factor 23 is elevated before parathyroid hormone and phosphate in chronic kidney disease. Kidney Int 79:1370-1378, 2011
24. Jamal SA, Hayden JA, Beyene J: Low bone mineral density and fractures in long-term hemodialysis patients: a meta-analysis. Am J Kidney Dis 49:674-681, 2007
25. Ketteler M, Martin KJ, Wolf M, Amdahl M, Cozzolino M, Goldsmith D, Sharma A, Marx S, Khan S: Paricalcitol versus cinacalcet plus low-dose vitamin D therapy for the treatment of secondary hyperparathyroidism in patients receiving haemodialysis: results of the IMPACT SHPT study. Nephrol Dial Transplant 27:3270-3278, 2012
26. Kidney Disease Improving Global outcome: KDIGO clinical practice guideline for the diagnosis, evaluation, prevention, and treatment of Chronic Kidney Disease-Mineral and Bone Disorder (CKD-MBD). Kidney Int Suppl 76:S1-130, 2009
27. Komaba H, Nakanishi S, Fujimori A, Tanaka M, Shin J, Shibuya K, Nishioka M, Hasegawa H, Kurosawa T, Fukagawa M: Cinacalcet effectively reduces parathyroid hormone secretion and gland volume regardless of pretreatment gland size in patients with secondary hyperparathyroidism. Clin J Am Soc Nephrol 5:2305-2314, 2010
28. LaClair RE, Hellman RN, Karp SL, Kraus M, Ofner S, Li Q, Graves KL, Moe SM: Prevalence of calcidiol deficiency in CKD: a cross-sectional study across latitudes in the United States. Am J Kidney Dis 45:1026-1033, 2005
29. Liu S, Quarles LD: How fibroblast growth factor 23 works. J Am Soc Nephrol 18:1637-1647, 2007
30. Malberti F, Farina M, Imbasciati E: The PTH-calcium curve and the set point of calcium in primary and secondary hyperparathyroidism. Nephrol Dial Transplant 14:2398-2406, 1999
31. National Kidney Foundation: K/DOQI clinical practice guidelines for bone metabolism and disease in chronic kidney disease. Am J Kidney Dis 42:S1-201, 2003
32. Raggi P, Chertow GM, Torres PU, Csiky B, Naso A, Nossuli K, Moustafa M, Goodman WG, Lopez N, Downey G, Dehmel B, Floege J: The ADVANCE study: a randomized study to evaluate the effects of cinacalcet plus low-dose vitamin D on vascular calcification in patients on hemodialysis. Nephrol Dial Transplant 26:1327-1339, 2010
33. Rennenberg RJ, Kessels AG, Schurgers LJ, van Engelshoven JM, de Leeuw PW, Kroon AA: Vascular calcifications as a marker of increased cardiovascular risk: a meta-analysis. Vasc Health Risk Manag 5:185-197, 2009
34. Ritz E, Hahn K, Ketteler M, Kuhlmann MK, Mann J: Phosphate additives in food – a health risk. Dtsch Arztebl Int 109:49-55, 2012

35. Rostaing L, Moreau-Gaudry X, Baron E, Cisterne JM, Monrozies-Bernadet P, Durand D: Changes in blood pressure and renal function following subtotal parathyroidectomy in renal transplant patients presenting with persistent hypercalcemic hyperparathyroidism. Clin Nephrol 47:248-255, 1997
36. Santamaria I, varez-Hernandez D, Jofre R, Polo JR, Menarguez J, Cannata-Andia JB: Progression of secondary hyperparathyroidism involves deregulation of genes related to DNA and RNA stability. Kidney Int 67:2267-2279, 2005
37. Sardiwal S, Gardham C, Coleman AE, Stevens PE, Delaney MP, Lamb EJ: Bone-specific alkaline phosphatase concentrations are less variable than those of parathyroid hormone in stable hemodialysis patients. Kidney Int 82:100-105, 2012
38. Schönenberger A, Winkelspecht B, Köhler H, Girndt M: High prevalence of aortic valve alterations in haemodialysis patients is associated with signs of chronic inflammation. Nephron Clin Pract 96:C48-C55, 2004
39. Schwarz A, Rustien G, Merkel S, Radermacher J, Haller H: Decreased renal transplant function after parathyroidectomy. Nephrol Dial Transplant 22:584-591, 2007
40. Seibert E, Levin NW, Kuhlmann MK: Immunomodulating effects of vitamin D analogs in hemodialysis patients. Hemodial Int 9 Suppl 1:S25-S29, 2005
41. Serra AL, Schwarz AA, Wick FH, Marti HP, Wuthrich RP: Successful treatment of hypercalcemia with cinacalcet in renal transplant recipients with persistent hyperparathyroidism. Nephrol Dial Transplant 20:1315-1319, 2005
42. Shalhoub V, Shatzen EM, Ward SC, Davis J, Stevens J, Bi V, Renshaw L, Hawkins N, Wang W, Chen C, Tsai MM, Cattley RC, Wronski TJ, Xia X, Li X, Henley C, Eschenberg M, Richards WG: FGF23 neutralization improves chronic kidney disease-associated hyperparathyroidism yet increases mortality. J Clin Invest 122:2543-2553, 2012
43. Slatopolsky E, Weerts C, Thielan J, Horst R, Harter H, Martin KJ: Marked suppression of secondary hyperparathyroidism by intravenous administration of 1,25-dihydroxy-cholecalciferol in uremic patients. J Clin Invest 74:2136-2143, 1984
44. Souberbielle JC, Boutten A, Carlier MC, Chevenne D, Coumaros G, Lawson-Body E, Massart C, Monge M, Myara J, Parent X, Plouvier E, Houillier P: Inter-method variability in PTH measurement: implication for the care of CKD patients. Kidney Int 70:345-350, 2006
45. Sprague SM, Llach F, Amdahl M, Taccetta C, Batlle D: Paricalcitol versus calcitriol in the treatment of secondary hyperparathyroidism. Kidney Int 63:1483-1490, 2003
46. Stracke S, Keller F, Steinbach G, Henne-Bruns D, Wuerl P: Long-term outcome after total parathyroidectomy for the management of secondary hyperparathyroidism. Nephron Clin Pract 111:c102-c109, 2009

47. Suki WN, Zabaneh R, Cangiano JL, Reed J, Fischer D, Garrett L, Ling BN, Chasan-Taber S, Dillon MA, Blair AT, Burke SK: Effects of sevelamer and calcium-based phosphate binders on mortality in hemodialysis patients. Kidney Int 72:1130-1137, 2007
48. Taylor AK, Lueken SA, Libanati C, Baylink DJ: Biochemical markers of bone turnover for the clinical assessment of bone metabolism. Rheum Dis Clin North Am 20:589-607, 1994
49. Tentori F, Hunt WC, Stidley CA, Rohrscheib MR, Bedrick EJ, Meyer KB, Johnson HK, Zager PG: Mortality risk among hemodialysis patients receiving different vitamin D analogs. Kidney Int 70:1858-1865, 2006
50. van der Wielen RP, Lowik MR, van den BH, de Groot LC, Haller J, Moreiras O, van Staveren WA: Serum vitamin D concentrations among elderly people in Europe. Lancet 346:207-210, 1995
51. Zisman AL, Hristova M, Ho LT, Sprague SM: Impact of ergocalciferol treatment of vitamin D deficiency on serum parathyroid hormone concentrations in chronic kidney disease. Am J Nephrol 27:36-43, 2007

# Der optimale Zeitpunkt zum Dialysebeginn

*Mark Dominik Alscher*

In der folgenden Zusammenstellung soll besprochen werden, wann der optimale Zeitpunkt zur Dialyseeinleitung bei chronischer Nierenerkrankung eintritt. Weiter sollen noch einmal die Aspekte frühzeitige v.s. eher spätere Betreuung durch den Nephrologen besprochen werden und in einem dritten Block soll noch einmal auf Unterschiede zwischen Hämo- und Peritonealdialyse und die Methodenwahl eingegangen werden.

Eine chronische Nierenerkrankung kann in Stadien eingeteilt werden. Für westliche Industrieländer finden sich für alle Studien zusammen Prävalenzzahlen von 10-15% (Abb. 1).

Eine Dialysepflichtigkeit findet sich nur in einer Prävalenz von 0,1%. Die Arbeit des Nephrologen fängt aber bereits zuvor an. Die meisten Patienten mit chronischer Nierenerkrankung versterben an Herz-Kreislauf-Komplikationen. Ein wesentlicher Aspekt der Be-

**Abb. 1**

## CKD: Prävalenz und Stadieneinteilung

| Stadium | Beschreibung | GFR (ml/min/1,73m$^2$) | Prävalenz* (%) |
|---|---|---|---|
| 1 | Nierenerkrankung mit normaler GFR | > 90 | 3,3 |
| 2 | Milder GFR-Abfall | 60 – 89 | 3,0 |
| 3 | Moderater GFR-Abfall | 30 – 59 | 4,3 |
| 4 | Starker GFR-Abfall | 15 – 29 | 0,2 |
| 5 | Nierenversagen | < 15 oder Dialyse | 0,1 |

* Prävalenz-Zahlen aus Österreich

handlung zuvor ist auch die Progressionsbeeinflussung, da die Mortalität mit zunehmender Einschränkung der Niereninsuffizienz steigt.

Leitlinien zum Beginn der Dialyse bei chronischer Nierenerkrankung gibt es für Nordamerika und Europa. Beispielsweise findet sich im Jahr 2006 eine Empfehlung der USA, dass wenn die wöchentliche Nierenfunktion (renales Kt/V) unter 2,0 fällt, welches in etwa einer GFR von 10,5 ml/min entspricht, und erste Zeichen einer Urämie auftreten, die Dialyseeinleitung erfolgen sollte (1). Die europäischen Richtlinien sehen dies vor, wenn die GFR <15 ml/min. beträgt und sich erste Zeichen einer Urämie zeigen (2). Dies umfasst auch einen schwierig zu kontrollierenden Hydratationsstatus oder Blutdruck. Weiterhin wird auch noch der Ernährungsstatus berücksichtigt. Unabhängig von Symptomen soll dann aber eine Dialyse ab einer GFR von 8-10 ml/min/1,73 m² begonnen werden.

Auf der anderen Seite finden sich Daten, dass das Überleben in Abhängigkeit von der residualen Nierenfunktion zum Zeitpunkt des Dialysebeginns invers korreliert ist (3). Dies bedeutet, dass beispielsweise bei einer GFR von über 10,5 ml/min/1,73 m² ein schlechteres Überleben an Dialyse feststellbar war vs. einer GFR <8,0 ml/min/1,73 m² (Abb. 2).

Aufgrund dieses Widerspruchs wurde eine randomisierte kontrollierte Studie sehr aufmerksam registriert, welche im Jahr 2010 veröffentlicht wurde – die IDEAL-Studie (4). In dieser Studie wurde eine Frühstartgruppe definiert als Dialysebeginn bei einer GFR von 10-14 ml/min vs. einer späten Startgruppe, hier wurde gewartet, bis

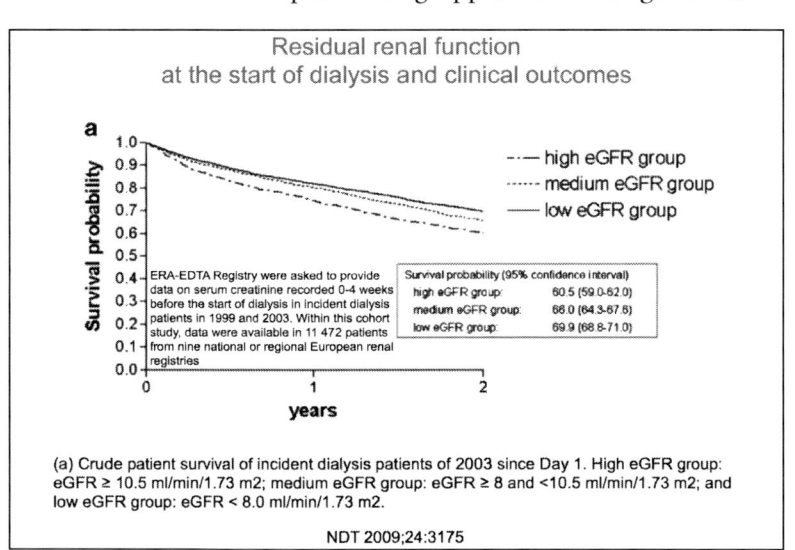

**Abb. 2**

Residual renal function at the start of dialysis and clinical outcomes

(a) Crude patient survival of incident dialysis patients of 2003 since Day 1. High eGFR group: eGFR ≥ 10.5 ml/min/1.73 m2; medium eGFR group: eGFR ≥ 8 and <10.5 ml/min/1.73 m2; and low eGFR group: eGFR < 8.0 ml/min/1.73 m2.

NDT 2009;24:3175

**Abb. 3**

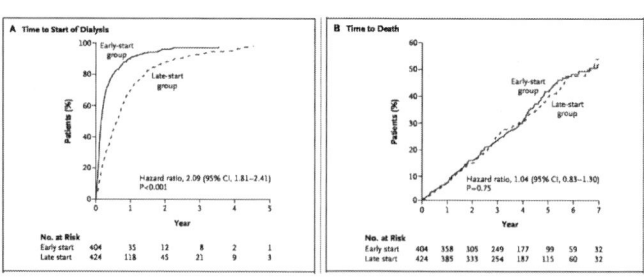

A Randomized, Controlled Trial of Early versus Late Initiation of Dialysis

[Kaplan–Meier Curves for Time to the Initiation of Dialysis and for Time to Death.

The data for time to the initiation of dialysis (Panel A) were censored at the time of death, transplantation, or withdrawal of consent or at the time a patient was transferred to a nonparticipating hospital, emigrated, or could not be contacted. The curves for time to death (Panel B) are truncated at 7 years of follow-up and a cumulative hazard of 60%.

NEJM 2010;363:609]

eine GFR 5-7 ml/min bzw. Urämiesymptome auftraten. Es wurden letztendlich 828 Patienten randomisiert aufgenommen. Jeder Arm umschloss damit über 400 Patienten. Die Patienten hatten im Mittel ein Alter von 60 Jahren. Der Anteil von Diabetikern betrug knapp 1/3. Mehr als die Hälfte der Patienten plante das Verfahren der Peritonealdialyse durchzuführen. Zum Zeitpunkt der Randomisation betrug die GFR 10 ml/min (MDRD). Nimmt man die Mortalität als harten Endpunkt, fand sich kein signifikanter Unterschied zwischen beiden Gruppen (Abb. 3).

Es ist jedoch zu erwähnen, dass in der späten Startgruppe, aufgrund urämischer Symptome, die Dialyse früher als geplant notwendig wurde (bei 234 von 322 Patienten bei einer GFR >7 ml/min/1,73m²). Interessant ist, betrachtet man nur die Patienten mit Peritonealdialyse, dass dies genau gleich war. Aufgrund dieser veränderten Evidenzen, wurden die europäischen Richtlinien angepasst (5). In den neuen Richtlinien wird insbesondere darauf abgehoben, dass der Patient schon bereits bei einer GFR >15 ml/min bei Auswahl der Hämodialyse einen Gefäßausgang (Shuntanlage) erhalten sollen. Bei Patienten mit einer GFR <15 ml/min soll dann die Dialyse begonnen werden, wenn sie Anzeichen einer Urämie haben. Es sollte berücksichtigt werden, dass im Regelfall eine Dialyse bei einer GFR 6-9 ml/min notwendig wird (dies wird als sehr starke Evidenz aufgrund der Studienergebnisse gewertet).

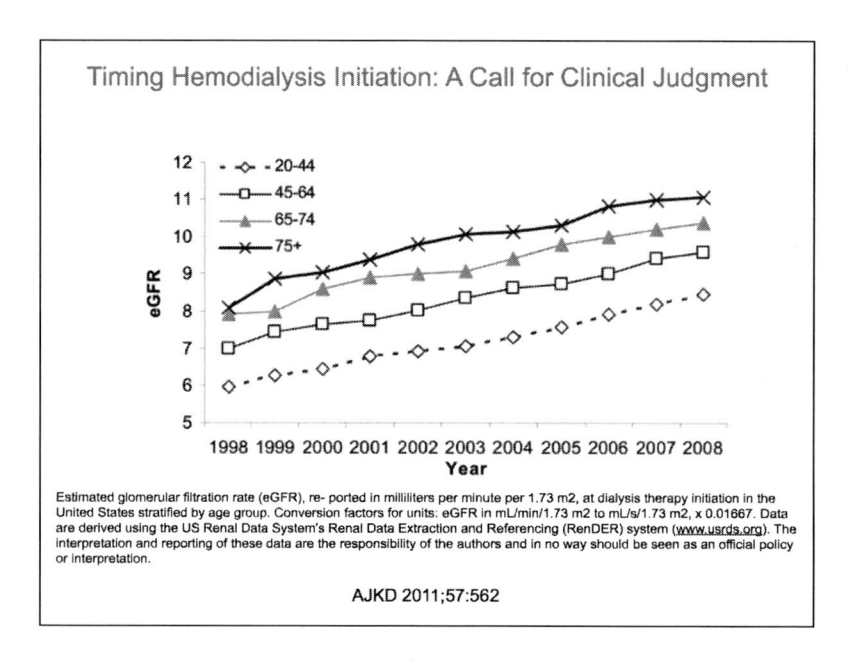

**Abb. 4**

Timing Hemodialysis Initiation: A Call for Clinical Judgment

Estimated glomerular filtration rate (eGFR), re- ported in milliliters per minute per 1.73 m2, at dialysis therapy initiation in the United States stratified by age group. Conversion factors for units: eGFR in mL/min/1.73 m2 to mL/s/1.73 m2, x 0.01667. Data are derived using the US Renal Data System's Renal Data Extraction and Referencing (RenDER) system (www.usrds.org). The interpretation and reporting of these data are the responsibility of the authors and in no way should be seen as an official policy or interpretation.

AJKD 2011;57:562

Erstaunlich ist, dass weltweit die Zahl der Patienten mit Dialysebeginn bei einer GFR von 10-15 bzw. über 15 ml/min anwachsen (6). Insbesondere in den älteren Patientengruppen (bspw. 65-74 und über 75 Jahre) findet sich dies und diese werden in der Regel noch deutlich früher wie ihre jüngere andialysiert (7). Die Überlebenskurven sind jedoch schlecht (Abb. 4).

Komorbiditäten können als Argument nicht angeführt werden. Es gibt eine interessante Arbeit, die auch bei fehlenden Komorbiditäten diesen Effekt darstellt (8). Es muss unterstellt werden, dass das Verfahren der Dialyse aufgrund entsprechender Toxizitäten und Komplikationen bei Patienten mit noch nicht so ausgeprägt eingeschränkter Nierenfunktion im Sinne einer Risk/Benefit-Abschätzung mehr Risiken birgt.

Für die Betreuung der Patienten ist eine frühe Einbindung in ein nephrologisches Umfeld sinnvoll. Die Progression kann signifikant verlangsamt werden (9). Eine Ursache liegt in einer besseren Blutdruckeinstellung. Hier findet sich ebenfalls signifikant eine Absenkung zuvor erhöhter Blutdruckwerte, was für die Progression einer Nierenerkrankung entscheidend ist. Es stellt sich die Frage, ob durch Beginn der Dialyse die renale Restfunktion tatsächlich negativ beeinflusst wird, wie immer wieder vermutet (Entfernung osmotisch wirksamer Urämietoxine). Eine neuere Arbeit (NECOSAD-Studienergebnisse) zeigt, dass mit Beginn der Dialyse die Abnahme der renalen Restfunktion sogar verlangsamt wird (10). Damit kann dies aber auch nicht als Erklärung für das Paradoxon eines negativen frühen Dialysebeginns genommen werden. Für Hämo- und Peritonealdialyse-Patienten ist diese gleich.

Ein weiterer Aspekt betrifft den Zugang für die Hämodialyse. Daten aus Kanada zeigen, das Peritonealdialyse-Patienten und Patienten mit einer nativen AV-Fistel an Hämodialyse ein ähnliches Überleben in den ersten fünf Jahren haben (11). Hämodialyse-Patienten mit Notwendigkeit zum Katheter, sind deutlich schlechter gestellt hinsichtlich der Überlebenschancen.

Patienten, welche zur Dialyseanleitung kommen, erhalten in der überwiegenden Zahl der Fälle eine Zentrumshämodialyse. Dies liegt unter anderem daran, dass Alternativverfahren sehr selten angeboten werden (bspw. Peritonealdialyse). Werden standardisierte Schulungsprogramme eingesetzt (bspw. Pre-Dialysis-Education-Program = PDEP) nimmt der Anteil bspw. für Peritonealdialyse auf 30% zu (12).

## Zusammenfassung:

Es ist unbestritten, dass ein Patient mit Urämie bei ausbleibendem Nierenersatz verstirbt. Es gibt wenige Verfahren in der Medizin, die hinsichtlich der Evidenz so sicher belegbar sind. Der Zeitpunkt des optimalen Beginns orientiert sich am Beginn der ersten Urämiesymptome. Eine nephrologische Betreuung muss jedoch zuvor einsetzen. Die nephrologische Betreuung ist einerseits notwendig, um die Methodenplanung frühzeitig zu beginnen. Es ist zu erwarten, dass sich etwa 2/3 der Patienten für die Hämodialyse entscheiden werden und dann ist die rechtzeitige Anlage einer nativen AV-Fistel notwendig. Weiterhin ist eine nephrologische Betreuung notwendig um die Progression der Nierenerkrankung möglichst zu beeinflussen. Dass dies gelingt, lässt sich durch entsprechende Arbeiten gut belegen. Ein frühzeitiger, präventiver Dialysebeginn ist anhand der Evidenzen heute nicht mehr begründbar. Es kann damit gerechnet werden, dass im Mittel ab einem Abfall der GFR unter 10 ml/min die ersten Urämiesymptome auftreten und dann die Dialyse notwendig wird.

## Literatur

1. Korevaar, J.C., Jansen, M.A., Dekker, F.W., Boeschoten, E.W., Bossuyt, P.M. & Krediet, R.T. Evaluation of DOQI guidelines: early start of dialysis treatment is not associated with better health-related quality of life. Am J Kidney Dis 39, 108-15 (2002).
2. Dombros, N. et al. European best practice guidelines for peritoneal dialysis. 2 The initiation of dialysis. Nephrol Dial Transplant 20 Suppl 9, ix3-ix7 (2005).
3. Stel, V.S. et al. Residual renal function at the start of dialysis and clinical outcomes. Nephrol Dial Transplant 24, 3175-82 (2009).
4. Cooper, B.A. et al. A randomized, controlled trial of early versus late initiation of dialysis. N Engl J Med 363, 609-19 (2010).
5. Tattersall, J. et al. When to start dialysis: updated guidance following publication of the Initiating Dialysis Early and Late (IDEAL) study. Nephrol Dial Transplant 26, 2082-6 (2011).
6. Rosansky, S. & Glassock, R.J. 'Early' dialysis start based on eGFR is no longer appropriate. Nat Rev Nephrol 6, 693-4 (2010).
7. Weiner, D.E. & Stevens, L.A. Timing hemodialysis initiation: a call for clinical judgment. Am J Kidney Dis 57, 562-5 (2011).
8. Rosansky, S.J., Eggers, P., Jackson, K., Glassock, R. & Clark, W.F. Early start of hemodialysis may be harmful. Arch Intern Med 171, 396-403 (2011).
9. Jones, C., Roderick, P., Harris, S. & Rogerson, M. Decline in kidney function before and after nephrology referral and the effect on survival in moderate to advanced chronic kidney disease. Nephrol Dial Transplant 21, 2133-43 (2006).
10. de Jager, D.J. et al. Is the decline of renal function different before and after the start of dialysis? Nephrol Dial Transplant, (2013).
11. Perl, J. et al. Hemodialysis Vascular Access Modifies the Association between Dialysis Modality and Survival. J Am Soc Nephrol 22, 1113-21 (2011).
12. Goovaerts, T., Jadoul, M. & Goffin, E. Influence of a pre-dialysis education programme (PDEP) on the mode of renal replacement therapy. Nephrol Dial Transplant 20, 1842-7 (2005).

# Neue Hygienegesetzgebung – Konsequenzen für die Praxis

*Matthias Girndt*

Das Infektionsschutzgesetz (IfSG) in seiner Neufassung von 2011 (1) verpflichtet die Bundesländer, umfangreiche Hygieneverordnungen zu erlassen. Auch der Inhalt dieser Hygieneverordnungen ist in einem gewissen Umfang vorgegeben, dennoch haben die Länder im Detail recht unterschiedliche Regelungen getroffen. Medizinische Einrichtungen, die in Hygienefragen nicht den „aktuellen Stand der Wissenschaft" umsetzen, verstoßen seit der Novelle des IfSG gegen ein Bundesgesetz. Wie dieser „Stand der Wissenschaft" aussieht, ist den Empfehlungen der Kommission für Krankenhaushygiene und Infektionsprävention (KRINKO) beim Robert-Koch-Institut (RKI) zu entnehmen, deren Papiere zu ganz unterschiedlichen Bereichen der Medizin damit nahezu gesetzliche Verbindlichkeit erhalten.

Die KRINKO hatte in den 1990er Jahren eigene Empfehlungen zur Dialyse formuliert. Diese wurden jedoch 2008 nicht fortgeschrieben, da eine Arbeitsgruppe der nephrologischen Fachgesellschaften die hygienerelevanten Regelungen aus dem „Dialysestandard 2006 (6)" herauskristallisiert und mit Krankenhaushygienikern, KRINKO und Robert-Koch-Institut zusammen in eine eigenständige Empfehlung ausformuliert hat. Dieses Papier wurde im Jahr 2008 als "Hygieneleitlinie als Ergänzung zum Dialysestandard 2006 (7)" publiziert und ist als Empfehlung der KRINKO vom Robert-Koch-Institut übernommen worden. Es findet sich als Empfehlung auf der Website des RKI. Hierdurch hat die Hygieneleitlinie einen verbindlichen Status erlangt, ihre Regelungen und Empfehlungen können daher von den Gesundheitsüberwachungsbehörden eingefordert werden. Weitere wichtige Regelungen, die beim Betrieb einer Dialyseeinrichtung zu beachten sind, sind die Trinkwasserverordnung (3), eher empfehlenden Charakter hingegen hat die DIN-ISO Norm 23500 (4), die umfangreiche Regelungen zum Dialysewasser enthält.

## Länderhygieneverordnungen

Im Jahr 2012 sind in allen 16 Bundesländern neue oder geänderte Länderhygieneverordnungen in Kraft getreten. In all diesen Verordnungen werden Dialyseeinrichtungen explizit genannt. Hierbei wird zunächst nicht unterschieden, ob es sich um ambulante oder stationäre Einrichtungen handelt. Aufgrund der Regelungen für das Krankenhaus ist jedoch davon auszugehen, dass alle Dialyseeinrichtungen, die sich in den Räumen eines Krankenhauses befinden, den Regelungen der Krankenhaushygiene und der Autorität der jeweiligen Hygienekommission unterworfen sind. Da zum Teil ambulante Dialyseeinrichtungen in Räumlichkeiten von Krankenhäusern untergebracht sind, wirft dies sehr viele Detailfragen auf, die an dieser Stelle nicht behandelt werden können. Die folgenden Überlegungen beziehen sich daher grundsätzlich auf die ambulante Dialyse außerhalb von Krankenhäusern.

In den Länder-Hygieneverordnungen werden Regelungen getroffen, in welchem Umfang Fachpersonal für Hygiene in den einzelnen Einrichtungen beschäftigt werden muss. Diese Regelungen gehen zum Teil recht weit auseinander (Tabelle 1) und bedürfen einer präziseren Betrachtung. Allen Hygieneverordnungen gemein ist die Verpflichtung zur Erstellung eines Hygieneplans in jeder Dialyseeinrichtung. Darüber hinaus sind Vorschriften enthalten zur krankenhaushygienischen Begutachtung von Neu- und Umbauten sowie Nutzungsänderungen. Im Hinblick auf Keime mit besonderem Resistenzprofil sowie die Gefahr nosokomialer Infektionen sind Regelungen zur systematischen Risikoerfassung und zur Kommunikation an verschiedene Partner im Gesundheitssystem enthalten. Darüber hinaus sind Vorschriften zur Beratung über den Einsatz antimikrobieller Substanzen in den Länder-Hygieneverordnungen zu finden.

## Hygienefachpersonal in Dialyseeinrichtungen

Die Länder-Hygieneverordnungen definieren drei Qualifikationsstufen von Hygienefachpersonal. Krankenhaushygieniker sind Fachärzte für die Hygiene und Umweltmedizin oder Mikrobiologie oder Inhaber einer entsprechenden Zusatzbezeichnung auf dem Gebiet der Krankenhaushygiene. Während einige Bundesländer (Berlin, Hamburg) kein Erfordernis benannt haben, Krankenhaushygieniker für ambulante Dialyseeinrichtungen zu berufen, fordern die meisten Länder, eine bedarfsgerechte Beratung sicherzustellen. In der Praxis

| | Krankenhaus-hygieniker | Hygienebeauftragter Arzt | Hygienefachkräfte – Pflege |
|---|---|---|---|
| Baden-Württemberg | bedarfsgerechte Beratung sicherstellen | mind. 1 Arzt berufen | nach Risikoprofil und Behandlungszahl |
| Bayern | bedarfsgerechte Beratung sicherstellen | mind. 1 Arzt berufen | nach Risikoprofil und Behandlungszahl |
| Berlin | kein Erfordernis benannt | nur bei besonders hohem Risiko erforderlich | nach Risikoprofil und Behandlungszahl |
| Brandenburg | nicht erforderlich, mikrobiologische und pharmazeutische Beratung sicherstellen | kein Erfordernis benannt | kein Erfordernis benannt |
| Bremen | halbjährliche Begehung 8h | kein Erfordernis benannt | nach Risikoprofil und Behandlungszahl |
| Hamburg | kein Erfordernis benannt | mind. 1 Arzt berufen | nach Risikoprofil und Behandlungszahl |
| Hessen | halbjährliche Begehung 8h | mind. 1 Arzt berufen | kein Erfordernis benannt |
| Mecklenburg-Vorpommern | bedarfsgerechte Beratung sicherstellen | mind. 1 Arzt berufen | nach Risikoprofil und Behandlungszahl |
| Niedersachsen | bedarfsgerechte Beratung sicherstellen | bedarfsgerechte Beratung sicherstellen | nach Risikoprofil und Behandlungszahl |
| Nordrhein-Westfalen | bedarfsgerechte Beratung sicherstellen | mind. 1 Arzt berufen | nach Risikoprofil und Behandlungszahl |
| Rheinland-Pfalz | bedarfsgerechte Beratung sicherstellen | kann bestellt werden | nach Risikoprofil und Behandlungszahl |
| Saarland | bedarfsgerechte Beratung sicherstellen | kein Erfordernis benannt | nach Risikoprofil und Behandlungszahl |
| Sachsen | bedarfsgerechte Beratung sicherstellen | mind. 1 Arzt berufen | bedarfsgerechte Versorgung sicherstellen |
| Sachsen-Anhalt | bedarfsgerechte Beratung sicherstellen | kein Erfordernis benannt | kein Erfordernis benannt |
| Schleswig-Holstein | bedarfsgerechte Beratung sicherstellen | mind. 1 Arzt berufen | nach Risikoprofil und Behandlungszahl |
| Thüringen | halbjährliche Begehung 8h | mind. 1 Arzt berufen | kein Erfordernis benannt |

*Tab. 1:* Länderregelungen zum Fachpersonalbedarf zur Hygiene in Dialyseeinrichtungen

wird dies heißen, mit einem Krankenhaushygieniker gemeinsam eine Risikobewertung für die Einrichtung zu erarbeiten, die festlegt, in welchem Umfang eine regelmäßige krankenhaushygienische Beratung erforderlich ist und hierüber dann eine Vereinbarung zu treffen. In Brandenburg gilt eine Sonderregelung, nach der keine Berufung eines Krankenhaushygienikers erforderlich ist, aber ausdrücklich eine Beratung durch qualifizierte Ärztinnen und Ärzte zu klinisch-mikrobiologischen und klinisch-pharmazeutischen Fragestellungen vereinbart sein muss. Diese Vorgabe erfüllt man am besten durch Absprachen mit dem mikrobiologisch-diagnostischen Labor und/oder einem Apotheker als Kooperationspartner. Die Länder Bremen, Hessen und Thüringen gehen in ihren Anforderungen wesentlich weiter. Sie fordern eine mindestens halbjährliche Begehung und Beratung jeder Einrichtung durch einen Krankenhaushygieniker im Umfang von jeweils mindestens 8 h.

Hygienebeauftragte Ärzte sind Ärzte, die eine für die jeweilige medizinische Einrichtung relevante Facharztqualifikation aufweisen und darüber hinaus an einem von der Landesärztekammer anerkannten Fortbildungskurs im Umfang von mindestens 40 h teilgenommen haben. Einige Bundesländer fordern, für jede Dialyseeinrichtung einen solchen Arzt zu berufen. Er trägt die Verantwortung für die Umsetzung des Hygieneplans und die hygienerelevanten Maßnahmen.

Hygienebeauftragte in der Pflege sind Personen, die die Berufsbezeichnung „Gesundheits- und Krankenpfleger/in" führen und über eine mindestens 3-jährige Berufserfahrung verfügen. Darüber hinaus müssen sie über eine abgeschlossene Fachweiterbildung „Hygienefachkraft" (720 Stunden + Praxis) verfügen. Sie sollen die Umsetzung des Hygieneplans unterstützen und als Ansprechpartner für Hygienefragen fungieren. In vielen Ländern ist ihr Einsatz in Dialysezentren aufgrund des spezifischen Risikoprofils sowie der Behandlungszahlen vorgesehen. Dies bezieht sich auf die KRINKO-Richtlinie „Personelle und organisatorische Voraussetzungen zur Prävention nosokomialer Infektionen" (11). In der sehr umfangreichen Kalkulationsvorlage, die drei Risikokategorien kennt, wird die Dialyse in die Stufe „mittleres hygienisches Risiko" eingeordnet. Für die ambulante und teilstationäre Dialyse ergibt sich ein Bedarf einer/s Hygienebeauftragten in der Pflege pro 50.000 Behandlungen. In der Praxis bedeutet dies z.B. für eine Dialyseeinrichtung mit 100 Patienten und 1300 Dialysen im Monat einen Bedarf von 0,026 Vollkräften oder 1h Arbeitszeit. Sofern also die Berufung einer/s Hygienebeauftragten in der Pflege pro Einrichtung gescheut wird, wäre eine standortübergreifende Regelung zur Erfüllung dieser Auflage möglich.

## Kommunikation über Hygienefragen

Eine wichtige Neuregelung in den Länderhygieneverordnungen ist die Verpflichtung, über die Sektorengrenzen der medizinischen Versorgung hinweg Informationen über mit Problemkeimen kolonisierte Patienten auszutauschen. Dies ist nun eine verbindliche Vorschrift, die vor allem die Kommunikation zwischen medizinischen Einrichtungen wie Krankenhäusern, Dialyseeinrichtungen und praktischen Ärzten beschreibt. In einigen Länderhygieneverordnungen finden sich Vorschriften, dass die Einwilligung des Patienten zur Datenübermittlung einzuholen sei. Dies ist jedoch von Land zu Land unterschiedlich geregelt.

## Mikrobiologische Wasserqualität

Ein wichtiges Feld der Hygiene ist die Behandlung des Wassers in Dialyseeinrichtungen. Die Wasserversorger sind an die Einhaltung der strengen Vorschriften der Trinkwasserverordnung gebunden. Sie sind bis zum Übergabepunkt in das jeweilige Gebäude, in dem eine Dialyseeinrichtung betrieben wird, für die Wasserqualität verantwortlich. Ab diesem Punkt trägt der Betreiber der Dialyseeinrichtung die Verantwortung für das Gesamtsystem der Wasseraufbereitung. Die Wasserverteilung besteht aus einer Filter- und Osmoseeinheit sowie einem Ringleitungssystem, welches möglichst totraumfrei angelegt sein soll und die Möglichkeit einer chemischen oder Heißdesinfektion vorsehen sollte. Die Qualtätsanforderungen an die mikrobiologische Qualität von Trinkwasser und Dialysewasser (Tabelle 2) sind ähnlich. In beiden Fällen ist ein Grenzwert für die Keimauffindungsrate vorgesehen, die Grenzwerte sind identisch. Dialysewasser muss zusätzlich auf Endotoxingehalt getestet werden, es sollen keine coliformen Bakterien oder Pseudomonas nachweisbar sein. Neben dem Dialysewasser gibt es zwei weitere Qualitätsstufen des Wassers. Ultrareines Dialysewasser zeichnet sich durch eine 1000fach niedrigere Grenze für Verkeimung sowie eine deutlich niedrigere Grenze für den Endotoxingehalt aus. Wiederum schärfere Anforderungen werden an Substitutionsflüssigkeit, wie sie bei der Verwendung von online-HDF-Verfahren verwendet wird, gestellt. Hierbei gelten die Vorgaben für Infusionslösungen.

|  | Keimnachweis | Endotoxin | Sonstiges |
|---|---|---|---|
| Trinkwasser | <100 CFU/ml | kein Grenzwert | keine coliformen Bakterien |
| Dialysewasser | <100 CFU/ml | <25 IU/ml | keine Coliformen, kein Pseudomonas |
| Dialysewasser, ultrarein | <0,1 CFU/ml | <0,03 IU/ml | keine Coliformen, kein Pseudomonas |
| Substitutionsflüssigkeit | <$10^{-6}$ CFU/ml | <0,03 IU/ml | |

*Tab. 2:* Mikrobiologische Qualitätsanforderungen für Trinkwasser, Dialysewasser und Infusions- oder Substitutionslösung (3, 7, 8).

## Nosokomiale Infektionsgefahren an der Dialyse

Zu den an der Dialyse besonders problematischen Krankheitserregern zählen die Auslöser der viralen Hepatitis. Die Hepatitis B spielte in der Anfangszeit der Dialyse eine sehr große Rolle, noch im Jahre 1980 waren 12,4 % aller Hämodialysepatienten chronisch Hepatitis-B-infiziert. Die Prävalenz der chronischen Hepatitis B und Hepatitis C ist seither dramatisch zurückgegangen, hierfür sind vor allem Hygienemaßnahmen und die Impfung gegen Hepatitis B verantwortlich. Im letzten QuasiNiere-Bericht (9) mit Stichtag 31.12.2006 war noch ein Prozent der deutschen Dialysepatienten Hepatitis-B-infiziert, die Häufigkeit der chronischen Hepatitis C unter diesen Patienten lag bei 2,4 %. Dennoch sind auch für das Berichtsjahr 2006 noch Neuinfektionen bei Dialysepatienten in relevanter Zahl (HBV 38, HCV 59, HIV 8) festgestellt worden.

Virale Hepatitis als nosokomiale Infektion bei der Dialysetherapie ist in Deutschland heute hauptsächlich ein historisches Problem. Da die Infektionsraten sehr niedrig sind, haben viele Dialyseeinrichtungen heute keine so genannten "gelben Dialysen" mehr. In anderen Ländern der Welt ist die Situation auch heute noch völlig anders. In Südeuropa sind Prävalenzraten für Hepatitis B von 2-7 % und Hepatitis C von 15-30 % berichtet. In Asien, Osteuropa sind zum Teil extrem hohe Prävalenzraten beider viralen Infektionen aufzufinden. Dies ist bei Patienten aus anderen Ländern und bei Urlaubsrückkehrern zu berücksichtigen.

## Standardmaßnahmen der Infektionsprävention

Die hygienischen Schutzmaßnahmen an der Dialyse helfen sowohl gegen die nosokomiale Verbreitung der viralen Hepatitis als auch gegen alle anderen hygienischen Risiken. Im Vordergrund steht die Händehygiene. So ist eine häufige hygienische Händedesinfektion erforderlich, bei Arbeiten am Patienten, insbesondere Shuntpunktion oder Dialysekatheter-Konnektion, sind zusätzlich Einmalhandschuhe zu verwenden, die nach jedem Patientenkontakt gewechselt werden müssen. Wichtig ist das Abwaschen der Dialysemaschinen mit Desinfektionsmittel nach jeder Schicht, um die Transmission von kontaminierten Blutspritzern von einem Patienten zum anderen zu vermeiden. Große Vorsicht ist bei der Verwendung gemeinsamer Gerätschaften geboten, zum Beispiel bei Blutdruckmanschetten oder Abdrückhilfen. Zumindest bei Patienten mit viraler Hepatitis sollten diese grundsätzlich personenbezogen eingesetzt werden. Vorschriften zur Verwendung von Multidose-Medikamenten sind strikt einzuhalten, alle Medikamente sollten an einem sauberen Arbeitsplatz vor Verwendung aliquotiert und dann zum einzelnen Patienten transportiert werden. Es ist nicht zulässig, mit Multidose-Gebinden von einem Patienten zum anderen zu zirkulieren.

Auch heute ist die Hepatitis-B-Impfung weiter ein entscheidender Schutzfaktor gegen die Transmission der viralen Hepatitis bei Patienten, bei denen das Therapieverfahren einen großlumigen Zugang zum Blutsystem erfordert. Hinsichtlich der Schutzmaßnahmen gegen virale Hepatitis und HIV wird grundsätzlich die Verwendung eigener Dialysemaschinen empfohlen, die nur bei Patienten mit der entsprechenden Infektion verwendet werden. Da das Transmissionsrisiko aufgrund der unterschiedlichen Viruslast pro Milliliter Blut zwischen Hepatitis C und HIV auf der einen Seite und Hepatitis B auf der anderen Seite sehr unterschiedlich ist, wird als zusätzliche Schutzmaßnahme bei HBV-positiven Patienten empfohlen, einen eigenen Behandlungsraum zuzuweisen. Hier sollten die Patienten separiert von Mitpatienten, die für eine Hepatitis B anfällig sind, behandelt werden. Eine räumlich gemeinsame Behandlung von HBV-positiven Patienten mit solchen, die gut auf eine Hepatitis-B-Impfung angesprochen haben, gilt als möglich. Hinsichtlich bakterieller Problemkeime gelten andere Regeln, eigene Dialysemaschinen sind für diese Infektionen oder Kolonisation nicht erforderlich (Tabelle 3).

| Erreger | Eigener Raum | Eigene Maschine |
|---|---|---|
| Hepatitis B | Ja | Ja |
| Hepatitis C | Nein | Ja |
| HIV | Nein | Ja |
| MRSA | Ja / evtl. zonal | Nein |
| VRE, MRGN | Ja | Nein |
| Durchfall: Norovirus, C. difficile | Ja | Nein |

*Tab. 3:* Empfehlungen zur Verwendung separater Dialysemaschinen und zur räumlichen Trennung bei der Behandlung (7). Zur Definition der Separationsformen s. weiter unten.

## Virustransmission während der Dialyse

Die Frage, ob virale Hepatitis durch die Dialysemaschine von einem Patienten auf den nächsten übertragen werden kann, erfordert eine sorgfältige Betrachtung der möglichen Transmissionswege. Wichtigster Übertragungsweg ist die Oberflächenkontamination der Dialysemaschine, insbesondere im Bereich ihres Bedienfeldes. Kontaminationen von Blutspritzern auf der Hand des Pflegenden können auf das Bedienfeld gelangen, von hier kann bei unzureichender Oberflächendesinfektion das Blut auf den nächsten Patienten weiter übertragen werden. Das Blut mit Hepatitis-B-infizierter Patienten weist eine sehr hohe Viruslast auf, häufig etwa 3-4 Zehnerpotenzen höher als bei HCV und HIV. Dies führt zu einem besonders hohen Übertragungsrisiko für diese Infektion. Minimale Blutmengen reichen für eine Infektion aus. Die Stabilität von HBV und HCV für ca. 1 Woche außerhalb des Körpers erlaubt eine Übertragung auch durch angetrocknete Blutspritzer (5). Ein weiteres Risiko besteht im Bereich des Zuspritzports, weil es hier zum Verspritzen von Blut bei der Applikation von Medikamenten kommen kann. Ein bekanntes Risiko besteht im Bereich der arteriellen und venösen Druckaufnehmer an der Dialysemaschine. Wenn die Schutzfilter mit Blut kontaminiert werden, kann es zum Eintrag von Blut in den Druckaufnehmer kommen. Wird das nächste Dialysesystem an den Druckaufnehmer angeschlossen, so wäre eine Transmission von kontaminiertem Blut dann vorstellbar, wenn erneut der Sterilfilter mit Flüssigkeit getränkt wird. Es ist somit strikt auf eine korrekte Anwendung der Druckaufnehmerschläuche zu achten.

Eine weitere Möglichkeit wäre die Transmission des Virus über die Dialysierflüssigkeit. Die Infektion durch das Innere, die hydraulischen Wege der Dialysemaschine, ist jedoch ein seltener und extrem unwahrscheinlicher Vorgang. Ein Grund hierfür ist die Größe der infektiösen Partikel der in Rede stehenden Viren. So ist das Hepatitis B Virus als kleinstes der hier betrachteten Viren mit 42 nm Durchmesser wesentlich größer als die durchschnittliche Porengröße einer high-flux Membran, die bei etwa 7 nm liegt. HCV und HIV sind als infektiöse Partikel sogar noch wesentlich größer. Durch eine intakte Dialysemembran werden diese Viren also nicht auf die Dialysatseite übertreten. Ein Übertritt setzt damit eine Mikroruptur der Dialysemembran voraus. Dieses ist ein seltenes Ereignis, kann grundsätzlich aber vorkommen. Unter der Annahme, dass Viruspartikel auf die Hydraulikseite der Maschine übertreten können, sind die Geräte im single-pass Prinzip konstruiert. Dies bedeutet, dass verbrauchtes Dialysat nicht mit dem frischen Kreislauf von Dialyseflüssigkeit in Berührung kommt. Eine Ausnahme stellt der Wärmetauscher dar, der die Wärmeenergie vom verbrauchten Dialysat auf frische Dialyseflüssigkeit überträgt. Diese Gerätekomponente unterliegt einer regelmäßigen Kontrolle, Defekte an dieser Stelle sind ausgesprochen selten. Selbst wenn ein Defekt des Wärmetauschers aufträte, müsste zusätzlich auch noch eine Mikroruptur des Dialysators beim nachfolgenden Patienten hinzutreten, damit infektiöse Viruspartikel von einem Patienten zum anderen übertragen werden könnten. Die Übertragung von Viruspartikeln durch das Innere einer Dialysemaschine ist somit extrem unwahrscheinlich und um Dimensionen weniger wahrscheinlich als die Virustransmission durch die Geräteoberflächen.

## Multiresistente Bakterien in der Dialyseeinrichtung
### Multiresistente Staph. aureus: MRSA

Unter den multiresistenten Keimen, die auch in der Dialyse für besondere Maßnahmen sorgen müssen, steht traditionell der Methicillin-resistente Staphylococcus aureus (MRSA) an erster Stelle. Deutschland ist eine Region mittlerer Prävalenz für MRSA. Nach vielen Jahren der Prävalenzsteigerung scheint nun eine gewisse Stabilität erreicht zu sein. Dabei ist davon auszugehen, dass das Risiko einer MRSA-Trägerschaft insbesondere bei Patienten vorliegt, die sich in Hochrisikoeinrichtungen einer stationären Behandlung unterziehen mussten. Solche Einrichtungen sind vor allem Intensivstationen, in denen die Patienten kontaminiert werden können. Patienten, die aus dem südeuropäischen Ausland kommen, haben ein sehr viel höheres Risiko einer Keimkontamination. Dies ist bei Urlaubsrückkehrern zu beachten.

Die Hygieneleitlinie der nephrologischen Fachgesellschaft (7) empfiehlt kein generelles Screening von Dialysepatienten auf MRSA-Kolonisation. Im Jahr 2012 wurde eine Vergütungsvereinbarung des Bewertungsausschusses für die kassenärztliche Leistung (2) veröffentlicht, nach der ein MRSA-Screening unter bestimmten Bedingungen als Leistung der gesetzlichen Krankenversicherung gilt. Es kommt jedoch nur dann in Betracht, wenn der Patient sich in den letzten sechs Monaten für mindestens vier Tage einer stationären Behandlung unterzogen hat. Weitere Patienten, bei denen ein Screening durchgeführt und abgerechnet werden kann, sind solche, bei denen in der Vergangenheit ein positiver MRSA Nachweis vorgelegen hat. Wenn bei Patienten mit diesen Voraussetzungen zwei oder mehr besondere Risikofaktoren hinzukommen, dann kann ein MRSA-Screening abgerechnet werden. Diese Risikofaktoren sind:
- chronische Pflegebedürftigkeit (mindestens Stufe eins)
- Antibiotikatherapie in den zurückliegenden sechs Monaten,
- liegende Katheter (z. B. Harnblasenkatheter, PEG-Sonde),
- chronische Dialysepflichtigkeit,
- Hautulcus, Gangrän, chronische Wunden, tiefe Weichteilinfektionen.

Das Vorliegen sanierungshemmender Faktoren (infizierte Wunde, Dauerdialysekatheter) schließt die Abrechnung des MRSA-Screenings hingegen aus.

Bei Behandlung MRSA-kolonisierter Dialysepatienten ist zunächst auf eine optimale Standardhygiene zu achten. Es ist erforderlich, diese Patienten in räumlicher oder zonaler Trennung von anderen Patienten zu behandeln. Bei Arbeiten am Patienten soll ein patientenbezogener Schutzkittel getragen werden. Ebenso sind patientenbezogen Handschuhe zu tragen, bei Gefahr der Aerosolverbreitung zusätzlich ein Mund-Nasen-Schutz (zum Beispiel bei bekannter Kolonisation der Nasenvorhöfe). Patienten, bei denen die MRSA-Kolonisierung ausschließlich im Bereich dicht verbundener Wunden nachgewiesen ist, können ohne besondere räumliche Trennung im Dialysezentrum behandelt werden. Grundregel ist, dass kein Verbandwechsel im Dialyseraum erfolgt. Generell sollte bei MRSA-kolonisierten Patienten Einmalbettwäsche verwendet werden, das Bettenmachen sollte unbedingt vor der Desinfektion der patientennahen Oberflächen erfolgen.

### Multiresistente gramnegative Erreger: MRGN

Neben MRSA sind in den letzten Jahren die multiresistenten gramnegativen Erreger zunehmend in den Vordergrund der Hygienebemühungen getreten. Sprach man früher von Erregern, die Betalactamasen mit erhöhter Reichweite exprimieren (extended-spectrum beta-lactamase, ESBL), so wurde im vergangenen Jahr eine neue Nomenklatur eingeführt, die auch Bakterien mit einbezieht, deren Resistenzmuster nicht auf diesem Enzym beruht. Wir sprechen jetzt von multiresistenten gramnegativen Erregern (MRGN). Diese werden anhand ihres Resistenzspektrums in zwei Kategorien eingeteilt. Die so genannten 3MRGN weisen eine Resistenz gegen drei der gebräuchlichsten Antibiotikaklassen auf, in der Regel sind dies Resistenzen gegen Acylureidopenicilline, Cephalosporine und Fluorchinolone. Bei den so genannten 4MRGN kommt zu diesem Resistenzspektrum auch eine Resistenz gegen Carbapeneme hinzu. Die Verhaltensregeln für Kolonisation mit 3MRGN oder 4MRGN unterscheiden sich, da den höher resistenten Keimen ein größeres Potential zur Patientengefährdung zugeordnet wird. Inzwischen gibt es umfangreiche Richtlinien des Robert-Koch-Instituts zum Umgang mit MRGN (12). Diese beziehen sich ganz überwiegend auf die Krankenhausbehandlung von kolonisierten Patienten. Bisher gibt es keine verbindlichen Richtlinien, wie mit MRGN-kolonisierten Patienten in der ambulanten Dialyse umzugehen ist. Die folgenden Empfehlungen sind daher als Expertenmeinung, nicht jedoch als verbindliche Richtlinie zu verstehen.

Bei Patienten mit MRGN-Nachweis und klinischer Symptomatik wie zum Beispiel Durchfall, bei Patienten mit unzureichender Körperhygiene und bei generell hinsichtlich hygienischer Maßnahmen unkooperativen Patienten ist eine Isolierungspflicht analog zu MRSA bereits bei Nachweis von 3MRGN vorzusehen. Im Übrigen trifft eine Isolierungspflicht regelhaft Patienten mit Nachweis von 4MRGN, vor allem in Lokalisationen, von denen ein Übertragungsrisiko ausgehen kann. Sanierungsversuche sind nur in Ausnahmefällen indiziert. Dies kann z.B. bei klinisch relevanten Harnwegsinfektionen sinnvoll sein, eine Sanierung eines besiedelten Darms ist hingegen kaum möglich und auch nicht angezeigt. Häufig bestehen MRGN-Besiedlungen über Monate oder Jahre. Für die ambulante Dialyse ist ein generelles Screening der Patienten nicht vorgesehen.

### Vancomycin-resistente Enterokokken: VRE

Enterokokken gehören zur normalen Darmflora des Menschen. Sie sind lediglich fakultativ pathogen. Unter dem Selektionsdruck einer breiten Vancomycintherapie, wie sie insbesondere bei chronisch Nierenkranken gern durchgeführt wird, werden zunehmend glykopeptidresistente Stämme selektiert. Diese weisen keine erhöhte Pathogenität auf, ihre Gefährlichkeit liegt darin, dass bei Auftreten einer (systemischen) Infektion die initiale Antibiotikatherapie ins Leere geht. Die Resistenzeigenschaft wird durch ein Plasmid codiert, welches auf andere Bakterienstämme und -arten übertragen werden kann. Auf diese Weise entstand – ebenfalls bei einem Nierenkranken – ein auch gegen Glykopeptide resistenter MRSA (10). Auch für VRE ist kein Routinescreening angezeigt. Sanierungsversuche sind nicht erfolgversprechend. Besondere Hygienemaßnahmen sind nur bei Patienten erforderlich, von denen ein erhöhtes Übertragungsrisiko ausgeht (Durchfallerkrankung, unzureichende Mitarbeit hinsichtlich Hygienevorschriften). Bedeutsamer als Sondermaßnahmen während der Dialysebehandlung erscheinen gezielte Hygienemaßnahmen beim Toilettengang (separate Toilette oder zusätzliche Desinfektion nach Nutzung der Toilette durch den kolonisierten Patienten).

## Isolierungsstrategien in der ambulanten Dialyse

In der ambulanten Dialyse gibt es verschiedene Isolierungsstrategien. Diese Strategien unterscheiden sich von denen, die im Bereich der stationären Patientenversorgung möglich sind. Wir unterscheiden die:
- räumliche Isolierung: eigener, durch Tür begrenzter Raum.
- organisatorische Isolierung: Der Patient wird während der Schicht im Raum allein behandelt, gegebenenfalls wird eine Kohortenisolierung von Patienten mit gleicher Keimbesiedlung (gleiche Spezies, gleiches Resistenzmuster) durchgeführt. Nach der Behandlung wird eine Wischdesinfektion durchgeführt, dann werden am gleichen Platz Patienten ohne Isolierungspflicht therapiert.
- zonale Isolierung: Hierbei handelt es sich um eine Sonderregelung für die ambulante Dialyse (7), darunter verstanden wird eine Bereichsabgrenzung, zum Beispiel durch eine mobile Trennwand. Hinter dieser Bereichsabgrenzung gelten besondere Hygienemaßnahmen, zum Beispiel Schutzkittel Handschuhe, Mund-Nasen-Schutz für das Personal. Dies ist grundsätzlich nach der KRINKO-Richtlinie nur für MRSA zulässig, im Analogschluss kann man annehmen, dass diese Maßnahme auch bei Kolonisation mit VRE oder MRGN sinnvoll ist.

## Literatur

1. Gesetz zur Verhütung und Bekämpfung von Infektionskrankheiten beim Menschen (Infektionsschutzgesetz - IfSG) in der Fassung vom 28. Juli 2011. Bundesgesetzblatt I: 2011
2. Vergütungsvereinbarung für ärztliche Leistungen zur Diagnostik und ambulanten Eradikationstherapie von Trägern mit dem Methicillin-resistenten Staphylococcus aureus (MRSA) in der vertragsärztlichen Versorgung. Dtsch Arztebl 109:A107-A109, 2012
3. Verordnung über die Qualität von Wasser für den menschlichen Gebrauch (Trinkwasserverordnung - TrinkwV 2001) in der Fassung vom 5. Dezember 2012. http://www.gesetze-im-internet.de/trinkwv_2001/BJNR095910001.html#BJNR095910001BJNG000201310, 5-12-2012
4. Guidance for the preparation and quality management of fluids for haemodialysis and related therapies, International Standard 23500. www.iso.org, 2011
5. Bond WW, Favero MS, Petersen NJ, Gravelle CR, Ebert JW, Maynard JE: Survival of hepatitis B virus after drying and storage for one week. Lancet 1:550-551, 1981
6. Deutsche Arbeitsgemeinschaft für Klinische Nephrologie e.V.: Dialysestandard 2006. Mitt Arb Klin Nephrol XXXV:121-184, 2006
7. Deutsche Gesellschaft für Nephrologie (DGfN). Hygieneleitlinie als Ergänzung zum Dialysestandard 2006. http://www.rki.de/DE/Content/Infekt/Krankenhaushygiene/Kommission/Downloads/Dialyse_Standard.html, 2008
8. European Directorate for the Quality of Medicines: European Pharmacopoeia 5th Edition (ed 5th). Strasbourg, Council of Europe, 2005
9. Frei U, Schober-Halstenberg HJ: Nierenersatztherapie in Deutschland. QuasiNiere Jahresbericht 2006/7. Quasi-Niere 2007
10. Hiramatsu K: Vancomycin-resistant Staphylococcus aureus: a new model of antibiotic resistance. Lancet Infect Dis 1:147-155, 2001
11. Kommission für Krankenhaushygiene und Infektionsprävention (KRINKO): Personelle und organisatorische Voraussetzungen zur Prävention nosokomialer Infektionen. Bundesgesundheitsblatt 52:951-962, 2009
12. Kommission für Krankenhaushygiene und Infektionsprävention (KRINKO): Hygienemaßnahmen bei Infektionen oder Besiedlung mit multiresistenten gramnegativen Stäbchen. Bundesgesundheitsblatt 55:1311-1354, 2012

# Dialysedosis und Dialysefrequenz

*Ralf Schindler*

Die Quantifizierung der Dialysedosis ist komplex und Hunderte von Publikationen zu diesem Thema lassen sich in PubMed finden. Prinzipiell könnte die Dialysedosis gemessen werden als Elimination von urämischen Toxinen durch Bestimmung der entfernten Menge im Dialysat. Hier beginnt schon die Problematik, da keine Einigkeit darüber besteht, welches die entscheidenden Urämietoxine sind bzw. eine große Vielzahl solcher identifiziert wurden. Daher nimmt man aus Konvenienz und wie bei der Bestimmung der Nierenfunktion die Elimination leicht zu messender, kleinmolekularer Substanzen wie Harnstoff und Kreatinin als Maß für die Dosis. Dies mag im Fall der Nierenfunktionsmessung tolerabel sein, weil der Siebkoeffizient für kleinmolekulare Substanzen und Mittelmoleküle (die meisten Urämietoxine gehören zu letzteren) vergleichbar ist. Für Dialysatoren gilt dies jedoch nicht, da z.B. Low-Flux-Dialysatoren eine gute Clearance für Harnstoff aufweisen, aber oberhalb von ca. 1000 Dalton die Clearance dramatisch abnimmt.

Als Maß für die Dialysedosis hat sich aus praktischen (nicht aus prinzipiellen) Gründen der Faktor Kt/V durchgesetzt. Hierbei ist K die Harnstoff-Clearance (abhängig von der Oberfläche und Clearance des Dialysators, dem Blutfluss und dem Dialysatfluss) und t die Dialysezeit. Das Harnstoffverteilungsvolumen V wurde eingeführt, um einen Korrekturfaktor für die Körpermasse einzubringen; es erscheint plausibel einen schweren und großen Patienten länger zu dialysieren als einen leichten kleinen.

Mehrere retrospektive Studien fanden eine Assoziation von Kt/V mit Mortalität (1,2), so dass nunmehr sämtliche Leitlinien (europäische EBPG (3), US-amerikanische KDOQI und die Qualitätssicherung des deutschen Gemeinsamen Bundesausschusses G-BA) ein minimales Kt/V von 1,2 und ein Ziel von 1,4 empfehlen.

Eine gute Zusammenfassung der Empfehlungen zur Dialysedosis und deren Bestimmung findet sich im **Dialysestandard 2006** der Deutschen Arbeitsgemeinschaft für Klinische Nephrologie e.V. (mittlerweile aufgegangen in der Deutschen Gesellschaft für Nephrologie) in Zusammenarbeit mit dem Verband Deutscher Nierenzentren der DD nÄ e.V. sowie der Arbeitsgemeinschaft für Pädiatrische Nephrologie (APN), die deshalb hier im Wortlaut wiedergegeben werden soll:

„Für eine hinreichende Effektivität der Hämodialysebehandlung ist in der Regel eine dreimalige Behandlung pro Woche mit einem adäquaten Dialysator, einer Dauer von jeweils 4 - 5 Stunden und einem Blutfluss von 200 - 350 ml/min erforderlich. Auch wenn die Harnstoffkinetik kein zuverlässiges Maß oder gar Garant für die Dialysequalität ist, gibt sie praktikable Informationen über Dialysedosis (Kt/V), Ausmaß des Proteinumsatzes (PCR) und mittlere wöchentliche Harnstoffkonzentration (TAC, englisch: Time Average Concentration). So weist ein Abfall von Kt/V oder URR (engl.: Urea Reduction Ratio) ohne vorangegangene Veränderung des Dialyseverfahrens darauf hin, dass die Dialyse nicht mit der üblichen Effizienz durchgeführt wurde. Als geeignet hat sich die Anwendung der formalen Harnstoffkinetik erwiesen. Hilfsweise können auch Näherungsformeln oder die Berechnung der relativen Harnstoffreduktion (URR) verwendet werden. Unter formaler Harnstoffkinetik versteht man die Berechnung der Kenngrößen Kt/V, PCR und TAC für jede Dialyse über die Lösung der Bilanzgleichungen. Die Beschränkung auf die URR bedeutet einen Verzicht auf die Bestimmung der PCR und anderer kinetischer Größen (z.B. die mittlere Harnstoffkonzentration).

Um reproduzierbare und vergleichbare Ergebnisse zu erzielen, müssen die hierfür notwendigen Harnstoffbestimmungen zu Beginn und am Ende der Dialysebehandlung einheitlich erfolgen, wie sie in der „Richtlinie des Gemeinsamen Bundesausschusses" vom 20.12.2005 (14) festgelegt sind. Zu Beginn befindet sich der Patient in einem äquilibrierten Zustand. Die Blutentnahme muss vor Beginn der Dialysebehandlung durchgeführt werden, wobei eine Verdünnung der Proben, beispielsweise durch Heparin, zu vermeiden ist. Am Ende der Dialysebehandlung befindet sich der Patient in einem nicht-äquilibrierten Zustand, wofür Shuntrezirkulation, kardiopulmonale Rezirkulation und Konzentrationsausgleich zwischen Intra- und Extrazellulärraum („rebound") verantwortlich sind. Die Blutentnahme für die Harnstoffbestimmung hat unmittelbar vor Ende der Dialysebehandlung aus dem arteriellen Blutschlauch zu erfolgen, nachdem bei ausgeschalteter Ultrafiltration die Blutflussgeschwindigkeit für mindestens 15 (bis 30) sec auf 50 - 100 ml/min reduziert wurde, so dass ein Fehler durch Rezirkulation minimiert wird. Letztere Aspekte sind besonders bei Dialysebehandlungen über zentrale Katheter zu beachten.

Um eine Unterschätzung des post-dialytischen Harnstoffs durch Rezirkulation zu vermeiden, wird nach KDOQI (10/2005) empfohlen, vor der Probenentnahme den Blutfluss durch den Dialysator zu reduzieren *oder* den Dialysatfluss zu stoppen, um den Zufluss von dialysiertem Blut an die Entnahmestelle zu reduzieren. Erstere Methode („stop-flow") wird bevorzugt, weil sie für das Dialysepersonal einfacher durchzuführen und wegen der Abnahme ohne Nadel sicherer ist.

Der Kt/V-Wert oder die Gesamtclearance einer einzelnen Behandlung kann auch mit Hilfe eines geräteseitigen online-clearance-Verfahrens geschätzt werden.

Während die formale Harnstoffkinetik bei jeder Dialysebehandlung innerhalb einer Woche bei beliebiger Anzahl von Behandlungen berechnet werden kann, haben Näherungsformeln einige Nachteile: Sie gelten bei nur drei Dialysen pro Woche und es dürfen nur Messwerte der Dialysebehandlung in Wochenmitte verwendet werden, da sich ihre Berechnungsergebnisse je nach dem Wochentag der Blutentnahme signifikant unterscheiden. Sie berücksichtigen weder den Einfluss des Fettanteils noch die Abweichung vom Trockengewicht und die residuelle Nierenfunktion. Andererseits hat der gemeinsame Bundesausschuss (14) die Blutabnahme zur Bestimmung des Kt/V an die Dialyse nach dem langen Intervall gebunden, dem somit zunächst nachzukommen ist.

Ermittlungen der Dialysedosis und der PCR sollten regelmäßig in Abständen von drei Monaten oder bei Veränderungen der Therapie vorgenommen werden. Dabei sollten die Werte für Kt/V über 1,2 und für die relative Harnstoffreduktion mindestens über 65 %, bezogen auf die Einzelbehandlungen und drei Dialysebehandlungen pro Woche, liegen. Günstigere Berechnungsergebnisse sollten jedoch keineswegs dazu führen, Dauer oder Frequenz der Hämodialyse auf weniger als dreimal vier Stunden wöchentlich zu reduzieren. Unter den verschiedenen Näherungsformeln für Kt/V und PCR, die auch zu unterschiedlichen Ergebnissen führen, finden diejenigen nach Daugirdas die breiteste Anwendung:

$$K * t/V = -\ln(R - 0.008 * t) + (4 - 3.5 * R) * 0.55\, UF / Gew.$$

Hierbei bedeutet:
- R     $C_t / C_o$
- $C_t$     Harnstoffkonzentration am Ende der Dialysebehandlung
- $C_o$     Harnstoffkonzentration vor Beginn der Dialysebehandlung
- t     Dialysezeit in Stunden

UF     Ultrafiltrationsvolumen in Liter
Gew    Trockengewicht in kg

$$PCR = \frac{Coh - 18 * \frac{1}{KT^{1.3}} - 18,5}{44 * \frac{1}{KT^{1.36}} + 44} + 0,5$$

Hierbei bedeutet:
Coh   Harnstoffstickstoff (!) in mg/dl
*KT*    Kt/V + 5,5 × *Kru/V*
*Kru*   residuelle Harnstoffclearance in ml/min
V     Körpergewicht × 0,58 in ml

Umrechnung Harnstoff in Harnstoffstickstoff (BUN):
Harnstoff mg/dl    ×    0,474 = Coh mg/dl
Harnstoff mmol/l   ×    2,846 = Coh mg/dl

Eine wesentliche Restnierenfunktion (KDOQI: > 5 ml/min/1.73 m²) muss berücksichtigt werden bei der Bewertung des so errechneten Kt/V und PCR.

$$URR = \frac{C_0 - Ct}{C_0} = 1 - \frac{Ct}{C_0}$$

Auf die Festlegung der Grenzwerte für Kt/V durch den GBA (14) (s.a.C.1) wird hingewiesen. Nach KDOQI 2005 werden die Minimalanforderungen des Kt/V in Abhängigkeit von Dialysefrequenz pro Woche und von der residualen Nierenfunktion Kru (ml/min/1.73 m²) wie folgt definiert:

| Dialyse-Frequenz | Kru < 5 ml/min/ 1.73 m² | Kru > 5 ml/min/ 1.73 m² |
|---|---|---|
| 2 x/Wo | Nicht empfohlen | 1.4 |
| 3 x/Wo | 1.2 | 0.8 |
| 4 x/Wo | 0.8 | 0.6 |
| 6 x/Wo | 0.6 | 0.4 |

Es wird empfohlen, diese Dialysemengen bei Frauen und kleinen Männern um 25% zu erhöhen; bei Patienten, die mehr als 20% unter Idealgewicht liegen, sollte ebenfalls eine Erhöhung der Dialysedosis um 20% erfolgen (KDOQI Stand 10/2005).

*Beurteilung der Dialyseeffektivität bei der Peritonealdialysebehandlung*
Auch hier gelten in erster Linie klinische Kriterien zur Qualitätsbeurteilung (vgl. 16.2.1). Zusätzlich sollten für die Ermittlung einer adäquaten Peritonealdialysebehandlung folgende Parameter berechnet werden:
- Kt/V für Harnstoff, d.h. Gesamt-Clearance für Harnstoff (peritoneale Clearance + Clearance der Eigennieren) über die Zeit, dividiert durch das Harnstoff-Verteilungsvolumen V. Dieser Wert sollte ≥ 1,7 bei Erwachsenen sein. Das Verteilungsvolumen für Harnstoff (V) sollte dabei entweder mit der Watson- oder der Hume-Methode abgeschätzt werden. Der Grenzwert nach Beschluss des GBA (14) liegt bei 1,9.
- Die Gesamt-Kreatinin-Clearance (bestehend aus peritonealer Kreatinin-Clearance und dem Mittelwert aus Kreatinin- und Harnstoff-Clearance der Eigennieren), bezogen auf eine Körperoberfläche von 1,73 m². Dieser Wert sollte >60 l/Woche/1,73 m² KOF für die CAPD und >63 l/Woche/1,73 m² KOF für die APD sein, bei NIPD 66 l/Woche, bei CCPD 63 l/Woche."

## Probleme des Kt/V

Die Probleme bei Verwendung des Kt/V ergeben sich daraus, dass die einzelnen Variablen K, t und V nicht unabhängig voneinander sind. Es setzt sich die Überzeugung durch, dass z.B. eine Verkürzung der Dialysezeit nicht komplett durch eine Steigerung von K wettgemacht werden kann. Die Dialysezeit ist unabhängig mit Mortalität assoziiert. Retrospektive Daten der DOPPS-Studie belegen eine Verbesserung der Mortalität mit steigender Dialysezeit (4), und zwar bei Patienten mit unterschiedlichem Kt/V. Dies bedeutet, dass Patienten mit identischem Kt/V geringere Mortalität aufweisen, wenn sie länger dialysiert werden, auch wenn sie ein größeres K aufweisen. Eine weitere retrospektive Studie untersuchte die Mortalität bei 655 Patienten unter nächtlicher intermittierender Dialyse und fand ebenso eine geringere Mortalität bei nächtlicher Dialyse (längerer Dialysezeit) als bei Standarddialysezeit (5). Eine türkische Fall-Kontroll-Studie mit 494 Patienten zeigte ebenso ein besseres Überleben bei 3x8h HD/Woche vs. 3x4h HD/Woche (6), auch wenn es sich hierbei nicht um eine randomisierte Studie handelte.
Das Verteilungsvolumen von Harnstoff V ist unabhängig von Kt mit Überleben assoziiert. Viele Studien belegen, dass die Mortalität bei Patienten mit niedrigem Körpergewicht und damit niedrigerem V höher ist als bei hohem V (7). Daher ist ein positiver Effekt des

Kt auf die Mortalität (der gut belegt ist, (7)) konterkariert vom Einfluss des V. Daher ist nicht verwunderlich, dass ein positiver Effekt des Quotienten Kt/V auf Mortalität so schwer nachweisbar ist. So konnte die HEMO-Studie (8) keinen signifikanten Einfluss einer Steigerung des Kt/V von 1,1 auf 1,5 nachweisen. Die eindeutige Beziehung zwischen höherem Kt und besserem Überleben (7) unterstreicht jedoch die Sinnhaftigkeit des Parameters Kt. Die Adjustierung auf die Körpergöße mittels des Faktors V bleibt jedoch problematisch, insbesondere bei leichten, kleinen (z.B. weiblichen) und mangelernährten Patienten.

Was kann man besser machen?
- Kt/V, aber unterschiedliches Ziel-Kt/V in verschiedenen Populationen
- Kt sollte nicht pauschal bei leichten=älteren Patienten reduziert werden
- Ein hohes Kt/V (>1.6) sollte Anlass sein nach Malnutrition zu fahnden
- Erweiterung des Qualitätssicherungssystems um Nutritionsparameter
- Anderer Marker als Harnstoff?
- Online-Messung von Harnstoff-Elimination im Dialysat durch OCM/UV-Adsorption?
- Individuelle Berechnung von V durch Bioimpedanz?
- Anderer Bezug als Harnstoffverteilungsvolumen V, z.B. BMI?

### Dialysefrequenz

Die Variable Dialysezeit allein ist bisher nicht in prospektiven, randomisierten Studien mit klinischen Endpunkten Mortalität/Morbidität geprüft worden, sondern nur retrospektiv oder in Fall-Kontroll-Studien (s. oben). Zwei neuere randomisierte Frequent Hemodialysis Network (FHN) Studien variierten jedoch sowohl Dialysefrequenz als auch Dialysezeit in unterschiedlichem Ausmaß und ergaben interessante Resultate. Die erste Studie verglich häufige vs. konventionelle Dialysefrequenz tagsüber im Zentrum und ergab 2,88 Sitzungen x 3,5 = 10,4 h/Woche vs. 5,2 Sitzungen x 2,5h = 12,7 h/Woche (9). Bei der zweiten, „nächtlichen" Studie wurde häusliche Dialyse durchgeführt, und es wurden 2,9 Sitzungen x 4,2h = 12,6 h/Woche vs. 5,1 Sitzungen x 6,3h = 30,8 h/Woche erzielt (10).

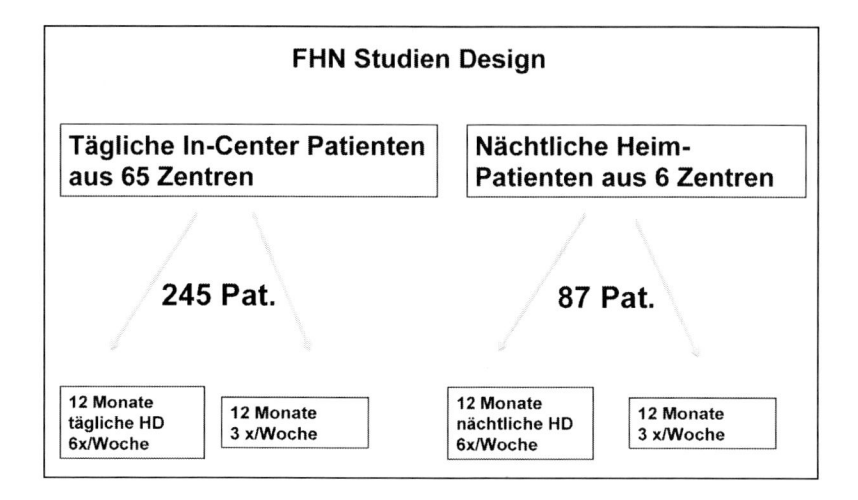

```
┌─────────────────────────────────────────────────────────────┐
│                    FHN Studien Design                        │
│                                                              │
│  ┌─────────────────────────┐   ┌─────────────────────────┐  │
│  │ Tägliche In-Center      │   │ Nächtliche Heim-        │  │
│  │ Patienten aus 65 Zentren│   │ Patienten aus 6 Zentren │  │
│  └─────────────────────────┘   └─────────────────────────┘  │
│                                                              │
│           245 Pat.                    87 Pat.                │
│                                                              │
│  ┌─────────┐  ┌─────────┐    ┌─────────┐  ┌─────────┐       │
│  │12 Monate│  │12 Monate│    │12 Monate│  │12 Monate│       │
│  │tägliche │  │3 x/Woche│    │nächtl.HD│  │3 x/Woche│       │
│  │HD       │  │         │    │6x/Woche │  │         │       │
│  │6x/Woche │  │         │    │         │  │         │       │
│  └─────────┘  └─────────┘    └─────────┘  └─────────┘       │
└─────────────────────────────────────────────────────────────┘
```

Beide Studien konnten zeigen, dass die häufigere Dialyse zu einer Besserung des systolischen Blutdruckes, einer Reduktion der Anzahl an Antihypertensiva und des Serum-Phosphat-Wertes führte. Als primärer Endpunkt wurde nicht Mortalität alleine gewählt, sondern ein kombinierter Endpunkt Mortalität + linksventrikuläre Masse. Dies geschah wegen der begrenzten Anzahl an Patienten, die einen signifikanten Effekt auf Mortalität allein unwahrscheinlich erscheinen ließ. Während die „tagsüber" Studie einen signifikanten Effekt auf diesen Endpunkt Mortalität + linksventrikuläre Masse zeigen konnte, war dies in der „nächtlichen" Studie nicht nachweisbar, obwohl in letzterer die Dialysezeit deutlich länger war. Wahrscheinlich wies die „nächtliche" Studie einfach nicht genügend Patienten auf. Trotzdem sind die Ergebnisse von großer Bedeutung, da sie einen Effekt der Dialysefrequenz auf klinisch wichtige Endpunkte belegen.

Die „tagsüber" Frequent-Hemodialysis-Network-Studie ist eine der wichtigsten Untersuchungen der letzten Jahre. Sie zeigt, dass trotz nur geringer Erhöhung der Dialysezeit/Woche eine häufigere Dialysefrequenz und damit -dosis Vorteile erbringt für die Endpunkte Tod/linksventrikuläre Masse, Phosphatkontrolle und Blutdruck.

Die „nächtliche" Frequent-Hemodialysis-Network-Studie zeigte:
- keinen signifikanten Effekt auf die primären Endpunkte Tod/linksventrikuläre Masse
- verbesserte Kontrolle von Phosphat und Hochdruck
- keinen Effekt auf Depression-Score, ESA, Albumin
- mehr Gefäßzugangs-Interventionen
- einen stärkeren Rückgang der Rest-Diurese

Offene Fragen bleiben jedoch: Was ist die optimale Frequenz? Was ist die optimale Wochendialysezeit? Sind 3x8 bzw. 6x4 h/Woche gleichwertig?

## Literatur

1. Lowrie EG, Laird NM, Parker TF, Sargent JA (1981) Effect of the hemodialysis prescription of patient morbidity: report from the National Cooperative Dialysis Study. The New England journal of medicine 305: 1176-1181
2. Bloembergen WE et al. (1996) Relationship of dose of hemodialysis and cause-specific mortality. Kidney international 50: 557-565
3. Tattersall J et al. (2007) EBPG guideline on dialysis strategies. Nephrology, dialysis, transplantation: official publication of the European Dialysis and Transplant Association – European Renal Association 22 Suppl 2: ii5-21
4. Saran R et al. (2006) Longer treatment time and slower ultrafiltration in hemodialysis: associations with reduced mortality in the DOPPS. Kidney international 69: 1222-1228
5. Lacson E Jr. et al. (2010) Outcomes associated with in-center nocturnal hemodialysis from a large multicenter program. Clinical journal of the American Society of Nephrology: CJASN 5: 220-226
6. Ok E et al. (2011) Comparison of 4- and 8-h dialysis sessions in thrice-weekly in-centre haemodialysis: a prospective, case-controlled study. Nephrology, dialysis, transplantation: official publication of the European Dialysis and Transplant Association – European Renal Association 26: 1287-1296
7. Lowrie EG, Li Z, Ofsthun N, Lazarus JM (2002) Body size, dialysis dose and death risk relationships among hemodialysis patients. Kidney international 62: 1891-1897
8. Eknoyan G et al. (2002) Effect of dialysis dose and membrane flux in maintenance hemodialysis. The New England journal of medicine 347: 2010-2019
9. Chertow GM et al. (2010) In-center hemodialysis six times per week versus three times per week. The New England journal of medicine 363: 2287-2300
10. Rocco MV et al. (2011) The effects of frequent nocturnal home hemodialysis: the Frequent Hemodialysis Network Nocturnal Trial. Kidney international 80: 1080-1091

# Online-Hämodiafiltration
*Martin K. Kuhlmann*

In dem Bestreben, das Überleben chronisch dialysepflichtiger Patienten zu verbessern, hat sich der wissenschaftliche Fokus in der letzten Dekade auf eine Steigerung der Elimination urämischer Mittelmoleküle verlagert. Obwohl die Elimination des klassischen Mittelmoleküls Beta-2-Mikroglobulin sowohl in der HEMO-Studie[1] als auch in der europäischen MPO-Studie[2] durch den Einsatz von High-Flux-Membranen im Vergleich zu Low-Flux Membranen deutlich gesteigert werden konnte, hatte dies nur in bestimmten Subgruppen, nämlich Diabetikern oder Patienten, die bereits seit mehr als 3,5 Jahre an der Dialyse waren oder einen Serum-Albumin-Spiegel <40 g/dl aufwiesen, einen signifikanten Einfluss auf das Überleben. Als möglicher Grund dafür, dass nicht alle Patienten von dieser Behandlung profitierten, wurde argumentiert, dass dazu wohl die Elimination urämischer Mittelmoleküle immer noch nicht effektiv genug war. Eine weitere Verbesserung der Entfernung urämischer Mittelmoleküle kann durch Steigerung des konvektiven Transports mittels Hämodiafiltration erreicht werden. Drei größere randomisierte Outcome-Studien zur online-HDF wurden im letzten Jahr publiziert und haben die Datenlage zu dieser Behandlungsmethode deutlich verbessert.

## Definition der online-HDF

**Online-Hämodiafiltration (ol-HDF) ist charakterisiert durch die Kombination von diffusivem und konvektivem Stofftransport über eine high-flux Dialysemembran unter Verwendung online hergestellten, sterilen, nicht-pyrogenen Dialysats zur intravenösen Flüssigkeitssubstitution.**

Die HDF zeichnet sich durch eine Ultrafiltrationsrate (UFR) aus, die immer höher ist, als zur Korrektur des Hydratationszustandes notwendig. Definitionsgemäß spricht man heute nur dann von einer HDF, wenn die UFR mindestens 20 % der Blutflussrate beträgt.[3] Das über den basalen Bedarf hinaus entfernte Ultrafiltrationsvolumen wird dem Patienten zur Aufrechterhaltung der Flüssigkeitsbilanz direkt wieder zugeführt. Die Flüssigkeitssubstitution erfolgt extrakorporal im Dialysekreislauf entweder vor (Prädilution) oder nach dem Dialysator (Postdilution) oder als Kombination beider Verfahren (mixed dilution). Das bis heute gängigste Verfahren ist die Postdilutions-HDF.

## Postdilutions-HDF

Bei der Postdilutions-HDF wird die online hergestellte Substitutionslösung meist im Bereich der venösen Tropfkammer zugeführt. Die Rate der Flüssigkeitssubstitution entspricht der eingestellten Ultrafiltrationsrate (UFR) abzüglich der zur Erreichung des Zielgewichtes erforderlichen basalen UFR. Das Postdilutionsverfahren ist die effektivste Methode zur Steigerung der Elimination mittelmolekularer Substanzen. Im Ultrafiltrat ist die Konzentration der mittels konvektiven Transports eliminierten Substanzen identisch mit der Plasmakonzentration in der Zirkulation des Patienten. Durch die stark gesteigerte UFR kommt es im Dialysator allerdings zur Hämokonzentration mit der Folge von Ablagerung von Plasmaproteinen an der Membranoberfläche und unter bestimmten Umständen auch der Koagelbildung im Dialysator. Das Ausmaß der Hämokonzentration ist abhängig von der Filtrationsfraktion, dem Hämatokrit und der Plasma-Eiweißkonzentration. Die Filtrationsfraktion beschreibt die Relation zwischen UFR und Blutflussrate und sollte bei der Prädilutions-HDF idealerweise zwischen 20 - 33 % liegen.

## Prädilutions-HDF

Bei der Prädilutions-HDF erfolgt die Flüssigkeitssubstitution in das Patientenblut zwischen dem Ansatz des ‚arteriellen' Schlauchsystems und dem Dialysator. Die UFR entspricht auch bei diesem Verfahren der Substitutionsrate abzüglich der basalen UFR. Durch die Flüssigkeitszufuhr kommt es zu einer deutlichen Verdünnung des Blutes, die im Dialysator dann sofort wieder ausgeglichen wird, eine zusätzliche Hämokonzentration findet nicht statt. Die Verdünnung des Blutes vor dem Dialysefilter führt allerdings auch dazu, dass die Konzentration eliminierter Substanzen im Ultrafiltrat immer niedriger ist als die Plasmakonzentration beim Patienten. Bei gleicher UFR ist die Masseneliminaton, z.B. von Phosphat oder Beta-2-Mikroglobulin, somit unter einer Prädilutions-HDF immer niedriger als bei einer Postdilutions-HDF. Um eine im Verhältnis zur Postdilution äquivalente Masseneliminaton zu erreichen, muss bei der Prädilutions-HDF die Ultrafiltrationsrate mindestens 2 - 3 x größer sein als bei der Postdilutions-HDF.

*Der Unterschied in der konvektiven Massenelimination einer Substanz ‚y' mit einer Plasmakonzentration von 100 mg/dl sei hier für eine ol-HDF mit einem Blutfluss von 300 mg/min und einer UFR von 100 ml/min exemplarisch dargestellt:*
- *Postdilution: Es werden 100 ml/min Ultrafiltrat generiert, die Konzentration der Substanz ‚y' im Ultrafiltrat liegt bei 100 mg/dl, die Massenelimination beträgt somit 100 mg/min.*
- *Prädilution: Durch die Zufuhr der Substitutionsflüssigkeit vor dem Filter steigt die Blutflussrate im Dialysator auf 400 ml/min, gleichzeitig fällt die Konzentration der Substanz ‚y' aufgrund der Blutverdünnung auf 75 mg/dl ab. Bei einer UFR von 100 ml/min beträgt die Massenelimination nun 75 mg/min und liegt somit 25% niedriger als bei Postdilution.*

## Mixed-Dilution-HDF

Ein noch wenig klinisch evaluiertes Verfahren ist die Mixed-Dilution-HDF, bei der die Substitutionslösung sowohl vor als auch nach dem Dialysator dem Patienten zugeführt wird.[4] Die UFR ist bei diesem Verfahren höher als die Prädilutions-Substitutionsrate und niedriger als die Postdilutions-Substitutionsrate. Es kommt also einerseits zu einer Blutverdünnung, andererseits jedoch auch zu einer Hämokonzentration im Dialysefilter. Das Verhältnis der Infusionsraten vor und nach dem Dialysator sollte bei diesem Verfahren so modifiziert werden, dass ein optimaler Kompromiss zwischen maximaler Clearance und dem Verhindern einer zu starken Hämokonzentration erreicht wird. Verschiedene Hersteller von Dialysegeräten arbeiten daran, die automatische Einstellung von Prä- und Postdilution in diesem Verfahren so zu optimieren, dass eine maximale Clearance erzielt werden kann.

## Klinische Wertigkeit der online-HDF

Im Vergleich zur konventionellen HD liegen die nachgewiesenen Vorteile der ol-HDF in einer gesteigerten Eliminationsrate von höhermolekularen Substanzen, wie Kreatinin, Phosphat, Beta-2-Mikroglobulin und einigen eiweißgebundenen Substanzen. In kleineren Studien konnten niedrigere Serum-Konzentrationen von Beta-2-Mikroglobulin und Phosphat dokumentiert werden.[5] In vielen nicht-randomisierten Studien war die ol-HDF darüber hinaus mit einer verminderten Inzidenz intradialytischer Hypotension, einer Verbesserung von Epo-Response und Ernährungszustand sowie einer Reduktion des inflammatorischen Status und einer besseren Aufrechterhaltung der renalen Restfunktion assoziiert.[6-8] Diese positiven Effekte wurden zum Teil allerdings auch durch das im Vergleich zur konventionellen HD verwendete sterile Dialysat erklärt.

Lange Zeit gab es jedoch keine randomisierten Studien zum Nachweis des möglichen Benefits der ol-HDF gegenüber einer Low-Flux- oder High-Flux-HD. Dies hat sich durch die Publikation von 3 randomisierten kontrollierten Studien aus den Niederlanden (CONTRAST)[9], der Türkei[10] und Spanien (ESHOL)[11] geändert. Zusammen weisen diese Studien darauf hin, dass eine high-efficiency ol-HDF mit einem Überlebensvorteil für chronische HD-Patienten verbunden sein könnte.

In der CONTRAST-Studie wurden 714 chronische Hämodialyse-Patienten randomisiert entweder 3 x wöchentlich mit einer 4-stündigen ol-HDF im Postdilutions-Modus oder einer 4-stündigen Low-Flux-HD behandelt, wobei in beiden Verfahren online produziertes steriles Dialysat verwendet wurde.[9] Die Ergebnisse der CONTRAST-Studie, die die Gesamtmortalität als primären und die Anzahl tödlicher und nicht tödlicher schwerer kardiovaskulärer Komplikationen als sekundären Endpunkt hatte, waren zunächst überraschend: Nach einer durchschnittlichen Beobachtungszeit von knapp 3 Jahren fand sich hinsichtlich primärer und sekundärer Endpunkte kein statistischer Unterschied zwischen den beiden Behandlungsgruppen. Auch die Untersuchung von bereits im Vorfeld definierten Subgruppen hinsichtlich Alter, Geschlecht, Serum-Albumin-Konzentration, Diabetes, Nierenrestfunktion, Gefäßzugang und Dialysealter, zeigten keinen Unterschied. Allerdings fand sich in einer on-treatment Analyse ein signifikant besseres Überleben in der Subpopulation, die mit einem konvektiven Volumen von > 22 L pro Behandlung behandelt wurde. Dieser Befund blieb auch statistisch signifikant nach Korrektur für alle möglichen relevanten Einflussfaktoren.

Im Trend ganz ähnliche Ergebnisse ergab die türkische HDF-Studie, in der ebenso kein Gesamtvorteil für ol-HDF behandelte Patienten gegenüber High-Flux-HD gefunden wurde, sich in der post-hoc Analyse jedoch ein signifikanter Überlebensvorteil zeigte für die Subgruppe, die mit dem höchsten Konvektionsvolumen behandelt wurde.[10] In dieser Studie wurden 782 Patienten randomisiert entweder mit High-Flux-Hämodialyse oder Online-Hämodiafiltration im Postdilutionsmodus behandelt, die mittlere Ultrafiltrationsrate lag bei 17,2 +/- 1,3 Liter. Nach einer mittleren Beobachtungszeit von 2 Jahren fand sich hinsichtlich Gesamtmortalität, kardiovaskuläre Mortalität, Hospitalisationsrate und der Anzahl intradialytischer hypotensiver Episoden kein Unterschied zwischen den Studiengruppen. In einer post-hoc-Analyse fand sich ein signifikanter Überlebensvorteil für Patienten, bei denen eine high-efficiency-HDF mit einem effektiven konvektiven Volumen > 17,4 l pro Sitzung durchgeführt worden war. Das Gesamt-Mortalitätsrisiko war bei diesen Patienten um 46 %, das kardiovaskuläre Mortalitätsrisiko sogar um 71 % niedriger. Zusammenfassend ist festzuhalten, dass weder in der CONTRAST noch in der türkischen Studie ein signifikanter Vorteil für die Gesamtpopulation beobachtet werden konnte, ein Befund, der von den Autoren auf die große Schwankungsbreite bei dem verabreichten effektiven konvektiven Volumen zurückgeführt wurde.

Letztendlich wurde Anfang 2013 die spanische ESHOL-Studie veröffentlicht, in der 906 chronische HD-Patienten randomisiert entweder mit High-Flux-HD oder High-Efficiency ol-HDF im Postdilutionsverfahren behandelt worden waren.[11] In dieser Studie zeigte sich in der mit HDF behandelten Population ein 30 % niedrigeres Risiko für Gesamtmortalität, ein 23 % niedrigeres Risiko der kardiovaskulären Mortalität und ein 55 % geringeres Risiko für Infektions-assoziierte Mortalität. Die spanische Studie unterscheidet sich von den anderen beiden Studien deutlich hinsichtlich des mittleren und auch medianen effektiven Konvektionsvolumens, welches zwischen 21 und 24 Liter pro Sitzung lag. Innerhalb der HDF-Gruppe war darüber hinaus das Outcome bei den Patienten am besten, die mit dem auf die KOF bezogenen höchsten konvektiven Volumen behandelt worden waren. Wie in den anderen beiden Studien ließ sich also auch in der ESHOL-Studie ein Dosis-Wirkungs-Effekt nachweisen.

Nimmt man alle Studien zusammen, verdichten sich also die Hinweise, dass ein klinischer Vorteil für die ol-HDF möglich sein kann, wenn das effektive Konvektionsvolumen mindestens 20 - 22 Liter pro Sitzung beträgt. Eine definierte Behandlungsdosis scheint also nicht nur bei der Hämodialyse, sondern gerade auch bei der HDF-Behandlung von Bedeutung zu sein. Bislang war aufgrund des Fehlens entsprechender klinischer Daten die anzustrebende HDF-Dosis, also das Substitutionsvolumen, nicht definiert, es wurde mehr oder weniger arbiträr festgelegt. Nachdem das konvektive Volumen einen direkten Einfluss auf die Massenelimination von Urämietoxinen hat, macht es Sinn die HDF-Dosis in Zukunft an Entstehung und Verteilung mittelmolekularer Urämietoxine anzupassen. Die Generationsrate von Urämietoxinen hängt unter anderem von der Stoffwechselrate und der viszeralen Organmasse ab,[12] während die Verteilung der Toxine durch das Körperwasser, die Eiweißbindung und die intrazelluläre Verteilung beeinflusst wird. Da sich Patienten hinsichtlich dieser Faktoren deutlich unterscheiden, könnte eine Ausrichtung der Dosis an einem Körpervolumen-bezogenen Parameter, wie Körpergewicht oder Körperoberfläche, sinnvoll sein. Der Behandlungszeit kommt auch bei der ol-HDF eine besondere Bedeutung zu, insbesondere, wenn aufgrund eines inadäquaten Gefäßzugangs die Blutflussrate limitiert ist.

### Literatur

1. Eknoyan G, Beck GJ, Cheung AK et al.: Effect of dialysis dose and membrane flux in maintenance hemodialysis. N Engl J Med 2002; 347:2010-2019
2. Locatelli F, Martin-Malo A, Hannedouche T et al.: Effect of membrane permeability on survival of hemodialysis patients. J Am Soc Nephrol 2009; 20:645-654
3. Tattersall JE, Ward RA; EUDIAL group. Online haemodiafiltration: definition, dose quantification and safety revisited. Nephrol Dial Transplant. 2013; 28:542-550
4. Pedrini LA, De Cristofaro V, Pargliari B, Samà F: Mixed predilution and postdilution online hemodiafiltration compared with the traditional infusion modes. Kidney Int 2000; 58:2155-2165
5. Ledebo I, Blankestijn PJ: Hemodiafiltration: Optimal efficiency and safety. NDT Plus 2010; 3:8-16
6. Canaud B, Chenine L, Henriet D, Leray H: Online hemodiafiltration: A multipurpose therapy for improving quality of renal replacement therapy. Contrib Nephrol 2008; 161:191-198
7. Pedrini LA, De Cristofaro V, Cornelli M et al.: Long-term effects of high-efficiency online-hemodiafiltration on uremic toxicity. A multicentre prospective randomized study. Nephrol Dial Transplant 2011; 26:2617-2624

8. Locatelli F, Altieri P, Andrulli S et al.: Hemofiltration and hemodiafiltration reduce intradialytic hypotension in ESRD. J Am Soc Nephrol 2010; 21:1798-1807
9. Grooteman MPC, van den Dorpel MA, Bots ML et al.: Effect of online hemodiafiltration on all-cause mortality and cardiovascular outcomes. J Am Soc Nephrol 2012; 23:1087-1096
10. Ok E., Asci G, Toz H, et al. Mortality and cardiovascular events in on-line hemodiafiltration (OL-HDF) compared with high-flux dialysis: results from the Turkish OL-HDF Study. Nephrol Dial Transplant 2013; 28:192-202
11. Maduell F, Moreso F, Pons, et al. High-efficiency postdilution online hemodiafiltration reduces all-cause mortality in hemodialysis patients. J Am Soc Nephrol 2013; 24:487-497
12. Sarkar SR, Kuhlmann MK, Kotanko P et al.: Metabolic consequences of body size and body composition in hemodialysis patients. Kidney Int 2006; 70:1832-1839

# HD: Antikoagulation

*Stanislao Morgera*

Eines der Hauptprobleme aller extrakorporalen Nierenersatztherapieverfahren stellt die Thrombogenität dieser Systeme dar. Sie ist bedingt durch eine Vielzahl von Faktoren, die zum Teil additiv wirken. Hierzu zählen bioinkompatible Hämofilter und Blutschlauchsysteme, Blut-Luft-Kontaktflächen (Luftfallen), Blutverwirbelungen, niedrige Blutflussgeschwindigkeiten, Hämokonzentration im Dialysator etc. Eine effiziente Antikoagulation des extrakorporalen Blutkreislaufs ist essentiell, um den problemlosen Ablauf der Nierenersatztherapie zu gewährleisten. Ein häufiges Thrombosieren des Systems führt nicht nur zu einer unzureichenden Entgiftung des Patienten, sondern ist auch mit hohen Blutverlusten verbunden (ca. 200 ml Blut zirkulieren im extrakorporalen Kreislauf).
Im folgenden Vortrag werden die gängigen Präparate und Verfahren zur Antikoagulation des extrakorporalen Kreislaufs kritisch betrachtet und diskutiert.

## Heparin

Heparin entfaltet seine antikoagulatorische Wirkung im Wesentlichen über eine Antithrombin-III-vermittelte Inhibition der Gerinnungsfaktoren Xa und Thrombin (1). Die Halbwertszeit des Heparins liegt bei nur zirka 1-1.5 Stunden und wird durch eine Niereninsuffizienz nur moderat verlängert. Heparin lässt sich über die aPTT oder auch über die ACT (activated clotting time) einfach und sicher monitoren und dosieren. Für eine effektive Antikoagulation eines extrakorporalen Kreislaufes für die Nierenersatztherapie sollte die aPTT mindestens um das 1.5 fache bzw die ACT um das Doppelte verlängert sein. Aufgrund der interindividuell unterschiedlichen Ansprechrate sind allgemeine Dosierempfehlungen schwer möglich. Im chronischen Dialysebereich wird die Heparinantikoagulation in aller Regel mit einem Bolus von 25-30 IU/kg/Kg mit Beginn der Dialyse eingeleitet. Häufig erfolgt ein zweiter Bolus nach zirka 2 h. Alternativ kann eine kontinuierliche Heparingabe von 500-1500 IE/h – je nach Patient und klinischer Notwendigkeit – erfolgen. Bei einer kontinuierlichen Infusion sollte das Heparin zirka 30 min vor Beendigung der Dialyse gestoppt werden, damit nach Entfernung der Dialysenadeln eine rasche Blutstillung eintritt.

Heparin stellt in der chronischen Hämodialysetherapie das Standardantikoagulanz dar. Dennoch ist Heparin nicht unumstritten. Bei Patienten mit heparininduzierter Thrombozytopenie darf es nicht eingesetzt werden. Heparin kann bei Patienten zu Leberwerterhöhungen oder auch zu Haarausfall führen. Auch in diesen Fällen muss auf ein Alternativpräparat umgestellt werden.

Das Blutungsrisiko des Heparins hingegen stellt in der chronischen Hämodialyse kein relevantes Problem dar. Blutungen sind eher selten und in der Regel nicht schwer.

## Niedermolekulare Heparine (NMH)

Niedermolekulare Heparine finden ihre Indikation bei Patienten mit Heparinunverträglichkeit mit Ausnahme der heparininduzierten Thrombozytopenie Typ II (HIT Typ II). Aufgrund der hohen Kreuzreaktivität bei HIT Typ II sind sie bei dieser Erkrankung kontraindiziert. Die pharmakokinetischen Parameter der NMH und des Heparins unterscheiden sich erheblich. Im Vergleich zum Heparin weisen NMH bereits bei normaler Nierenfunktion eine deutlich längere Eliminationshalbwertszeit von bis zu 3 h auf. Sie verfügen über eine höhere Bioverfügbarkeit und werden vorwiegend renal eliminiert. Das Molekulargewicht der NMH liegt zwischen 2000 und 9000 Dalton. Ein zuverlässiges Antidot für NMH ist nicht verfügbar.

In Deutschland sind verschiedene NMH im Einsatz. Sie unterscheiden sich aufgrund unterschiedlicher chemischer Herstellungsverfahren in ihrer Struktur und in ihrer Pharmakokinetik. Niedermolekulare Heparine sind somit nicht beliebig austauschbar, dies gilt insbesondere für niereninsuffiziente Patienten (2). NMH werden trotz ihres relativ niedrigen Molekulargewichtes nicht oder nur minimal über den Hämofilter eliminiert. Man vermutet, dass die negative Ladung der NMH sowie deren rasche Komplexbildung mit Antithrombin und Faktor Xa eine Filtration bzw. Diffusion verhindert (3).

Allgemeine Dosisempfehlungen für die Antikoagulation extrakorporaler Kreisläufe mit NMH sind aufgrund der individuellen Ansprechrate nur schwer möglich. Für jeden Patienten sollte eine individuelle Austestung (anti-Faktor-Xa-Aktivitätsmessung am Ende der Dialyse) erfolgen und die Dosis so festgelegt werden. Um eine adäquate Dialyse zu gewährleisten, sollte die anti-Faktor-Xa-Aktivität im Serum größer als 0.4 IU/ml am Ende der Dialyse (gemessen nach 4 h nach Applikation) sein.

## Phenprocoumon

Vitamin-K-Antagonisten spielen keine Rolle in der Antikoagulation von extrakorporalen Systemen. Eine Standard Antikoagulation mit INR-Werten zwischen 2-3 ist nicht ausreichend, um eine gerinnungsfreie Dialyse durchzuführen (4). Es ist jedoch zu bemerken, dass zirka 5-10% unserer Dialysepatienten aus unterschiedlichsten medizinischen Gründen eine orale Antikoagulation mit Vitamin-Antagonisten (Falithrom, Macumar) erhalten. Vitamin-K-Antagonisten können dazu beitragen, die Dosis der NMH und auch des Heparins oder jedes anderen Antikoagulanz zu reduzieren.

## Fondaparinux

Fondaparinux ist ein synthetisches Pentasaccharid (MG 1.7kD). Die antithrombotische Aktivität von Fondaparinux beruht auf einer Antithrombin III (AT III)-vermittelten selektiven Hemmung des Faktors Xa. Neben freiem Faktor Xa wird auch Gerinnsel-gebundener Faktor Xa inhibiert. Fondaparinux wird vorwiegend renal eliminiert. Die Halbwertszeit bei normaler Nierenfunktion liegt zwischen 17-21 Stunden (5) und ist bei Niereninsuffizienz deutlich verlängert. Zur Antikoagulation bei der chronischen Hämodialyse ist Fondaparinux nur begrenzt geeignet. Im Rahmen kleinerer Studien zeigte sich, dass Fondaparinux häufig zu Nachblutungen aus der Shuntpunktionsstelle führt, die antikoagulatorischen Effekte weit über die Dialysezeit hinausreichen (~ 60 h) und das Blutungsrisiko erhöht ist (6).

## Direkte Thrombininhibitoren

Direkte Thrombininhibitoren wirken im Vergleich zu Heparin direkt, d.h. sie benötigen für ihren antikoagulatorischen Effekt keinen Kofaktor wie beispielsweise Antithrombin. Die Wirkung beruht auf einer direkten Hemmung von freiem und fibringebundenem Thrombin sowie der thrombinspezifischen Thrombozytenaktivierung. Das Indikationsgebiet für diese Präparate sollte sich, aufgrund des Nebenwirkungsprofils, auf die Behandlung von nierenersatztherapiepflichtigen Patienten mit heparininduzierter Thrombozytopenie Typ II beschränken.

Die Zahl an verfügbaren direkten Thrombininhibitoren nimmt kontinuierlich zu. Ein bislang gut untersuchtes Präparat stellt Argatroban dar. Argatroban wird vorwiegend hepatisch metabolisiert und über Leber, Galle und Fäzes eliminiert. Die Halbwertszeit beträgt bei normaler Leberfunktion zwischen 39-51 min. Argatroban führt zu einer dosisabhängigen Verlängerung der PTT. Und die PTT ist ein geeigneter Parameter für die Dosisüberwachung von Argatroban. Argatroban hat einen gewissen Stellenwert in der chronischen Hämodialyse zur Antikoagulation der Systeme bei Patienten mit HIT II. In einer Studie von Murray et al. (7) wurden drei unterschiedliche Applikationsmodi untersucht. Modus A bestand aus einer einmaligen (bis zweimaligen) Bolusgabe von 250 µg/kg i.v. Modus B beinhaltete neben der einmaligen Bolusgabe eine zusätzliche Infusion von 2 µg/kg/min. Modus C beinhaltete ausschließlich eine kontinuierliche Infusion von 2 µ/kg/min, wobei die Infusion 4 Stunden vor der eigentlichen Dialysebehandlung begonnen wurde. Die Dialysen dauerten im Schnitt 222 min. Insgesamt wurden 13 Patienten untersucht. Jeder Patient wurde im cross-over Design allen drei Behandlungsarmen zugeführt. Die besten Ergebnisse wurden mit dem Modus C, der kontinuierlichen Gabe, erreicht. Die Gerinnungsparameter normalisierten sich in allen drei Gruppen rasch nach Beendigung der Therapie.

Ein neuer, oral verfügbarer direkter Thrombininhibitor ist das Dabigatran. Dabigatran wird vorwiegend renal eliminiert. Die Datenlage zum Einsatz von Dabigatran zur Antikoagulation bei chronischer Hämodialyse ist noch sehr begrenzt. In den bislang vorliegenden Fallberichten konnte (unter Standarddosierung) keine effektive Antikoagulation mit Dabigatran erzielt werden (8).

## Regionale Antikoagulation mit Citrat

Die Antikoagulation mit Citrat ermöglicht eine ausschließlich regionale – auf den extrakorporalen Blutkreislauf begrenzte – Gerinnungshemmung und ist daher insbesondere bei blutungsgefährdeten Patienten besonders attraktiv.
Die antikoagulatorischen Effekte erzielt Citrat durch Komplexierung freier Kalziumionen im extrakorporalen Kreislauf. Ionisiertes

Kalzium ist ein essentieller Kofaktor für eine Vielzahl von Gerinnungsfaktoren. Wird das ionisierte Kalzium im extrakorporalen Blutkreislauf unter 0,5 mmol/l gesenkt, kann die Gerinnungskaskade nicht mehr korrekt ablaufen (9). Eine systemische Antikoagulation tritt unter Citratantikoagulation nicht auf, da das infundierte Citrat zum Großteil über den Hämofilter eliminiert wird. Citrat, welches in den systemischen Blutkreislauf gelangt, wird in der Leber rasch zu Bikarbonat metabolisiert.

Während sich die regionale Antikoagulation mit Citrat im intensivmedizinischen Bereich zunehmend durchsetzt, steckt die Citrat-Antikoagulation zur Behandlung chronisch dialysepflichtiger, nicht intensivpflichtiger Patienten, noch in den Anfängen.

Ein sehr effizientes Protokoll zur Citratantikoagulation bei chronischen Dialysepatienten (high flux Hämodialyse) wird seit einigen Jahren von der Wiener Arbeitsgruppe erfolgreich durchgeführt (10). Hierbei wird ein Kalzium- und Mg-freies Dialysat mit einer Bikarbonatkonzentration von 28 mmol/l eingesetzt. Eine fixe Citratdosis von 60 mmol/h wird präfilter in den extrakorporalen Kreislauf infundiert. Der Blutfluss beträgt 320 ml/min, der Dialysatfluss 500 ml/min. Es erfolgt eine kontinuierliche und bilanzierte Kalziumsubstitution zwischen 17-22.5 mmol/h. Die Therapiedauer beträgt 4 Stunden. Auch im Langzeitverlauf hat sich dieses Protokoll als erfolgreich bewährt (11).

Es ist jedoch klar hervorzuheben, dass die Risiken der Citratantikoagulation bei der chronischen Hämodialyse ungleich höher sind als bei den kontinuierlichen Verfahren. Bei der Hämodialyse werden bis zu 20 fach höhere Dialysatflussraten eingesetzt. In erster Linie ist hier das Risiko der systemischen Hypokalzämie zu nennen. Das fehlende Kalzium im Dialysat kann bei nichtkorrekter Kalziumsubstitution (z.B. fehlerhafte Dosierung, Ausfall der Kalziuminfusionspumpe etc) zu einer rasch auftretenden, lebensbedrohlichen Hypokalzämie führen.

Ein weiteres Problem stellt das potentielle Risiko der metabolischen Alkalose dar. Citrat wird in der Leber effizient zu Bikarbonat metabolisiert. Der Säure-Basen-Haushalt muss daher überwacht, ggf. die Pufferkonzentration des Dialysats adaptiert werden.

Aufgrund des deutlichen Nebenwirkungsrisikos sollte der Einsatz der regionalen Antikoagulation mit Citrat bei der chronischen Hämodialyse dem erfahrenen Anwender vorbehalten bleiben.

## Literatur

1. Hirsh J, Anand SS, Halperin JL, Fuster V. Mechanism of action and pharmacology of unfractionated heparin. Arterioscler Thromb Vasc Biol. 2001 Jul;21(7):1094-6
2. Hetzel GR, Sucker C: The heparins: all a nephrologist should know. Nephrol Dial Transplant 20:2036–2042, 2005
3. Klingel R, Schwarting A, Lotz J, Eckert M, Hohmann V, Hafner G. Safety and efficacy of single bolus anticoagulation with enoxaparin for chronic hemodialysis. Results of an openlabel post-certification study. Kidney Blood Press Res 2004; 27: 211–217
4. Ziai F, Benesch T, Kodras K, Neumann I, Dimopoulos-Xicki L, Haas M. The effect of oral anticoagulation on clotting during hemodialysis. Kidney Int. 2005 Aug;68(2):862-6
5. Papadopoulos S, Flynn JD, Lewis DA. Fondaparinux as a treatment option for heparin-induced thrombocytopenia. Pharmacotherapy. 2007 Jun;27(6):921-6
6. Sombolos KI, Fragia TK, Gionanlis LC, Veneti PE, Bamichas GI, Fragidis SK, Georgoulis IE, Natse TA. Use of fondaparinux as an anticoagulant during hemodialysis: a preliminary study. Int J Clin Pharmacol Ther. 2008 Apr;46(4):198-203
7. Murray PT, Reddy BV, Grossman EJ, Hammes MS, Trevino S, Ferrell J, Tang I, Hursting MJ, Shamp TR, Swan SK. A prospective comparison of three argatroban treatment regimens during hemodialysis in end-stage renal disease. Kidney Int. 2004 Dec;66(6):2446-53
8. Harder S. Renal profiles of anticoagulants. J Clin Pharmacol. 2012 Jul;52(7):964-75
9. Morgera S, Scholle C, Voss G et al. Metabolic complications during regional Citrate Anticoagulation in Continuous Veno-venous Hemodiafiltration. Single center experience. Nephron Clin Prac 2004; 97:c131–c136
10. Apsner R, Buchmayer H, Lang T, Unver B, Speiser W, Sunder-Plassmann G, Hörl WH. Simplified citrate anticoagulation for high-flux hemodialysis. Am J Kidney Dis. 2001 Nov;38(5):979-87
11. Apsner R, Buchmayer H, Gruber D, Sunder-Plassmann G. Citrate for long-term hemodialysis: prospective study of 1,009 consecutive high-flux treatments in 59 patients. Am J Kidney Dis. 2005 Mar;45(3):557-64

# Akuter Shuntverschluss
*Wolfram J. Jabs*

Die Durchführung einer Hämodialyse ist abhängig von einem permanenten Gefäßzugang für einen ausreichenden extrakorporalen Blutfluss. Diese Eigenschaften erfüllen aktuell am besten arteriovenöse (AV) Fisteln und synthetische AV-Prothesen, beide zusammen gemeinhin als „Shunt" bezeichnet. Der akute Shuntverschluss bzw. die Shuntdysfunktion stellt einen Notfall dar, da die Durchführung der Hämodialyse ambulant unmöglich wird und eine akute Klinikeinweisung in der Regel unumgänglich ist.

## Klinische Untersuchung von Shunts

Die manuelle Untersuchung eines Dialyseshunts stellt die wichtigste Screeningmethode für Shuntprobleme dar und sollte bei Dialysepatienten gemäß den K/DOQI-Leitlinien wöchentlich durchgeführt werden. Die manuell-physikalische Untersuchung einer Fistel basiert auf den folgenden vier Prinzipien:
- Puls: Normalerweise sollte eine Fistel keinen Puls aufweisen, sofern man die Shuntvene behutsam mit den Fingern palpiert und keine Obstruktion erzeugt. Lässt sich trotz vorsichtiger Palpation ein Puls tasten, so ist dies ein klares Indiz für eine nachgeschaltete hochgradige Stenose oder Abflussproblem. Die Schwere der Obstruktion wird durch die Intensität des Pulses angedeutet.
- Schwirren: Ein Schwirren oder auskultatorisch ein Rauschen in Höhe der Anastomose signalisiert den Einstrom in die Shuntvene mit niedrigem Widerstand. Beim Ertasten des Schwirrens (oder der Auskultation des Rauschens) ist es wichtig, sowohl den systolischen als auch diastolischen Anteil zu beurteilen. Das Leiserwerden oder Verschwinden des diastolischen Rauschens weist auf eine Stenose hin. Darüber hinaus deutet jedes Schwirren im Verlauf der Shuntvene auf eine Turbulenz im Blutfluss hin, welche ebenfalls durch eine Stenose erzeugt wird.
- Armelevation: Das Anheben des Shuntarmes deutlich über Herzhöhe führt regulär zu einem (Beinahe)-Kollaps der Shuntvene und demonstriert so den ungehinderten Abstrom in die zentralen

Venen. Sobald ein Abstromhindernis im Verlauf der Fistelvene oder der zentralen Venen vorliegt, wird der Anteil distal der Stenose erweitert bleiben, während der proximale Anteil kollabieren wird.
- Puls-Augmentation: Komprimiert man komplett die Shuntvene einige Zentimeter entfernt von der Anastomose und fühlt mit der anderen Hand die anstoßende Pulswelle, so ist die Stärke des Pulses proportional zum Einstrom durch die Anastomose. So kann das Tasten des Pulses ohne Okklusion Auskunft über Abstromprobleme geben (Fehlen eines Shuntpulses, s. o.) und mit Okklusion den Einstrom abschätzen helfen (schwächerer Okklusionspuls Anastomosenenge oder juxta-anastomosäre Stenose, s.u.).

## Epidemiologie

### Frühe Shuntverschlüsse

Prinzipiell muss man beim Shuntverschluss ein Primärversagen von einem späteren Verschluss unterscheiden. Ein Shunt, der niemals eine adäquate Dialyse zulässt oder der sich innerhalb von drei Monaten nach Anlage verschließt, wird als frühes oder primäres Shuntversagen klassifiziert.

AV-Fisteln weisen im Vergleich zu AV-Prothesenshunts eine höhere Rate an Primärversagen auf. Diese liegt für radiocephalicale Fisteln bei 24 – 35%, für brachiocephalicale Fisteln bei 9 – 12% und für brachiobasilicale bei 29 – 36%, je nach Studie. Im Gegensatz dazu liegt das primäre Shuntversagen bei Prothesenshunts deutlich niedriger (0 – 13% für Unterarm-, 0 – 3% für Oberarmprothesen). Nach K/DOQI sollten in Zentren mit Shuntchirurgie folgende Raten an Primärversagen toleriert werden: 15% für gerade Unterarm-Prothesen, 10% für Unterarm-Loops und 5% für Oberarmprothesen.

Ein wesentlicher Grund für die hohe Rate an Primärversagen bei AV-Fisteln liegt in dem Dogma des „fistula first" begründet, das die DOPPS-Initiative 2002 in den USA etabliert hat. Dies konnte eine Studie an inzidenten Dialysepatienten belegen, bei denen die Steigerung der primären Anlage einer AV-Fistel von 38 auf 72% zu einer Zunahme der primären Shuntverschlüsse von 14 auf 36% führte. Darüber hinaus zeigten ältere, übergewichtigere, weibliche, diabetische Patienten mit einer Anamnese für pAVK oder KHK das höchste Risiko eines primären Shuntversagens. Außerdem spielt die Anatomie eine große Rolle. Unterarmfisteln weisen ein höheres Risiko für ein Primärversagen auf als Oberarmshunts. Hier spielt der

Durchmesser der zu anastomosierenden Vene (ungestaut) eine entscheidende Rolle: Ein Durchmesser der V. cephalica antebrachii kleiner als 2,0 mm erhöht das Risiko eines Primärversagens deutlich. Gleiches gilt für eine fehlende oder ungenügende venöse Dilatation unter Stauung.

Das Erkennen und die sofortige Behebung einer frühen Shuntdysfunktion vor Thrombosierung sollte mit Ehrgeiz verfolgt werden, um den Anteil an Patienten mit funktionierenden AV-Fisteln in Relation zu Prothesenshunts und Verweilkathetern zu erhöhen.

In der Pathogenese des frühen Shuntversagens muss man Einstromvon Abflussproblemen unterscheiden. Beide Probleme können durch eine gründliche präoperative Patientenevaluation minimiert werden. Hierzu zählt insbesondere das Gefäßmapping mittels Duplexsonographie. Hierdurch sollten zu schmale oder sonst ungeeignete Venen (stenotisch im Abstrom, postphlebitisch) ebenso ausgeschlossen werden können wie kleinkalibrige oder stark ateriosklerotisch veränderte Arterien mit fehlender Elastizität.

Trotz eingehender Evaluation der Patienten treten in der Frühphase nach Shuntanlage als Einstromproblem am häufigsten a) die anastomosennahe Stenose und als Abstromproblem b) akzessorische Venen auf.

a) Die juxta-anastomosäre Stenose tritt in dem unmittelbar an die Anastomose angrenzenden Segment der Vene auf. Obwohl die Ätiologie nicht völlig klar ist, tritt diese Läsion regulär in dem Segment der Vene auf, das vom Chirurgen mobilisiert und manipuliert wurde.

b) Die Shuntvene kann Seitenäste aufweisen, die der normalen Anatomie entsprechen und keine Umgehungskreisläufe darstellen. Jene können beim präoperativen Venenmapping übersehen werden, da sie sich erst nach AV-Anastomosierung aufweiten. Je nach arteriellem Einstrom können akzessorische Venen einen Vorteil (mehr Punktionsstrecke) oder aber einen Nachteil (zu geringer Blutfluss) darstellen. Generell gilt, dass akzessorische Venen mit einem Durchmesser größer als ein Viertel der Hauptvene relevant werden können.

Beide Probleme können isoliert auftreten, sind häufig aber koinzident: 78% aller Patienten mit frühem Shuntversagen hatten eine juxta-anastomosäre Stenose, 46% wiesen signifikante akzessorische Venen auf.

## Späte Shuntverschlüsse

Obwohl AV-Fisteln die deutlich höhere Rate an Primärverschlüssen aufweisen, ist ihre Langzeitprognose, sofern sie erst einmal gereift sind, bedeutend besser als die von Prothesenshunts. Die 5- und 10-Jahres-Offenheitsraten bei AV-Shunts liegen bei 53 bzw. 45%, während die 1-, 2- und 4-Jahres-Offenheit bei Prothesen nur bei 67, 50 und 43% liegen. Im Allgemeinen weisen hier Unterarmprothesen eine niedrigere Offenheitsrate als Oberarmprothesen auf.

In einer prospektiven offen Multicenter-Studie mit einer Kohorte von 1710 dialysepflichtigen Patienten und funktionierendem Dialysezugang lag die kumulative Rate an stationären Aufnahmen wegen eines Shuntproblems bei 6,3% für AV-Fisteln und bei 23,1% für Prothesenshunts ($p<0.01$). Die Thromboserate für AV-Fisteln lag bei 0,09 Fällen/Patientenjahr, für Prothesen-Shunts lag sie bei 0,44 Episoden/Patientenjahr. Wegen eines Problems am Dialysezugang mussten 0,29 Patienten/Jahr mit AV-Fisteln und 1,04 Patienten/Jahr mit Prothesenshunts stationär aufgenommen werden. Interessanterweise korrelierte der Hb-Wert negativ mit der Rate an Shuntverschlüssen: ein Hb-Wert <10,0 g/dl erhöhte das Risiko für einen Shuntverschluss um 66%.

In einer retrospektiven *single-centre* Analyse eines Chirurgen wurden 1700 konsekutive Shuntproceduren (58,7% AV-Fisteln, 41,3% Prothesen) bezüglich ihrer anschließenden Offenheitsrate nachverfolgt. Die mediane Offenheitsrate lag bei 10 Monaten unabhängig vom Typ des AV-Shunts und der Lokalisation (Ober- vs. Unterarm, Oberschenkel). Eine erfolgreich revidierte Shunt-Thrombose führte jedoch zu längeren Offenheitsraten bei Prothesen (Median 8 Monate) als bei AV-Fisteln (4 Monate). Das definitive Shuntversagen mit der Notwendigkeit einer Neu-Anlage trat bei Frauen und Hypertonikern signifikant häufiger auf. Die stärksten Prädiktoren eines Shuntversagens waren jedoch **Aneurysmabildung, Shuntinfektion** und **vorangegangene Shuntthrombosen** (alle $p < 0,001$). Nachteil dieser Analyse ist die fehlende Einbeziehung der Medikation in die Analyse (Antikoagulation, anti-thrombozytäre Therapie).

Einem späten Shuntversagen liegen neben den bereits erwähnten Läsionen des primären Shuntversagens, die übersehen oder nicht behoben wurden, in der Regel erworbene venöse oder auch arterielle Stenosen zugrunde.

Venöse Stenosen treten bei AV-Fisteln seltener auf als bei Prothesenshunts. Dennoch sind venöse Stenosen die Hauptursache für das späte Shuntversagen von AV-Shunts. Venöse Stenosen in AV-Fisteln entstehen anders als bei Prothesenshunts bevorzugt in Bereichen mit vorangegangener chirurgischer Manipulation, an Bifurkationsstellen, Druckpunkten oder im Bereich von Venenklappen. Stenosen im Bereich von Prothesenshunts entstehen ganz überwiegend an der protheto-venösen Anastomose, weniger häufig im Bereich der arterio-prothetischen Anastomose oder im Verlauf der Prothese selbst. Ein Hinweis auf entstandene Stenosen im zentralen Abstrom sind Oberarm-, supra- oder subclaviculäre oder pectorale Kollateralen, die sich im Verlauf ausbilden.

## Prävention von Shuntverschlüssen

Mehr als 90% aller thrombosierten Prothesenshunts und nahezu 100% aller thrombosierten AV-Fisteln haben eine zugrunde liegende Stenose als Ursache. Daher wird zur Vorbeugung der Shuntthrombose ein engmaschiges Monitoring empfohlen.

### Monitoring

Beim frühen Shuntversagen lassen sich Ein- und Ausstromprobleme relativ leicht klinisch identifizieren. Die juxta-anastomosäre Stenose weist einen „Wasserhammer-Puls" in Höhe der Anastomose auf. Das Schwirren ist reduziert und häufig nur systolisch zu fühlen. Wenn man mit dem Finger die Shuntvene entlangfährt, so wird der harte Puls in Höhe der Stenose abrupt aufhören. Im Anschluss wird die Vene unterentwickelt sein. Die Stenose selbst kann beim Abtasten mitunter wie eine Kante im Venenverlauf imponieren. Akzessorische Venen sind in der Regel sichtbar oder lassen sich unter Zuhilfenahme eines Stauschlauches detektieren. Ansonsten lassen sie sich durch Palpation erahnen, wenn man die sichtbare Shuntvene zudrückt und so das Schwirren über der Anastomose verschwinden und in einen augmentierten Puls übergehen sollte. Geschieht dies nicht, so ist der Abstrom durch die manuelle Okklusion der Shuntvene nicht komplett unterbunden und akzessorische Abstromgefäße müssen vorliegen. Je nach Höhe der manuellen Shuntkompression kann so der Abgang signifikanter akzessorischer Venen bestimmt werden.
Für die Prävention später Shuntprobleme empfehlen die K/DOQI-Leitlinien ein prospektives Screening auf Dysfunktion mittels direkter Flussmessungen, klinischer Untersuchung oder Duplexsonographie, ggf. auch eine Kombination aus mehreren Techniken, je nach Erfahrung und vorhandenen Modalitäten. Für die direkte Flussmes-

sung ist auch die Messung der Rezirkulation durch Thermo-Dilutionsmethoden verwendbar. Auch kann eine unerklärbare Reduktion der monatlichen Kt/V-Messungen oder eine neu aufgetretene Neigung zur Hyperkaliämie einen Hinweis auf das Vorliegen einer Shuntdysfunktion geben. In einem Review zur Wertigkeit des präventiven Shuntmonitorings bei AV-Fisteln zeigte sich eine relative Risikoreduktion für eine Shuntthrombose um 55% durch Einsatz einer prospektiven Flussmessung und/oder einer Duplexsonographie.

Die prophylaktische Behandlung nachgewiesener Stenosen (>50%) wird generell empfohlen. Obschon es keine direkt vergleichenden Studien zwischen PTA und chirurgischer Intervention bei der prophylaktischen Behandlung von Shuntstenosen gibt, wiesen unkontrollierte Studien eine >95%ige Erfolgsrate für Durchführung einer PTA nach. Diese Erfolgsrate zusammen mit dem geringeren Aufwand und der geringeren Morbidität macht die PTA zum Mittel der 1. Wahl in der prophylaktischen Behandlung von Shuntstenosen. Die chirurgische Korrektur von Stenosen ist vor allem den Fällen von Stenosen vorbehalten, die für eine PTA ungeeignet erscheinen (anatomische Lokalisation) oder die zu hart/verkalkt sind oder die ein sofortiges Re-Coil nach Angioplastie zeigen.

Dennoch sollte nicht verschwiegen werden, dass der alleinige Nachweis einer funktionell relevanten Shuntstenose nicht automatisch die Thromboserate oder das Shuntüberleben senkt. Klinische und apparative Untersuchungen haben zwar einen hohen positiven prädiktiven Vorhersagewert für Stenosen, nicht jedoch für Thrombosen. So thrombosieren weniger als die Hälfte aller Shunts mit nachgewiesener >50%iger Stenose, die nicht präemptiv dilatiert wurden. Leider existiert kein Test, der voraussagen kann, welche Shunts mit Stenosen thrombosieren und welche nicht. Mit anderen Worten führt jedes routinemäßige Screeningprogramm auf Shuntstenosen unweigerlich zu einer Vielzahl an überflüssigen angiographischen Interventionen. Und um dem Ganzen die Krone aufzusetzen, muss man auch bedenken, dass jede angioplastische Intervention an Prothesenstenosen die Neo-Intimaproliferation weiter fördert und eine akzelerierte Re-Stenose möglicherweise erst begünstigt.

Nichtsdestotrotz sollte an dem Konzept der präemptiven Angioplastie aus folgenden Gründen festgehalten werden, auch wenn eine reduzierte Thromboserate und ein verbessertes Langzeitüberleben hierfür nicht nachgewiesen werden konnten: Zum einen überwiegt der Vorteil der elektiven vs. der Notfalltherapie, zum anderen geht durch den wiederholten Einsatz einer PTA weniger Punktionsstrecke verloren als durch wiederholte chirurgische Interventionen. Und außerdem wird durch eine prophylaktische Behandlung, wenn auch wiederholt notwendig, der Akut-Einsatz von Shaldon- und Demerskathetern minimiert.

### Antikoagulation

Die Bedeutung einer anti-thrombozytären Therapie in der Prophylaxe von Shuntthrombosen wurde kürzlich in einer Meta-Analyse nachuntersucht. Hier wird ein positiver Einfluss einer Anti-Plättchentherapie auf die Prävention von Fistelthrombosen, nicht jedoch von Prothesenthrombosen nachgewiesen. Die OR für die Prävention einer Fistelthrombose durch den Einsatz eine Anti-Plättchentherapie lag bei 0.54, (95% CI 0.31-0.94), für PTFE-Thrombosen bei 0.50, (95% CI 0.16-1.53). Somit handelt es sich also nur um einen marginalen Effekt. Andere Gruppen wiederum unterstützen den Einsatz von ASS+Dipyridamol bei Patienten mit vorangegangenen frühen Prothesenthrombosen (innerhalb von drei Monaten nach OP) und einem geringen Blutungsrisiko (Evidenzgrad 2c).
Der Einsatz von oralen Antikoagulanzien zur Prävention einer Shuntthrombose wird generell nicht empfohlen (Evidenzgrad 1b). Dennoch sollten Einzelfälle mit sehr früher Shuntthrombose (innerhalb von 24 – 48h nach OP) auf das Vorliegen einer plasmatischen Gerinnungsstörung untersucht werden und ggf. der Einsatz von Falithrom bzw. Marcumar erwogen werden.

### Management von Shuntverschlüssen

Es gibt keine optimale Verfahrensweise für einen thrombosierten Shunt, weder bei Prothesenshunts noch bei AV-Fisteln. Prinzipiell unterscheidet man die perkutane von der chirurgischen Thrombektomie. Zunehmend finden auch interventionelle Verfahren zur Thrombektomie Anwendung, die eine mechanische Zerstörung des Thrombus beinhalten. Hier hat sich der sog. Amplatz®-Thrombektomiekatheter einen Namen gemacht, ein druckluftbetriebener Hochgeschwindigkeitsrotationskatheter. Im deutschsprachigen Raum findet vor allem der Angiojet®-Katheter Anwendung. Bei diesem Verfahren erfolgt die Zerkleinerung des Thrombus über Kochsalzstrahlen aus der Katheterspitze mit gleichzeitiger Aspiration des zerkleinerten Thrombusmaterials. Aber auch die Pulse-Spray-Technik – eine Kombination aus lokaler Applikation von Thrombolytika und mechanischer Thrombuszerkleinerung – erfreut sich wachsender Beliebtheit. Eine vergleichende Studie zwischen mechanischer bzw. pharmakomechanischer einerseits sowie chirurgischer Thrombektomie andererseits konnte für alle Verfahren vergleichbare primäre Erfolgsraten präsentieren, jedoch zeigten interventionell eröffnete Shunts eine bedeutend längere Offenheitsrate.

Die frühere Meinung, dass ein thrombosierter AV-Shunt in jedem Fall einer chirurgischen Intervention mit Ersatz der thrombosierten Vene durch eine Prothese zugeführt werden sollte, ist zum Glück längst verlassen worden. Denn die interventionelle perkutane Thrombektomie mittels Aspirations-Embolektomie und anschließender Angioplastie weist bei Prothesenshunts wie bei AV-Fisteln eine sehr gute primäre Erfolgsrate auf (88-94% für AV-Fisteln, ~95% für Prothesen). Die 6-Monats-Offenheitsraten nach erfolgreicher interventioneller Thrombektomie liegen für AV-Fisteln bei 52 – 74%. Der große Vorteil der interventionellen Thrombektomie besteht in der unmittelbaren Darstellung der zugrunde liegenden Stenose mit der Möglichkeit einer sofortigen Therapie der Stenose mittels PTA. Die chirurgische Intervention mittels Fogarty-Katheter bietet diese Möglichkeit nicht, und so ist die Rate an Re-Thrombosen nach Fogarty-Manöver hoch. Angesichts der oft schwierigen anatomischen Verhältnisse bei thrombosierten Fisteln mit höchstgradigen Stenosen und mitunter multiplen Kollateralen ist deshalb ein interventionelles Verfahren mit unmittelbarer Darstellung der Abflussverhältnisse entscheidend und einer chirurgischen Intervention vorzuziehen.

Der Einsatz von Stents in der Behandlung venöser Shuntstenosen ist umstritten. Aktuell bestehen drei wesentliche Indikationen für den Einsatz von Stents:
- Versagen der Akut-Angioplastie, im Sinne einer nicht-dilatierbaren Stenose mit relativen oder absoluten Kontraindikationen für eine chirurgische Intervention oder wenn durch die Chirurgie die Punktionsstrecke zu stark abnehmen würde
- Rasche Wiederkehr einer dilatierten Stenose (Re-Coil elastischer Stenosen) oder Rekurrenz innerhalb von drei Monaten nach zunächst erfolgreicher Angioplastie
- Gefäßruptur, die auf anderem Wege nicht beherrscht werden kann

## Zusammenfassung und Empfehlungen

Eine AV-Fistel, die niemals für eine Dialyse benutzt werden konnte oder sich innerhalb von drei Monaten verschließt, wird als frühes oder Primärversagen einer Fistel bezeichnet. Bei Patienten mit ausreichender präoperativer Gefäßdiagnostik bleiben als wesentliche Gründe für ein Primärversagen a) die juxta-anastomosäre Stenose und b) akzessorische Venen.

Die Ursache des Primärversagens sollte mittels gewissenhafter physikalisch-manueller Untersuchung erkannt werden.

Patienten mit frühem Fistelversagen aufgrund einer juxta-anastomosären Stenose sollten einer Angioplastie zugeführt werden (Evidenzgrad 2c). Akzessorische Venen, zumindest die größte(n), sollten chirurgisch unterbunden werden.

Das späte Fistelversagen tritt frühestens nach drei Monaten auf. Hier sind vor allem erworbene venöse und weniger häufig arterielle Stenosen verantwortlich. Praktisch alle verschlossenen Shunts (AV und PTFE) weisen eine zugrunde liegende Stenose auf.

Als Screeningmethode für venöse Stenosen empfiehlt sich die direkte Blutflussmessung oder die Rezirkulationsmessung zusammen mit der physikalisch-manuellen Untersuchung. Hier auffällige Patienten sollten eine Angiographie erhalten. Stenosen >50% einhergehend mit nachgewiesenen Flussproblemen oder physikalischen Auffälligkeiten sollten direkt einer PTA zugeführt werden (Evidenzgrad 2c). Bei Flussproblemen im Shunt sollte ein Screening auf arterielle Stenosen durch physikalisch-manuelle Untersuchung erfolgen. Der Nachweis einer fehlenden Pulsaugmentation ist sehr verdächtig auf ein Einstromproblem. Solche Patienten sollten einer Angiographie zugeführt werden.

Arterielle Stenosen >50% einhergehend mit hämodynamischen, funktionellen oder klinischen Auffälligkeiten wie einer vorangegangenen Thrombose, sollten PT-iert werden (Evidenzgrad 2c).

Shuntthrombosen sollten wegen der Möglichkeit der Thrombektomie verbunden mit einer visuellen Darstellung der Stenosen und Abflusswege mit anschließender Angioplastie möglichst immer erst interventionell zu rekanalisieren versucht werden.

Der Einsatz von Stents bei venösen Shuntstenosen unterliegt einer sorgfältigen Nutzen-Risiko-Kosten-Kalkulation und ist aktuell Einzelfällen vorbehalten.

# Peritonealdialyse/Ethik

# Indikation und Grenzen der Peritonealdialyse bei Herzinsuffizienz

*Vedat Schwenger*

Die Inzidenz der Herzinsuffizienz steigt in den westlichen Industrienationen kontinuierlich an. Nach Angaben des statistischen Bundesamtes ist die Herzinsuffizienz inzwischen der häufigste Grund für eine stationäre Krankenhausbehandlung (www.destatis.de). Etwa 1 % der direkten Krankheitskosten entfallen hierauf [20], davon ca. 60 % auf stationäre und teilstationäre Einrichtungen. Ursächlich für Hospitalisierung sind überwiegend kardiale hypervolämische Dekompensationen. Patienten mit schwerer Herzinsuffizienz weisen oftmals eine begleitende Niereninsuffizienz auf. Bei ca. 1/3 der Patienten liegt die errechnete GFR bei weniger als 50 ml/min 5,28. Rezidivierende kardiale Dekompensationen sind häufig auch mit einer Verschlechterung der Nierenfunktion assoziiert. Bei therapierefraktären Fällen ist oftmals eine additive Ultrafiltrations- oder Dialysetherapie unumgänglich. Unter intensivmedizinischen Bedingungen kommen hier in erster Linie extrakorporale Verfahren wie Hämodialyse oder Hämofiltration zum Tragen. Für die dauerhafte ambulante Betreuung ist die Vermeidung einer extrakorporalen Therapie, sofern möglich, wünschenswert. Die Vorteile einer extrakorporalen Therapie liegen in der zielgenauen Ultrafiltration begründet. Einschränkend ist anzumerken, dass ein kontinuierlicher venöser Zugang im Sinne einer Dialyse-Shunt-Anlage oder eines Vorhofkatheters geschaffen werden muss. Eine Dialyse-Shunt-Anlage ist aber gerade bei diesen Patienten aufgrund der kardialen Nebenwirkungen und Erhöhung der pulmonalen Hypertonie unerwünscht, ein Vorhofkatheter hingegen mit einer erhöhten Bakteriämie-Rate assoziiert. Zumindest theoretisch bietet eine peritoneale Ultrafiltration bei Patienten mit therapierefraktärer Herzinsuffizienz eine interessante therapeutische Alternative, selbst wenn noch kein dialysepflichtiges Nierenversagen vorliegt. Aufgrund des kontinuierlichen Charakters wären zumindest theoretisch hypervolämische Dekompensationen zu vermeiden bzw. zu reduzieren und somit auch die Hospitalisierungsrate deutlich zu verringern. Obwohl es viele Einzelberichte und Fallserien gibt, ist der klinische Stellenwert der PD bei der therapierefraktären Herzinsuffizienz nach wie vor nicht geklärt.

## Pathophysiologie

Die Definition einer therapierefraktären Herzinsuffizienz ist letztendlich nicht eindeutig. Eine sequenzielle Nephronblockade ist Voraussetzung, der Einsatz von Aldosteron-Antagonisten sofern möglich indiziert, ebenso eine RAAS-Blockade (Renin-Angiotensin-Aldosteron-System) und eine konsequente Kochsalz- und Trinkmengenrestriktion. Hochdosierte Schleifendiuretika sollten verabreicht werden, bevor man von einer Therapieresistenz spricht, versuchsweise auch eine intravenöse hochdosierte Therapie mit Schleifendiuretika. Die Dosis ist aber für beide Situationen nicht explizit definiert (500 mg Furosemidäquivalent?). Der engen pathophysiologischen Verzahnung zwischen Herz- und Nierenfunktion wird in der Klassifikation der kardio-renalen Syndrome Rechnung getragen [22, 27]. Man unterscheidet hierbei 5 Typen. Das kardio-renale Syndrom Typ 1 beschreibt die akute Verlaufsform (KRS Typ 1). Hierbei liegt der renalen Funktionseinschränkung primär eine akute kardiale Dysfunktion zugrunde. Beim chronischen kardio-renalen Syndrom (KRS Typ 2) führt eine chronische Herzerkrankung zur konsekutiven Nierenschädigung. Das KRS Typ 3 beschreibt das akute reno-kardiale Syndrom, bei dem in Folge einer akuten Niereninsuffizienz, z.B. einhergehend mit akuter Hypervolämie oder Hyperkaliämie, eine kardiale Dysfunktion eintritt. Das chronische reno-kardiale Syndrom wird als KRS Typ 4 klassifiziert und beschreibt die Konsequenzen einer chronischen Niereninsuffizienz auf das Herz. Gleichzeitige akute oder chronische Schädigung von Herz und Niere, z.B. im Rahmen von Autoimmunerkrankungen (SLE, systemische Vaskulitis), werden als sekundäres kardio-renales Syndrom klassifiziert (KRS Typ 5). Einschränkend muss angemerkt werden, dass die kardio-renalen Syndrome oftmals nicht exakt definiert werden können, zumal diese ineinander übergehen bzw. gleichzeitig bestehen können (z.B. bei akuter kardialer Dekompensation i.R. einer Autoimmunerkrankung oder bei rezidivierender akuter Dekompensation, wenn inzwischen die Chronizität im Vordergrund steht). Eine andere Klassifikation fokussiert auf die klinische Situation und Pathophysiologie [27]. Hier wird ein prärenales Nierenversagen, welches durch eine renale Hypoperfusion bedingt und durch eine niedrige Ejektionsfraktion mit konsekutiver neurohormonaler und Sympathikusaktivierung charakterisiert ist, von einem intrarenalen Nierenversagen durch renalvenöse Kongestion mit konsekutiver tubulointerstitieller Fibrosierung und glomerulärer Sklerosierung unterschieden. Bislang unterschätzt ist sicherlich die Bedeutung der venösen Kongestion in die Niere z.B. bei pulmonaler Hypertonie oder Rechtsherzversagen bzw. diastolischer Dysfunktion [17].

## Klinik

Der häufigste Aufnahmegrund von Patienten mit kardio-renalen Syndromen, ist die akute Hypervolämie mit Ödemen und pulmonalvenöser Stauung bis hin zum Lungenödem. Aufgrund der begleitenden Niereninsuffizienz ist bei diesen Patienten oftmals trotz maximaler Diuretikatherapie keine adäquate Diurese und Salurese zu erzielen. Eine weitere Steigerung der Diuretikatherapie ist bei bereits bestehender prärenaler Hypoperfusion oftmals mit einer weiteren Verschlechterung der Nierenfunktion assoziiert. In neueren Arbeiten konnte zudem gezeigt werden, dass eine hochdosierte Diuretikatherapie gegenüber einer definierten Standardtherapie nicht mit einer Verbesserung der klinischen Symptomatik assoziiert ist [4]. Eine zu niedrig angesetzte Diuretikatherapie führt in 30% der Patienten innerhalb von 3 Monaten wiederum zur rezidivierenden kardialen Dekompensation mit der erneuten Notwendigkeit einer stationären Behandlung [5]. Der optimale therapeutische Grad zwischen diesen Entitäten ist sehr schmal.

Auch wenn die Evidenzlage für eine optimale Herzinsuffizienztherapie bei Patienten mit Niereninsuffizienz unzureichend ist, insbesondere bei Patienten mit einer GFR unter 30 ml/min, sollte die Herzinsuffizienztherapie gemäß den Leitlinien optimiert werden. Zu beachten ist, dass bei Vorliegen einer Niereninsuffizienz die medikamentöse Therapie der Herzerkrankung mit Medikamenten, die das RAAS blockieren, durch eine lebensbedrohliche Hyperkaliämie [11] limitiert sein kann. Für die optimierte Therapie sowohl der Herz- als auch der Niereninsuffizienz sei auf die Leitlinien der American Heart Association [3] und der National Kidney Foundation (KDIGO-Leitlinien)[1] hingewiesen.

Der Peritonealdialyse (PD) kommt in der Akutsituation wie oben erwähnt eine untergeordnete Rolle zu. Anders sieht die Sachlage bei Patienten mit chronischer Herz- und Niereninsuffizienz aus. Hier besteht insbesondere bei mehrfach rezidivierender Dekompensationen eine Indikation zu einer dauerhaften Nierenersatztherapie mit schonendem und kontinuierlichem Volumenentzug. Vorteilhaft ist der Einsatz einer PD auch bei rechtsventrikulärer Insuffizienz oder bei pulmonaler Hypertonie, da die Möglichkeit besteht Aszites zu mobilisieren. Aufgrund des durch Hypalbuminämie bedingten erniedrigten intravasalen Füllungsvolumens und der Proteinbindung der Diuretika ist selbst bei Steigerung der diuretischen Therapie eine zusätzliche Diurese kaum mehr zu erzielen; ganz im Gegenteil dies kann aufgrund des depletierten intravasalen Volumens zum prärenalen Nierenversagen führen (s.o.). Aus diesem Grund kann es wie oben erwähnt notwendig sein, neben einer maximalen konservativen Therapie z.B. durch ein Nierenersatzverfahren eine Steigerung der Gesamtultrafiltration anzustreben. Konservative Maßnahmen sollten zuvor aber konsequent ausgeschöpft werden. In der Praxis kommt einer optimierten, an Trinkmenge und Herz- und Nierenfunktion adaptierten und kombinierten Diuretikatherapie oftmals eine noch zu wenig beachtete Rolle zu.

## Potentielle spezifische Vorteile einer Peritonealdialyse

Die Peritonealdialyse (PD) bietet als „intrakorporales", kontinuierliches Verfahren einige wesentliche Vorteile gegenüber den intermittierenden, extrakorporalen Techniken. So besteht im Gegensatz zu den extrakorporalen Verfahren die Möglichkeit der Mobilisierung eines (kardial bedingten) Aszites sowie der Reduktion intestinaler Ödeme mit potentieller Steigerung der Resorptionsleistung von Magen und Darm für Medikamente (insbesondere bei Patienten mit Rechtsherzinsuffizienz und pulmonalem Hypertonus, „maintained cardiac output"). Zudem sind hämodynamische Belastung und myokardiale Perfusionsstörung („myocardial stunning") [8, 26] durch das tägliche kontinuierliche Verfahren sowie fehlende zusätzliche kardiale Belastung durch den Dialyseshunt (insbesondere bei Patienten mit führender hochgradiger Einschränkung der LV-Funktion, „low cardiac output") geringer [6, 19, 21, 31]. Auch wenn hierzu keine direkten vergleichenden Daten vorliegen, ist anzunehmen, dass die durch Ultrafiltration induzierte reaktive Sympathikusaktivierung bei Peritonealdialyse geringer ist als bei intermittierender Hämodialyse. Hinzu kommt, dass bei inzidenten Dialysepatienten eine Peritonealdialyse im Vergleich zur Hämodialyse mit einem besseren Erhalt der renalen Restfunktion assoziiert ist [7, 9, 10, 15,

16, 23]. Der Erhalt der renalen Restfunktion geht zumindest bei Peritonealdialyse einher mit einem niedrigeren Blutdruck und linksventrikulären Masse sowie niedrigeren Inflammations- und vaskulären Kalzifikationsmarkern [12, 14, 16, 29, 30]. Ein weiterer Faktor, der in Publikation kaum erwähnt wird, aber aus praktischen Gesichtspunkten relevant ist, besteht in der Möglichkeit zur umfassenderen medikamentösen Blockade des RAAS Systems aufgrund einer grundsätzlichen Tendenz zur Hypokaliämie bei Peritonealdialyse. Zudem wird eine zusätzliche Immobilisierung, wie dies bei den extrakorporalen Verfahren der Fall ist, der oftmals muskelschwachen und kachektischen Patienten vermieden. Die hier angeführten Effekte ermöglichen aufgrund des kontinuierlichen Charakters nach ersten klinischen Studiendaten sowie einer Metaanalyse ein höheres Maß an Lebensqualität einhergehend mit einer deutlichen Reduktion der Re-Hospitalisierung [2, 13, 18, 24, 25]. Dies ist auch für die Kostenträger ein interessantes Argument der Kosteneffizienz, da die stationäre Behandlung den weitaus größten Kostenanteil verursacht. Für Patienten auf der Warteliste zur Herztransplantation kann die Peritonealdialyse auch als Bridging-Verfahren zur anstehenden Herztransplantation eingesetzt werden. Unter intensivmedizinischen Bedingungen ist der Einsatz einer Peritonealdialyse wie oben erwähnt kritisch zu bewerten, hier sollte, initial eine extrakorporale Therapie bis zur Stabilisierung des Patienten durchgeführt werden. Auch ist die Steuerung der Ultrafiltration mit Peritonealdialyse weniger exakt als bei einem extrakorporalen Verfahren. Die Vergütung ist ebenfalls wie bei den extrakorporalen Verfahren bei dieser Indikation nicht explizit geklärt. Der Einsatz einer Peritonealdialyse bei Patienten mit kardio-renalem Syndrom setzt nicht nur eine enge Kooperation von Nephrologen und Kardiologen, sondern auch die Fähigkeit zur Mitarbeit des Patienten bzw. dessen Angehörigen voraus, um jederzeit und rechtzeitig eine optimale Anpassung der Pharmakotherapie und eine Modifikation der Dialysetherapie vornehmen zu können. Wenn diese Voraussetzungen gegeben sind, bietet die peritoneale Ultrafiltration eine wertvolle Ergänzung zur konservativen Therapie bei der Behandlung von schwer herzinsuffizienten Patienten mit Niereninsuffizienz.

## Literatur

1. K/DOQI clinical practice guidelines for chronic kidney disease: evaluation, classification, and stratification. Am J Kidney Dis 2002; 39:S1-266.
2. Cnossen TT, Kooman JP, Konings CJ, et al. Peritoneal dialysis in patients with primary cardiac failure complicated by renal failure. Blood Purif 2010; 30:146-52.
3. Dickstein K, Cohen-Solal A, Filippatos G, et al. ESC guidelines for the diagnosis and treatment of acute and chronic heart failure 2008: the Task Force for the diagnosis and treatment of acute and chronic heart failure 2008 of the European Society of Cardiology. Developed in collaboration with the Heart Failure Association of the ESC (HFA) and endorsed by the European Society of Intensive Care Medicine (ESICM). Eur J Heart Fail 2008; 10:933-89.
4. Felker GM, Lee KL, Bull DA, et al. Diuretic strategies in patients with acute decompensated heart failure. N Engl J Med 2011; 364:797-805.
5. Heywood JT, Fonarow GC, Costanzo MR, et al. High prevalence of renal dysfunction and its impact on outcome in 118,465 patients hospitalized with acute decompensated heart failure: a report from the ADHERE database. J Card Fail 2007; 13:422-30.
6. Iwashima Y, Horio T, Takami Y, et al. Effects of the creation of arteriovenous fistula for hemodialysis on cardiac function and natriuretic peptide levels in CRF. Am J Kidney Dis 2002; 40:974-82.
7. Jansen MA, Hart AA, Korevaar JC, et al. Predictors of the rate of decline of residual renal function in incident dialysis patients. Kidney Int 2002; 62:1046-53.
8. Jefferies HJ, Virk B, Schiller B, et al. Frequent hemodialysis schedules are associated with reduced levels of dialysis-induced cardiac injury (myocardial stunning). Clin J Am Soc Nephrol 2011; 6:1326-32.
9. Lang SM, Bergner A, Topfer M, et al. Preservation of residual renal function in dialysis patients: effects of dialysis-technique-related factors. Perit Dial Int 2001; 21:52-7.
10. Lysaght MJ, Vonesh EF, Gotch F, et al. The influence of dialysis treatment modality on the decline of remaining renal function. ASAIO Trans 1991; 37:598-604.
11. Mann JF, Schmieder RE, McQueen M, et al. Renal outcomes with telmisartan, ramipril, or both, in people at high vascular risk (the ONTARGET study): a multicentre, randomised, double-blind, controlled trial. Lancet 2008; 372:547-53.
12. Marron B, Remon C, Perez-Fontan M, et al. Benefits of preserving residual renal function in peritoneal dialysis. Kidney Int Suppl 2008:S42-51.
13. Mehrotra R, Kathuria P. Place of peritoneal dialysis in the management of treatment-resistant congestive heart failure. Kidney Int Suppl 2006:S67-71.

14. Menon MK, Naimark DM, Bargman JM, et al. Long-term blood pressure control in a cohort of peritoneal dialysis patients and its association with residual renal function. Nephrol Dial Transplant 2001; 16:2207-13.
15. Misra M, Vonesh E, Van Stone JC, et al. Effect of cause and time of dropout on the residual GFR: a comparative analysis of the decline of GFR on dialysis. Kidney Int 2001; 59:754-63.
16. Moist LM, Port FK, Orzol SM, et al. Predictors of loss of residual renal function among new dialysis patients. J Am Soc Nephrol 2000; 11:556-64.
17. Mullens W, Abrahams Z, Skouri HN, et al. Elevated intra-abdominal pressure in acute decompensated heart failure: a potential contributor to worsening renal function? J Am Coll Cardiol 2008; 51:300-6.
18. Nakayama M, Nakano H. Novel therapeutic option for refractory heart failure in elderly patients with chronic kidney disease by incremental peritoneal dialysis. J Cardiol 2010; 55:49-54.
19. Nakhoul F, Yigla M, Gilman R, et al. The pathogenesis of pulmonary hypertension in haemodialysis patients via arterio-venous access. Nephrol Dial Transplant 2005; 20:1686-92.
20. Neumann T, Biermann J, Neumann A, et al. Heart Failure: the Commonest Reason for Hospitalization in Germany – Medical and Economic Perspectives. Dtsch Arztebl Int 2009; 106:269-75.
21. Ori Y, Korzets A, Katz M, et al. Haemodialysis arteriovenous access – a prospective haemodynamic evaluation. Nephrol Dial Transplant 1996; 11:94-7.
22. Ronco C, McCullough P, Anker SD, et al. Cardio-renal syndromes: report from the consensus conference of the acute dialysis quality initiative. Eur Heart J 2010; 31:703-11.
23. Rottembourg J, Issad B, Gallego JL, et al. Evolution of residual renal function in patients undergoing maintenance haemodialysis or continuous ambulatory peritoneal dialysis. Proc Eur Dial Transplant Assoc 1983; 19:397-403.
24. Ryckelynck JP, Lobbedez T, Valette B, et al. Peritoneal ultrafiltration and treatment-resistant heart failure. Nephrol Dial Transplant 1998; 13 Suppl 4:56-9.
25. Sanchez JE, Ortega T, Rodriguez C, et al. Efficacy of peritoneal ultrafiltration in the treatment of refractory congestive heart failure. Nephrol Dial Transplant 2010; 25:605-10.
26. Selby NM, McIntyre CW. Peritoneal dialysis is not associated with myocardial stunning. Perit Dial Int 2010; 31:27-33.
27. Shamseddin MK, Parfrey PS. Mechanisms of the cardiorenal syndromes. Nat Rev Nephrol 2009; 5:641-9.
28. Smith GL, Lichtman JH, Bracken MB, et al. Renal impairment and outcomes in heart failure: systematic review and meta-analysis. J Am Coll Cardiol 2006; 47:1987-96.

29. Termorshuizen F, Korevaar JC, Dekker FW, et al. The relative importance of residual renal function compared with peritoneal clearance for patient survival and quality of life: an analysis of the Netherlands Cooperative Study on the Adequacy of Dialysis (NECOSAD)-2. Am J Kidney Dis 2003; 41:1293-302.
30. Wang AY, Wang M, Woo J, et al. Inflammation, residual kidney function, and cardiac hypertrophy are interrelated and combine adversely to enhance mortality and cardiovascular death risk of peritoneal dialysis patients. J Am Soc Nephrol 2004; 15:2186-94.
31. Yigla M, Nakhoul F, Sabag A, et al. Pulmonary hypertension in patients with end-stage renal disease. Chest 2003; 123:1577-82.

# Verordnung der Peritonealdialyse-Therapie

*Mark Dominik Alscher*

### Einführung

Das Verfahren der Peritonealdialyse ist im Vergleich zur Hämodialyse hinsichtlich der Mortalität mindestens gleichwertig (1-4). Es gibt Hinweise, dass das Verfahren der Peritonealdialyse die ersten Jahre sogar Vorteile hat (4-7). Das technische Überleben allerdings ist im Vergleich zur Hämodialyse, betrachtet man den 5-Jahreszeitpunkt, noch schlechter (3, 8-10). Bei einem Wechsel von Peritonealdialyse auf Hämodialyse ist jedoch auch im Langzeit-Verlauf keine Einbuße zu verzeichnen (11). Die Hauptunterschiede der Peritonealdialyse im Vergleich zur Hämodialyse sind einerseits die Verwendung einer biologischen Membran zur Dialyse (Peritoneum), andererseits die kontinuierliche Applikation (24 Std., 7 Tage/Woche) im Vergleich zur intermittierenden Hämodialyse. Eine Verordnung der PD-Therapie muss deshalb die Besonderheiten der Biologie berücksichtigen.

### Peritoneum bei Peritonealdialyse

Vergleicht man das Peritoneum mit der glomerulären Filtrationsmembran, ergibt sich schnell, dass die Siebkoeffizienten für Albumin, Ficoll und Dextran komplett unterschiedlich sind (Abb. 1).

Die Durchlässigkeit des Peritoneums ist für Albumin besser, ebenfalls für Ficoll und relativ gleich für Dextran (12). Der Besatz mit kleinen Poren ist nahezu gleich, große Poren finden sich doppelt so häufig im Peritoneum, während Aquaporine nur im Peritoneum vorhanden sind (Abb. 2). Der Ultrafiltrationskoeffizient ist allerdings für das Peritoneum im Vergleich zu beiden Nieren deutlich geringer (0,07 vs. 10). Die Filtrationsporen betragen nur $25.000/cm^2$, die Niere hat hier vergleichsweise 40 Mio (12).

**Abb. 1**

**PERMEABILITY OF PERITONEAL AND GLOMERULAR CAPILLARIES: WHAT ARE THE DIFFERENCES ACCORDING TO PORE THEORY?**

(A) Transmission electron micrograph of an endothelial cleft of a rat mesenteric microvessel. A tight junction is seen at the luminal aspect of the cleft, but cross-bridging structures, conceivably adherens junctions, are seen spanning the space between endothelial cells, especially in the abluminal aspect (rectangle). Inset shows the same region at higher magnification (approximately 10×10⁴× magnification) with structures marked (arrows) (29). (B) Transmission electron micrograph (5×10⁴× magnification) demonstrating the glomerular filtration barrier (30).

Perit Dial Int 2011; 31(3):249-258

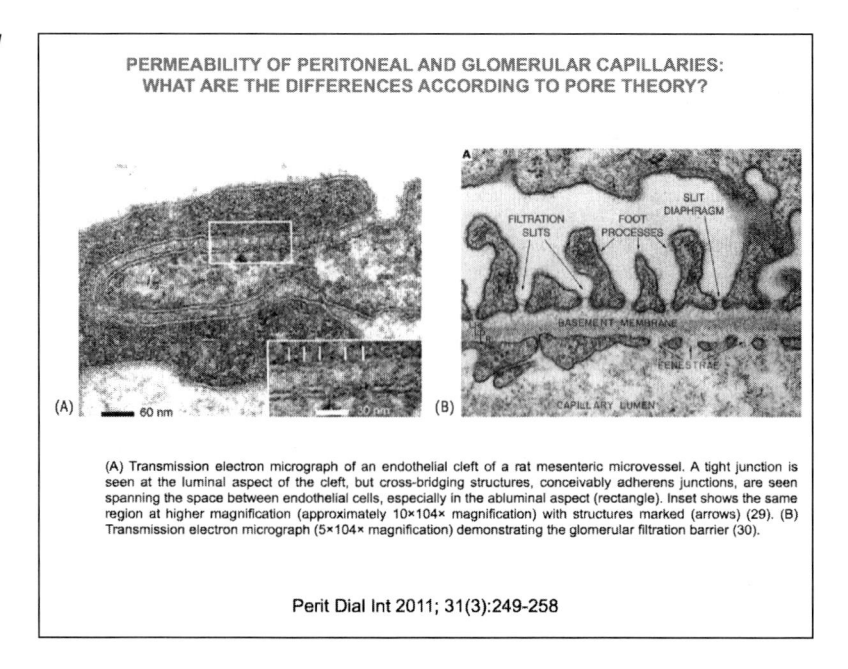

**Abb. 2**

**PERMEABILITY OF PERITONEAL AND GLOMERULAR CAPILLARIES: WHAT ARE THE DIFFERENCES ACCORDING TO PORE THEORY?**

| Characteristic | Capillary type | |
|---|---|---|
| | Peritoneal | Glomerular |
| Size selectivity | High | Very high |
| | (8,9,14) | (2,3,13,15) |
| Charge selectivity | Weak | Moderate to high |
| | (16–18) | (2,3,19) |
| Sieving coefficient (θ) | | |
| Albumin (molecular radius 36 Å) | 0.02–0.4ᵃ | 1·10⁻⁴ |
| | (8,9) | (2,13) |
| Ficoll₃₆ Å | 0.02–0.4ᵃ | 0.08 |
| | | (2,5,20–24) |
| Dextran₃₆ Å | 0.02–0.4ᵃ | 0.3–0.4 |
| | (16,18) | (23,25,26) |
| Equivalent radii (Å) | | |
| Small pores | 45 | 37.4 |
| | (8,9) | (13,15) |
| Large pores | 250 | ~120 |
| | (8,9) | (2) |
| Fractional ultrafiltration coefficient | | |
| Large pores, ω₀ (α₁) | 5·10⁻² | 3–5·10⁻⁵ |
| | (8,9) | (5,20,21) |
| Presence of AQP-1 | Yes | No |
| Ultrafiltration coefficient, LpS (mL/min/mmHg) | | |
| For human peritoneum/2 human kidneysᵇ | 0.07 | 10 |
| | (8,9) | (13,18) |
| A₀/Δx (cm) | | |
| For human peritoneum/2 human kidneysᵇ | ~25 000 | ~40·10⁶ |
| | (8,9) | (2) |
| Calculated from LpS | ~240 000 | ~50·10⁶ |
| Barrier thickness (μm) | 1–4ᶜ | 0.3–0.4 |
| Morphologic pore area (% of total endothelial surface) | 0.01–0.1 | 30 |

ᵃ The higher value refers to zero net filtration across the peritoneum.
ᵇ Per 1.73 m² body surface area.
ᶜ The 4 μm includes tortuosity effects.

Perit Dial Int 2011; 31(3):249-258

Weiter ist zu berücksichtigen, dass im Regelfall als osmotisches Agens Glucose eingesetzt wird. Die Exposition ist ein Vielfaches gegenüber dem normalen Serum und auch ein Vielfaches bei diabetischer Stoffwechsellage. Betrachtet man die Veränderung bei diabetischer Nephropathie mit den Veränderungen im Peritoneum, sieht man gewisse Analogien. Auch der Diabetes für sich beeinflusst bereits die Peritonealmembran. Im Regelfall sind mehr Gefäße vorhanden, die eigentliche Dialyseleistung im Peritoneum erfolgt am Endothel der Kapillaren. Bei einem Plus an Kapillaren findet sich auch ein Plus an Filtrationsmöglichkeiten und damit oft aber auch ein schnellerer Abbau des osmotischen Gradienten (Abtransport von Glucose). Weiter ist zu berücksichtigen, dass im Lauf der Zeit durch die Exposition mit Glucose strukturelle Veränderungen im Peritoneum auftreten. Es findet sich eine zunehmende Fibrosierung und Sklerosierung (13). Weiterhin erfolgt eine Induktion von VEGF, welches wiederum zur Neoangiogenese führt. Die strukturellen Veränderungen sind mittlerweile sehr gut beschrieben (Abb. 3).

Anhand der Beschreibung entsprechender Transkriptionsfaktoren können heute Marker und Stoffwechselwege identifiziert werden, die potentiell Ziel für modulierende Substanzen sein können. In jüngerer Zeit konnte dies beispielsweise für Periostin nachgewiesen werden (14).

Aufgrund der zunehmenden strukturellen Veränderungen kann man im Mittel eine Abnahme der Ultrafiltrationskapazität von 440 pro Beutel auf 340 nach 5 Jahren feststellen (15). Wesentlich für die Abnahme der Ultrafiltrationsleistung somd die Menge der eingesetzten Glucose und wahrscheinlich auch die Menge der eingesetzten bioinkompatiblen Lösungen, welche mehr Glucoseabbauprodukte und sog. Advanced glycation end products haben.

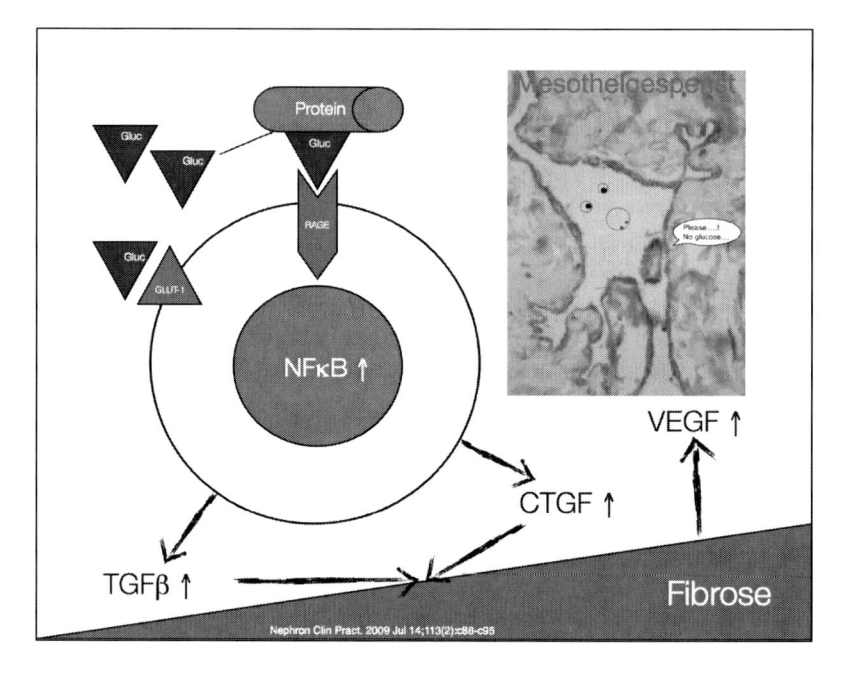

**Abb. 3**

Ein weiterer Faktor ist eine epitheliale mesenchymale Transdifferenzierung. Nach Beginn einer Dialyse findet sich sehr häufig kein Mesothel mehr als Besatz des Peritoneums. Die Mesothelen wandern in tiefere Schichten und bilden dort Myofibroblasten, welche wiederum für die Sklerosierung und Fibrosierung verantwortlich sind. Dieser Prozess wird gefördert ebenfalls wieder durch ein Mehr an Glucose und die Verwendung bioincompatibler Lösungen. Diese Myofibroblasten lassen sich mit Podoplanin dedektieren (16). Fasst man die experimentiellen Daten zusammen, dann ergibt sich, dass alle PD-Verordnungen mit möglichst wenig Glucose auskommen sollten und ein möglichst langer Bestand der renalen Restfunktion, ähnlich wie bei der Hämodialyse, entscheidend sein kann.

Anhand der Transporteigenschaften des Peritoneums können verschiedene Transporttypen unterschieden werden: 2/3 der Patienten haben durchschnittliche Transporteigenschaften, 1/3 extreme. Die extremen verteilen sich dann jeweils hälftig (16%) auf sehr schnelle Transporttypen und sehr langsame Transporttypen (Abb. 4).

Bei den durchschnittlichen wiederum finden sich zu je einem Drittel ein hochdurchschnittlich schneller Transporttyp und ein niedrig durchschnittlicher Transporttyp.

In der Vergangenheit konnten in Abhängigkeit vom Transporttyp unterschiedliche Mortalitäten festgestellt werden. Eine Metaanalyse aus dem Jahr 2006 fasst dies schön zusammen (17). Langsame

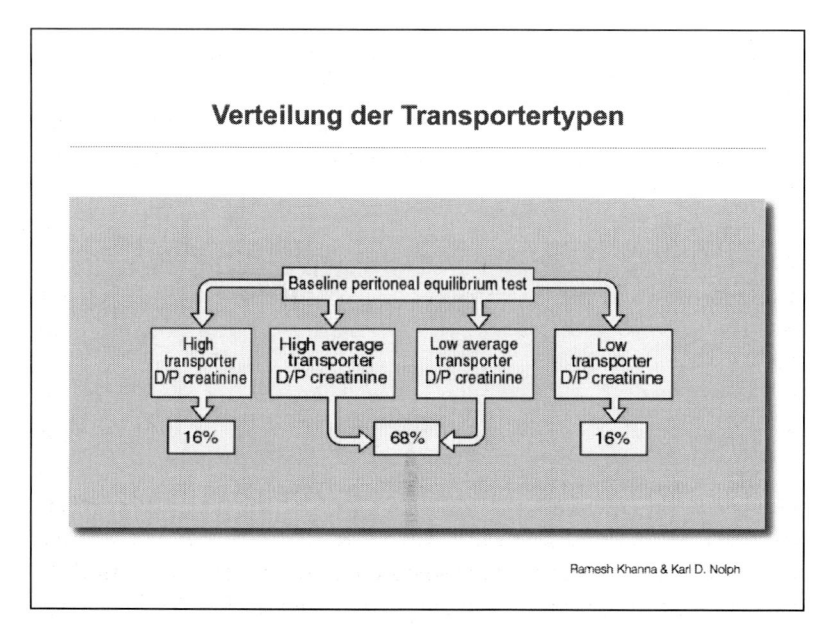

**Abb. 4**

Verteilung der Transportertypen

Baseline peritoneal equilibrium test

High transporter D/P creatinine — 16%
High average transporter D/P creatinine — 68%
Low average transporter D/P creatinine
Low transporter D/P creatinine — 16%

Ramesh Khanna & Karl D. Nolph

Transporteigenschaften waren mit einem verbesserten Überleben verbunden, schnelle Transporteigenschaften führten zu einer erhöhten Mortalität, die teilweise das Doppelte über dem bei langsamem Transporttyp lag. Erklärt wird dies mit der Ultrafiltrationsfähigkeit in Abhängigkeit vom Transporttyp. Während man bei einem langsamen Transportierer im Mittel eine Ultrafiltration von um 500 ml/2 l PD-Lösung findet, kann dies bei sehr schnellen Transporteigenschaften (schnelle Transportierer) bis auf 250 ml/2 l zurückgehen (18). Entsprechend ist das Überleben an PD mit der Ultrafiltrationsleistung korreliert. Bei einer Ultrafiltrationsleistung pro 24 h über 2 l ist dies ausgezeichnet (> 95 % nach 3 Jahren), bei einer Ultrafiltrationsleistung unter 1.265 schlecht mit einem kumulativen Überleben von dann nur noch 60%. Allerdings ist die Abhängigkeit der Mortalität von den Transporteigenschaften eine historische Gegebenheit (17). Aufgrund der Verbesserung der zur Verfügung stehenden osmotischen Agenzien (Icodextrin) und anderer Strategien findet sich heute bei unterschiedlichen Transporteigenschaften nahezu ein gleiches Überleben. Dies erfordert umgekehrt, dass die Verordnung der Peritonealdialyse dies berücksichtigen muss und entsprechend schnell auf einen Rückgang der Ultrafiltrationsleistung durch Anpassung des Schemas reagieren muss.

Zahlreiche Arbeiten haben den direkten Effekt von biocompatiblen Lösungen vs. den alten, bioincompatiblen Lösungen zu belegen versucht. Letztendlich konnte nur gezeigt werden, dass das Verfahren der Peritonealdialyse mit abnehmenden Mortalitäten in den letzten Jahren verbunden war (19). In zahlreichen Untersuchungen aus Registerdaten konnte gezeigt werden, dass die Peritonealdialyse in den letzten Jahren eine deutliche Verbesserung ergeben hat. Trotzdem findet sich ein Rückgang im Anteil der Peritonealdialyse-Patienten, relativ gesehen zu den Hämodialyse-Patienten. Dies ist ein weltweites Phänomen.

Eine Standardverordnung einer Peritonealdialyse umfasst 4 x 2 l mit möglichst niedrigen Glucosekonzentrationen (1,36% bzw. 1,5%). Darunter erfolgt dann eine Bestimmung der Effektivität (Kt/V). Die Kt/V sollte gemeinsam mit der Kt/V durch die renale Restfunktion über 1,7 liegen. Weiter sollte der Volumenhaushalt ausgeglichen sein und Normotension bestehen. Falls die Ultrafiltration nicht ausreichend ist, muss die Glucosekonzentration erhöht werden. Es ist zu berücksichtigen, dass aufgrund der strukturellen Veränderungen insbesondere in den ersten Wochen sehr schnell Anpassungsvorgänge stattfinden. Sehr häufig wird beobachtet, dass in den ersten Wochen zunächst eine Resorption der Glucose relativ schnell erfolgt und damit schlechte Ultrafiltrationsmengen vorliegen. Hier findet im Regelfall nach wenigen Wochen eine Anpassung statt. Weiter ist zu berücksichtigen, dass ein Plus an dialysierbarem Peritoneum durch eine Erhöhung der Beutelvolumina erzielbar ist (beispielsweise von 2 l auf 2,5 l). Auch dies ist eine Strategie, die zum Einsatz kommen sollte. Reichen dann immer noch nicht die eingesetzten Volumina und Beutel aus, sollte nach ca. 4-6 Wochen eine Bestimmung der Transporteigenschaft des Peritoneums erfolgen. Findet sich ein schneller Transportierer, können häufige Beutelwechsel (z.B. automatisiert durch ein APD-Verfahren) eine adäquate Dialyse ermöglichen. Findet sich beispielsweise beim langen Nachtbeutel eine fehlende Ultrafiltration, liegt dies häufig an der Glucoseabsorption. Dann kann ein Nachtbeutel mit Icodextrin dies entsprechend umgehen. Letztendlich muss in engmaschigen Abständen (vierteljährlich) über entsprechende Effektivitätsbestimmungen, klinische Untersuchungen etc. bestimmt werden, ob das Regime noch jeweils passend ist. Wenn nicht, muss eine Anpassung erfolgen.

Nach längerer Laufzeit der PD findet sich häufig aufgrund der strukturellen Veränderung ein Rückgang der Ultrafiltrationsleistung. Gelegentlich wird dann eine Eskalation des Schemas mit maschinellen Methoden (APD) nicht zu umgehen sein. Es finden sich dann Schemata mit 15-18 l Dialysierflüssigkeit in 24 Std. Zu berücksichtigen ist, dass bei ansteigenden Glucosekonzentrationen und Exposition des Peritoneums gegenüber Glucose die strukturellen Veränderungen dann amplifiziert sind.

Nach einer Peritonealdialyse-Dauer von 5-8 Jahren steigt, insbesondere wenn hohe Glucosemengen eingesetzt werden mussten, das Risiko für das Auftreten einer sog. verkapselnden Peritonealsklerose. Dies ist ein Krankheitsbild, welches zur Bildung von fibrösen Membranen um die Därme führt und klinisch die Zeichen einer intestinalen Obstruktion auslöst. Das Krankheitsbild kann durch eine Trias von Klinik, Histologie und Bildgebung diagnostiziert werden (20). Die Behandlung sollte nur in hochspezialisierten Zentren erfolgen. Um das Auftreten dieser Komplikation zu verhindern, werden regelmäßig der Transportstatus und die Effektivität der Peritonealdialyse gemessen. Ein sog. PET-Test sollte mind. alle 6 Monate durchgeführt werden (21) (Abb. 5).

Ein Patient, der ansteigende Transporteigenschaften hat, eine zunehmende Glucoseexposition benötigt, einen Rückgang der Ultrafiltration hat und Zeichen der Entzündung bzw. rezidivierende Peritonitiden zeigt, ist verdächtig auf die Entwicklung einer EPS. Es sollten dann sehr schnell bildgebende Verfahren eingesetzt werden (CT etc.).

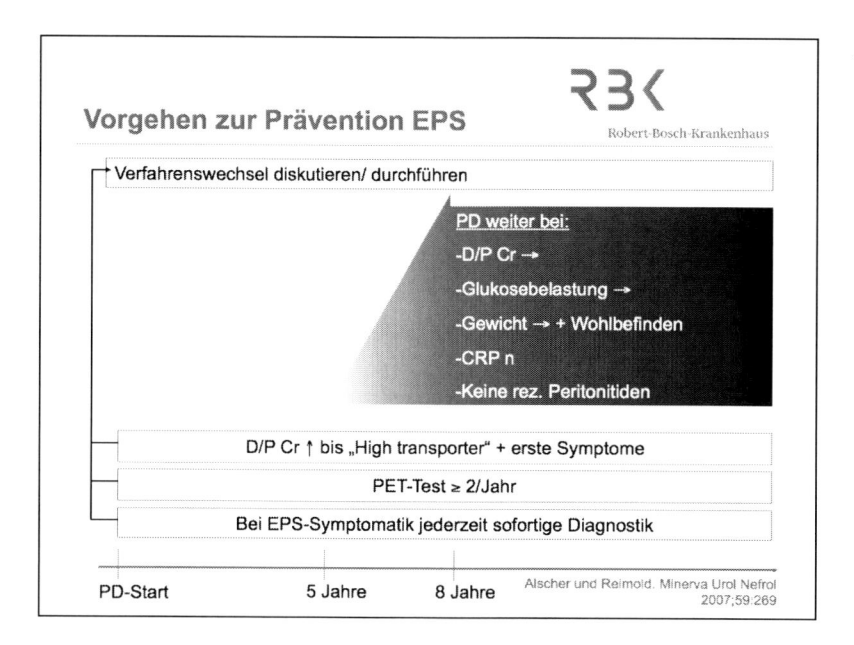

***Abb. 5***

**Vorgehen zur Prävention EPS** — RBK Robert-Bosch-Krankenhaus

- Verfahrenswechsel diskutieren/ durchführen

PD weiter bei:
- D/P Cr →
- Glukosebelastung →
- Gewicht → + Wohlbefinden
- CRP n
- Keine rez. Peritonitiden

- D/P Cr ↑ bis „High transporter" + erste Symptome
- PET-Test ≥ 2/Jahr
- Bei EPS-Symptomatik jederzeit sofortige Diagnostik

PD-Start | 5 Jahre | 8 Jahre

Alscher und Reimold. Minerva Urol Nefrol 2007;59:269

Letztendlich ist die Peritonealdialyse ein Beispiel für eine individualisierte Therapie. Eine einfache 4 x 2 l PD-Lösung für alle Patienten ist oft nicht ausreichend und zu Beginn der Peritonealdialyse teilweise auch eine Übertherapie. Erfolgt keine Anpassung der Therapie im Verlauf, kommt es fast regelhaft zur Überwässerung der Patienten. Die strukturellen Veränderungen am Peritoneum müssen berücksichtigt werden und die klinische Überwachung der Patienten ist das A und O, hier das Wohlbefinden der Patienten, welches im Vergleich zur Hämodialyse mit dem Verfahren der Peritonealdialyse besser ist, langfristig zu erhalten. Werden diese Aspekte berücksichtigt, ist die Peritonealdialyse ein mindestens ebenbürtiges Verfahren zur Hämodialyse und wird sicherlich in Deutschland viel zu selten eingesetzt.

## Literatur

1. Yeates, K., Zhu, N., Vonesh, E., Trpeski, L., Blake, P. & Fenton, S. Hemodialysis and peritoneal dialysis are associated with similar outcomes for end-stage renal disease treatment in Canada. Nephrol Dial Transplant 27, 3568-75 (2012).
2. Koch, M., Kohnle, M., Trapp, R., Haastert, B., Rump, L.C. & Aker, S. Comparable outcome of acute unplanned peritoneal dialysis and haemodialysis. Nephrol Dial Transplant 27, 375-80 (2012).
3. Perl, J. et al. Changes in Patient and Technique Survival over Time among Incident Peritoneal Dialysis Patients in Canada. Clin J Am Soc Nephrol 7, 1145-54 (2012).
4. Mehrotra, R., Chiu, Y.W., Kalantar-Zadeh, K., Bargman, J. & Vonesh, E. Similar outcomes with hemodialysis and peritoneal dialysis in patients with end-stage renal disease. Arch Intern Med 171, 110-8 (2011).
5. Han, S.H., Ahn, S.V., Yun, J.Y., Tranaeus, A. & Han, D.S. Mortality and Technique Failure in Peritoneal Dialysis Patients Using Advanced Peritoneal Dialysis Solutions. Am J Kidney Dis 54, 711-20 (2009).
6. McDonald, S.P., Marshall, M.R., Johnson, D.W. & Polkinghorne, K.R. Relationship between dialysis modality and mortality. J Am Soc Nephrol 20, 155-63 (2009).
7. Termorshuizen, F., Korevaar, J.C., Dekker, F.W., Van Manen, J.G., Boeschoten, E.W. & Krediet, R.T. Hemodialysis and peritoneal dialysis: comparison of adjusted mortality rates according to the duration of dialysis: analysis of The Netherlands Cooperative Study on the Adequacy of Dialysis 2. J Am Soc Nephrol 14, 2851-60 (2003).
8. Quinn, R.R., Ravani, P. & Hochman, J. Technique failure in peritoneal dialysis patients: insights and challenges. Perit Dial Int 30, 161-2 (2010).
9. Kolesnyk, I., Dekker, F.W., Boeschoten, E.W. & Krediet, R.T. Time-dependent reasons for peritoneal dialysis technique failure and mortality. Perit Dial Int 30, 170-7 (2010).
10. Maiorca, R. et al. A multicenter, selection-adjusted comparison of patient and technique survivals on CAPD and hemodialysis. Perit Dial Int 11, 118-27 (1991).
11. Van Biesen, W., Vanholder, R.C., Veys, N., Dhondt, A. & Lameire, N.H. An evaluation of an integrative care approach for end-stage renal disease patients. J Am Soc Nephrol 11, 116-25 (2000).
12. Rippe, B. & Davies, S. Permeability of peritoneal and glomerular capillaries: what are the differences according to pore theory? Peritoneal dialysis international: journal of the International Society for Peritoneal Dialysis 31, 249-58 (2011).
13. Braun, N. et al. Fibrogenic Growth Factors in Encapsulating Peritoneal Sclerosis. Nephron Clin Pract 113, c88-c95 (2009).
14. Braun, N. et al. Periostin: A Matricellular Protein Involved in Peritoneal Injury during Peritoneal Dialysis. Perit Dial Int, (2013).

15. Davies, S.J. Longitudinal relationship between solute transport and ultrafiltration capacity in peritoneal dialysis patients. Kidney Int 66, 2437-45 (2004).
16. Braun, N. et al. Podoplanin-positive cells are a hallmark of encapsulating peritoneal sclerosis. Nephrol Dial Transplant 26, 1033-41 (2011).
17. Davies, S.J. Mitigating peritoneal membrane characteristics in modern peritoneal dialysis therapy. Kidney Int Suppl, S76-83 (2006).
18. Ates, K. et al. Effect of fluid and sodium removal on mortality in peritoneal dialysis patients. Kidney Int 60, 767-76 (2001).
19. Mehrotra, R., Chiu, Y.W., Kalantar-Zadeh, K. & Vonesh, E. The outcomes of continuous ambulatory and automated peritoneal dialysis are similar. Kidney Int 76, 97-107 (2009).
20. Braun, N., Alscher, M.D., Kimmel, M., Amann, K. & Buttner, M. Encapsulating peritoneal sclerosis – an overview. Nephrol Ther, (2011).
21. Alscher, D.M. & Reimold, F. New facts about encapsulating peritoneal sclerosis as a sequel of long-term peritoneal dialysis – what can we do? Minerva Urol Nefrol 59, 269-79 (2007).

# PD: Prophylaxe und Therapie von Exit-Site-Infektionen und Peritonitis

*Vedat Schwenger*

Seit der ersten klinischen Anwendung der Peritonealdialyse 1923 durch Georg Ganter hat sich das Verfahren der kontinuierlich ambulanten Peritonealdialyse (CAPD) als qualitativ hochwertiges Verfahren in der Nierenersatztherapie etabliert. Ursprünglich war die Peritonealdialyse dem akuten Nierenversagen vorbehalten, da wiederholte Behandlungen mit den damals gängigen Systemen häufig zu Peritonitiden führten. Nach der Entwicklung eines chronischen Kathetersystems aus Polyethylen (Doolan-Katheter) konnte Mitte der 60er Jahre erstmals erfolgreich chronische Peritonealdialyse durchgeführt werden. Das Verfahren der kontinuierlichen ambulanten Peritonealdialyse, wie wir es heute kennen, mit mehrfach täglichem Austausch von z.B. 4x2 l wurde von Moncrief und Popovich weiterentwickelt und vorgestellt (1). Der Wechsel erfolgte damals über einen implantierten Tenckhoff-Katheter mit 2 l Dialysatlösungen in Flaschen. Die bei diesen Verfahren häufig aufgetretenen Peritonitiden waren die Hauptursache für Therapieversagen, Hospitalisierung und Mortalität (2-4). Die Peritonitisrate betrug 5-10/Behandlungsjahr/Patient (2). Durch Materialweiterentwicklung, Entwicklung von flexiblen Dialysatbeuteln, Einführung des Y-Konnektions-Systems (somit geschlossenes System) und eines Mehrkammerbeutelsystems konnte die Peritonitisrate in den meisten Zentren zwar deutlich, z.T. auf unter 1/60 Behandlungsmonate/Patient, gesenkt werden (5-8), dennoch sind nach wie vor ca. 18% der infektionsassoziierten Mortalität den Peritonitiden zuzuschreiben. Hierbei beträgt die direkte Peritonitis-assoziierte Mortalität etwa 4% (9). Die PD-assoziierte Peritonitis ist nach wie vor die Hauptursache für den Verfahrenswechsel von Peritonealdialyse auf Hämodialyse. Die internationalen Peritonitis-Leitlinien wurden erstmalig 1983, in Folge 1989, 1993, 1996, 2000, 2005 und zuletzt 2010 veröffentlicht (9). Neben Therapiestandards für die Diagnostik und Therapie der Peritonitis kommt Maßnahmen und Leitlinien, die der Prävention der Peritonitis dienen, eine besondere Bedeutung zu. Aufgrund dieser Weiterentwicklungen und der niedrigen Peritonitisrate stellt die PD mittlerweile für viele Patienten mit chronischem Nierenversagens eine gute Therapiealternative zur Hämodialyse dar. Weltweit werden ca. 15 % aller Dialysepatienten mit Peritonealdialyse behandelt. In Deutschland sind dies weniger als 5%.

## Klinik

### Exit-Site-Infekt

Bei Exit-Site-Infekten muss eine bakterielle Infektion nachgewiesen werden bzw. eine purulente Drainage aus dem Exit-Site nachzuvollziehen sein. Die alleinige Rötung des Exits kann durch mechanische Irritation verursacht sein und ist nicht gleichzusetzen mit einem Exit-Site-Infekt. Eine Tunnelinfektion geht für gewöhnlich mit einer Exit-Site-Infektion einher und ist klinisch oftmals nur durch sonographische Untersuchung zu erfassen. Insbesondere Staphylococcus aureus und Pseudomonas aeruginosa Exit-Infekte gehen häufig mit einer Tunnel-Infektion einher. Dies ist insbesondere problematisch, da dies aufgrund der schwierigen Therapierbarkeit zu einer katheterassoziierten Peritonitis führen kann und oftmals eine Katheterentfernung notwendig ist. Zusätzlich zur lokalen Therapie ist eine orale antibiotische Therapie empfohlen. Die empirische Therapie des Exit-Infektes sollte unverzüglich eingeleitet werden und im Spektrum Staphylococcus aureus abdecken.

### Peritonitis

Die PD-assoziierte Peritonitis ist von der Peritonitis im eigentlichen Sinne, d. h. z.B. einer Peritonitis nach Hohlorganperforation zu unterscheiden. Der klinische Verlauf ist aufgrund der regelmäßigen (therapeutischen) Spülungen und der gestörten adaptiven Immunantwort bei Urämie meist blande. Klinische Zeichen sind Abdominalschmerzen und Dialysattrübung (Abb. 1), Fieber, Übelkeit, Erbrechen (10). Die Patienten sind darauf hinzuweisen, dass bei unklaren Unterbauchschmerzen bzw. Dialysattrübung eine sofortige Vorstellung im Zentrum erfolgen sollte. Eine initiale antibiotische Therapie durch den Patienten muss vermieden werden, da die Keimgewinnung bei der PD-assoziierten Peritonitis von großer Bedeutung ist. Zu beachten ist ferner, dass z.T. trotz stärkerer Klinik eine verzögerte Reaktion der Entzündungswerte erfolgt, d.h. ein Anstieg des CRP-Wertes ist oftmals erst nach 24-36 Stunden zu beob-

**Abb. 1:** CAPD-Dialysatbeutel bei Peritonitis

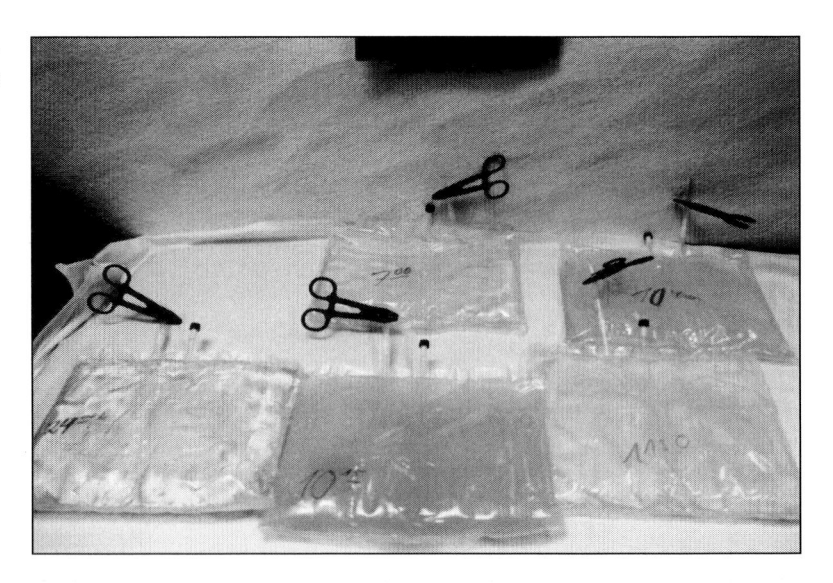

achten. Jedes Peritonealdialyse-Zentrum sollte regelmäßig, d.h. mindestens jährlich eine Peritonitis-Rate als auch entsprechende Mikrobiologie dokumentieren bzw. überprüfen. Hierzu kann die Inzidenz der Peritonitis-Fälle als örtliche Rate angegeben werden, d.h. z.B. 1/40 Behandlungsmonate, oder als Episoden pro Jahr, alternativ auch die Anzahl der Patienten, die in einer bestimmten Periode Peritonitis-frei sind.

## Prävention

Der Schwerpunkt der PD-Peritonitis-Leitlinien orientiert sich mehr an Diagnostik und Therapie. Präventiven Maßnahmen kommt jedoch eine besondere Bedeutung zu, zumal gezeigt werden konnte, dass intensiviertes Training der Patienten die Peritonitisrate deutlich senken konnte (11). Um lokale Besonderheiten wie z.B. Resistenzen, aber auch häufige Infektionswege und rezidivierende Peritonitiden berücksichtigen und identifizieren zu können, müssen diese sorgfältig evaluiert werden. Trainingsmaßnahmen sollten hierauf gezielt abgestimmt werden und ggf. ein regelmäßiges Nachtraining erfolgen. Im Fokus der Bemühungen stehen hier sicherlich die Pflegekräfte. Die Qualität des Trainings und die Erfolge in der Prävention der Peritonitis sind eng mit der Pflege assoziiert. Zusätzlich spielt die prophylaktische Antibiotikagabe bei Katheterimplantation ebenso eine Rolle wie die regelmäßige und sorgfältige Exit-Pflege. Perioperativ sollte z.B. ein Cephalosporin, ggf. auch Vancomycin verabreicht werden. Zur Risikoreduktion katheterassoziierter Infektionen sollte ein abwärts gerichteter Katheter bevorzugt werden. Der Exit sollte trockengehalten werden. In den ersten 2-3 Wochen empfehlen wir den Patienten Baden zu vermeiden. Duschen mit wasserfesten Klebeverbänden stellt hier eine gangbare Alternative für den Patienten dar. Zum mechanischen Schutz verwenden wir trockene Auflagen mit sterilen Kompressen. Die Exitpflege erfolgt mit steriler NaCl-Lösung. Wasserstoffperoxid oder Jodlösungen sollten vermieden werden, da sie zum Einen die Haut stark belasten oder zur Verfärbung führen können, was die Diagnostik von Exitinfektionen erschweren kann. In Zentren mit hoher Rate an Exitinfekten kann die prophylaktische Gabe von Mupirocin oder Gentamycin-Creme die Infektionsrate senken. Zu beachten ist, dass Mupirocin-Salbe die Struktur von polyurethanhaltigen Kathetern angreifen kann. Auf die Notwendigkeit der Behandlung einer nasalen bakteriellen Besiedelung sei bei der Therapie von Staphylokokken-Infekten verwiesen. Vor Interventionen wie z.B. Darmspiegelungen geben wir bei stationären Patienten prophylaktisch einmalig Cefotaxim i.v., bei ambulanten Patienten Amoxicillin per os. Der Bauch sollte vor Untersuchung entleert werden. In Zentren mit hoher Rate an transmembranösen Darmdurchwanderungsperitonitiden sollten Stuhlunregelmäßigkeiten wie Obstipation, die bei Dialysepatienten häufig vorliegen, berücksichtigt werden. Bei den häufig hypokaliämischen PD-Patienten kann die Darmmotilität ohne Hypokaliämieausgleich zusätzlich verlangsamt sein.

*Präventive Maßnahmen zur Reduktion der Peritonitisrate*
1. Katheterimplantation im „Kompetenzzentrum". Prophylaktische Antibiotikagabe bei Katheterimplantation, z.B. Cefazolin, alternativ Vancomycin.
2. Nach abwärts gerichteter Katheter.
3. Adäquate Schulung des Personals und der Patienten (aseptische Technik, Mundschutz, inklusive Nachschulungen, spezifisches PD-Personal).
4. Baden erst wenn Exit komplett abgeheilt ist.
5. Exitpflege: trockener Exit, Entfernung von Krusten und einwachsenden Haaren, Vermeiden von Externa am Exit, mechanischer Schutz (steriler? Exitverband).
6. Durchführen des Zwischenstückwechsels durch Fachpersonal.
7. Adäquater und hygienisch sauberer Dialyseplatz.
8. Prophylaktische Antibiotikagabe bei Zwischenstückwechsel oder Diskonnektion des Systems durch z.B. Katheterverletzung.

9. Behandlung nasaler Staphylococcus aureus-Träger und Staphylokokken-Exitinfekte z.B. mit Mupirocin- oder Gentamycincreme (12-14).
10. Ursachenabklärung bei jeder Peritonitis.
11. Ggf. Darmregulation und Hypokaliämieausgleich.

## Pathogenese und Infektionswege

Im Gegensatz zur chirurgischen oder spontan bakteriellen Peritonitis überwiegt die Anzahl der grampositiven Erreger (15). Durch Verbesserung der PD-Systeme, insbesondere Einführung der geschlossenen PD-Systeme, ließ sich die Zahl der grampositiven Peritonitiden (überwiegend Staphylokokken) deutlich reduzieren.

*a) Kontamination*
Die Hauptquelle für PD-assoziierte Peritonitiden stellt die Kontamination (16) während des Beutelwechsels durch Handhabungsfehler oder seltener auch durch kontaminierte Dialysatlösungen bei defekten Beuteln dar. Hierdurch bedingt liegen meist grampositive Erreger, insbesondere Staphylococcus epidermidis und Staphylococcus aureus vor. Seit Einführung des geschlossenen Y-Systems wurde die Rate der durch Kontamination bedingten Peritonitiden deutlich gesenkt, dies betrifft insbesondere die koagulasenegativen Staphylokokken (5, 6, 17, 18). Die Besonderheit der Staphylokokkeninfektion ist die mögliche Adhärenz am PD-Katheter durch Biofilmbildung (17, 19-22). Hierdurch werden häufig Rezidive und Tunnelinfekte verursacht. Eine Assoziation zwischen Nasenkeimbesiedelung mit Staphylococcus aureus und Katheter-Infektion bzw. PD-Peritonitis konnte gezeigt werden (23-27). Mittels Phagentypisierung wurde nachgewiesen, dass die Staphylokokkenstämme der Nase mit den Exitisolaten übereinstimmen (23, 25). Zu beachten ist, dass bis zu 50% der PD-Patienten nasale Staphylococcus aureus-Träger sind (23, 24). Mehr als 2/3 aller Staphylococcus aureus-Peritonitiden wiederum sind mit Katheterinfekten assoziiert. Nasale Staphylococcus aureus-Träger haben ein 2- bis 6fach höheres Risiko, eine Staphylococcus aureus-Peritonitis zu erleiden (25-27). In einer prospektiven Studie konnte die Wirksamkeit einer Sanierung der nasalen Kontamination mit Staphylococcus aureus auf die Peritonitisrate gezeigt werden (12). Um Risikopatienten zu erfassen bzw. eine sinnvolle Prävention zu betreiben, sollten Nasenabstriche von Personal und Patienten durchgeführt werden. Nasale Besiedelung mit Staphylococcus aureus sollte aus den genannten Gründen behandelt

werden. Zu berücksichtigen ist nach erfolgreicher Dekontamination die mögliche rasche Wiederbesiedelung der Nasenschleimhaut. Eine periodische Behandlung oder zusätzliche orale Antibiotikatherapie kann hier notwendig sein.

*b) Katheterassoziierter Infektionsweg*
Mind. 20% der PD-Peritonitiden sind PD-Katheter-assoziiert (28, 29). Begünstigend hierfür sind Exit- und Tunnelinfekte des PD-Katheters, über den die Ausbreitung erfolgen kann. In prospektiven Untersuchungen konnte gezeigt werden, dass Exitinfekte und Kathetertunnelinfekte zur erhöhten Peritonitisrate führten (20). Die häufigste Ursache von Exitinfekten sind Staphylococcus aureus und Staph. epidermidis sowie Pseudomonas aeruginosa, wohingegen Tunnelinfekte am häufigsten durch Staphylococcus aureus- bzw. Pseudomonas bedingt sind (29-31). Eine Exitbehandlung bei Exitinfekt mit Staphylococcus aureus und mit geringer Umgebungsreaktion kann mit Mupirocinsalbe erfolgen (32, 33), bei ausgeprägter Umgebungsentzündung therapieren wir oral mit Clindamycin oder Levofloxacin. Staphylococcus epidermidis verursacht zwar häufig Exitinfekte, führt jedoch seltener zu Tunnelinfekten (29-31). Während Exitinfekte mit Staphylococcus epidermidis sich in der Regel gut behandeln lassen, sind mit Tunnelinfekten einhergehende Peritonitiden oftmals für eine antibiotische Therapie refraktär. Ein Tunnelinfekt bei PD-Peritonitis bedarf daher häufig eines Wechsel des PD-Katheters (31) bzw. eines Wechsels des Therapieverfahrens auf z.B. Hämodialyse. Bei Vorliegen einer Peritonitis und Exitinfekt mit Staphylococcus aureus oder Pseudomonas ist ebenfalls aufgrund der Biofilmbildung und Rezidivneigung häufig ein Katheterwechsel notwendig (31). Katheterinfektionen können durch Biofilmbildung zur relapsing Peritonitis mit demselben Mikroorganismus innerhalb von 4 Wochen führen (15, 31). Bei Katheterinfektion mit Pseudomonas wird in unserem Zentrum der PD-Katheter wegen der schlechten Sanierbarkeit und der mit Pseudomonas assoziierten hohen Morbidität umgehend entfernt. Es existieren Einzelberichte einer erfolgreichen Sanierung eines Katheterinfektes mit Pseudomonas. Aufgrund des wohl eher ungewohnten Vorgehens und des eher seltenen Therapieerfolges wurden diese vermutlich publiziert (34).

*c) Gastrointestinaler Infektionsweg*
Bei Vorliegen einer gramnegativen Peritonitis oder Infektion mit Anerobiern muss eine gastrointestinale Genese ausgeschlossen werden. Hier spielt insbesondere die Hohlorganperforation (z.B. Divertikelperforation) eine große Rolle (35). Gramnegative Peritonitiden

durch Einzelkeime (z.B. E.coli) können natürlich auch durch Kontamination bedingt sein. Bei Vorliegen einer gramnegativen Mischflora muss auch ohne eindeutigen Focus eine Hohlorganperforation ausgeschlossen werden. Die antibiotische Therapie der Wahl ist Metronidazol (oral) in Kombination mit Ampicillin und Ceftazidim oder einem Aminoglycosid (alle i.p.). Aminoglycoside und Penicilline sollten wegen Inkompatibilität nicht in einen Beutel gegeben werden. Nach Katheterentfernung können die Antibiotika auf i.v.-Gabe umgestellt werden. Eine endoskopische Abklärung des Darmes vor PD-Beginn kann sinnvoll sein, hilft jedoch nicht das Risiko von Hohlorganperforationen zu reduzieren.

*d) Sonstige*
Sonstige Peritonitiden können z.B. durch hämatogene Streuung nach invasiven Prozeduren entstehen, stellen jedoch eine absolute Seltenheit dar.

## Diagnose

Kriterien für das Vorliegen einer PD-Peritonitis sind (2, 36):
Abdominalschmerzen
trübes Dialysat
mehr als 100 Leukozyten/µl Dialysat (>50% PMNs)
positive Dialysatkulturen

*Gramfärbung:*
Bei Vorliegen eines trüben Dialysates sollte vor Beginn der antibiotischen Therapie aus dem Dialysatzentrifugat eine Gramfärbung durchgeführt werden. Bis zum Vorliegen des Antibiogramms wird die empirische antibiotische Therapie durchgeführt. Oftmals werden der hohe Aufwand der Gramfärbung und die hohe Quote negativer Ergebnisse kritisiert. Dennoch kann sie zur Festlegung der antibiotischen Therapie sehr hilfreich sein, zumal frühzeitig Pilzinfektionen diagnostiziert werden können (langsames Wachstum in der Blutkultur). Da gelegentlich bakterielle Mischinfektionen vorliegen, ist die Kombination der initialen Gramfärbung mit der Dialysatkultur notwendig.

*Bakteriologische Abstriche:*
Nasen- und Exitabstriche sollten bei Vorliegen einer PD-Peritonitis zur Identifizierung von Staphylokokkenträgern erfolgen, eine Sanierung z.B. mit Mupirocinsalbe ist hier indiziert. Die Peritonitisrate

kann durch prophylaktische Staphylokokken-Sanierung reduziert werden (12, 37).

*Dialysatkulturen:*
Bei Vorliegen eines trüben Dialysats sollte die Diagnostik (u.a. Kulturen und quantitatives Dialysatsediment) möglichst aus dem ersten trüben Beutel durchgeführt werden. Bei Vorliegen von mehr als 100 Leukozyten/µl liegt eine infektiöse Peritonitis vor. Zu beachten ist hier die eosinophile Peritonitis durch Reaktion auf Fremdmaterialien des PD-Katheters oder des Systems (37). Diese tritt häufig in der Frühphase nach Initiierung der PD auf. Eine Giemsafärbung bestätigt die Verdachtsdiagnose. Bei eosinophiler Peritonitis ist eine antibiotische Therapie nicht notwendig, ggf. sind Steroide und/oder Antihistaminika indiziert. Da in der Zählkammer nur die Gesamtanzahl der Leukozyten erfasst wird, wird empfohlen die Anzahl der polymorph nukleären Neutrophilen (PMN) anzugeben. Eine Rate von mindestens 50% PMNs ist sensitiver für die infektiöse Peritonitis als die Gesamtanzahl der Leukozyten. Extrem getrübtem Dialysat kann 1000 I.E. Heparin zur Prophylaxe der Fibrinbildung hinzugefügt werden. Bei Direktversand von nativem Dialysat genügen in der Regel 20-30 ml. Werden Blutkulturflaschen bevorzugt, sollten sowohl anaerobe als auch aerobe Dialysat- und Blutkulturen vor antibiotischer Therapie angelegt werden (10 ml Dialysat). Leider erbringt die Dialysatkultur nicht immer positive Ergebnisse, jedoch sollte die Rate negativer Ergebnisse bei weniger als 20% liegen. Die vorherige Zentrifugation von 50 ml Dialysat bei ca. 3000g und die Resuspension des Sedimentes mit steriler NaCl Lösung können die Anzahl negativer Ergebnisse weiter reduzieren. Bei Versand innerhalb von 48 Std. sollte die Bebrütung in einem Inkubator unterlassen werden, da die Auswertung der Blutkulturflaschen in der Regel vollautomatisiert erfolgt und die Erfassung der Dichteänderung einer vorbebrüteten Flasche erschwert ist und falsch negative Ergebnisse erbringen kann. Bei verzögertem Versand sollte die Kulturflasche vorinkubiert werden, dies muss dem Labor jedoch mitgeteilt werden. Die vorherige Absprache mit dem Diagnostiklabor ist absolut erforderlich. Nach Vorliegen eines Antibiogramms sollte die antibiotische Therapie entsprechend adaptiert werden. Der standardisierten Probenbearbeitung kommt bei der hohen Rate der kulturnegativen Befunde eine besondere Rolle zu. Jedes Zentrum sollte seine Standards entsprechend mit der Mikrobiologie absprechen und überprüfen.

**Tab. 1:** Differentialdiagnose der Dialysattrübung

| |
|---|
| infektiöse Peritonitis (polymorphnukleäre Leukozyten) |
| eosinophile und aseptische (z.B. Endotoxine) Peritonitis |
| chylöser Aszites |
| Hämorrhagie: Menstruation, Ovulation, Blutung durch Zystenruptur (Niere, Ovar) |
| Peritonealcarcinose |
| Pankreatitis |

*Labor:*
Blutbild, Infektwerte sowie Pankreaswerte und Transaminasen sollten zum Ausschluss einer anderen Genese des akuten Abdomens erfolgen. Zu beachten ist, dass z.B. CRP bei der PD-Peritonitis verzögert ansteigen kann.
Bei septischen Patienten sind zusätzliche Blutkulturen zu empfehlen, bei unkomplizierten Peritonitiden kann hierauf verzichtet werden.

*Tunnelsonographie:*
PD-assoziierte Peritonitiden mit Kathetertunnelinfekt sind häufig durch Staphylococcus aureus oder Pseudomonas bedingt. Die Tunnelsonographie stellt ein einfaches und hilfreiches diagnostisches Mittel dar, um Katheterinfekte zu identifizieren. Bei Vorliegen eines Katheterinfektes (s. Abb. 2) ist oftmals aufgrund der hohen Rezidivrate eine Katheterexplantation notwendig.

**Abb. 2:** Sonographischer Nachweis eines PD-Katheter-Tunnelinfektes

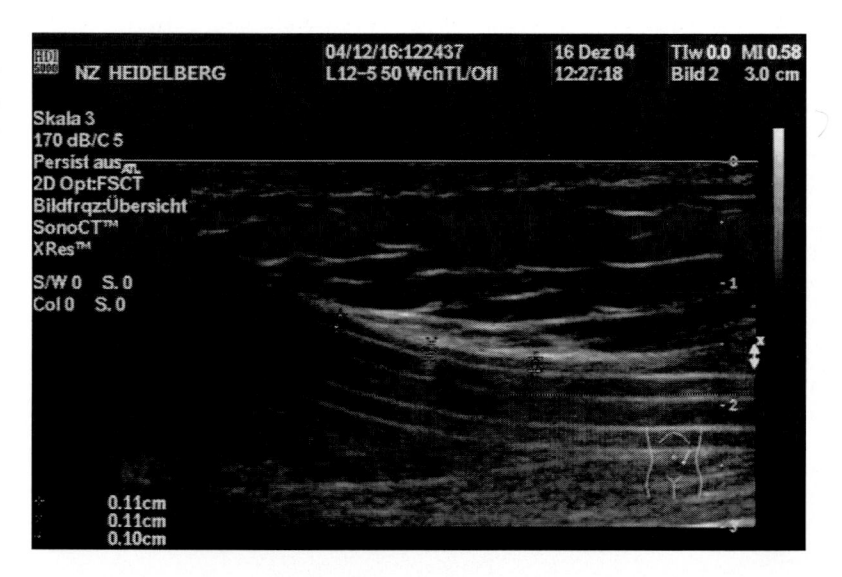

*Röntgen-Abdomen-Übersicht im Stehen:*
Zum Nachweis von freier abdominaler Luft, z.B. bei Hohlorganperforation sollte ein Röntgen-Abdomen im Stehen durchgeführt werden. Bei gramnegativer Peritonitis und freier Luft im Abdomen ist die chirurgische Vorstellung obligat. Bedingt durch den Dialysatwechsel können kleinere Mengen freier Luft auch ohne Hohlorganperforation sichtbar sein.

*Diagnostik unter laufender Therapie*
Tägliches Dialysatsediment, ggf. Therapieanpassung der antibiotischen Therapie bei therapierefraktärer Peritonitis nach 72 Stunden. Seltene Fälle einer PD-assoziierten Peritonitis müssen berücksichtigt werden, z.B. Leckage des PD-Systems bedingt durch Produktionsfehler oder unsachgemäße Handhabung und konsekutiver Kontamination, Endotoxin-verunreinigte Beutel oder Medikamentenassoziierte Peritonitiden (38-40).

## Therapie

Jedes Peritonealdialyse-Zentrum sollte seine Therapieprotokolle an die lokalen Gegebenheiten, insbesondere an die häufigsten Infektionen und Resistenzen anpassen und bei jeder Infektion den Infektionsweg/-ursache klären. Nach Abnahme der Dialysatkulturen und Durchführung der Gramfärbungen sollte umgehend mit der antibiotischen Therapie begonnen werden. Das Konzept der schnellen Beutelwechsel (PD-Lavage) wurde zwischenzeitlich verlassen, da sich gezeigt hat, dass diese ohne Vorteil sind (41, 42). Vielmehr scheint durch Lavage die zelluläre und humorale Infektabwehr infolge der Ausspülung von Makrophagen und Leukozyten beeinträchtigt. Bei starken Schmerzen kann ein schneller Beutelwechsel jedoch die Symptome lindern. Darüber hinaus sollte eine adäquate Schmerztherapie nicht vernachlässigt werden (z.B. Tramadol oder Metamizol i.v.).

## Empirische Therapie

Gemäß den Leitlinien der ISPD 2010 (9) wird bei PD-Peritonitis initial bei grampositiven Keimen eine empirische Therapie mit Vancomycin oder einem Cephalosporin durchgeführt. Bei gramnegativen Keimen sollte die Therapie mit einem Drittklasse Cephalosporin oder einem Aminoglykosid erfolgen. Zu berücksichtigen ist hier, dass die lokalen Zentrumsgegebenheiten bzw. Erregerspezifika (Resistenzen) berücksichtigt werden. Die intraperitoneale Applikation der Antibiotika sollte der i.v.-Antibiose vorgezogen werden. Die intermittierende und kontinuierliche Gabe der Antibiotika unterscheiden sich hinsichtlich ihrer klinischen Effektivität nur unwesentlich. Für die Dosierung ist die renale Restfunktion zu berücksichtigen.

Aufgrund des beobachteten Anstiegs Vancomycin-resistenter Mikroorganismen ist zu diskutieren, inwieweit Vancomycin als empirische Therapie zurückhaltend eingesetzt werden kann. Erschwerend kommt hinzu, dass Vancomycin-Resistenz in der Regel auch mit Resistenz gegenüber anderen Antibiotika, u.a. Penicillinen und auch Aminoglycosiden assoziiert ist. Allerdings kann allein aufgrund der bestehenden Resistenzen der Einsatz von Vancomycin notwendig sein. Ähnlich verhält es sich mit den Quinolonen. Sie sollten aufgrund der Resistenzentwicklung ebenfalls als empirische Therapie vermieden werden.

Bei blandem Verlauf kann die Therapie der PD-assoziierten Peritonitis ambulant durchgeführt werden. Zu berücksichtigen ist allerdings, dass aufgrund der regelmäßigen Spülungen auch klinisch blande Verläufe, z.B. bei einer Hohlorganperforation, möglich sind. Zudem besteht das Risiko eines Therapieversagens, daher sollte die initiale Therapie unter engmaschiger ambulanter Kontrolle oder unter stationären Bedingungen erfolgen. Die Vorbefüllung der PD-Beutel mit Antibiotika kann hier z.B. eine Möglichkeit sein, die ambulante Therapie sorgfältig durchzuführen. Zumindest für einige Tage ist hierbei die antibiotische Stabilität bei Raumtemperatur gewährleistet (43). Die Behandlungsdauer sollte mind. 14 Tage betragen, je nach Erregerspektrum auch deutlich länger. Handelt es sich um eine therapierefraktäre Peritonitis oder aber Peritonitis mit negativen Dialysatkulturen, muss nach 72 bis 96 Stunden eine Reevaluation bzw. Untersuchung auf Pilzinfektion erfolgen (43, 44). Eine Katheterentfernung ist zu erwägen und sollte nach spätestens 5 Tagen refraktärer Therapie veranlasst werden.

### Peritonitis bei APD-Patienten

Generell ist die Peritonitisrate bei APD aufgrund der geringeren Konnektionshäufigkeit niedriger als bei CAPD (45). Das Erregerspektrum entspricht dem der PD-Patienten und die antibiotische Therapie wird gemäß den Richtlinien zur PD-Peritonitis durchgeführt. Obwohl hierfür keine Evidenzen bestehen, wird oftmals bei

Vorliegen einer Peritonitis bei APD-Patienten aus pragmatischen Gründen auf CAPD umgesetzt. Hierfür spricht, dass durch den schnellen Dialysataustausch die Gefahr einer antibiotischen Unterdosierung besteht. Bei intermittierender Gabe von Antibiotika sollten diese in den Nachtbeutel gegeben werden, so dass eine Verweilzeit von mind. 6 Std. gewährleistet ist. Exakte pharmakokinetische Studien für APD-Patienten liegen jedoch nur wenige vor.

## Therapieversagen

Bei Persistieren der Symptome ist nach 72 Stunden eine Reevaluation der Situation zu empfehlen (44). Hier ist ggf. auch eine erneute Abklärung einer Hohlorganperforation zu berücksichtigen bzw. eine gynäkologische Ursache des Infektes oder eine Pilzinfektion auszuschließen. Obligat ist, insbesondere bei Nachweis von Staphylococcus aureus oder Pseudomonas im Exitabstrich oder in der Blut- oder Dialysatkultur, eine Tunnelsonographie zum Nachweis eines möglichen Tunnelinfektes. Bei unklaren Fällen kann eine CT-Untersuchung zum Ausschluss eines intraabdominalen Abszesses hilfreich sein. Je nach Art und Resistenz des Keimes kann ggf. Vancomycin oder Rifampicin hinzugefügt werden. Bei fehlendem Therapieansprechen sollte eine Katheterentfernung nach 96 Stunden erfolgen. In unserem Zentrum wird z.B. bei Vorliegen einer Pseudomonas- oder einer Pilzinfektion umgehend eine Katheterentfernung durchgeführt.

## Rezidivierende („relapsing") Peritonitis

Oftmals liegt hier eine Katheterinfektion vor (46). Als „relapsing" Peritonitis wird eine erneute Peritonitis innerhalb von 4 Wochen nach Beendigung der antibiotischen Therapie mit demselben Mikroorganismus bezeichnet. Ein erneuter antibiotischer Versuch nach Vorlage des Antibiogramms kann erfolgen. Meist ist hier aber die Katheterentfernung notwendig. Als rekurrierende Peritonitis wird eine erneute Peritonitis innerhalb von 4 Wochen nach Beendigung der Therapie, jedoch mit einem anderen Keim als Ursache der Peritonitis bezeichnet. Bei Vorliegen von sterilen Kulturen geht man von einer „relapsing" Peritonitis aus.

### Sklerosierende Peritonitis

Die sklerosierende Peritonitis (enkapsulierende peritoneale Sklerose – EPS) ist ein seltenes (Inzidenz ca. 0,5-1%), jedoch bedrohliches Ereignis. Sie geht mit schwerer peritonealer Fibrose und mit raschem Ultrafiltrationsversagen einher. Die Genese ist letztendlich nicht geklärt, sie scheint mit rezidivierender Peritonitis, langer Dialysezeit und Unterdialyse vergesellschaftet zu sein (47, 48).

### Katheterneuimplantation

Bei Katheterinfektion liegen keine Daten zum optimalen Zeitintervall zwischen Katheterexplantation und Katheterneuimplantation vor. Einzelberichte zeigen, dass eine zeitgleiche Katheterimplantation und Explantation des vorherigen Katheters möglich ist. Dies sollte bei Pseudomonas- oder Pilzinfektionen vermieden werden. Eine Reimplantation in unserem Zentrum erfolgt in der Regel ca. 2-4 Wochen nach Katheterentfernung.

### Konsequenzen der Peritonitis

70 bis 90% der Peritonitiden sprechen auf die antibiotische Therapie an. Begünstigend ist hier das Fehlen eines Exitinfektes oder eines Tunnelinfektes. Abszedierung bei Vorliegen einer Peritonitis ist selten. Die PD-Katheterentfernung bedingt einen Verfahrenswechsel, insofern kann ein zu PD-Beginn angelegter Dialyseshunt in dieser Situation hilfreich sein. Aufgrund der niedrigen Peritonitisrate, insbesondere der niedrigen Rate komplizierter Peritonitiden, die eine Katheterentfernung nach sich ziehen, erfolgt in unserem Zentrum eine vorherige Shuntanlage nur in Ausnahmefällen.
Peritonitiden ziehen morphologische Veränderungen des Peritoneums nach sich. Von Bedeutung ist die submesotheliale Fibrosierung, die im weiteren Verlauf mit Dialysatversagen und Ultrafiltratversagen einhergeht.

### Schlussfolgerung

Mit der Peritonealdialyse steht dem Patienten heute eine gute Alternative zur intermittierenden Hämodialyse zur Verfügung, von der insbesondere Patienten auf der Warteliste zur Nierentransplantation profitieren (49). Durch Verbesserung der Materialen, Technik und

Ausbau von Kompetenzzentren konnte die Peritonitis- und Komplikationsrate deutlich gesenkt werden.

## Literatur

1. Popovich RP, Moncrief JW, Nolph KD, Ghods AJ et al. (1978) Continuous ambulatory peritoneal dialysis. Ann Intern Med 88: 449-456
2. Rubin J, Rogers WA, Taylor HM, Everett ED et al. (1980) Peritonitis during continuous ambulatory peritoneal dialysis. Ann Intern Med 92: 7-13
3. Fried LF, Bernardini J, Johnston JR, Piraino B (1996) Peritonitis influences mortality in peritoneal dialysis patients. J Am Soc Nephrol 7: 2176-2182
4. Canada-USA (CANUSA) Peritoneal Dialysis Study Group (1996) Adequacy of dialysis and nutrition in continuous peritoneal dialysis: association with clinical outcomes. J Am Soc Nephrol; 7: 198-207
5. Holley JL, Bernardini J, Piraino B (1994) Infecting organisms in continuous ambulatory peritoneal dialysis patients on the Y-set. Am J Kidney Dis 23: 569-573
6. Bonnardeaux A, Ouimet D, Galarneau A, Falardeau M et al. (1992) Peritonitis in continuous ambulatory peritoneal dialysis: impact of a compulsory switch from a standard to a Y-connector system in a single North American Center. Am J Kidney Dis 19: 364-370
7. Straka P, Kubey W, Luneburg P, Pu K et al. (1995) The „flush" procedure of twin bag systems. Perit Dial Int 15: 390-392
8. Vas S, Oreopoulos DG (2001) Infections in patients undergoing peritoneal dialysis. Infect Dis Clin North Am 15: 743-774
9. Li PK, Szeto CC, Piraino B, Bernardini J et al.: Peritoneal dialysis-related infections recommendations: 2010 update. Perit Dial Int 30: 393-423
10. Swartz RD (1988) Peritonitis complicating continuous ambulatory peritoneal dialysis. Compr Ther 14: 24-30
11. Hall G, Bogan A, Dreis S, Duffy A et al. (2004) New directions in peritoneal dialysis patient training. Nephrol Nurs J 31: 149-154, 159-163
12. Swartz R, Messana J, Starmann B, Weber M et al. (1991) Preventing Staphylococcus aureus infection during chronic peritoneal dialysis. J Am Soc Nephrol 2: 1085-1091
13. Gokal R (2000) Peritoneal dialysis. Prevention and control of infection. Drugs Aging 17: 269-282
14. Luzar MA (1992) Peritonitis prevention in continuous ambulatory peritoneal dialysis. Nephrologie 13: 171-177
15. Finkelstein ES, Jekel J, Troidle L, Gorban-Brennan N et al. (2002) Patterns of infection in patients maintained on long-term peritoneal dia-

lysis therapy with multiple episodes of peritonitis. Am J Kidney Dis 39: 1278-1286
16. Rubin J, McElroy R (1989) Peritonitis secondary to dialysis tubing contamination among patients undergoing continuous ambulatory peritoneal dialysis. Am J Kidney Dis 14: 92-95
17. Dasgupta MK, Larabie M, Lam K, Bettcher KB et al. (1990) Growth of bacterial biofilms on Tenckhoff catheter discs in vitro after simulated touch contamination of the Y-connecting set in continuous ambulatory peritoneal dialysis. Am J Nephrol 10: 353-358
18. Canadian CAPD Clinical Trials Group (1989) Peritonitis in continuous ambulatory peritoneal dialysis (CAPD): a multi-centre randomized clinical trial comparing the Y connector disinfectant system to standard systems. Perit Dial Int; 9: 159-163
19. Gorman SP, Adair CG, Mawhinney WM (1994) Incidence and nature of peritoneal catheter biofilm determined by electron and confocal laser scanning microscopy. Epidemiol Infect 112: 551-559
20. Read RR, Eberwein P, Dasgupta MK, Grant SK et al. (1989) Peritonitis in peritoneal dialysis: bacterial colonization by biofilm spread along the catheter surface. Kidney Int 35: 614-621
21. Swartz R, Messana J, Holmes C, Williams J (1991) Biofilm formation on peritoneal catheters does not require the presence of infection. ASAIO Trans 37: 626-634
22. Giangrande A, Allaria P, Torpia R, Baldassari L et al. (1993) Ultrastructure analysis of Tenckhoff chronic peritoneal catheters used in continuous ambulatory peritoneal dialysis patients. Perit Dial Int 13 Suppl 2: S133-135
23. Sewell CM, Clarridge J, Lacke C, Weinman EJ et al. (1982) Staphylococcal nasal carriage and subsequent infection in peritoneal dialysis patients. Jama 248: 1493-1495
24. Luzar MA, Coles GA, Faller B, Slingeneyer A et al. (1990) Staphylococcus aureus nasal carriage and infection in patients on continuous ambulatory peritoneal dialysis. N Engl J Med 322: 505-509
25. Davies SJ, Ogg CS, Cameron JS, Poston S et al. (1989) Staphylococcus aureus nasal carriage, exit-site infection and catheter loss in patients treated with continuous ambulatory peritoneal dialysis (CAPD). Perit Dial Int 9: 61-64
26. Piraino B, Perlmutter JA, Holley JL, Bernardini J (1993) Staphylococcus aureus peritonitis is associated with Staphylococcus aureus nasal carriage in peritoneal dialysis patients. Perit Dial Int 13 Suppl 2: S332-334
27. Wanten GJ, van Oost P, Schneeberger PM, Koolen MI (1996) Nasal carriage and peritonitis by Staphylococcus aureus in patients on continuous ambulatory peritoneal dialysis: a prospective study. Perit Dial Int 16: 352-356
28. Golper TA, Brier ME, Bunke M, Schreiber MJ et al. (1996) Risk factors for peritonitis in long-term peritoneal dialysis: the Network 9 peritonitis and catheter survival studies. Academic Subcommittee of

the Steering Committee of the Network 9 Peritonitis and Catheter Survival Studies. Am J Kidney Dis 28: 428-436
29. Gupta B, Bernardini J, Piraino B (1996) Peritonitis associated with exit site and tunnel infections. Am J Kidney Dis 28: 415-419
30. Scalamogna A, Castelnovo C, De Vecchi A, Ponticelli C (1991) Exit-site and tunnel infections in continuous ambulatory peritoneal dialysis patients. Am J Kidney Dis 18: 674-677
31. Bayston R, Andrews M, Rigg K, Shelton A (1999) Recurrent infection and catheter loss in patients on continuous ambulatory peritoneal dialysis. Perit Dial Int 19: 550-555
32. Bernardini J, Piraino B, Holley J, Johnston JR et al. (1996) A randomized trial of Staphylococcus aureus prophylaxis in peritoneal dialysis patients: mupirocin calcium ointment 2% applied to the exit site versus cyclic oral rifampin. Am J Kidney Dis 27: 695-700
33. Casey M, Taylor J, Clinard P, Graham A et al. (2000) Application of mupirocin cream at the catheter exit site reduces exit-site infections and peritonitis in peritoneal dialysis patients. Perit Dial Int 20: 566-568
34. Nguyen V, Swartz RD, Reynolds J, Wilson D et al. (1987) Successful treatment of Pseudomonas peritonitis during continuous ambulatory peritoneal dialysis. Am J Nephrol 7: 38-43
35. Low DE, Vas SI, Oreopoulos DG, Manuel MA et al. (1980) Prophylactic cephalexin ineffective in chronic ambulatory peritoneal dialysis. Lancet 2: 753-754
36. Tranaeus A, Heimburger O, Lindholm B (1989) Peritonitis in continuous ambulatory peritoneal dialysis (CAPD): diagnostic findings, therapeutic outcome and complications. Perit Dial Int 9: 179-190
37. Gokal R, Ramos JM, Ward MK, Kerr DN (1981) „Eosinophilic" peritonitis in continuous ambulatory peritoneal dialysis (CAPD). Clin Nephrol 15: 328-330
38. Williams PF, Foggensteiner L (2002) Sterile/allergic peritonitis with icodextrin in CAPD patients. Perit Dial Int 22: 89-90
39. Tintillier M, Pochet JM, Christophe JL, Scheiff JM et al. (2002) Transient sterile chemical peritonitis with icodextrin: clinical presentation, prevalence, and literature review. Perit Dial Int 22: 534-537
40. Wang AY, Li PK, Lai KN (1996) Comparison of intraperitoneal administration of two preparations of vancomycin in causing chemical peritonitis. Perit Dial Int 16: 172-174
41. De Groc F, Rottembourg J, Jacq D, Jarlier V et al. (1983) Peritonitis during continuous ambulatory peritoneal dialysis. Lavage treatment or not? A prospective study. Nephrologie 4: 24-27
42. Ejlersen E, Brandi L, Lokkegaard H, Ladefoged J et al. (1991) Is initial (24 hours) lavage necessary in treatment of CAPD peritonitis? Perit Dial Int 11: 38-42
43. Piraino B, Bailie GR, Bernardini J, Boeschoten E et al. (2005) Peritoneal dialysis-related infections recommendations: 2005 update. Perit Dial Int 25: 107-131

44. Keane WF, Bailie GR, Boeschoten E, Gokal R et al. (2000) Adult peritoneal dialysis-related peritonitis treatment recommendations: 2000 update. Perit Dial Int 20: 396-411
45. Yishak A, Bernardini J, Fried L, Piraino B (2001) The outcome of peritonitis in patients on automated peritoneal dialysis. Adv Perit Dial 17: 205-208
46. Tzamaloukas AH, Hartshorne MF, Gibel LJ, Murata GH (1993) Persistence of positive dialysate cultures after apparent cure of CAPD peritonitis. Adv Perit Dial 9: 198-201
47. Honda K, Nitta K, Horita S, Tsukada M et al. (2003) Histologic criteria for diagnosing encapsulating peritoneal sclerosis in continuous ambulatory peritoneal dialysis patients. Adv Perit Dial 19: 169-175
48. Kawaguchi Y, Kawanishi H, Mujais S, Topley N et al. (2000) Encapsulating peritoneal sclerosis: definition, etiology, diagnosis, and treatment. International Society for Peritoneal Dialysis Ad Hoc Committee on Ultrafiltration Management in Peritoneal Dialysis. Perit Dial Int 20 Suppl 4: S43-55
49. Van Biesen W, Vanholder RC, Veys N, Dhondt A et al. (2000) An evaluation of an integrative care approach for end-stage renal disease patients. J Am Soc Nephrol 11: 116-125

# CKD/HD/PD: Der geriatrische CKD-Patient – Ethische und rechtliche Aspekte

*Susanne Kuhlmann*

## Einleitung

Die Dialyse ist unstrittig Segen und Errungenschaft der modernen Medizin, lebensverlängernde Therapieoption – nichtsdestotrotz können Nierenersatzverfahren aber auch zu Behandlungsformen werden, die nur noch dazu da sind, den Tod unsinnig und qualvoll herauszögern.
So kommt der Nephrologe, der hochbetagte Patienten, Menschen in der letzten Lebensphase betreut, oft in Gewissensnöte. Hat die Nierenfunktion im hohen Lebensalter nämlich erst einmal bis in kritische Bereiche hin abgenommen, dann entstehen hochkomplexe, individuelle Kontexte, in denen richtungsweisende Entscheidungen nötig werden. Dabei sollten klare und nachvollziehbare Diagnosekriterien herangezogen werden, anhand derer die Indikation zur Dialysetherapie überprüft und diskutiert werden kann. In jedem einzelnen Fall muss abgewogen und festgelegt werden, ob und wann die Einleitung einer Dialyse ansteht, ob noch weiter konservativ betreut werden kann oder ob es sogar in Zusammenschau der Gesamtsituation vertretbar und notwendig ist, eine Dialyse garnicht erst anzubieten, diese Therapie also vorzuenthalten. Letztere Fälle sind von vorneherein als palliativ eingestuft, ansonsten aber wird zunächst aus einem kurativen Ansatz heraus argumentiert und entschieden, aus dem sich im Laufe der Zeit, in unterschiedlicher Geschwindigkeit, dann ein mehr und mehr palliatives setting entwickeln wird. In genau dieser sehr unbestimmten und vielgestaltigen Übergangszone vom rein Kurativen zum rein Palliativen spielen sich die Entscheidungsprozesse bei geriatrischen Patienten mit terminalem Nierenversagen, mit Chronic Kidney Disease (CKD) ab, dieses Spannungsfeld ist ethisch von großer Dichtigkeit. Es ist wichtig, sich das in seiner ganzen Tragweite klarzumachen, um dem spezifischen Anforderungspotential dieser Situationen gerecht werden zu können. Schließlich handelt es sich um Entscheidungen am Lebens-

ende, Entscheidungen also, die nicht nur an einem biographischen Kulminationspunkt fallen, sondern diesen gleichzeitig auch noch mitgestalten. Hinzu kommt, dass bei CKD-Patienten in vielen Fällen von kognitiven Defiziten, wie depressiven Stimmungslagen und damit auch von einer eingeschränkten Kompetenz ausgegangen werden muss, was wiederum die Frage aufwirft, wie es tatsächlich mit der Einwilligungsfähigkeit im konkreten Fall bestellt ist. Schließlich ist die Einwilligungsfähigkeit Voraussetzung für selbstbestimmte Therapieentscheidungen, für rechtskräftige Einwilligungen in ärztliche Maßnahmen. Liegt diese nicht mehr vor, dann hat ein gesetzlicher Vertreter den Willen des Patienten in seinem Sinne und an seiner Stelle zu verwirklichen.

## Epidemiologie des Dialyseabbruchs

Wird die einmal begonnene Dialysebehandlung bei terminaler Niereninsuffizienz eingestellt, dann tritt unausweichlich der Tod ein, je nach Nierenrestfunktion und Begleiterkrankungen innerhalb von durchschnittlich 8 bis 10 Tagen. Beschrieben sind allerdings auch vereinzelte Verläufe über Wochen bis Monate, wahrscheinlich aufgrund einer noch sehr guten Nierenrestfunktion. Für Deutschland wurde bislang statistisch nicht aufgearbeitet, wie oft ein solcher Dialyseabbruch für den Tod an der Dialyse ursächlich ist. Vergleichbare Zahlen aus den USA, Kanada, England, Spanien und Frankreich zeigen, dass aber wohl zwischen 5% und 20% der Todesfälle an der Dialyse letztendlich auf einem bewusst herbeigeführten Abbruch dieses maschinellen Organersatzes beruhen. Vieles spricht dafür, dass die Situation in Deutschland ähnlich sein wird, auch wenn historische und kulturelle Faktoren Unterschiede zwischen den einzelnen Nationen bedingen, in den europäischen Ländern insgesamt der Dialyseabbruch weniger offensiv thematisiert und gehandhabt wird als in den USA. Allerdings hat sich auch die Einstellung gegenüber lebenserhaltenden Maßnahmen an sich deutlich verändert: Daten aus den USA zeigen, dass mittlerweile wohl bis zu 90% der Patienten auf einer Intensivstation im Anschluss an eine, in irgendeiner Form therapielimitierende oder lebensverkürzende Entscheidung versterben. In den 1980er Jahren traf das so auf nur ca. 50% der Intensivpatienten zu.

Patienten an der Dialyse sind in der Regel multimorbide und weisen Grunderkrankungen wie Diabetes mellitus, Herzinsuffizienz und KHK sowie vaskuläre Probleme auf. Die Lebenserwartung an der Dialyse beträgt lediglich 20 % bis 25 % der Lebenserwartung der gleichaltrigen Gesamtbevölkerung. Studien aus anderen Ländern zeigen, dass die Patienten, bei denen eine Dialysebehandlung abgebrochen wird, häufiger multimorbid und dement sind, häufiger starke Schmerzen haben, häufiger in Pflegeeinrichtungen leben und häufiger von fremder Hilfe abhängig sind als entsprechend alte Patienten, die an der Dialyse bleiben. Gerade in der Gruppe der über 75-Jährigen hat die Zahl der Dialyseabbrüche in den letzten Jahren deutlich zugenommen. Beschrieben sind in der Literatur aber auch relativ stabile Patienten, die ohne akute medizinische Probleme oder drohende Komplikationen einen Abbruch der chronischen Dialysetherapie wünschen, für die der Nutzen der Lebensverlängerung die Belastungen dieser Behandlung nicht mehr aufwiegt, warum auch immer.

Der vom Patienten initiierte Dialyseabbruch muss deutlich abgegrenzt werden vom Suizid. Es handelt sich hier um ein völlig anderes Patientenkollektiv: Während beim Dialyseabbruch in der Regel der körperliche Verfall im Vordergrund steht, sind beim Suizid Probleme mit der Dialysetherapie als solcher, Drogen- und Alkoholabusus sowie psychiatrische Erkrankungen auslösend. Suizid kommt in der Gruppe der Dialysepatienten zwar sehr selten, aber doch häufiger als in der Gesamtbevölkerung vor.

Die American Society of Nephrology und die Renal Physicians Association haben bereits 2001 Leitlinien zum Dialyseabbruch erarbeitet. Diese Leitlinien zum „Shared Decision Making", die nun in der zweiten, überarbeiteten Version vorliegen, betonen einen dialogischen und prozessualen Entscheidungsfindungsprozess, der neben dem Patienten bzw. seinem gesetzlichen Vertreter und den behandelnden Nephrologen auch Angehörige, Freunde, Pflegepersonal, eventuell sogar Psychologen und Ethiker involvieren soll. Transparenz und Information stehen im Vordergrund, alle Beteiligten sollen umfassend informiert sein bezüglich Diagnose, Prognose, Behandlungsalternativen, Lebensqualität, Dialyseabbruch und Palliation.

## Juristische Aspekte

Wenn im terminalen Nierenversagen in einer palliativen Situation eine Dialysetherapie nicht mehr eingeleitet oder aber eine bereits begonnene Behandlung abgebrochen wird, dann tritt der Tod durch den natürlichen und unaufhaltsamen Verlauf der zugrundeliegenden Erkrankung ein und ist damit im Bereich der passiven Sterbehilfe zu verorten. Passive Sterbehilfe bedeutet den Verzicht auf lebensverlängernde Maßnahmen bei Sterbenden, ein Sterben-Lassen, und ist aus juristischer Sicht, wie seitens der ärztlichen Standesorganisationen als straffrei bewertet und anerkannt. Dialyseverzicht, wie -abbruch grenzen sich damit deutlich ab von der strafbaren aktiven Sterbehilfe, die sich durch lebensverkürzende Maßnahmen, durch eine Tötung auf Verlangen auszeichnet. Es handelt sich hier auch nicht um einen ärztlich assistierten Suizid, dies wäre eine Beihilfe zur Selbsttötung mit Verbleib der Tatherrschaft beim Patienten. Strafbar und nicht legitim wird der Dialyseverzicht oder -abbruch aber dann, wenn das Sterben-Lassen ohne Einverständnis des Patienten erfolgt, dies wäre als einseitiger Behandlungsabbruch und als Tötung durch Unterlassen zu sehen. Die passive Sterbehilfe wird daher gerne zur feineren Unterscheidung nochmals ausdifferenziert, in eine Hilfe im Sterben, die Sterbehilfe im engeren Sinne, und eine Hilfe zum Sterben, eine Sterbehilfe im weiteren Sinne. Bei der Sterbehilfe im engeren Sinne hat der Sterbeprozess bereits begonnen, die Indikation zur Behandlung, zur Dialyse, ist bereits entfallen, der Behandlungsabbruch straffrei. Bei der Sterbehilfe im weiteren Sinne hat der Sterbeprozess dagegen noch nicht eingesetzt, die Indikation zur Dialyse besteht noch, der Behandlungsabbruch ist in diesem Kontext nur mit Einwilligung straffrei.

Im Juni 2010 erging ein richtungsweisendes Urteil des BGH zur passiven Sterbehilfe. Darin stellt der 2. Strafsenat fest: „Sterbehilfe durch Unterlassen, Begrenzen oder Beenden einer begonnenen medizinischen Behandlung (Behandlungsabbruch) ist gerechtfertigt, wenn dies dem tatsächlichen oder mutmaßlichen Patientenwillen entspricht (§ 1901 a BGB) und dazu dient, einem ohne Behandlung zum Tode führenden Krankheitsprozess seinen Lauf zu lassen." Der Behandlungsabbruch wird dabei für den BGH alleine durch den „Willen des Betroffenen" legitimiert, „unabhängig von Art und Stadium der Erkrankung", allerdings setzt „der Begriff der Sterbehilfe durch Behandlungsunterlassung, -begrenzung oder -abbruch voraus, dass die betroffene Person lebensbedrohlich erkrankt ist und die betreffende Maßnahme medizinisch zur Erhaltung oder Verlängerung des Lebens geeignet ist". Der Behandlungsabbruch kann „sowohl durch Unterlassen als auch durch aktives Tun vorgenommen werden".

Der weitaus größere Teil der Entscheidungsprozesse zum Thema Dialyseverzicht/-abbruch spielt sich im Bereich der Sterbehilfe im weiteren Sinne, im Bereich der Hilfe zum Sterben ab. Damit kommt der Einwilligung des Betroffenen, seiner Einwilligungsfähigkeit eine zentrale Rolle zu.

Die Einwilligungsfähigkeit wird individuell, entsprechend der geistigen und sittlichen Reife bemessen. Es wird von einer Einwilligungsfähigkeit ausgegangen, wenn die geistige Fähigkeit da ist, Folgen und Tragweite einer Entscheidung zu erkennen, wenn der Willen danach ausgerichtet ist und dies auch entsprechend kommuniziert werden kann. Einwilligungsfähigkeit ist nicht vorhanden, wenn ein Sachverhalt nicht verstanden wird, wenn Folgen und Risiken nicht bewertet, ein Wille nicht abgeleitet und dieser nicht kommuniziert werden kann.

Die aktuelle Rechtslage in Deutschland sieht vor, dass ein einwilligungsfähiger und umfassend aufgeklärter Patient eine Therapie ablehnen und abbrechen kann, auch wenn das nicht dem medizinischen Standard entspricht. Dem zugrunde liegt das Konzept der Autonomie, der Selbstbestimmung, verankert im allgemeinen Persönlichkeitsrecht (Art. 2 Abs.1 i.V.m. Art. 1 Abs. 1 GG) zusammen mit der allgemeinen Handlungsfreiheit (Art. 2 Abs. 1 GG). Der Arzt hat somit bei einem aufgeklärten einwilligungsfähigen Patienten vor keinem medizinischen Hintergrund ein Recht zur Zwangsbehandlung. Die Einwilligung des Patienten in eine ärztliche Maßnahme wie die Dialyse ist die notwendige Voraussetzung für deren Durchführung, indem ein Patient die Dialyse ablehnt oder abbricht, entzieht er dem behandelnden Arzt eben diese Einwilligung und damit die Legitimationsgrundlage für die Therapie. Allerdings muss ärztlicherseits ausreichend aufgeklärt worden sein, der Patient muss in puncto Erkrankung, Behandlungsoptionen und Prognose so umfassend informiert und beraten worden sein, dass er eine Entscheidung dieser Tragweite auch fällen, die Konsequenzen seines Handelns verstehen kann. Dies ist insbesondere bei Therapieentscheidungen im terminalen Nierenversagen bedeutsam, da es sich hier in der Regel um einen Therapieverzicht oder -abbruch mit Todesfolge handelt. Wer vor einem Dialyseverzicht oder -abbruch nicht ausreichend aufklärt, macht sich eines Aufklärungsfehlers schuldig. Darüber hinaus ist sicherzustellen, dass die Entscheidung nicht von Symptomen beeinflusst wird, die medizinisch beherrschbar wären, wie beispielsweise Schmerzen. Eine medizinische Evaluation und Optimierung sollte daher weitreichenden Entscheidungen stets vorausgehen. Schließlich gehört es zu den Aufgaben des behandelnden Arztes, sich ein Bild von der Kompetenz, von der Einwilligungsfähigkeit des Patienten zu machen. Bestehen Zweifel, ob noch Einwilligungsfähigkeit vorliegt, dann sollte zu deren Beurteilung ein psychiatrisch-neurologisches Konsil eingeholt werden. Liegt keine Einwilligungsfähigkeit mehr vor, dann entscheidet nicht mehr der Patient, sondern an seiner Stelle der gesetzliche Vertreter, dessen Aufgabe es ist, den Willen des Patienten zu verwirklichen. Gesetzlicher Vertreter kann entweder ein Betreuer oder ein Bevollmächtigter sein, den noch der Patient selbst im einwilligungsfähigen Zustand benannt hat, oder aber ein Betreuer, der vom Gericht bestellt wurde.

Das ‚Dritte Gesetz zur Änderung des Betreuungsrechts' von 2009 hat eine gewisse Rechtssicherheit geschaffen: Adressat einer Patientenverfügung ist der gesetzliche Vertreter, er hat den Willen des einwilligungsunfähigen Betreuten zu ermitteln, ihm Ausdruck und Geltung zu verschaffen. Er kann aber nur über Behandlungen befinden, für die es auch eine Indikation gibt. Diese zu stellen ist Aufgabe des Arztes, er prüft „welche Maßnahme im Hinblick auf den Gesamtzustand und die Prognose des Patienten indiziert ist". Der Arzt hat keine eigene Entscheidungskompetenz, er berät und informiert den gesetzlichen Vertreter lediglich. Liegt eine rechtskräftige schriftliche Verfügung vor, die die aktuelle Situation abdeckt, und herrscht Einigkeit zwischen Arzt und Betreuer, dass der Betreute unter genau diesen Umständen einen Dialyseabbruch gewünscht hätte, dann kann die Dialysetherapie eingestellt werden. Gibt es keine schriftliche Vorausverfügung, dann ist der mutmaßliche Wille Grundlage des weiteren Vorgehens. An die Bestimmung des mutmaßlichen Willens bei der Hilfe zum Sterben sind hohe Anforderungen zu stellen, im Gespräch mit Angehörigen und dem Umfeld hat der gesetzliche Vertreter gewissenhaft nach „konkreten Anhaltspunkten" für den mutmaßlichen Willen zu suchen, „zu berücksichtigen" sind dabei „Äußerungen, religiöse Überzeugungen, persönliche Wertvorstellungen".

Die Legitimationskraft des mutmaßlichen Willens ist schwächer als die des aktuellen Willens, die Anhaltspunkte für den mutmaßlichen Behandlungsabbruch müssen überwiegen, ansonsten hat im Zweifel das Recht auf Leben den Vorrang.

Das Betreuungsgericht muss eingeschaltet werden, wenn zwischen Arzt und gesetzlichem Vertreter kein Einvernehmen herzustellen ist. Diese Instanz schützt das Selbstbestimmungsrecht des Patienten und entlastet Arzt wie gesetzlichen Vertreter.

Grundsätzlich ist der Dialyseabbruch beim einwilligungsunfähigen Patienten juristisch auch gerechtfertigt, wenn keine Indikation mehr besteht zur Fortführung der Dialyse. Da es sich hier jedoch um eine hochkomplexe und problematische Einzelfallentscheidung handelt, sollte sie ärztlicherseits immer transparent und nachvollziehbar, unter Einbeziehung einer Ethik-Kommission, ganz im Sinne des „shared decision making", getroffen werden.

## Ethische Aspekte

Seit den 1960er Jahren bestimmen die vier Prinzipien nach Beauchamp und Childress den medizinethischen Diskurs. Entsprechend sollten der Respekt vor der Selbstbestimmung (autonomy), das Nicht-Schaden (nonmaleficience), das Nutzen (beneficience) und die Gerechtigkeit (justice) auch ethische Leitgedanken im Kontext des Dialyseverzichts und -abbruchs sein.

In der therapeutischen Interaktion von Patient und Arzt begegnen die Autonomie des Patienten, sein Wille, seine Personalität und Würde, aber auch seine Hilfsbedürftigkeit der Fürsorge des Arztes, dessen Wohltunsverpflichtung sowie dessen Wissen und Erfahrung. Ein Paradigmenwechsel ist da zu beobachten: Aus dem ursprünglichen „salus aegroti suprema lex" ist unter der zunehmenden Betonung des Autonomiegedankens in der westlichen Welt in den vergangenen Jahrzehnten ein „voluntas aegroti suprema lex" geworden, - und nun wird aktuell der fürsorgliche Ansatz wiederentdeckt, ein „salus ex voluntate aegroti suprema lex" angestoßen. Dies trägt dem Umstand Rechnung, dass der Patient, gerade im terminalen Nierenversagen, durch seine chronische Erkrankung physisch wie psychisch wie organisatorisch überlastet ist. Er sieht sich einem tatsächlichen wie mitunter auch nur vermeintlichen Druck der Umwelt ausgesetzt. Er muss Krankheit und Sterben akzeptieren und bewältigen. Autonomie wird in diesem Kontext oft als eine Überforderung empfunden.

Befragungen unter Nephrologen haben ergeben, dass aber auch seitens der Ärzte beträchtliche Unsicherheiten bestehen, wenn sich bei hochbetagten Menschen ein terminales Nierenversagen entwickelt und Entscheidungen anstehen. Oft kommt es zu Schuldgefühlen und der Befürchtung, hinter den eigenen Idealen zurückzubleiben. Nicht selten herrscht Uneinigkeit bezüglich des weiteren Vorgehens. Dabei beeinflussen wohl Ausbildungsstand und Erfahrung, wie eine Situation gesehen und bewertet wird. Untersuchungen haben gezeigt, dass Ärzte mit langjähriger Berufserfahrung eher einen Dialyseverzicht oder -abbruch begleiten und leiten können als Anfänger. Vielfach empfinden Ärzte im Kontext des Dialyseverzichtes oder -abbruchs Angst. Angst vor Konsequenzen, Angst vor dem Urteil der Kollegen, Angst vor den Vorwürfen oder Forderungen der Angehörigen. Sie sind unsicher, glauben nicht über die nötigen Kenntnisse, sowohl in juristischer als auch palliativer Hinsicht, zu verfügen. Sie leiden unter dem Verantwortungsdruck und fühlen sich alleine gelassen mit dieser Verantwortung. Den „richtigen" Ton, die „richtigen" Worte zu finden, scheint ein großes Problem – Nephrologen beurteilen ihre kommunikativen Fähigkeiten in entsprechenden Studien gerne als schlecht und bemängeln, dass ein entsprechendes Training weder Inhalt des Studiums noch der späteren Facharztausbildung ist. Dies alles führt oft zu einem regelrechten Konfliktvermeidungsverhalten: Der Arzt bleibt passiv. Statt seiner Rolle gerecht zu werden und sie auszufüllen, lässt er sich treiben. Dies entspricht aber gerade nicht dem Arztprofil, das als erfolgreich in ethisch schwierigen Entscheidungsprozessen herausgearbeitet werden konnte. Hier hat es sich als wohltuend und hilfreich erwiesen, wenn ein Arzt wahrhaftig ist, kommunikative Zuwendung zeigt, die Individualität und Würde des Patienten anerkennt, Empathie hat, Zeit mitbringt und gibt, Vertrauen aufbaut und eben auch Verantwortung übernimmt.

Wenn so schwierige Entscheidungen anstehen, wie die des Dialyseverzichts oder -abbruchs bei alten Menschen im terminalen Nierenversagen, dann empfiehlt es sich, transparent, strukturiert und schrittweise vorzugehen. Es kann hilfreich sein, hierfür einen Fragenkatalog mit dem Patienten durchzugehen und abzuarbeiten und dies möglicherweise in regelmäßigen Abständen zu wiederholen:

1. Was ist das Therapieziel für den Patienten?
2. Welche therapeutischen Maßnahmen sind zur Erreichung dieses Therapiezieles geeignet?
3. Ist das Therapieziel mit diesen Maßnahmen erreichbar?
4. Der Arzt nimmt eine Nutzen/Schaden-Abwägung für diese therapeutischen Maßnahmen vor.
5. Der Arzt klärt Patienten auf, verdeutlicht die medizinische Situation, legt das Nutzen/Schaden-Verhältnis dar.
6. Der Patient entscheidet, ob er diese Therapie zu diesem Nutzen/Schaden-Verhältnis wünscht.

## Zusammenfassung

Therapieentscheidungen bei hochbetagten Patienten mit terminalem Nierenversagen sind hochkomplexe Einzelfallentscheidungen. Sie spielen sich ab in einer Übergangszone vom Kurativen zum Palliativen. Bei der Entwicklung der nephrologischen Therapiekonzepte ist zu berücksichtigen, dass es um die Ausgestaltung der letzten Lebensphase mit ihren jeweiligen individuellen Bedürfnissen geht. Die Therapieplanung sollte vorausschauend sein, die palliative Versorgung ist zu stärken, ein Sterben zuhause zu ermöglichen. Um in dieser Situation dem Willen, den Wünschen und Vorlieben des Patienten gerecht werden zu können, sollten schon im Vorfeld regelmäßig Gespräche stattfinden, die Fragen zur Patientenverfügung und zu möglichen Therapieentscheidungen am Lebensende thematisieren. Es wäre sinnvoll, dafür eine Art Muster-Patientenverfügung für CKD-Patienten zu erarbeiten, die auf die spezifischen Erfordernisse dieser Patientengruppe abhebt.

Dialyseverzicht und -abbruch mit den dazugehörigen medizinischen, ethischen und juristischen Aspekten werden angesichts der Überalterung und Multimorbidität in der Gruppe der CKD-Patienten zukünftig eine immer größere Rolle spielen.

## Literatur

1. Kuhlmann SD: Der Dialyseabbruch: Medizinische, ethische und rechtliche Aspekte. Schriftenreihe Medizin-Ethik-Recht, Band 25, 2011
2. Sturma D et al: „Patientenverfügungen". Rechtliche und ethische Aspekte. Verlag Karl Alber, Freiburg, 2010
3. Borasio GD, Heßler H-J, Wiesing U: Patientenverfügungsgesetz – Umsetzung in der klinischen Praxis. Dtsch Ärztebl 2009; 106(40): A1952-7
4. AK Patientenverfügungen am Klinikum der Universität München: Leitlinie zur Frage der Therapieziel-Änderung bei schwerstkranken Patienten und zum Umgang mit Patientenverfügungen. LMU München, 2010
5. Laufs A, Kern B-R: Handbuch des Arztrechts, Verlag HC Beck, München, 2010
6. Seghal AR, Galbraith A, Chesney M, et al: How strictly do dialysis patients want their advance directives followed? JAMA 1992; 267:59-63
7. Wright S: Hemodialysis in elderly patients. Online Geriatric Nephrology Curriculum, American Society of Nephrology, 2009. http://www.asn-online.org/education_and_ meetings/geriatrics
8. Neu S, Kjellstrand CM: Stopping long-term dialysis. An empirical study of withdrawal of life-supporting treatment. New Engl J Med 1986; 314:14-20
9. Del Vecchio L, Locatelli F: Ethical issues in the elderly with renal disease. Clin Geriatr Med 2009; 25:543-553
10. Lowance DC, Singer P, Siegler M: Withdrawal from dialysis: an ethical perspective. Kidney Int 1988; 34:124-135
11. Winter H, Hanel KD, Doslic S, Keller F: Ethische Falldiskussion: Dialyseabbruch. Dialyse aktuell 2003(4):38-39
12. Kliger AS, Finkelstein FO: Which patients choose to stop dialysis? Nephrol Dial Transplant 2003; 18:869-871
13. Seghal AR, Weisheit C, Miura Y, et al: Advance directives and withdrawal of dialysis in the United States, Germany and Japan. JAMA 1996; 276:1652-1656

14. Bostwick JM, Cohen LM: Differentiating suicide from life-ending acts and end-of-life decisions: A model based on chronic kidney disease and dialysis. Psychosomatics 2009; 50:1-7
15. Birmelé B, Francois M, Pengloan J, et al: Death after withdrawal from dialysis: the most common cause of death in a French dialysis population. Nephrol Dial Transplant 2004; 19:686-691
16. Frei U, Schober-Halstenberg HJ: Nierenersatztherapie in Deutschland, Bericht 2006/2007, Quasi-Niere, 2008
17. Schöne-Seifert B: Medizinethik. In: Nida-Rümelin (Hrsg): Angewandte Ethik – die Bereichsethiken und ihre theoretische Fundierung. Kröner Verlag, 2005, 2. Auflage, pp 804-833
18. Kreß H: Medizinische Ethik. W. Kohlhammer Druckerei GmbH + Co. KG, Stuttgart, 2009, 2. Auflage, pp 242-288
19. Kreß H: Patientenautonomie, ärztliche Verantwortung und patientenzentrierte Medizin im Licht dialogischer Ethik. In: Kick, Schmitt, von Engelhardt (Hg.) Ethik des Arztes, Ethik des Patienten, Ethik der Gesellschaft (S. 101-117). LIT Verlag, 2012
20. Patel SS, Holley JL: Withholding and withdrawind dialysis in the intensive care unit: Benefits derived from consulting the Renal Physicians Association/American Society of Nephrology Clinical Practice Guideline, shared decision-making in the apprpriate initiation of and withdrawal from dialysis. Clin J Am Soc Nephrol 2008; 3:587-593
21. Murtagh F, Cohen LM, Germain MJ: Dialysis discontinuation: Quo vadis? Advances in chronic kidney disease 2007; 14:379-401
22. Davidson SN, Holley JL: Ethical isues in the care of vulnerable chronic kidney disease patients: The elderly, cognitively impaired, and those from different cultural backgrounds. Advances in chronic kidney disease 2008; 15:177-185
23. Eibach U, Schäfer K: Support after discontinuation of dialysis – medical and ethical considerations. Nephrol Dial Transplant 1998; 13:1154-1157
24. Nationaler Ethikrat: Selbstbestimmung und Fürsorge am Lebensende. Stellungnahme 2006 Moss AH: Ethical Principles and Process Guiding Dialysis Decision-Making. Clin J Am Soc Nephrol 2011; 6: 2313-2317
25. Tamura MK, Goldstein MK, Perez-Stable EJ: Preferences for dialysis withdrawal and engagement in advance care planning within a diverse sample of dialysis patients. Nephrol Dial Transplant 2010; 25:237-242
26. Schmidt RJ: Informing our Elders about Dialysis: Is an Age-Attuned Approach Warranted? Clin J Am Soc Nephrol 2012;7:185-191
27. Sanchez-Tomero JA, Rodriguez-Jornet A, Balda S et al: Exploring the opinion of CKD patients on dialysis regarding end-of-life & advance care planning. Nefrologia 2011;31(4):449-56
28. Renal Physicians Association and the American Society of Nephrology. Shared Decision-Making in the Appropriate Initiation of and Withdrawal from Dialysis. Washington, DC, Renal Physicians Association, 2000

28. Renal Physicians Association. Shared Decision-Making in the Appropriate Initiation of and Withdrawal from Dialysis, 2nd ed, Rockville, MD, Renal Physicians Association, 2010
29. Moss AH: Ethical Principles and Process Guiding Dialysis Decision-Making. Clin J Am Soc Nephrol 6: 2313-2317, 2011
30. Davison SN: The Ethics of End-of-Life Care for Patients with ESRD. Clin J Am Soc Nephrol 7: 2049-2057, 2012
31. Ellwood AD, Jassal V, Suri RS, Clark WF, Na Y, Moist LM: Early Dialysis Initiation and Rates and Timing of Withdrawal From Dialysis in Canada. Clin J Am Soc Nephrol 8: 265-270, 2013
32. Fischer Grönlund CEC, Dahlquist V, Söderberg AIS: Feeling trapped and being torn: Physicians' narratives about ethical dilemmas in hemodialysis care that evoke a troubled conscience. BMC Medical Ethics 12:8, 2011
33. Winkler EC, Hiddermann W, Marckmann G: Evaluating a patient's request for life-prolonging treatment: an ethical framework. J Med Ethics, 38: 647-651, 2012

# Nierentransplantation

# Vorbereitung von Transplantatempfänger und Lebendspender

Eine Einführung zum Thema

*Wolfgang Arns*

Zum Verständnis der strukturellen und inhaltlichen Aufgaben eines Transplantationszentrums und der damit verbundenen Einbindung in Klinik und Forschung müssen die einzelnen Bereiche der Transplantation und deren Zuständigkeiten genau definiert und zugeordnet werden. Zum besseren Verständnis ist es daher unumgänglich, die Organisationsstruktur eines Transplantationszentrums zu analysieren.

## Prinzipien der Organisationsstruktur

Unter Berücksichtigung der aktuellen Richtlinien in der Transplantation lassen sich die Aufgaben eines Transplantationszentrums in **4 Module** unterteilen, die auch eine bessere Optimierung der Prozessqualität erlauben.

1. **Netzwerkpflege**

   Die Dialysezentren müssen die Zusammenarbeit mit einem Transplantationszentrum nachweisen. Dies wird den Dialysezentren seitens der Transplantationszentren schriftlich bestätigt; die Dialysezentren sind gegenüber der Kassenärztlichen Vereinigung diesbezüglich nachweispflichtig. Damit geht das Transplantationszentrum eine Verpflichtung ein, die folgende Aufgaben umfasst:
   - Beratung für die Anmeldung eines Patienten zur Transplantation.
   - Regelmäßige und angemessene Information über neue Leitlinien, Regelungen und Richtlinien in der Transplantation.
   - Regelmäßige Mitteilungen zu neuen klinisch relevanten wissenschaftlichen Erkenntnissen in der Transplantation,

z.B. durch Fortbildungen oder regelmäßige Besuche in den Dialysezentren.
- Sicherstellung der Nachsorge als Kooperation der niedergelassenen Nephrologen mit dem Transplantationszentrum.

Dieses Modul der Transplantation ist entscheidend für die Größe eines Transplantationszentrums, die sich an den angemeldeten Patienten auf der Warteliste orientiert. Da die Organallokation patientenorientiert ausgerichtet ist, ist die Wartelistengröße also für die Zahl der Transplantationen entscheidend. Das Verhältnis der Wartelistengröße zur Transplantation in Deutschland entspricht etwa einem Verhältnis von 5:1, das auch auf das einzelne Zentrumsniveau angewendet werden kann. In diesem Zusammenhang sei darauf hingewiesen, dass Patienten mit dem Meldestatus „NT" (nicht transplantabel) nicht am Organaustausch teilnehmen.

## 2. Aufnahme in die Warteliste/Wartelistenpflege

Die Anmeldung zur Transplantation bzw. die Aufnahme in die Warteliste und die Wartelistenpflege ist nach den neuen Richtlinien der BÄK (Deutsches Ärzteblatt 2013, 110(6), A241ff) umfangreich geregelt und sieht einerseits einen engen zeitlichen Rahmen und andererseits eine neu definierte Transplantationskonferenz vor, die eine spezielle Zusammensetzung haben muss. Wesentlicher Bestandteil dieses Algorithmus ist das klinische Grading der Patienten, das in den einzelnen Zentren eine unterschiedliche Gewichtung haben kann (Abb. 1). Da das klinische Grading durch die Komorbidität bestimmt ist, und die Komorbidität ganz überwiegend aus internistischen Erkrankungen besteht, ist eine entsprechende internistisch-fachliche Ausrichtung sinnvoll.

**Einschätzung des klinischen Risikos in der Evaluierung**

- I: Patienten mit einer präterminalen/terminalen Niereninsuffizienz und den typischen Folgeerkrankungen (z.B. renale Anämie, sek. HPT)
- II: Patienten mit einer zusätzlichen Erkrankung eines vitalen Organs, einer Systemerkrankung, Diabetes mellitus oder einer Tumorerkrankung in der Anamnese
- III: Patienten mit zusätzlichen Erkrankungen von zwei vitalen Organen oder Patienten >65 Jahre

*Abb. 1*

**Umfang der Evaluierung / Reevaluierung**

I: ambulante Evaluierung ausreichend, Reevaluierung nur bei klinischer Indikation

II: stationäre Untersuchungen, Reevaluierung 1x/Jahr

III: stationäre Evaluierung, Reevaluierung 2x/Jahr

*Abb. 2*

Unter Berücksichtigung der dargestellten Vorgehensweise lassen sich die Anforderungen an das Transplantationszentrum im Rahmen der Empfängerevaluierung wie folgt darstellen:
Die Patienten mit einem klinischen Grading 2 oder 3 werden primär stationär evaluiert und auf Grund ihrer mehr oder weniger ausgeprägten Komorbidität auch regelmäßig reevaluiert (Abb. 2).

## Stationäre Evaluierungsmöglichkeiten des Empfängers und eines möglichen Lebendspenders

(1) Evaluierung des Empfängers
Im Rahmen der Patientenevaluierung kann die Diagnostik unter stationären Bedingungen insbesondere bei invasiver Untersuchungstechnik sinnvoll sein, zumal hierfür eigene DRG-Ziffern in Ansatz gebracht werden können. Die Risikostratifizierung lässt jene Patienten erkennen, bei denen eine stationäre Evaluierung bzw. Reevaluierung gerechtfertigt erscheint. Zusätzlich wird die Wartelistenpflege bei zunehmender Komorbidität der Dialysepatienten immer anspruchsvoller: Die bereits gemeldeten Patienten warten zunehmend länger auf ein Organ und müssen häufiger nachuntersucht werden. Dies betrifft auch einen großen Teil der mit NT (nicht transplantabel) gemeldeten Patienten.
Die Evaluierung bzw. Reevaluierung lässt sich im DRG-Erlössystem wie folgt abrechnen:
Die Evaluierung erfolgt mit der Basisdiagnose N18.5 (terminale Niereninsuffzienz) und der DRG-Ziffer A69Z ohne Aufnahme auf die Warteliste bzw. A66Z mit Aufnahme auf die Warteliste. Das Relativgewicht wird vom OPS-Code gesteuert; dabei werden folgende Szenarien unterschieden:
- 1-920.00 Vollständige Evaluierung ohne Aufnahme auf die Warteliste
- 1-920.10 Teilweise Evaluierung ohne Aufnahme auf die Warteliste
- 1-920.20 Vollständige Evaluierung mit Aufnahme auf die Warteliste
- 1-920.30 Reevaluierung mit Verbleib auf der Warteliste
- 1-920.40 Reevaluierung mit Abmeldung von der Warteliste

Auf der Basis der Risikostratifizierung ist nach unserer Erfahrung bei ca. 2/3 der Patienten, die auf die Warteliste neu aufgenommen werden, mit einer stationären Evaluierung und bei ca. 1/3 der Patienten, die sich bereits auf der Warteliste befinden, mit einer stationären Reevaluierung zu rechnen.

(2) Evaluierung eines Lebendspenders
Die Rahmenbedingungen der Lebendspende sind im §8 TPG festgelegt mit Hinweis auf länderspezifische eigenständige Regelungen. Die Vorbereitung des Lebendspenders erfolgt in der Regel überwiegend ambulant, wobei die Diagnostik unter ambulanten Bedingungen nur unter besonderen Bedingungen abgerechnet werden kann. Es macht daher Sinn, die erforderlichen Untersuchungen in Form einer Checkliste zu erfassen, um einen begrenzten zeitlichen Rahmen einhalten zu können, und gegebenenfalls im Rahmen eines stationären Aufenthaltes die Evaluierung des potenziellen Lebendspenders abzuschließen. Die Untersuchung des potenziellen Lebendspenders erfolgt unter der ICD-Ziffer Z00.5 und dem DRG-Code Z66Z. Die eigentliche Nierenentnahme beim Lebendspender wird unter der ICD-Diagnose Z52.4 und dem OPS- Code 5-554.91 (ergibt die DRG-Ziffer Z64D) zum Beispiel laparoskopisch durchgeführt.

### 3. Allokation und Transplantation
Die Allokation erfordert nach den neuen Richtlinien eine umfangreiche Dokumentation mit Nachweis einer manipulationsfreien Vorgehensweise. Auch hier hat die nach den Richtlinien definierte Transplantationskonferenz einen festen Stellenwert, der sehr personalintensiv ist.

### 4. Nachsorge
Die Nachsorge nach Transplantation erfordert einerseits eine gewisse Fachkompetenz und andererseits eine kontinuierliche Verfügbarkeit. Leider weist die Versorgung transplantierter Patienten in Deutschland erhebliche Lücken auf, die mittlerweile von der Politik erkannt worden sind und in naher Zukunft einer besonderen Regelung unterliegen dürften. Die Qualität der Langzeit-Nachsorge nach Transplantation spiegelt sich in der Ergebnisqualität wider, wobei zu erwarten ist, dass hierfür in Zukunft zusätzliche finanzielle Mittel zur Verfügung gestellt werden. Besonders zu erwähnen ist, dass bereits jetzt die Ergebnisqualität im Interzentrumsvergleich öffentlich im Internet zugänglich ist. Die Organisationsqualität in der Nachsorge entscheidet also maßgeblich über die Ergebnisqualität. Die Verantwortung für die Nachsorge liegt auch bei Mitversorgung durch einen niedergelassenen Nephrologen bei den Transplantationszentren, die somit eine angemessene Versorgung zur Verfügung stellen müssen.

# Nierentransplantation und operative Komplikationen

*Hans Jürgen Schlitt, Marcus Nils Scherer*

Die Transplantation einer Niere ist heute die am häufigsten durchgeführte Transplantation eines allogenen Organs weltweit. In anerkannten Transplantationszentren beträgt die 1-Jahres-Patientenüberlebensrate über 95% und die Organüberlebensrate über 90%. Allerdings versterben auf der Warteliste pro Jahr ca. 6-8% der potentiellen Organempfänger, da nicht ausreichend Spenderorgane zur Verfügung stehen, so dass sich neben der postmortalen Organspende in den letzten Jahren vor allem die Lebendnierenspende etabliert hat. Das operative Vorgehen der Transplantation ist standardisiert, wobei die Spenderniere normalerweise in die kontralaterale Fossa iliaca extraperitoneal transplantiert wird. Die Standardanastomosen beinhalten eine venöse End-zu-Seit-Anastomose auf die V. iliaca ext., eine arterielle End-zu-Seit-Anastomose (meistens mit Aorten-Patch) auf die Art. iliaca int. oder ext. und eine End-zu-Seit-Ureteranastomose mit der Empfängerblase, teilweise mit Schienung mittels Double-J-Katheter. Postoperativ muss man mögliche chirurgische (z.B. arterielle/venöse Thrombose, Blutung, Urinleckage, Lymphozele, Anastomosen-Stenose) von den nicht-chirurgischen Komplikationen (z.B. Abstoßungsreaktion, Calcineurin-Inhibitor-Nephrotoxizität) unterscheiden. Das klinische Erscheinungsbild der Komplikationen ist oft sehr ähnlich. Daher ist die Einhaltung eines fundamentalen Algorithmus bei postoperativer Transplantatdysfunktion essentiell. Der frühe postoperative Ultraschall/Doppler-Ultraschall ist eines der wichtigsten Instrumente, um chirurgische Komplikationen zu diagnostizieren bzw. auszuschließen. Eine sofortige operative Revision muss bei arterieller Thrombose/substantieller Durchblutungsstörung oder venöser Thrombose/substantieller Abflussstörung und bei akuter Blutung durchgeführt werden. Eine elektive operative Revision muss bei Leckage der Ureterozystostomie oder bei symptomatischer Lymphozele erfolgen. Stenosen der arteriellen oder venösen Anastomose können primär je nach Grad interventionell mittels PTA/Stent versorgt werden. Bei einer Stenose der Ureterozystostomie bzw. einer Ureterobstruktion kann ein interventioneller Therapieversuch primär versucht werden, oft muss jedoch im weiteren Verlauf eine chirurgische Exploration erfolgen, meistens verbunden mit einem Eigenureteranschluss.

## Einleitung

Die Organtransplantation hat sich in den letzten Jahrzehnten als kurative Therapieform in der Medizin etabliert. Insbesondere die zwingende Symbiose aus chirurgischer Technik und medikamentöser „immunologischer" Behandlung der Organempfänger macht die Transplantation so reizvoll und erreicht eine 1-Jahres-Überlebensrate von >90% (Leber-/Nierentransplantation). Fünfzig Jahre nach der ersten erfolgreichen Nierentransplantation durch Murray ist die Transplantation einer Niere die am häufigsten durchgeführte Transplantation eines allogenen Organs weltweit. Das operative Vorgehen ist heute standardisiert und wurde weltweit über 500.000-mal erfolgreich durchgeführt. Die Nierentransplantation ist im Gegensatz zur Herz- oder Lebertransplantation, bei der die Empfänger zum Zeitpunkt der Transplantation oft in sehr schlechtem Allgemeinzustand sind, eine eher elektive bzw. semielektive Operation bei Empfängern in relativ gutem Allgemeinzustand. Ursächlich hierfür sind die heutigen effektiven Dialyseverfahren für niereninsuffiziente Patienten, die eine optimale Vorbereitung und eine Transplantation unter optimalen Bedingungen erlauben. In anerkannten Transplantationszentren beträgt die 1-Jahres-Patientenüberlebensrate über 95% und die Organüberlebensrate über 90%. Allerdings wird aufgrund der stetig wachsenden Zahl von potentiellen Organempfängern bei ansonsten relativ gleich bleibender Zahl der Organspenden, die Zahl nicht-transplantierter Patienten auf der Warteliste weiterhin kontinuierlich steigen. Zusätzlich verschärft wird diese Situation durch die Tatsache, dass trotz Einsatz moderner, aber meist unspezifischer Immunsuppressiva die meisten der schon nierentransplantierten Empfänger ihr Organ innerhalb der ersten 15 Jahre durch eine progrediente, chronische Transplantatdysfunktion verlieren werden, so dass allein aus dieser Gruppe die Zahl wartender Organempfänger zusätzlich zunehmen wird. Auf der Warteliste versterben aber pro Jahr ca. 6-8% der potentiellen Organempfänger, so dass sich neben der postmortalen Organspende in den letzten Jahren die Lebendnierenspende als vollwertiges Verfahren etabliert hat, wobei hierdurch nicht nur mehr Patienten früher transplantiert wurden, sondern auch das Outcome verbessert werden konnte. Bisherige Studien konnten zeigen, dass Organe von Lebendspendern aufgrund verschiedenster Ursachen eine signifikant bessere Transplantatfunktion zeigen als Organe von hirntoten Spendern. Es scheint sich herauszukristallisieren, dass die Therapiestrategie „Lebendspende in der Transplantation" aktuell die einzige Möglichkeit darstellt, den potentiellen Organspender-Pool zu erhöhen und gleichzeitig das Outcome im Sinne einer besseren Transplantatfunktion und Lebensqualität zu optimieren. Hinzu kommen Transplantationen mit so genannten „grenzwertigen-marginalen" Organen, zu denen zum Beispiel die Transplantation von Nieren im Old-for-Old Programm gehören, wobei die Ergebnisse hier insgesamt betrachtet sehr gut sind.

## Transplantation

### Präoperative Maßnahmen

Alle potentiellen Organempfänger müssen sich langfristig präoperativ einem strengen Vorbereitungsprotokoll unterziehen, so dass direkt präoperative Probleme (z.B. akute kardiale Probleme, pulmonale Infektionen, Verschlechterung des Gefäßstatus, diabetische Fußulzera, gastrointestinale Blutungen), die eine Transplantation verhindern könnten, relativ selten sind.

Die optimale Vorbereitung ist essentiell. Gefordert werden ein aktueller klinischer Gefäßstatus, ein Gefäßdoppler, eine Beckenübersicht, ggf. aber auch ein Spiral-CT, um eine genaue Aussage über das Ausmaß möglicher Verkalkungen zu erhalten. Die Platzsituation (z.B. bei Zystennieren), aber auch das Infekt- bzw. Tumorrisiko der Eigennieren und der Status der ableitenden Harnwege (Funktion/Kapazität Harnblase, Ureteren, Reflux) müssen klar definiert sein.

Die Indikation, eine Dialyse direkt präoperativ durchzuführen, muss stets individuell getroffen werden (wichtige Entscheidungsparameter: aktueller Volumenstatus, Serumelektrolyte). Sollte präoperativ dialysiert werden, darf die entzogene Flüssigkeitsmenge keinesfalls zur Unterschreitung des Trockengewichts führen, um die postoperative Diurese zu vereinfachen. Im Falle von Zeitdruck, z.B. aufgrund einer längeren kalten Ischämiezeit des Transplantats, ist eine kurze Dialyse von ca. 1-2 Stunden zur Optimierung des Flüssigkeits- und Kaliumhaushaltes ausreichend.

Präoperativ wird ein Blasen-Dauerkatheter gelegt, um intraoperativ die Blase optimal retrograd auffüllen zu können. Die Kaltpräparation der Niere sollte vor Einleitung der Narkose erfolgen, um mögliche unentdeckte Organschäden bzw. Raumforderungen zu detektieren.

## Operative Technik der Organentnahme (Lebendspende)

Für die Nierenentnahme bei der Lebendspende können unterschiedliche Techniken und Operationszugänge zum Einsatz kommen. Der offene Flankenschnitt ist der klassische operative Zugang bei der Nierenentnahme, wobei die minimal-invasiven Techniken diesen aus dem Klinikalltag zunehmend verdrängen. Der offene Flankenschnitt wird in Seitenlage durchgeführt, wobei die Länge der Inzision bis zu 30 cm betragen kann. Die weitere Präparation und die Nierenentnahme erfolgen extraperitoneal.
Die Nierenentnahme bei einer Lebendspende am Universitätsklinikum Regensburg wird laparoskopisch (s.u.) oder mittels Mini-Inzision durch einen ca. 8-10 cm langen pararektalen streng extraperitonealen operativen Zugang durchgeführt. Hiernach erfolgt die Darstellung und Freipräparation der Vena/Arteria renalis und des Ureters. Nach Durchtrennung der Gefäße und des Ureters kann die Niere entnommen und mit entsprechender kalter Perfusionslösung back-table perfundiert werden.
Die Vorteile dieser Technik im Vergleich zur klassischen Methode („offener Flankenschnitt") sind geringere postoperative Schmerzen, konsekutiv ein geringerer Verbrauch von opioidhaltigen Schmerzmitteln, eine schnellere Mobilisation und ein kürzerer Klinikaufenthalt. Es wird postuliert, dass die kleinere Narbe zu einem rascheren Genesungsprozess und einer schnelleren Rückkehr zu einem normalen Leben führen kann.
Die gleichermaßen minimal-invasive laparoskopische Technik, welche sich an unserem Zentrum in zuvor „streng" ausgewählten Empfängern zunehmend durchsetzt, kann entweder in extraperitonealer oder transperitonealer Präparationstechnik durchgeführt werden. Vor- bzw. Nachteile der laparoskopischen Technik werden derzeit in der Literatur diskutiert (z.B. längere Operationszeit, höhere Kosten versus kürzerem Krankenhausaufenthalt insgesamt und weniger/günstiger gelegene Hautschnitte), wobei aktuell noch nicht sicher postuliert werden kann, ob sich dieses Verfahren bei der Lebendnierenspende generell durchsetzen wird, insbesondere unter Berücksichtigung des oben beschriebenen minimal-invasiven offenen pararektalen Zugangs und der Kenntnis, dass sich nicht jeder Spender automatisch für die laparoskopische Spende „qualifiziert". Diese weniger belastenden Eingriffe durch die Verwendung einer mini-

mal-invasiven/laparoskopischen Entnahmetechnik könnten in letzter Konsequenz sogar zu einer Zunahme der Spendebereitschaft im Rahmen von Lebendnierenspenden führen.

## Operative Technik der Nierentransplantation

Die Inzision für den Hautschnitt wird leicht bogenförmig von der Symphyse ausgehend in Richtung lateraler Beckenkamm durchgeführt. Sie kann, wenn die Exposition verbessert werden muss, in beide Richtungen erweitert werden, meistens in Richtung Flanke, teils bis an die 12. Rippe heran. Ob auf die rechte oder linke Seite transplantiert wird, kann nach verschiedenen Gesichtspunkten entschieden werden. Bei Empfängern, die die erste Nierentransplantation erhalten, wird in der Regel die kontralaterale Seite (z.B. rechte Spenderniere in linke Flanke und umgekehrt) gewählt. Die kontralaterale Transplantation bietet sich aufgrund der dann günstigen Lage der Spendergefäße zu den Empfängergefäßen sowie der medialen Lage des Nierenbeckens an. Bei einer zweiten Transplantation wird üblicherweise die kontralaterale Seite zur Ersttransplantation gewählt. Sollte eine dritte oder weitere Transplantationen notwendig sein, ist die Entscheidung individuell zu treffen, teilweise muss eine der beiden vortransplantierten Nieren direkt vor der erneuen Nierentransplantation entfernt werden oder ein transabdomineller Zugang überlegt werden. Bei Patienten mit Typ-I-Diabetes, die möglicherweise für eine Pankreastransplantation in Frage kommen, würde man die Niere eher linksseitig transplantieren, um die arterielle Anastomose der potentiellen Pankreastransplantation auf die rechte Art. iliaca communis leichter anastomosieren zu können. Nach dem Hautschnitt wird der retroperitoneale Raum präpariert und eine Tasche für die Spenderniere geschaffen, welche dann retroperitoneal in die Fossa iliaca eingelegt wird. Die arterielle Anastomose wird normalerweise mit Aortenpatch (Carrel-Patch, meist bei postmortaler Organspende) oder ohne Aortenpatch (Lebendspende immer ohne Aortenpatch) mit der distalen Art. iliaca communis in End-zu-Seit-Technik anastomosiert, welche sich als sichere und einfache Technik etabliert hat. Multiple Arterien sollten immer in einem langen einzelnen Carrel-Patch vereinigt werden, um Schädigungen kleinerer Arterien zu vermeiden. Bei multiplen Arterien ohne Carrel-Patch wie z.B. bei einer Lebendnierenspende können die einzelnen Arterien entweder einzeln mit der Empfängerarterie oder vorher untereinander anastomosiert werden („common chanel"). Während der Durchführung der Anastomosen wird die Niere in einer mit eisgekühlter Kochsalzlösung getränkten Kompresse gehalten, um die warme Ischämiezeit zu minimieren. In keinem Fall sollten Polarterien ligiert werden. Die Unterbindung einer unteren Polarterie kann zu einer Ureternekrose führen. Die venöse Anastomose erfolgt normalerweise mittels End-zu-Seit-Technik auf die Vena iliaca ext. Falls mehrere Venen vorhanden sind, wird in der Regel nur die größte anastomosiert. Die kleineren Venen können ohne Nachteile ligiert werden, da eine gute interne Kollateralisierung des venösen Systems vorhanden ist. Vorher sollte die Kollateralisierung mittels Anspülen jeder Vene getestet werden. Prinzipiell sollte immer auf eine kurze und straffe venöse Anastomose geachtet werden, wobei die arterielle und venöse Anastomose ungefähr in einem 45-Grad-Winkel zueinander stehen sollten. Die Ureter-Anastomose (möglichst kurzer Ureter zum Erhalt einer optimalen Durchblutung) erfolgt normalerweise an das Harnblasendach des Empfängers. Sie kann aber auch an den ipsilateralen Empfängerureter (Ureterureterostomie) anastomosiert werden. In Ausnahmefällen kann der ipsilaterale Empfängerureter an das Nierenbeckenkelchsystem der Spenderniere anastomosiert (Ureteropyelostomie) werden. Indikation hierfür ist vor allem ein schlecht durchbluteter Spenderureter, teilweise durch zu aggressive Präparation bei der Explantation. Am häufigsten wird der Spender-Ureter an die Empfängerblase (Neo-Ureterozystostomie) mit Anlage einer Antirefluxplastik (z.B. nach Gregoire) angeschlossen, um rezidivierende Pyelonephritiden durch Reflux zu verhindern. Sollte ein Doppelureter vorliegen, so können meist beide Ureteren getrennt voneinander an die Empfängerblase anastomosiert werden.

Teilweise kann eine Schienung der Anastomose durch Einlage eines Double-J-Stents erfolgen. Die Entfernung des Stents erfolgt zystoskopisch, meist ca. 3 Wochen postoperativ. Optimalerweise hat die Blase des Nierenempfängers aufgrund einer Restausscheidung noch eine relativ gute präoperative Funktion, jedoch auch kleine kontrahierte Blasen, bei Patienten ohne Restausscheidung, zeigen nach der Nierentransplantation eine zunehmend gute Funktion. In Ausnahmesituationen kann eine Boari-Plastik oder ein Ileumconduit zum Einsatz kommen. Im Falle eines Ileumconduits kann die Niere im Sinne einer „upside-down" Situation transplantiert werden, um den Anschluss des Ureters, der ja dann nach cranial „verläuft", an das Ileumconduit zu vereinfachen.

Ein Blasendauerkatheter sollte 3-4 Tage belassen werden, bei kritischen Ureteranastomosen mit längerer Urinableitung sollte eine suprapubische Zystofixanlage diskutiert werden.

## En-bloc Transplantation

Bei Spendern, die jünger als 2 Jahre sind, werden beide Nieren en-bloc mit Spenderaorta und Spendercava transplantiert. Bei Spendern zwischen 2 und 5 Jahren liegt die Entscheidung, ob eine duale en-bloc Nierentransplantation durchgeführt oder nur eine Niere transplantiert wird, beim Transplantationsteam. Für eine en-bloc Transplantation müssen die Aorta und V. cava bis zu den Nierengefäßen in ausreichender Länge vorhanden sein. Die beiden Ureteren werden einzeln in die Blase implantiert. Die beiden Nieren müssen vorsichtig positioniert werden, um ein Kinking der Blutgefäße und Spannung auf den Ureteranastomosen zu vermeiden. Die Rate von technischen Komplikationen nach Nierentransplantation junger Spender variiert zwischen 10 und 20 %, wobei typischerweise Urinleckagen und vaskuläre Thrombosen im Vordergrund stehen.

## Chirurgische Überlegungen bei jungen Kindern

Bei etwa der Hälfte der Kinder mit terminalem Nierenversagen liegen urologische Erkrankungen zu Grunde. Deshalb ist es wichtig, die Blasenfunktion, die Anamnese der Harnwegsinfektionen und eventuelle angeborene operativ relevante Abnormalitäten zu kennen. Es ist daher sinnvoll eine mögliche Nierentransplantation mit urologisch rekonstruktiven Maßnahmen zu kombinieren. Eine begleitende psychologische Betreuung von Kind und Eltern ist essentiell. Transplantationen bei Kindern, die mehr als 20-25kg wiegen, werden in der Regel wie bei Erwachsenen in die Fossa iliaca extraperitoneal durchgeführt. Bei kleineren Kindern werden vergleichsweise große Nieren erwachsener Spender implantiert, wobei eine größere Inzision und eher proximalere Gefäße wie z.B. Art./Ven. iliaca com. oder Aorta/Ven. cava gewählt werden, idealerweise auch mit extraperitonealer Lage des Organs. Bei Kindern, die mehr als 10-12 kg wiegen, wird ebenfalls ein retroperitonealer Zugang benutzt, meist rechtsseitig aufgrund der leichteren Exposition der Iliacalvene. Bei Kindern, die weniger als 10-12 kg wiegen, muss teilweise ein transabdomineller Zugang über eine mediane Laparotomie evaluiert werden.

## Flüssigkeitsmanagement/Reperfusion/Frühe postoperative Phase

Das intraoperative Flüssigkeitsmanagement ist sehr wichtig, um eine ausreichende Perfusion der transplantierten Niere und damit eine sofortige intra/postoperative Diurese zu erreichen. Es wird diskutiert, dass dies der Vermeidung einer akuten tubulären Nekrose dienen soll. Der zentrale Venendruck sollte größer 10mmHg gehalten werden. Der arterielle Mitteldruck sollte größer 80mmHg sein. Kurz vor Reperfusion wird in unserer Klinik eine Dosis Methylprednisolon (0,5 g), Furosemid (80mg) und Mannitol (125ml) verabreicht.

Direkt postoperativ muss eine dopplersonographische Durchblutungskontrolle der gesamten Niere, vor allem bei multiplen Arterien erfolgen. Die Diurese muss stündlich dokumentiert werden. Ein adäquates, meist individuell-maßgeschneidertes immunsuppressives Protokoll muss konsequent verabreicht werden. Faktoren für eine seltene initiale Nichtfunktion des Transplantats können vielschichtig sein, wobei folgende Ursachen beteiligt sein können: vorgeschädigtes (z.B. Schockphase) Spenderorgan mit verminderter Organqualität, Länge der kalten und warmen Ischämiezeit, prärenale Faktoren (Hypotonie, Exsikkose), Durchblutungstörungen (arteriell, venös), Harnabflussstörungen (Anastomosenstenose, Nierenbeckentamponade, Blasentamponade, verlegter Dauerkatheter), immunologische Faktoren (Präsensibilisierung, hyperakute Abstoßung, akzelerierte Abstoßung).

### Old-for-Old-Nierentransplantation

Nieren von älteren „marginalen" Spendern über 60 Jahre (Kreatininclearance kleiner 90mL/min) werden oft abgelehnt, da man eine nicht ausreichende Transplantatfunktion und damit Nachteile für den Empfänger befürchtet. Um diese marginalen Organe trotzdem nutzen zu können, gibt es spezielle Old-for-Old-Nierentransplantationsprogramme, bei denen immer nur eine dieser Nieren transplantiert wird. Erste Ergebnisse zeigen, dass die in einem Zentrum transplantierten Nieren im Rahmen eines Old-for-Old-Programms gute 1-Jahres-Organ/Patienten-Überlebensraten und Transplantatfunktion haben. Andererseits gibt es Zentren, die beide Nieren eines älteren Spenders in einen Empfänger transplantieren. Hierbei können die Spendernieren entweder in je eine Fossa iliaca oder beide Nieren auf eine Seite platziert werden. Hier zeigen die Ergebnisse, dass eine Doppel-Nieren-Transplantation ähnlich gute 1-Jahres-Organ/Patienten-Überlebensraten und Transplantatfunktion hat wie eine Einzelnierentransplantation im Old-for-Old-Programm.

## Chirurgische Komplikationen in der Nierentransplantation

Das klinische Erscheinungsbild von chirurgischen und nicht-chirurgischen Komplikationen ist oft sehr ähnlich. Eine Organdysfunktion kann z.B. sowohl eine akute Abstoßung als auch eine Urinleckage zur Ursache haben. Fieber oder Transplantatschwellung können Zeichen einer Abstoßung oder einer Infektion sein. Problemsituationen nach der Transplantation haben eine breite Variation von Differentialdiagnosen, die sowohl technisch-chirurgische Komplikationen, immunologische Faktoren oder andere Gründe beinhalten. Daher ist die Einhaltung eines fundamentalen Algorithmus bei postoperativer Transplantatdysfunktion essentiell. Vaskuläre und urologische Ursachen müssen ausgeschlossen sein, bevor die Organdysfunktion als Abstoßungsreaktion oder Calcineurin-Inhibitor-Nephrotoxizität bezeichnet wird. Der frühe postoperative Ultraschall/Doppler-Ultraschall ist eines der wichtigsten Instrumente, um chirurgische Komplikationen zu diagnostizieren bzw. auszuschließen.

## Nicht-chirurgische Komplikationen werden in einem anderen Kapitel diskutiert.

### Wundinfektionen

In den 60er und 70er Jahren lag die Rate an Wundinfektionen nach Nierentransplantation bei bis zu 25%. Diese Zahl konnte bis heute drastisch reduziert werden, so dass die Wundinfektionsrate kleiner 5% liegen sollte. Die Faktoren, die zu dieser Verbesserung geführt haben, sind z.B. der verbesserte Gesundheitszustand der Empfänger präoperativ, eine perioperative Antibiotikatherapie und niedrigere Steroiddosen, und zwar sowohl in der Erhaltungs- als auch in der Abstoßungstherapie. Selbstverständlich ist ein strikt aseptisches intraoperatives Vorgehen. Im Falle einer Wundinfektion sollte diese mittels offener chirurgischer Wundbehandlung ggf. in Verbindung mit systemischer Antibiotikagabe behandelt werden, um eine Kontamination des Anastomosennahtmaterials und mögliche Arrosionsblutungen zu verhindern. Generell ist das Risiko einer postoperativen Wundinfektion bzw. anderer Wundheilungsstörungen bei Patienten mit Übergewicht deutlich erhöht.

### Lymphozelen

Eine Lymphozele präsentiert sich als Ansammlung von Lymphe aufgrund verletzter lymphatischer Gefäße, die um die Iliacalgefäße liegen. Die Literatur zeigt eine Inzidenz bei 1-10%, wobei Lymphozelen auch Wochen nach der Transplantation auftreten können. Das Erscheinungsbild beinhaltet sehr kleine asymptomatische, aber auch sehr große symptomatische Lymphozelen. Normalerweise verursachen große Lymphozelen interventionsbedürftige Symptome, jedoch gibt es auch kleine Lymphozelen, die an ungünstiger Position liegen und z.B. zu einer Kompression des Ureters führen. Im Allgemeinen präsentieren sich Lymphozelen über eine Ureter-Obstruktion, eine Kompression der Iliacalgefäße mit möglicher tiefer Beinvenenthrombose, eine Schwellung des Beins oder über das Bild einer abdominellen Raumforderung (meist bei schlanken Patienten). Weitere Erscheinungsformen einer Lymphozele sind Harninkontinenz aufgrund von direktem Blasendruck, eine Schwellung des Skrotums nach spontaner Drainage der Lymphozele oder eine Kompression der V. cava (selten). Aus chirurgischer Sicht können Lymphozelen durch Minimierung der Präparation und Dissektion an den Iliacalgefäßen sowie strikte Ligatur der lymphatischen Gefäßbündel vermieden werden. Die Diagnose erfolgt mittels Ultraschall. Hier sieht man charakteristischerweise eine rundliche, echoarme und septierte Raumforderung. Hinweise auf eine Infektion liegen vor, wenn die Lymphozele ein mehr komplexes echoreiches Signalmuster zeigt. Zudem könnte eine Hydronephrose vorliegen, wenn sich der Ureter teilweise der Lymphozele angelagert hat bzw. durch sie komprimiert wird. In den meisten Fällen kann eine Lymphozele mittels Ultraschall klar von anderen perirenalen Flüssigkeitsansammlungen wie z.B. einem Hämatom abgegrenzt werden. In unklaren Fällen kann eine einfache perkutane sterile Punktion der Flüssigkeitsraumforderung sofortige Klarheit schaffen. Eine Lymphozele präsentiert sich als klare, proteinreiche Flüssigkeit, wobei die Kreatininkonzentration der des Serums entspricht. Die Behandlung einer kleinen asymptomatischen Lymphozele ist meist nicht notwendig. Eine sterile perkutane Aspiration erfolgt in unklaren Fällen zur Diagnosesicherung. Die häufigste Indikation zur Behandlung ist die Obstruktion des Ureters, wobei bei einfacher direkter lokaler Kompression eine perkutane Drainagebehandlung mit geschlossenen Drainagesystemen ausreicht. Die Spülung der Höhle mit sklerosierenden Substanzen wie z.B. Tetrazyklin, Fibrin oder Betaisodona (Povidon-Jod) kann gute Ergebnisse zeigen. Lymphozelen können aber auch via Lymphozelenfensterung zum Peritoneum (offene oder laparoskopische Technik) in die Peritonealhöhle drainiert werden. Durch die Rändelung der Lymphozelenwand wird ein Re-Verschluss der Fensterung verhindert. In den Fällen, in denen der Ureter entweder selbst schon sekundär verengt ist oder aufgrund von inflammatorischen Reaktionen eng mit der Wand der Lymphozele verbacken ist, muss eine operative Revision gegebenenfalls mit Neuanlage der Ureteranastomose erfolgen. In unserer Klinik wird die Uretero-Ureterostomie (Eigenureteranschluss) bevorzugt.

Eine wiederholte perkutane Abpunktion führt selten zum Verschwinden der Lymphozele und wird aufgrund der hohen sekundären Infektionsrate nicht empfohlen. In sehr seltenen Fällen kann die Stelle der Leckage bei einer operativen Revision direkt identifiziert und ligiert werden.

## Blutungen

Um das Risiko von postoperativen Blutungskomplikationen zu minimieren, muss eine exakte Evaluation der präoperativen laborchemischen Gerinnungssituation erfolgen. Medikamente zur Antikoagulation wie z. B. Aspirin oder Marcumar müssen bei geplanter Lebendspende präoperativ rechtzeitig abgesetzt werden. Bei der postmortalen Spende wird bei marcumarisierten Patienten die Gerinnungssituation durch die Gabe von Fresh-Frozen-Plasma optimiert. Patienten, die bis zur Transplantation Aspirin/Plavix eingenommen haben, werden unter sorgfältigster Blutstillung transplantiert. Gut dialysierte Patienten haben oft eine verbesserte Thrombozytenfunktion und verbesserte Blutungszeit im Vergleich zu urämischen Patienten. Postoperative Blutungen haben ihren Ursprung selten direkt von der Anastomose, mit Ausnahme infektionsbedingter Arosionsblutungen oder einer akuten Ruptur der Anastomose bzw. des Transplantats selbst (z.B. akute Nierenvenenthrombose). Eine infektionsbedingte Arosionsblutung zeigt sich eher im späteren Verlauf und resultiert oft in massiven Blutungen, so dass hier häufig nur noch die Explantation des Transplantats mit anschließender Gefäßrekonstruktion durchgeführt werden kann. Eine frühe postoperative Blutung kommt meist aus kleineren hilusnahen Gefäßen, die bei der Kaltpräparation aufgrund eines Vasospasmus nicht erkannt und nicht ligiert wurden. Nach der Implantation mit stetig verbesserter Perfusion des Transplantats können diese hilusnahen Gefäße dann bluten. Nur eine exakte Kaltpräparation und gute Hämostase perioperativ können diese Blutungen minimieren. Zudem sieht man frühe Blutungen relativ häufig aus dem Umgebungsgewebe der Transplantatloge selbst. Engmaschige postoperative Hämoglobin-, Hämatokrit- und Ultraschallkontrollen können diese Art von Blutungen frühzeitig diagnostizieren. Im Rahmen einer chirurgischen Revision muss zusätzlich ein Gerinnungsversagen ausgeschlossen werden. Unter Umständen müssen die Gabe von Blutprodukten, Gerinnungsfaktoren und ggf. thrombozytenaggretationsunterstützende Maßnahmen evaluiert werden.

### Thrombose des Transplantats

Eine arterielle oder venöse Thrombose zeigt sich am häufigsten in den ersten 72 postoperativen Stunden, kann sich aber teilweise auch erst nach 2 Monaten manifestieren. Die Häufigkeit wird in der Literatur mit großer Variation zwischen 0.5% bis 8% angegeben. Die Inzidenz kann in prädisponierten Patienten mit vorbestehender Thromboseneigung, positiven Anti-Cardiolipin-Antikörpern, oder einer Thrombozytose von mehr als 500.000 - 1.000.000 Thrombozyten erhöht sein. Eine frühe Thrombose ist meist Ausdruck einer technisch-chirurgischen Problematik, eine später aufgetretene Thrombose kann mit einer akuten Abstoßungsreaktion assoziiert sein. Die klinischen Zeichen einer arteriellen Thrombose, bei einer bis dahin gut funktionierenden Niere, sind die plötzliche Abnahme der Urinmenge, ein schnell steigendes Serumkreatinin (eventuell verbunden mit einer Hyperkaliämie) und möglicher lokaler Druckschmerz. Eine venöse Thrombose kann sich als stark geschwollenes hartes Transplantat mit Makrohämaturie und Oligurie präsentieren. Bei Patienten mit noch guter Ausscheidung der eigenen Nieren kann sich eine Thrombose jedoch lediglich im Anstieg des Serumkreatinins zeigen. Wenn das Transplantat primär funktionslos war, kann eine Thrombose symptomlos bleiben. Eine Thrombose wird mittels Dopplersonographie, CT oder (MR)Angiographie diagnostiziert und ermöglicht so den Ausschluss anderer Ursachen für eine akute Anurie, wie Abstoßung oder mechanische Obstruktion. Klassisch ist der arterielle Pendelfluss im Duplex. Es besteht die Gefahr der Nierenruptur/Blutung bzw. Nekrose. Da die transplantierte Niere keine Kollateralversorgung hat, können nur Nieren gerettet werden, bei denen eine Thrombose schnell erkannt und die chirurgische Revision sofort durchgeführt wird. In manchen Fällen ist eine Faszieneröffnung noch auf Station indiziert, da möglicherweise eine Fehllage der Niere mit Abknickung der Vene zugrunde liegt. Eine bestätigte nicht reversible Thrombose eines Transplantats führt normalerweise zur Transplantat-Nephrektomie. Eine Lyse mit Streptokinase bei arterieller Thrombose hat sich als nicht erfolgversprechend herausgestellt. Bei venöser Thrombose konnte in sehr wenigen Fällen, in denen es zu einer späten Thrombose mit tiefer, bis an die Transplantatvene reichenden Beinvenenthrombose gekommen war, erfolgreich therapiert werden.

## Stenose der Nierenarterie

Eine Stenose der Nierenarterie ist meist eine Spätkomplikation und zeigt sich in 2-12% der transplantierten Patienten. Die Gründe können vielschichtig sein: chirurgisch-technischer Fehler bei der Naht der Anastomose, Arteriosklerose der Spender- oder Empfängergefäße, Verletzung der Intima der Spender- oder Empfängergefäße, End-zu-End-Anastomose, Kinking der Nierenarterie oder schwere vaskuläre Transplantatabstoßung. Die beiden häufigsten Stenosenformen sind entweder eine Anastomosenstenose meist nach End-zu-End-Anastomose oder eine Stenose oberhalb der Anastomose im Sinne eines Kinkings, welche nach jeder Art von Anastomosentechnik auftreten kann. Der Begriff Pseudo-Stenose wird verwendet, wenn ein arteriosklerotischer Plaque in der Iliacalarterie oder in der Spenderarterie selbst den Blutzufluss zum Transplantat beeinflusst. Eine Stenose wird mittels Dopplersonographie, CT, Szintigraphie oder (MR)Angiographie diagnostiziert. Empfänger einer Niere nach postmortaler Spende sind häufiger von Spender-Nierenarterienstenosen betroffen. Spender-Nierenarterienstenosen gelten als Risikofaktoren für eine Exazerbation eines bestehenden Hypertonus oder das Neuauftreten eines transplantationsassoziierten Hypertonus. Daher ist die postoperative langfristige Blutdrucküberwachung und Einstellung essentiell. Die Therapie der Wahl, mit einer Erfolgsquote von über 90%, ist die perkutane transluminale Angioplastie (PTA), die oft mit dem Einbringen von Stents verbunden ist. Rezidive nach PTA werden mit bis zu 20% angegeben. Sollte eine PTA technisch nicht möglich oder das Ergebnis nicht befriedigend sein, muss eine offene chirurgische Revision erfolgen, wobei hierbei ein hohes Risiko besteht, die nicht-kollateralisierte Niere zu verlieren, da die Exposition der arteriellen Anastomose schwierig sein kann. In unserer Klinik wird in diesem Fall ein Veneninterponat zwischen Spenderarterie und Iliacalarterie unter Umgehung der Stenose durchgeführt.

## Urinleckagen

Urinleckagen kommen in ca. 3% der Fälle vor und zeigen sich typischerweise in den ersten Tagen/Wochen nach Transplantation bzw. bei „delayed-graft-function" nach Einsetzen der Diurese. Die Leckage befindet sich entweder auf Höhe der Blase, entlang des Ureters oder auf Höhe des Nierenbeckens. Die Ursache kann primär technisch bedingt sein, im Sinne einer Anastomoseninsuffizienz an der Blase. Bei Durchblutungsstörungen des Ureters kann es sekundär zu ischämischen Nekrosen am Ureter selbst kommen, ebenso bei einer allgemeinen Abstoßungsreaktion. Klinisch ist eine Urinleckage meist mit Schmerzen, zunehmender Schwellung und ansteigenden Entzündungsparametern ggf. auch Fieber und Rückgang der Diurese verbunden. Prinzipiell erfolgt die Diagnose mittels Ultraschall, MR/CT, Ausscheidungsurogramm oder Nierenszintigraphie, wobei ein Flüssigkeitsverhalt punktiert werden kann, um das Kreatinin zu bestimmen. Die intraoperativ gelegte Drainage kann eine Urinleckage direkt mittels Bestimmung des Kreatinins aus der geförderten Flüssigkeit anzeigen. Eine perkutane antegrade Nephrostomie kann zur Lokalisationsdiagnostik der Leckage und zur Kontrolle der Diurese verwendet werden. Die Behandlung einer Urinleckage muss sofort mit dem Einbringen eines Blasenkatheters und der damit verbundenen Entlastung des intravesikalen Drucks beginnen. Wenn die Leckage durch eine Ureterverletzung bedingt ist, muss eine frühe chirurgische Sanierung erfolgen. Bei Leckage aus der Blase erfolgt die einfache Übernähung, bei Anastomoseninsuffizienz wird diese aufgelöst, der distale Ureter reseziert und die Anastomose neu angelegt. Sollte der Ureter auf längerer Strecke nekrotisch sein, muss meist eine Ureteropyelostomie mit dem Eigenureter entweder der gleichen oder der Gegenseite erfolgen. Sollte eine Eigenureteranastomose nicht durchführbar sein, ist in selten Fällen eine Zystopyelostomie durchzuführen, bei der die Blase mobilisiert und direkt an das Nierenbecken genäht wird. Oft wird nach chirurgischer Revision ein Doppel-J-Katheter zur Schienung eingebracht, der dann einige Wochen später zystoskopisch entfernt werden kann.

## Ureter-Obstruktion

Die Obstruktion des Ureters manifestiert sich meist in einer Funktionsverschlechterung des Transplantats i.S. eines Kreatininanstiegs und kann möglicherweise zu einem Verlust des Transplantats führen. Oft ist die Obstruktion aufgrund der fehlenden Innervation schmerzlos. Gründe für eine Ureter-Obstruktion sind z.B. mechanische Enge an der Anastomose, Ureterischämie, intraluminale Blutkoagel, ein zu lang gelassener Spenderureter mit Kinking, externe Kompression durch Hämatome, Serome oder Lymphozelen, akute Abstoßung, periureterale Fibrose, PolyomaBK-Virus-Infektion oder Nierensteine (selten). Im Ultraschall kann eine Hydronephrose gesehen werden bzw., fast beweisend, eine zunehmende Hydronephrose im Verlaufsultraschall. Die Diagnostik kann mittels Ausscheidungsurogramm (schlechte Darstellung bei reduzierter Nierenfunktion), retrogradem Pyelogramm, Ausscheidungsszintigramm oder perkutaner antegrader Pyelographie vervollständigt werden. Eine akute postoperative Obstruktion muss meist chirurgisch saniert werden, durch z.B. Neuanlage der Anastomose, Beseitigung des Kinkings oder Hämatomausräumung. Eine Obstruktion aufgrund von narbigen Strikturen im längeren postoperativen Verlauf kann bei intraureteralen Strikturen (kleiner 2 cm) gut mittels endoluminaler Ballondilatation oder Inzision und Stenteinlage primär therapiert werden. Der Stent wird 2-6 Wochen später zystoskopisch entfernt. Eine Erfolgsrate von 70-80% wird mit dieser Technik beschrieben. Intraureterale Strikturen länger als 2 cm und extraureterale Strikturen bedürfen meist einer chirurgischen Exploration und Sanierung. In unserer Klinik steht die chirurgische Exploration beider Formen im Vordergrund, oft mit konsekutivem Eigenureteranschluss.

# Immunsuppression nach Nierentransplantation

*Ulrich Kunzendorf, Kiel*

## Einleitung

Die Nierentransplantation ist allen anderen Nierenersatzverfahren bezüglich der Lebensqualität und der Lebenserwartung überlegen. Abbildung 1 zeigt, dass die Vorteile bezüglich der Lebenserwartung für alle Altersstufen gelten:

**Abb. 1:** Lebenserwartung von Patienten auf der Warteliste vs. transplantierte Patienten (1)

| Patienten | Lebenserwartung an Dialyse (Jahre) | Lebenserwartung nach Transplantation (Jahre) |
|---|---|---|
| Frauen | 5,63 | 16,13 |
| Männer | 5,84 | 17,19 |
| in Abhängigkeit vom Alter (Jahre) | | |
| 18 bis 34 | 27,22 | 41,50 |
| 35 bis 49 | 6,71 | 18,03 |
| 50 bis 59 | 5,12 | 11,18 |
| 60 bis 64 | 4,32 | 7,84 |
| 65 und älter | 3,69 | 7,60 |

Einen wesentlichen Beitrag zu diesem Erfolg hat die verbesserte Immunsuppression geleistet. In einer großen Anzahl von Studien zur Optimierung der immunsuppressiven Therapie sind Erfahrungen gewonnen worden, wie sonst nur auf wenigen anderen Gebieten der Medizin. Wesentliche Erfahrungen zur Immunsuppression sind kürzlich in den amerikanischen Leitlinien zur Behandlung nierentransplantierter Patienten zusammengefasst worden (2). Das Grundschema der Immunsuppression besteht demnach aus:

a) *Induktionstherapie*          mit monoklonalen oder polyklonalen Antikörpern

+

b) *Calcineurininhibitoren*        entweder Cyclosporin oder Tacrolimus

+

c) *Mycophenolat oder mTOR-Inhibitoren*

+

d) *Steroide*

Alle vier Komponenten dieses Grundschemas haben Vor- und Nachteile und können in verschiedenen Zusammensetzungen kombiniert werden. Auf diese Vor- und Nachteile sowie auf die spezifischen Indikationen verschiedener Kombinationen soll im Folgenden anhand der kürzlich publizierten Leitlinien eingegangen werden.

## Induktionstherapie mit Antikörpern

Die kürzlich publizierten Leitlinien äußern sich zur Induktionstherapie wie folgt (2):

3.1.1: *Wir empfehlen mit der Immunsuppression vor oder während der Nierentransplantation zu beginnen (1A).*
4.1.2: *Wir empfehlen, dass die initiale Immunsuppression ein Biologicum enthalten soll (1A).*
5.1.2. *Wir empfehlen einen anti-IL-2-Rezeptor-Antikörper als Mittel der ersten Wahl (1B).*
*Wir schlagen vor, einen Lymphozyten-depletierenden Antikörper anstelle des anti-IL-2-Rez.-AK zu nehmen, wenn der Transplantatempfänger einem besonderen immunologischen Risiko unterliegt.*

Primär stellt sich die Frage, was eine Induktionstherapie leisten soll. Folgende Punkte sind Ziel eine Induktionstherapie: (1) Etablierung einer sofortigen, effektiven und gezielten Immunsuppression; (2) eine lange anhaltende Immunmodulation und (3) die Möglichkeit der Reduktion nephrotoxischer Immunsuppressiva. Entsprechend sind immunologische Risiko-Patienten, bei denen hohe Titer sogenannter panel-reaktiver Antikörper nachgewiesen wurden, Patienten mit Re-Transplantationen, Patienten mit immunologischen Ursachen der Niereninsuffizienz wie z.B. der Wegnerschen Granuloma-

**Abb. 2:** Antikörper, die im Rahmen der Induktionstherapie verwendet werden

| Medikament | Typ | Zielstruktur |
|---|---|---|
| OKT3 | Maus-anti-human mAb | CD3 |
| ATG | Polyklonales IgG (Kaninchen) | humane Thymozyten |
| Basiliximab | Chimerischer mAb (IgG1) | CD25 (α-Kette IL-2-Rez.) |
| Alemtuzumab | Humanisierter mAb (IgG1) (Campath) | CD52 (T-, B-, NK-Zellen, Monozyten) |

tose oder Patienten mit Resorptionsstörungen der oral verabreichten Immunsuppressiva primäre Kandidaten.

Antikörper, die in der Induktionstherapie verwendet werden, sind in Abbildung 2 dargestellt.

OKT3 wird in der Bundesrepublik zur Induktionstherapie nicht mehr verwendet. Alemtuzumab wurde in verschiedenen Studien getestet. Alemtuzumab senkt die Rejektionshäufigkeit bei Patienten mit hohem immunologischen Risiko stärker als ATG; in Patienten mit niedrigem immunologischen Risiko ist Alemtuzumab vergleichbar effektiv wie der anti-IL-2-Rezeptor-Antikörper Basiliximab (3). Diese Studie bestätigt Befunde einer weiteren prospektiven randomisierten Studie mit einem Jahr Beobachtungszeit sowie einer retrospektiven Analyse des UNOS-Registers (4-6). Die Studien zeigen insgesamt, dass Atemtuzumab effektiv ist und die Rejektionshäufigkeit besonders in der frühen Phase nach Transplantation senkt, z.T. aber ist diese potente Immunsuppression mit vermehrten Infektionen assoziiert. Einige Fälle wurden beschrieben, in denen Alemtuzumab Autoimmunerkrankungen induziert hat (7). Die am häufigsten verwendeten Antikörper sind polyklonales ATG und humanisierte anti-IL-2-Rezeptor-Antikörper. Eine Metaanalyse von 4893 Patienten zur Induktionstherapie mit Basiliximab oder Daclizumab zeigte, dass bei einem mittleren Rejektionsrisiko von 40% sieben Patienten behandelt werden müssen, um eine Rejektion zu vermeiden (8). Diese Analyse zeigte weiter, dass die mit dem anti-IL-2-Rezeptor-Antikörper behandelten Patienten gegenüber den mit Plazebo behandelten Patienten im ersten Jahr eine vergleichbare Transplatatfunktionsrate aufwiesen, nicht häufiger an CMV-Infektionen erkrankten und auch nach 3 Jahren die Tumorrate in beiden Gruppen gleich blieb. Im direkten Vergleich der Induktionstherapie mit ATG und anti-IL-2-Rezeptor-Antikörpern erwies sich ATG als signifikant effektiver mit einer Rejektionsrate von 15,6% vs. 25,5% (9); der kombinierte Endpunkt, bestehend aus Rejektionshäufigkeit, Transplantatfunktionsverlust, Tod und sekundärer Funktionsaufnahme, war in beiden Gruppen nicht signifikant unterschiedlich.

Die Langzeitfolgen einer Induktionstherapie sind nur wenig untersucht, obwohl sich an der Zusammensetzung der Lymphozytensubpopulationen die initiale ATG-Gabe noch nach bis zu drei Jahren nachweisen lässt. Dies trägt zur Erklärung bei, dass auch der Effekt auf die Tumorrate eher ein langfristiger zu sein scheint. In der Patientengruppe, die mit einer Induktionstherapie behandelt wurden, war die Tumorrate in den ersten beiden Jahren nach Transplantation in etwa vergleichbar zu der, die keine Induktionstherapie erhalten hatte, nach 8 Jahren lag sie jedoch um 27% höher (10).

## Calcineurininhibitoren

Die kürzlich publizierten Leitlinien äußern sich zur Verwendung von Calcineurininhibitoren wie folgt (2):

2.1. *Wir empfehlen eine immunsuppressive Erhaltungstherapie, die Calcineurininhibitoren mit anti-proliferativen Medikamenten in Kombination mit oder ohne Steroide einsetzt (1B).*
2.2. *Wir schlagen vor, dass Tacrolimus als primärer Calcineurininhibitor eingesetzt wird (2A).*
2.2.1. *Wir schlagen vor, dass die Tacrolimus- oder Cyclosporin-Therpaie vor oder während der Transplantation und nicht verzögert begonnen wird (2D).*
3.2. *Langfristig empfehlen wir, die Calcineurininhibitor-Therapie fortzusetzen (2B).*

Calcineurininhibitoren sind die Basis-Immunsuppression von über 95% der transplantierten Patienten (11). Aufgrund des sehr ähnlichen Wirkungsmechanismus ähneln sich die beiden zur Verfügung stehenden Calcineurininhibitoren Cyclosporin und Tacrolimus. In einer großen Metaanalyse (12), die nach Sichtung von mehr als 1400 Artikeln 30 randomisierte Studien eingeschlossen hat, wurde das Ergebnis wie folgt zusammengefasst: „Wenn 100 Patienten mit Tacrolimus anstelle von Cyclosporin behandelt werden, kommt es bei 12 Patienten weniger zu einer Rejektion und 2 Patienten verlieren ihr Transplantat nicht, allerdings entwickelt sich bei 5 zusätzlichen Patienten ein Post-Transplantationsdiabetes (PTDM)." D.h. Patienten mit einem größeren immunologischen Risiko profitieren gegebenenfalls von einer Tacrolimus-basierten Therapie. Um mit Cyclosporin vergleichbare Rejektionsraten zu erzielen, kann die Immunsuppression durch eine Induktionstherapie mit einen anti-IL-2-Rezeptor-Antikörper ergänzt werden (13). Patienten, bei denen ein besonderes Risiko für die Entwicklung eines PTDM besteht, sollten nicht mit Tacrolimus behandelt werden, da die Entwicklung eines PTDM die Prognose für die Langzeittransplantatfunktion und das Patientenüberleben signifikant verschlechtert. Risikofaktoren für die Entwicklung eines PTDM sind: (1) Übergewicht; (2) Alter, (3) HCV-Infektion, (4), Tacrolimus, besonders bei Konzentrationen > 10ng/ml, (4) Steroide, (5) positive Familienanamnese für einen Diabetes-Typ-II und (6) der genetische Hintergrund (Afrikaner > Europäer) (14).

Da beide Calcineurininhibitoren nephrotoxisch wirken, sind verschiedene Studien zur Testung Calcineurininhibitor-armer und Calcineurininhibitor-freier Protokolle durchgeführt worden. In einer der umfangreichsten Studien mit 1645 Patienten, der Elite-Symphony-Studie (15), zeigte ein immunsuppressives Protokoll bestehend aus einer Induktion mit Daclizimab, niedrig-dosiert Tacrolimus und Steroiden die niedrigste Ein-Jahres-Rejektionsrate (15.4 %) und die beste GFR (65.4±27.0 ml/min) im Vergleich mit einer Calcineurininhibitor-freien Immunsuppression gleicher Zusammensetzung, wobei Tacrolimus gegen Sirolimus ausgetauscht wurde. Der Verzicht auf den Calcineurininhibitor verschlechterte die Rejektionshäufigkeit auf 40.2% und verminderte die GFR auf 56.7±26.9 ml/min. Besonderes in der frühen Phase nach Transplantation, d.h. in den ersten 3 – 6 Monaten ist eine Calcineurininhibitor-freie Immunsuppression mit einem erhöhten Rejektionsrisiko assoziiert. Bisher gibt es keine Daten, die schlüssig belegen, dass die Langzeitfunktion durch Calcineurininhibitor-freie Protokolle verbessert werden kann, die Daten des amerikanischen Transplantationsregisters zeigen eher das Gegenteil (Abbildung 3). Die Elite-Symphony-Studie bestätigt den oben bereits erwähnten Unterschied zwischen Cyclosporin und Tacrolimus. Die beiden in dieser Studie verwendeten Cyclsoporin-Arme – volle Dosis Cyclosporin oder halbe Dosis Cyclosporin in Kombinantion mit Daclizimab – wurden beide mit MMF und Steroiden kombiniert und waren bezüglich der Rejektionhäufigkeit und der GFR dem niedrig dosierten Tacrolimus-Arm unterlegen, sie zeigten aber auch eine geringere Häufigkeit eines Post-Transplantations-Diabetes mellitus. Tacrolimus ist als Prograf®, das zwei Mal pro Tag gegeben werden muss, und als Advagraft® erhältlich, für das eine einmalige Gabe pro Tag aufgrund ei-

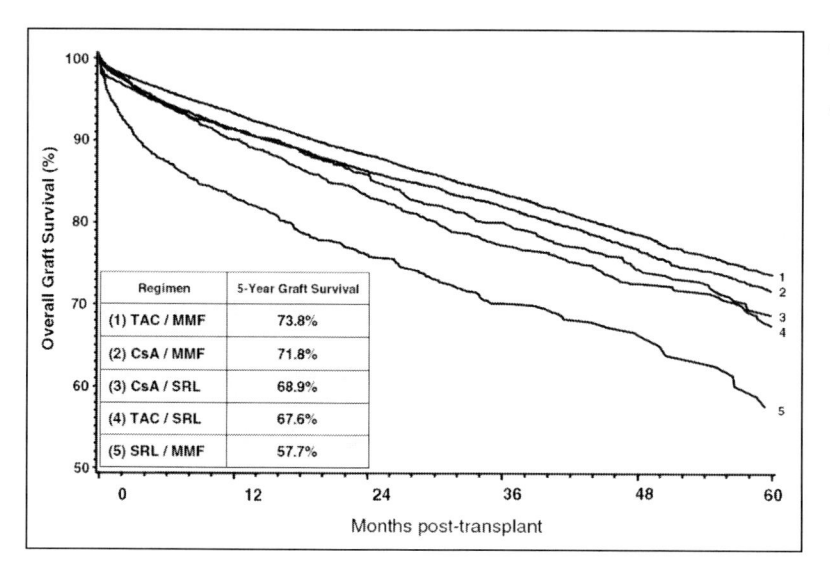

**Abb. 3:** Transplantatfunktionsrate in Abhängigkeit von der Basis-Immunsuppression (18)

| Regimen | 5-Year Graft Survival |
|---|---|
| (1) TAC / MMF | 73.8% |
| (2) CsA / MMF | 71.8% |
| (3) CsA / SRL | 68.9% |
| (4) TAC / SRL | 67.6% |
| (5) SRL / MMF | 57.7% |

ner abgewandelten Galenic empfohlen wird. Beide Darreichungsformen sind in ihrer Effektivität und Nebenwirkungsrate äquivalent (16).

Eine Calcineurininhibitor-freie Immunsuppression kann bei einigen Patienten, die an einer chronischen Transplantatnephropathie leiden, die sich klinisch in der Regel durch einen langsamen Kreatininanstieg über Wochen und Monate gepaart mit einer zunehmenden Proteinurie in nicht-nephrotischem Bereich zeigt, von Vorteil sein (17). Dies trifft vor allem auf jene Patienten zu, bei denen histologisch eine Calcineurininhibitor-Toxizität nachgewiesen wurde. Die Umsetzung auf ein Calcineurininhibitor-freies Protokoll ist für diese Gruppe von wesentlichem Vorteil, auch wenn es in der Regel nur gelingt, die Transplantatfunktion für einen gewissen Zeitraum zu stabilisieren.

## Ko-Immunsuppression (Mycophenolat oder mTOR-Inhibitoren)

Die kürzlich publizierten Leitlinien äußern sich zur Ko-Immunsuppression wie folgt (2):

2.3. *Wir empfehlen Mycophenolate als primären Proliferationshemmer zu verwenden (2B).*
2.5. *Wir empfehlen im Falle der Verwendung von mTOR-Inhibito-*

*ren mit der Therapie nicht zu beginnen, bevor nicht die Funktion des Transplantates etabliert ist und die chirurgischen Wunden geheilt sind (1B)*

Die Ergänzung der Calcineurininhibitor-basierten Therapie durch eine Ko-Immunsuppression reduziert die Rejektionshäufigkeit in etwa um 50%. Seit Einführung von Mycophenolat mofetil hat Azathioprin zunehmend seine Bedeutung als Ko-Immunsuppressivum verloren (19), obwohl auch neuere Daten eine Äquivalenz beider Medikamente bezüglich Effektivität und Nebenwirkungen sehen (20). Mycophenolat steht als Mycophenolat mofetil (Cellcelpt®) oder Mycophenolat Natrium (Myfortic®) zur Verfügung, wobei sich beide Mycophenolat-Verbindungen in ihrer Effektivität und ihrem Nebenwirkungsprofil nicht unterscheiden (21). Mycophenolat wird als das häufigste Ko-Immunsuppression eingesetzt (11). Neben dem Risiko der Leukopenien bzw. der Knochenmarktoxizität, können gastro-intestinale Nebenwirkungen die Anwendung begrenzen. Der Einsatz vom mTOR-Inhibitoren (Rapamycin oder Everlolimus) anstelle von Mycophenolat in einer Kombination mit Calcineurininhibitoren birgt allerdings das Risiko einer verstärkten Nephrotoxizität, wobei Cyclosporin stärker als Tacrolimus betroffen ist (22), siehe auch Abbildung 3. Eine klare Indikation für Rapamycin stellt die Entwicklung eines Kaposi-Sarkoms dar (23); bei 15 Patienten mit einem Kaposi-Sarkom war es nach Umsetzen einer Therapie von Cyclosporin auf Rapamycin zu einer Besserung bzw. Rückbildung dieses Sarkoms gekommen. Die „anti-Tumorwirkung" von Rapamycin auf andere Tumore ist deutlich weniger gesichert. Zwar zeigte sich in einer retrospektiven Analyse eine geringere allgemeine Tumorinzidenz in der Gruppe nierentransplantierter Patienten, die mit Rapamycin und Steroiden anstelle von Rapamycin, Cyclosporin und Steroiden behandelt wurden, die Tumorinzidenz lag jedoch noch deutlich über der der altersentsprechenden gesunden Normalbevölkerung (24). Prospektive Studien zur Potenz der anti-Tumorwirkung der mTOR-Inhibitoren werden zurzeit durchgeführt. Ein prospektive Studie an 824 Patienten zeigte, dass Patienten mit mTOR-Inhibitoren signifikant weniger an Hauttumoren erkrankten, die Rate an soliden Tumoren war hingegen nicht unterschiedlich (25). In einer prospektiven Studie kam es bei Transplantierten, die zuvor bereits einmal an einem Plattenepithel-Karzinom der Haut erkrankt waren, in 22% der auf Sirolimus umgestellten Patienten und in 39% der mit Calcineurin-Inhibitoren behandelten Patienten innerhalb von 2 Jahren zu einem erneuten Plattenepithel-Karzinom der Haut (26). Dieser Unterschied war signifikant. Somit kann insbesondere bei rezidivierenden nicht-melanomartigen Hauttumoren die Konversion auf eine mTOR-Inhibitor-basierte Immunsuppresion von wesentlichem Vorteil sein. mTOR-Inhibitoren haben darüber hinaus vor allem ihren Stellenwert, wenn z.B. aufgrund der Nephrotoxizität der Calcineurininhibitoren eine Cyclosporin- oder Tacrolimus-freie Immunsuppression notwendig wird. Es gilt allerdings zu berücksichtigen, dass sich eine Proteinurie unter einer m-TOR-Inhibitor-Therapie häufig verschlechert, so dass eine Proteinurie den Einsatz dieser Medikamente verbietet. Überraschend zeigte eine prospektive Beobachtungsstudie eine erhöhte Mortalität bei Nicht-Tumor-Patienten, die mit mTOR-Inhibitoren behandelt wurden (27).

## Steroid-freie Immunsuppression

Die kürzlich publizierten Leitlinien äußern sich zur Steroid-freien Immunsuppression wie folgt (2):

2.4. *Wir glauben, dass bei Patienten, die ein niedriges immunologisches Risiko besitzen und bei denen eine Induktionstherapie durchgeführt worden ist, die Steroide nach der ersten Woche abgesetzt werden können (2B).*
3.2. *Wenn Steroide jenseits der ersten Woche eingesetzt wurden, so empfehlen wir die Steroid-Therapie eher beizubehalten, als die Steroid-Therapie zu stoppen (2C).*

Steroide sind nach wie vor ein fester Bestandteil der Immunsuppression nach Nierentransplantation. Aufgrund der Nebenwirkungen der Steroide ist vielfach versucht worden, die Steroide frühzeitig abzusetzen oder eine komplett Steroid-freie Immunsuppression zur Anwendung zu bringen. Ein frühes Absetzen der Steroide aus einer Dreifachtherapie geht mit einer bis zu 30% höheren Rejektionsrate einher (28). Diese erhöhte Rejektionsrate führt kurzfristig in dem untersuchten Kollektiv, d.h. in den ersten 3 Jahren, nicht zu einer schlechteren Transplantatfunktionsrate (29), ab dem vierten Jahr kommt es jedoch zu einer signifikant schlechteren Transplantatüberlebensrate der Patienten des Steroid-freien Armes in dieser Studie (30). Langzeituntersuchungen zur Steroid-freien Immunsuppression sind rar. Eine weitere Studie zeigte eine signifikante Verschlechterung der Transplantatfunktion in der Steroid-freien Gruppe ebenfalls erst spät, nach etwa 500 Tagen, dann kam es jedoch zu einer kontinuierlich stärkeren Verschlechterung über die kommenden

2000 Tage gegenüber der Gruppe, die weiter mit Steroiden behandelt wurde (31). Ohne Zweifel ist eine Therapie mit Steroiden mit zahlreichen Nebenwirkungen verbunden – deshalb ist es zwingend, die Verschlechterung der cardio-vaskulären Risikofaktoren und des Knochenstoffwechsels unter der Steroidtherapie konsequent zu therapieren (siehe dazu die jeweiligen Kapitel). Bezüglich der Frakturrate profitieren Patienten von einem frühen Steroidentzug. Die Inzidenz der Frakturen lag unter Steroiden bei 0.0080 Frakturen/Jahr und in der Gruppe ohne Steroide bei 0.0058 Frakturen/Jahr, ein Unterschied, der als signifikant getestet wurde (32).

## Absetzen der Immunsuppression nach dem Versagen der Transplantatfunktion

Trotz aller Verbesserungen der Transplantatüberlebensrate sind etwa 5% aller Patienten, die in einem Jahr neu dialysiert werden müssen, Patienten mit Transplantatversagen. Bei diesen Patienten stellt sich die Frage, ob, wann und wie die Immunsuppression abgesetzt werden soll. Studien, die dieser Frage nachgehen, sind selten.

Gründe, die für ein Absetzen der Immunsuppression sprechen, sind (33):
- substanzspezifische Nebenwirkungen der Immunsuppressiva
- eine erhöhte Infektionsrate (1,7 vs 0,5 Infektionen pro Patient pro Jahr)
- ein erhöhtes Risiko für kardio-vaskuläre Erkrankungen – odds ratio 4,9
- eine erhöhte Todesrate – odds ratio 3,4

Gründe, die gegen ein Absetzen der Immunsuppression sprechen (34):
- Gefahr einer akuten Rejektion und der Notwendigkeit einer operativen Transplantektomie in 3 – 63%
- Nebenniereninsuffizienz ca 2%
- schneller Verlust der Transplantatrestfunktion, insbesondere der Diurese
- höheres immunologisches Risiko durch Entwicklung panel-reativer Antikörper vor einer Re-Transplantation.

Das Pro und Contra des Absetzens der Immunsuppression muss vor dem Hintergrund des individuellen Risikos des Patienten gesehen werden und bedarf der Aufklärung und Absprache mit dem Patienten.

Ein Absetzen der Calcineurininhibitoren aus einer Dreier-Kombination vor Dialysebeginn unter passagerer Fortführung der übrigen Immunsuppression ist in der Regel nur mit einem gering erhöhten Rejektionsrisiko verbunden, führt aber oft zu einer vorübergehenden Verbesserung der Transplantatfunktion durch Wegfall der Calcineurininhibitor-bedingten Vasokonstriktion renaler Gefäße, so dass der Patient häufig noch mehrere Wochen ohne Dialyse-Behandlung auskommt. Mit Beginn der Dialyse-Behandlung beenden wir in der Regel die Therapie mit Mycophenolat. Das Absetzen der Steroide, wir tun dies nach weiteren 3-6 Monaten, sollte langsam über Wochen bis Monate erfolgen, um die Beschwerden eines Steroidentzugssyndroms zu vermindern. Die Fähigkeit der Nebenniere, ausreichend Kortison zu produzieren, kann gegebenenfalls mittels eines ACTH-Stimulationstestes ermittelt werden.

## Medikamente, die zukünftig das immunsuppressive Repertoire erweitern könnten

Zur Verbesserung der Effektivität und zur Verminderung der Nebenwirkungen werden kontinuierlich weitere Immunsuppressiva entwickelt, von denen etliche vor der Zulassung zur Therapie nach Transplantation stehen, bzw. werden bereits zugelassene Medikament in neuen Indikationen überprüft. Nachfolgend seinen einige dieser Medikamente dargestellt:
Belatacept ist ein Fusionsprotein auf der Basis eines Immunglobin IgG1. Die variablen Domänen der schweren Ketten des IgG1-Moleküls sind ausgetauscht durch eine Mutante der extrazelluären Domänen des T-Zellen-Oberflächenmoleküls CTLA4. Dieses Fusionsprotein ist in der Lage, kompetitiv die Interaktion von CD28 auf T-Zellen mit CD80/86 auf dendritischen Zellen zu hemmen, und so die Ko-Stimulation von T-Zellen, einem essentiellen Schritt in der T-Zell-Aktivierung, zu unterdrücken. Eine prospektive, randomisierte Studie, in der die Effektivität von Belatacept mit Cyclosporin jeweils in Kombination mit Basiliximab, Mycophenolat und Steroiden über drei Jahre verglichen wurde, zeigte, dass sich trotz einer erhöhten Rejektionshäufigkeit im Belataceptarm (17% vs 7%) im ersten Jahr eine signifikant bessere Transplantatfunktion (mGFR 65,8 ml/min vs 44,4 ml/min) nach drei Jahren nachweisen ließ (35). Allerdings gilt es zu berücksichtigen, dass EBV-negative Patienten, denen ein Transplantat eines EBV-positiven Spender übertragen wird, einem erhöhten Lymphomrisiko unterliegen (36). Erste 5-Jahresergebnisse zeigen, dass der positive Effekt von Belatacept auf die

Transplantatfunktion anhält und auch eine Umstellung einer Calcineurin-Inhibitor-basierten Therapie auf eine Belatacept-basierte-Therapie bezüglich der Transplantatfunktion von Vorteil sein kann (37,38).

Bortezomib ist ein Proteasom-Inhibitor, der einen festen Stellenwert in der Myelom-Therapie hat. Einzellfallberichte suggerieren, dass der Einsatz dieses Medikamentes den Titer Donor-spezifischer Antikörper reduziert und sogar therapeutisch für Antikörper-vermittelte Rejektionen eingesetzt werden kann, andere Einzelfallberichte zeigen die gegenteiligen Erfahrung auf (39-41). Hier bedarf es prospektiver, randomisierter Studien, um sich ein Urteil zu erlauben.

CP690,550 ist ein JAK-Kinase-Inhibitor, der die Signaltransduktion einer Reihe von Cytokinen wie IL-2,4,7,9,15 und 21 hemmt und so ein therapeutisches SCID-Syndrom (severe combined immune deficiency syndrome) induziert. Eine Phase-II-Studie mit wenigen Patienten, 20 pro Therapie-Arm, zeigte dass im Vergleich mit Tacrolimus die Therapie mit CP690,550 einerseits mit einem erhöhten Infektionsrisiko (BK- und CMV-Infektionen), andererseits aber auch mit einem erhöhten Rejektionsrisiko einhergeht (42).

Eculizumab ist ein humanisierter anti-C5-Antikörper. Ein atypischen HUS rekurriert in mehr als 50% der Fälle nach Transplantation und dies ist mit einem über 90%igen Risiko des Transplantatfunktionsverlustes verbunden. Die Rekurrenz geht mit einer Aktivierung des Komplement-Systems einher. Die wiederholte Gabe dieses Antikörper war in der Lage, in Einzelfällen die Rekurrenz eines atypischen HUS zu unterdrücken (43). Gegenwärtig läuft eine Studie zur Untersuchung der Wirksamkeit von Eculizumab in Bezug auf die Unterdrückung des atypischen HUS nach Transplantation. Darüber hinaus wird untersucht, ob Eculizumab den Schaden bei C4d-positiven akuten vaskulären Rejektionen vermindern kann.

Voclosporin ist ein Cyclosporin-Derivat mit einer zusätzlichen Kohlenstoffgruppe. Die Hoffnung ist, dass dieses Derivat weniger toxisch, insbesondere weniger nephrotoxisch ist. Eine erste Phase-2b-Studie, in der Voclosporin mit Tacrolimus verglichen wird, zeigt eine vergleichbare Effektivität und Sicherheit beider Substanzen (44).

## Literatur

1. Oniscu, G.C., Brown, H. & Forsythe, J.L. Impact of cadaveric renal transplantation on survival in patients listed for transplantation. J Am Soc Nephrol 16, 1859-1865 (2005).
2. KDIGO clinical practice guideline for the care of kidney transplant recipients. Am J Transplant 9 Suppl 3, S1-155 (2009).
3. Hanaway, M.J., et al. Alemtuzumab induction in renal transplantation. N Engl J Med 364, 1909-1919 (2011).
4. Ciancio, G. & Burke, G.W., 3rd. Alemtuzumab (Campath-1H) in kidney transplantation. Am J Transplant 8, 15-20 (2008).
5. Farney, A.C., et al. A randomized trial of alemtuzumab versus antithymocyte globulin induction in renal and pancreas transplantation. Transplantation 88, 810-819 (2009).
6. Sampaio, M.S., Kadiyala, A., Gill, J. & Bunnapradist, S. Alemtuzumab versus interleukin-2 receptor antibodies induction in living donor kidney transplantation. Transplantation 88, 904-910 (2009).
7. Kirk, A.D., Hale, D.A., Swanson, S.J. & Mannon, R.B. Autoimmune thyroid disease after renal transplantation using depletional induction with alemtuzumab. Am J Transplant 6, 1084-1085 (2006).
8. Webster, A.C., Playford, E.G., Higgins, G., Chapman, J.R. & Craig, J.C. Interleukin 2 receptor antagonists for renal transplant recipients: a meta-analysis of randomized trials. Transplantation 77, 166-176 (2004).
9. Brennan, D.C., Daller, J.A., Lake, K.D., Cibrik, D. & Del Castillo, D. Rabbit antithymocyte globulin versus basiliximab in renal transplantation. N Engl J Med 355, 1967-1977 (2006).
10. Meier-Kriesche, H.U., Arndorfer, J.A. & Kaplan, B. Association of antibody induction with short- and long-term cause-specific mortality in renal transplant recipients. J Am Soc Nephrol 13, 769-772 (2002).
11. Meier-Kriesche, H.U., et al. Immunosuppression: evolution in practice and trends, 1994-2004. Am J Transplant 6, 1111-1131 (2006).
12. Webster, A.C., Woodroffe, R.C., Taylor, R.S., Chapman, J.R. & Craig, J.C. Tacrolimus versus ciclosporin as primary immunosuppression for kidney transplant recipients: meta-analysis and meta-regression of randomised trial data. BMJ 331, 810 (2005).
13. Lawen, J.G., et al. Randomized double-blind study of immunoprophylaxis with basiliximab, a chimeric anti-interleukin-2 receptor monoclonal antibody, in combination with mycophenolate mofetil-containing triple therapy in renal transplantation. Transplantation 75, 37-43 (2003).
14. Kasiske, B.L., Snyder, J.J., Gilbertson, D. & Matas, A.J. Diabetes mellitus after kidney transplantation in the United States. Am J Transplant 3, 178-185 (2003).
15. Ekberg, H., et al. Reduced exposure to calcineurin inhibitors in renal transplantation. N Engl J Med 357, 2562-2575 (2007).

16. Kramer, B.K., et al. Tacrolimus once daily (ADVAGRAF) versus twice daily (PROGRAF) in de novo renal transplantation: a randomized phase III study. Am J Transplant 10, 2632-2643 (2010).
17. Dudley, C., et al. Mycophenolate mofetil substitution for cyclosporine a in renal transplant recipients with chronic progressive allograft dysfunction: the "creeping creatinine" study. Transplantation 79, 466-475 (2005).
18. Srinivas, T.R., et al. Mycophenolate mofetil/sirolimus compared to other common immunosuppressive regimens in kidney transplantation. Am J Transplant 7, 586-594 (2007).
19. A blinded, randomized clinical trial of mycophenolate mofetil for the prevention of acute rejection in cadaveric renal transplantation. The Tricontinental Mycophenolate Mofetil Renal Transplantation Study Group. Transplantation 61, 1029-1037 (1996).
20. Schold, J.D. & Kaplan, B. AZA/tacrolimus is associated with similar outcomes as MMF/tacrolimus among renal transplant recipients. Am J Transplant 9, 2067-2074 (2009).
21. Salvadori, M., et al. Enteric-coated mycophenolate sodium is therapeutically equivalent to mycophenolate mofetil in de novo renal transplant patients. Am J Transplant 4, 231-236 (2004).
22. Meier-Kriesche, H.U., et al. Sirolimus in combination with tacrolimus is associated with worse renal allograft survival compared to mycophenolate mofetil combined with tacrolimus. Am J Transplant 5, 2273-2280 (2005).
23. Stallone, G., et al. Sirolimus for Kaposi's sarcoma in renal-transplant recipients. N Engl J Med 352, 1317-1323 (2005).
24. Campistol, J.M., et al. Sirolimus therapy after early cyclosporine withdrawal reduces the risk for cancer in adult renal transplantation. J Am Soc Nephrol 17, 581-589 (2006).
25. Schena, F.P., et al. Conversion from calcineurin inhibitors to sirolimus maintenance therapy in renal allograft recipients: 24-month efficacy and safety results from the CONVERT trial. Transplantation 87, 233-242 (2009).
26. Euvrard, S., et al. Sirolimus and secondary skin-cancer prevention in kidney transplantation. N Engl J Med 367, 329-339 (2012).
27. Cortazar, F., et al. Clinical outcomes in kidney transplant recipients receiving long-term therapy with inhibitors of the mammalian target of rapamycin. Am J Transplant 12, 379-387 (2012).
28. Vitko, S., et al. Two corticosteroid-free regimens-tacrolimus monotherapy after basiliximab administration and tacrolimus/mycophenolate mofetil in comparison with a standard triple regimen in renal transplantation: results of the Atlas study. Transplantation 80, 1734-1741 (2005).
29. Pascual, J., et al. Three-year observational follow-up of a multicenter, randomized trial on tacrolimus-based therapy with withdrawal of steroids or mycophenolate mofetil after renal transplant. Transplantation 82, 55-61 (2006).

30. Meier-Kriesche, H.U., Magee, J.C. & Kaplan, B. Trials and tribulations of steroid withdrawal after kidney transplantation. Am J Transplant 8, 265-266 (2008).
31. Matas, A.J., et al. Prednisone-free maintenance immunosuppression – a 5-year experience. Am J Transplant 5, 2473-2478 (2005).
32. Nikkel, L.E., et al. Reduced fracture risk with early corticosteroid withdrawal after kidney transplant. Am J Transplant 12, 649-659 (2012).
33. Smak Gregoor, P.J., et al. Immunosuppression should be stopped in patients with renal allograft failure. Clin Transplant 15, 397-401 (2001).
34. Langone, A.J. & Chuang, P. The management of the failed renal allograft: an enigma with potential consequences. Semin Dial 18, 185-187 (2005).
35. Vincenti, F., et al. Three-year outcomes from BENEFIT, a randomized, active-controlled, parallel-group study in adult kidney transplant recipients. Am J Transplant 12, 210-217 (2012).
36. Vincenti, F., et al. A Phase III Study of Belatacept-base Immunosuppression Regimens versus Cyclosporin in Renal Transplant Recipients (BENEFIT Study). Am J Transplant 10(2010).
37. Vincenti, F., et al. Five-year safety and efficacy of belatacept in renal transplantation. J Am Soc Nephrol 21, 1587-1596 (2010).
38. Rostaing, L., et al. Switching from Calcineurin Inhibitor-based Regimens to a Belatacept-based Regimen in Renal Transplant Recipients: A Randomized Phase II Study. Clin J Am Soc Nephrol (2010).
39. Flechner, S.M., et al. The role of proteasome inhibition with bortezomib in the treatment of antibody-mediated rejection after kidney-only or kidney-combined organ transplantation. Transplantation 90, 1486-1492 (2010).
40. Walsh, R.C., et al. Proteasome inhibitor-based primary therapy for antibody-mediated renal allograft rejection. Transplantation 89, 277-284 (2010).
41. Sberro-Soussan, R., et al. Bortezomib as the Sole Post-Renal Transplantation Desensitization Agent Does Not Decrease Donor-Specific Anti-HLA Antibodies. Am J Transplant (2010).
42. Busque, S., et al. Calcineurin-inhibitor-free immunosuppression based on the JAK inhibitor CP-690,550: a pilot study in de novo kidney allograft recipients. Am J Transplant 9, 1936-1945 (2009).
43. Zimmerhackl, L.B., et al. Prophylactic eculizumab after renal transplantation in atypical hemolytic-uremic syndrome. N Engl J Med 362, 1746-1748 (2010).
44. Busque, S., et al. The PROMISE study: a phase 2b multicenter study of voclosporin (ISA247) versus tacrolimus in de novo kidney transplantation. Am J Transplant 11, 2675-2684 (2011).

# Infektionen nach Nierentransplantation: Update 2012

*Marcus Säemann*

Die Notwendigkeit einer immunsuppressiven Therapie nach Nierentransplantation führt naturgemäß zu einer vermehrten Infektionsanfälligkeit gegenüber bestimmten Viren, Bakterien und Pilzen, welche besonders in den ersten Wochen bis Monaten nach Transplantation deutlich erhöht ist, da hier v.a. die immunsuppressive Intensität zur akuten Abstoßungsprophylaxe sowie aufgrund von stattgehabten Abstoßungstherapien selbst sehr hoch ist. Darüber hinaus werden weltweit immer mehr Patienten transplantiert, die aufgrund eines oder zuvor mehrerer versagender Transplantate bereits vorsensibilisiert sind, sodass hier zum Überkommen dieser immunologischen Barriere auch deutliche stärkere immunsuppressive Belastungen in Kauf genommen werden müssen. Aus diesen Gründen stellen trotz aller Fortschritte in der Immunsuppression und insgesamt in der Behandlung nierentransplantierter Patienten Infektionen nach Transplantation eine gravierende Komplikation dar, die bei den meisten diagnostischen wie therapeutischen Überlegungen im Umgang mit Nierentransplantierten Eingang finden müssen. Im Folgenden sollen die wichtigsten Infektionskrankheiten, mit welchen nierentransplantierte Patienten konfrontiert sind, d.h. die Zytomegalievirus-Infektion, die EBV-Infektion, die Polyomavirus BK-assoziierte Nephropathie sowie die bakterielle Harnwegsinfektion bei Nierentransplantierten erläutert werden: Zuletzt soll die erst rezent wieder im Rampenlicht stehende Problematik der Nierentransplantation bei HIV vor allem aufgrund einer gerade erschienenen größeren randomisierten, multizentrischen, prospektiven Studie diskutiert werden.

### Die Zytomegalievirus (CMV) Infektion

Das Zytomegalievirus (CMV) zählt zu den häufigsten opportunistischen Erregern nach solider Organtransplantation, vor allem während der ersten Monate nach erfolgter Transplantation, da in dieser Zeit vermutlich der Grad der Immunsuppression am höchsten ist. Ohne antivirale Maßnahmen würden bis zu 80% der Risikopatienten infiziert werden und mindestens 30% der Patienten würden klinisch an einer sog. CMV-Erkrankung leiden, die Mortalitätsrate würde unbehandelt bis zu 90% betragen.

CMV gehören zur Gruppe der Herpesviren und sind somit DNA-Viren, bestehend aus einem kompletten Kapsid mit eigenständiger Virushülle. CMV bringen ihre gesamte Replikationsmaschinerie inkl. DNA-Polymerase und viraler Transaktivatoren, die für eine schnelle Expression viraler Antigene sorgen, in die Wirtszelle mit. Eine latente Herpesvireninfektion bedeutet immer eine lebenslängliche virale Persistenz: Dahinter steckt eine ausgeklügelte virale Strategie der Immunmodulation, um den Effektormechanismen des Immunsystems zu entkommen. Diese Mechanismen wurden im Laufe der Evolution entwickelt, wovon u.a. auch die enorm hohe Zahl CMV-spezifischer T-Zellrezeptorepitope zeugt, welche notwendig ist, um die weitere Virusreplikation nach erfolgter Infektion in Schach zu halten. In der Bevölkerung liegt die Seroprävalenz durchschnittlich bei 50% mit 50 Lebensjahren, womit ein hoher Durchseuchungsgrad gegeben ist. Umgekehrt heißt dies auch, dass eine Verminderung der T-Zellzahl und -funktion dem Virus eine ungehinderte Ausbreitung ermöglicht, womit kongenitale (SCID) oder erworbene T-Zellimmundefizienzen (HIV) sowie pharmakologische Immunsuppressiva, welche die adaptive Immunantwort supprimieren, die ideale Voraussetzung für Etablierung und Ausbreitung von CMV-Infektionen sind. Was die Organtransplantation betrifft, so weiß man, dass der Transplantationsprozess als entzündliches Ereignis mit diversen Mediatoren, wie etwa TNF-a, die Aktivierung einer latenten CMV-Infektion bedingt und sogar beschleunigt.

## Risikokategorien

Bei potenziellen Transplantatempfängern existieren 3 Risikokategorien, wobei CMV-positive Spender und CMV-negative Empfänger (D+/R–) die höchste Risikokonstellation, D–/R– die niedrigste und die zwei übrigen Möglichkeiten eine sog. intermediäre Risikokonstellation darstellen. Durchschnittlich zählen, je nach untersuchter Population – mit unterschiedlichem geografischem und ethnischem Hintergrund – ca. 30% der Konstellationen zur sog. Hochrisikokategorie, wohingegen nur <5% zur Niedrigrisikokonstellation zählen. Der Nachweis einer Virusreplikation ohne klinische Manifestation signalisiert die CMV-Infektion, diese, einhergehend mit typischer klinischer Symptomatik wie grippeähnlicher Klinik mit/ohne Fieber und laborchemisch etwa mit einer Leukopenie, kennzeichnet das sog. CMV-Syndrom; schließlich ist die nachgewiesene Organbeteiligung, wie die häufig in der Klinik zu beobachtende Mitbeteiligung der Lunge, der Leber oder des Gastrointestinaltraktes, die schwerste Form der CMV-Infektion, die sog. gewebeinvasive CMV-Erkrankung. Die typische hochfiebrige Post-Transplant-CMV-Erkrankung ist heute praktisch nicht mehr zu beobachten, wohingegen derzeit eher eine subtile Klinik, weil v.a. afebrile Patienten mit wenigen klinischen Charakteristika eigentlich nur durch die heute gängige CMV-DNA-Bestimmung durch PCR-Methodik auffallen. Die klinischen Ausprägungen nach CMV-Infektion werden auch als direkte CMV-Effekte bezeichnet, die sich von den sog. indirekten CMV-Effekten unterscheiden. Diese sind bedeutsame klinische Konsequenzen für den Patienten, die vermutlich immunologisch ermittelt sind und als späte Folge der CMV-Infektion auftreten und klinisch einprägend sein können, wie etwa die post infectionem stark gehäufte Inzidenz an opportunistischen Infektionen mit Bakterien, Pilzen wie auch anderen Viren. Weitere durch eine CMV-Infektion ausgelöste Effekte wie beschleunigte Atherosklerose, vermindertes Transplantat- und Patientenüberleben oder auch gesteigerte Infektionen mit EBV und konsekutiv gehäufte Fälle eines Post-Transplant-Lymphoms (PTLD) sind v.a. durch Registeranalysen erstmals ersichtlich geworden. Es muss aber betont werden, dass der rigorose Beweis, dass insbesondere ein reduziertes Transplantat- und Patientenüberleben zu den kausal vermittelten indirekten Effekten einer CMV-Infektion zählen, noch ausständig ist. Die gegenwärtig brennende Frage ist demnach, ob die womöglich späten indirekten, aber dramatischen Auswirkungen einer CMV-Infektion durch geeignete antivirale Strategien verhindert werden können. Derzeit werden in den meisten Transplantzentren weltweit 2 antivirale Medikamente verwendet, nämlich Ganciclovir und sein oral gut resorbierbarer L-Valinester Valganciclovir, welches spezifisch die Virus-DNA-Polymerase inhibiert. Ganciclovir wurde als erstes antivirales Medikament gegen CMV-Infektion zugelassen und wirkt über eine intrazelluläre Phosphorylierung v.a. durch virales UL97, um schließlich seine antivirale Potenz über Hemmung der DNA-Polymerase (UL54) zu entfalten. Als Reservemedikamente, v.a. wegen ihrer beträchtlichen Toxizität, stehen Zidofovir und Foscarnet zur Verfügung. Studien aus dem Jahr 2004 und 2009 haben bei v.a. nierentransplantierten Patienten eine Non-Inferiorität von Valganciclovir gegenüber oralem und intravenösem Ganciclovir gezeigt, sodass Valganciclovir mittlerweile zum Standardtherapeutikum in der CMV-Prophylaxe geworden ist (1). Weiterhin gilt intravenöses Ganciclovir als Medikament der Wahl beim schweren, gewebeinvasiven CMV-Infekt, v.a. aufgrund weniger Studien in dieser Indikation, zudem wird die intravenöse Verabreichung oftmals bei der präemptiven antiviralen Strategie verwendet (siehe unten) sowie beim CMV-Infekt mit der nicht selten gleichzeitig auftretenden Resorptionsstörung bei Erbrechen und/oder Diarrhö.

Es existieren gegenwärtig zwei mögliche Strategien zur Lösung der CMV-Problematik in den ersten Monaten nach der Transplantation, womit auch die zwei zentralen Fragen der Therapiedauer sowie der Dosierung aufgeworfen werden. Prinzipiell kann zwischen einer Prophylaxe, in aller Regel für die ersten 3 Monate post-transplant und entwedernur für D+/R--Konstellation („Hybridprophylaxe") oder für alle anderen Konstellationen außer D-/R- („Universalprophylaxe"), und einer präemptiven Strategie unterschieden werden, die erst bei Auftreten einer Virämie, in der Regel >2.000 DNA-Kopien, üblicherweise mit Ganciclovir zum Einsatz kommt. Beide Möglichkeiten haben ihre Vor- und Nachteile und wurden bzw. werden demnach heftig diskutiert, da ihr Einsatz ja prinzipiell die negativen Auswirkungen der indirekten CMV-Effekte günstig beeinflussen soll. Daten aus dem CTS-Register (Collaborative Transplant Study, Heidelberg) zufolge bestehen ein signifikant erniedrigtes Nieren- und Herztransplantatüberleben bei CMV-Hochrisikokonstellation (nicht bei den anderen Konstellationen!) und zudem ein verbessertes Überleben bei entsprechender Prophylaxe, sogar wenn Valaciclovir und CMV-Hyperimmunglobulin zur Prophylaxe verwendet wurden. Erste Studien zeigten bei einer 100-tägigen Prophylaxe auch eine potente Reduktion von CMV-Virämien und -Erkrankungen, jedoch erfolgte nach Absetzen der Prophylaxe regelhaft ein Auftreten von späten CMV-Infektionen, die in den präemptiven Studienarmen interessanterweise nie beobachtet wurden, obgleich dort bis zu 50% der Patienten klarerweise innerhalb der ersten 100 Tage eine behandlungsbedürftige Virämie aufwiesen. Es ist aber wichtig zu betonen, dass es nicht Sinn der präemptiven Therapie ist, die CMV-Infektion zu vermeiden, sondern vielmehr die CMV-Erkrankung zu verhindern: Immunologisch gesehen kann ja erst durch die erlaubte Infektion möglicherweise eine protektive Immunantwort entwickelt werden. Bis vor kurzem existierten auch kaum direkte Vergleichsstudien beider Strategien in einem vergleichbaren Kollektiv transplantierter Patienten, welche auch harte Endpunkte wie Transplantat- und/oder Patientenüberleben ausgelöst durch indirekte CMV-Effekte untersucht hätten. Eine rezente Metaanalyse von Sun HY et al. kam bei aller gebotenen Vorsicht hinsichtlich der Studienheterogenität zum Schluss, dass die Strategie der Prophylaxe mit großer Sicherheit die Zahl opportunistischer Infektionen deutlich reduziert (28,5% vs. 7,8%), das Patientenüberleben vermutlich ebenso günstig beeinflusst (8,2% vs. 4,4%) und schließlich auch das Transplantatüberleben vermutlich für eine Prophylaxe spricht (3,9% vs. 2,5%) (2). Die Autoren vergessen in ihrer Übersicht auch nicht zu erwähnen, dass direkte prospektive, randomisierte Vergleichsstudien v.a. mit Hinblick auf die indirekten Effekte der CMV-Erkrankung unbedingt notwendig sind. Rezent jedoch haben Kiem und Mitarbeiter in einer randomisierten, prospektiven Studie 148 nierentransplantierte Patienten aller Risikokonstellationen mit Ausnahme der Niedrigrisikokonstellation in beide Strategiearme randomisiert, wobei die Ganciclovirprophylaxe über 100 Tage erfolgt ist. Wie zu erwarten, waren die CMV-Infektionen im ersten Jahr signifikant häufiger im Präemptiv- als im Prophylaxearm (50,7% vs. 17,8%). Hinsichtlich der Nierenfunktion bestand kein Unterschied nach einem Jahr, aber nach immerhin 4 Jahren Beobachtungsdauer zeigte sich ein signifikant schlechteres Transplantatüberleben bei Patienten mit CMV-Infektion sowie bei Patienten mit Präemptivtherapie. Der Unterschied verschwand aber, wenn die Überlebensdaten ohne jene Patienten, welche während der Studie verstarben, berechnet wurden (death-censored graft survival); die Ursache für diesen Unterschied ist bislang leider noch nicht klar, könnte aber in der trotz allem niedrigen Gesamtanzahl der Patienten liegen. Diese Daten bestätigen und erweitern vorangegangene Daten, nach denen der Serostatus einen möglichen Einfluss auf das Langzeitüberleben hat, und zeigen, dass CMV-Infekte offenbar einen Langzeiteinfluss auf das Transplantat ausüben können, während nach kurzer Zeit ein Einfluss jedoch kaum ersichtlich ist. Auch in dieser Studie wurden im Prophylaxearm vermehrt CMV-Spätinfektionen beobachtet, die im Präemptivarm kaum zu sehen waren, weshalb die Ergebnisse der IMPACT-Studie dringend erwartet wurden, welche eine 200-tägige Prophylaxe vs. Standardprophylaxe über 100 Tage mit Valganciclovir hinsichtlich der CMV-Infektionsinzidenz untersucht hat. Die Fragestellung ist angesichts der offenen Frage, ob eine 100-tägige Prophylaxe nur den Manifestationszeitpunkt der CMV-Infektion hinausschiebt, v.a. im Hinblick auf späte Infektionen, die möglicherweise einen besonders ungünstigen Einfluss auf das Überleben ausüben, von besonderer Brisanz.

Eine rezente multizentrische, doppelblinde, randomisiert kontrollierte Studie verglich bei 326 D+/R-Nierentransplantat-Empfängern Wirksamkeit und Sicherheit einer Prophylaxe mit 900mg Valganci-

clovir pro Tag für 200 Tage mit einer ebensolchen Therapie, die aber nur über 100 Tage verabreicht wurde (3). Tatsächlich konnte die erweiterte Prophylaxestrategie nach 12 Monaten Observanz eine insgesamt niedrigere CMV-Erkrankungsrate erreichen (16,1% vs. 36,8%), auch die Zahl bestätigter Virämien war nach einem Jahr in der 200-Tage-Gruppe niedriger (37,4% vs. 50,9%). Konsequenzen möglicher indirekter CMV-Effekte wie akute Abstoßungen waren nicht niedriger, aber wie oben besprochen ist dafür das Zeitintervall auch zu gering. Mit einer sog. number needed to treat (NNT, d.h. die für einen Therapieeffekt notwendige Zahl behandelter Patienten) von nur fünf Patienten, um eine weitere CMV-Erkrankung zu vermeiden, stellt diese Strategie bei relativ geringer Nebenwirkungsbelastung – nicht signifikant zum 100-Tage-Behandlungsarm (laut Studie!) – vielleicht einen neuen Behandlungsstandard von Hochrisikopatienten dar. Künftige prospektive Studien bei Organtransplantierten, die verschiedene Strategien miteinander vergleichen, werden daher um diese Behandlungsoption vermutlich nicht herumkommen, v.a. wenn sie der oben diskutierten erhöhten Inzidenz an CMV-Späterkrankungen nach Prophylaxebeendigung sinnvoll beggnen wollen. Dennoch sollte insgesamt betont werden, dass weltweit individuell eine Prophylaxe nur bei Hochrisikopatienten („Hybridprophylaxe"), gefolgt von einer Präemptivtherapie, und bei allen anderen Konstellationen eine Präemptivtherapie oder Prophylaxe für alle mit Ausnahme der D–/R–-Konstellation („Universalprophylaxe") in aller Regel für 3 Monate erfolgt: Eine einheitliche Empfehlung der richtigen Vorgangsweise, um die CMV-Erkrankung und -Infektion zu verhindern, ist aus Mangel an suffizienten Studien(-zahlen) derzeit aber noch ausständig. Eine sicherlich sinnvolle wie interessante Arbeit von Fu Luan und Akinlolu Ojo hat nach einem ökonomischen Standardmodell einen Vergleich zwischen prophylaktischer und präemptiver Therapie gezogen, wobei hinsichtlich der insgesamten Kostenersparnis gepaart mit überlegener klinischer Effizienz die Universalprophylaxe gegenüber der präemptiven Strategie dominiert hat (4). Weiters ergab eine sehr interessante Metaanalyse mit einer Anpassung der Valganciclovirdosierung an die Nierenfunktion, dass jene Patienten, welche täglich 900 mg bei guter Nierenfunktion nehmen mussten, nicht besser geschützt waren als jene Patienten, die nur 450 mg einnahmen, aber deutlich mehr Nebenwirkungen aufwiesen, v.a. von Leukopenien (5).
Im Vergleich zur antimikrobiellen Therapie bakterieller Erreger ist die Resistenzentwicklung gegenüber Ganciclovir mit einer Inzidenz von ca. <3% gering. Ein weiterer Unterschied zur antibiotischen

Therapie besteht in der Tatsache, dass der Befund der Resistenz nicht unbedingt einer kompletten Resistenz der gesamten Viruslast des Wirtsorganismus entsprechen muss. Weiters bedeutet Resistenz auch nicht sofort, dass der infizierte Patient symptomatisch ist, sondern es kann von völliger Symptomfreiheit bis zur lebensgefährlichen CMV-Erkrankung das gesamte klinische Spektrum vorliegen. Die Mechanismen der Resistenz gegen Ganciclovir betreffen zuerst die durch UL97 kodierte Proteinkinase, die Ganciclovir phosphoryliert, damit es gegen die CMV-kodierte DNA-Polymerase aktiv werden kann; mit einer Mutation wird dort auch das oft gegen eine CMV-Resistenz verwendete Zidofovir unwirksam, d.h., bei einer UL97-Mutation kann eine Ganciclovirresistenz bestehen, ohne dass der Patient das Medikament je verabreicht bekommen hat. Es wird jedoch auch oft bei Resistenz eine Therapie mit Ganciclovir weitergeführt, da, wie auch in einigen Fällen berichtet, eine Ganciclovir-Hochdosistherapie eine Viruselimination bewirken kann (5). Erst eine Mutation im UL54-(pol-)Abschnitt des Virusgenoms, die in der Regel immer erst nach einer Mutation des UL97-Genabschnitts entsteht, verursacht schließlich auch eine Resistenz gegen das weitere antivirale Reservemedikament Foscarnet. Der Einsatz von Foscarnet selbst sollte erst nach allergenauester Indikationsstellung erfolgen, da hier die Toxizität, v.a. seine Nephrotoxizität, sehr limitierend ist. Wie zuvor erwähnt, kann die CMV-Infektion selbst asymptomatisch sein, weiters besteht zum einen die Möglichkeit, die Ganciclovirdosis zu erhöhen, zum anderen kann und sollte auch die entsprechende Immunsuppression beim Patienten insgesamt reduziert werden, da erst voll wirksame Effektormechanismen eine komplette Viruselimination bewirken können. Die sog. Wirtsfaktoren, d.h. besonders das Immunsystem, tragen nicht nur zur definitiven Viruselimination bei, sondern beeinflussen selbst auch die Viruskinetik. Gerade rezente Studien konnten die in der täglichen Praxis häufig beobachtete über längere Zeiträume persistierende Virusreplikation im niedrigen Schwellenbereich (ca. 1.000–10.000 Kopien der Virus-DNA) bei adäquater Ganciclovirexposition eindrücklich nachweisen, d.h., abgesehen von einer vollen Exposition an Ganciclovir müssen spezifische Wirtsfaktoren aktiv sein, um die CMV-Infektion zu bekämpfen (6). Einen möglichen neuen Schritt in der Therapie, aber auch in der Vermeidung der CMV-Infektion und -Erkrankung weisen die in der Immunsuppression verwendeten mTOR-Inhibitoren Sirolimus und Everolimus auf. Unter der Therapie dieser Substanzklasse konnten nicht nur signifikant weniger CMV-Infektionen bei nieren- und auch herztransplantierten Patienten nachgewiesen werden (7), sondern es konnte auch eine effektive Therapie bei nierentransplantierten Patienten mit Ganciclovirresistenz erreicht werden (8). Eine mögliche Wirkungsweise dieser Substanzklasse steckt vermutlich in der Tatsache, dass CMV selbst mTOR in Wirtszellen aktiviert, wahrscheinlich, um dem Immunsystem selbst zu entkommen. Unsere Arbeitsgruppe konnte erstmals den Nachweis liefern, dass die durch viele Studien und bei verschiedenen transplantierten Organen beobachtete anti-CMV-Wirksamkeit von mTOR-Hemmern nicht auf einem primär immunologischen Mechanismus, sondern sogar auf einem direkten antiviralen Efekt von Rapamycin beruht, indem die CMV-Replikation in Makrophagen durch mTOR-Inhibition potent supprimmiert wird (9).

## Referenzen

1. Asberg A et al. (2009) Am J Transplant 9: 1205
2. Sun HY et al. (2008) Am J Transplant 8 (10): 2111
3. Humar A et al. (2010) Am J Transplant 10 (5): 1228-1237
4. Luan FL et al. (2011) Transplantation 91 (2): 237-244
5. Kalil AC et al. (2011) Clin Infect Dis 52: 33-319
5. Iwasenko JM et al. (2009) J Med Virol 81 (3): 507
6. Perrottet N et al. (2010) BMC Infect Dis 10: 2
7. Vigano M et al. (2010) Transplant Infectious Dis 12: 23
8. Ozaki et al. (2007) Clin Transplant 21 (5): 67
9. Poglitsch et al. (2012) Am J Transplant

## Polyomavirus BK-assoziierte Nephropathie (PVAN oder BKVN)

Erst in den Neunziger Jahren wurde die PVAN als Bedrohung für Nierentransplantate wahrgenommen, als die ersten PVAN-Fälle mit Transplantatverlust publiziert worden sind. Mittlerweile gilt es als gesichert, dass die PVAN eine kontinuierliche klinische Herausforderung bei nierentransplantierten Patienten darstellt.
Die Primärinfektion mit dem BK-Virus (BKV) erfolgt in aller Regel schon in der Kindheit und führt in der Gesamtbevölkerung zu einem sehr hohen Durchseuchungsgrad (>85%), wodurch sich die klassische Mismatchproblematik zwischen Spender- und Empfängerstatus wie beim CMV-Status hier nicht ergibt (1). Das Virus persisitiert nach Infektion permanent im Urogenitaltrakt mit intermittierender retrograder Reaktivierung und niedriger Virurie (Vr) bei weniger als 10% immunkompetenter Erwachsener. Bei Immunkompromittierung steigt die Vr jedoch bis auf 60% an und es

kommt im Harn zur Ausscheidung sog. Decoy-Zellen sowie zur retrograden systemischen Aszension des Virus. Die berichteten Prävalenzen einer PVAN bei nierentransplantierten Patienten variieren zwischen 1 und 10% je nach Zentrum, lokaler Immunsuppression und individuellen Protokollen sowie diagnostischen Ansätzen. Was die Ätiologie der PVAN betrifft, so ist weniger die Qualität der Immunsuppression, sondern vielmehr die gesamte immunsuppressive Intensität entscheidend, welche mit Faktoren wie Empfängeralter (> 50. Lebensjahr), männliches Geschlecht, HLA-Mismatch, etc. synergiert (2).

Die Histologie der Transplantatniere weist typische Charakteristika auf und wird mittlerweile nach Schweregrad in 3 Stadien eingeteilt (Pattern A, B1-3, C) (2). Neben morphologischen virusassoziierten Veränderungen stellt der immunhistochemische Nachweis des SV40-Antigens die eigentliche Virusidentifikation dar. Bei früher PVAN erkennt man nur milde Veränderungen, wobei hier falsch negative Biopsien durchaus häufig vorkommen. In weiter fortgeschrittenen Stadien dominieren Inflammation sowie Fibrose/Vernarbung neben tubulo-interstitieller Atrophie. In der Regel sind solche Veränderungen leider irreversibel, Interventionen, die zu einer Viruselimination führen, sind auch nicht mit einer Regression schon fortgeschrittener fibrotischer Läsionen assoziiert. Ein wichtiger Punkt in der Diskussion mit dem Nephropathologen stellt die Tatsache dar, dass die durch PVAN ausgelöste Begleitinflammation kaum unterscheidbar von einer Borderline-Abstoßung ist, hier ist immer unbedingt die SV40-Färbung zu fordern und die Histologie gemeinsam mit dem klinischen Verlauf wie auch der Dynamik der Virusdiagnostik im Detail zu besprechen. Dies hat früher vermutlich zu schädlichen Konsequenzen geführt, da die Patienten mit PVAN leider noch mehr immunsupprimiert worden sind.

Der Verlauf der PVAN erfolgt über längere Zeit durch zunehmendes Shedding von Decoyzellen mit hoher Viruslast (>$10^5$ copies/ml) und weiters im Sinne einer retrograden viralen Aszendenz über eine systemische Virämie (Vm), die, wenn sie zu einer PVAN mit ausgeprägter Nephritis führt, mit einer persistierenden und steigenden Vm einhergeht. Die Kombination von Vr mit Vm, detektiert durch quantitative PCR, gilt als pathognomisch für die PVAN. Eine steigende Vm selbst ist ein Indiz für eine aktive PVAN. Eine weitere Persistenz oder überhaupt ein Ansteigen der Vm gilt als regelhaft schlechter Prädiktor für die weitere Nierenfunktion. In aller Regel finden diese Vorgänge innerhalb der ersten 12 Monate post Transplant statt, jedoch wurden rezent auch Fälle mit später Manifestation einer PVAN berichtet (2). Aus diesen Gründen muss auf eine frühzeitige und regelmäßige Diagnose einer PVAN im Post-Transplantverlauf gepocht werden. In den meisten Zentren hat sich zur Diagnostik ein Algorithmus bestehend aus der Kombination von Vr- und Vm-Diagnostik entwickelt, der in der Regel auf eine folgende Nierentransplantbiopsie verzichtet und danach mit der Reduktion der Immunsuppression reagiert. Gelingt eine komplette Viruselimination, so bedeutet dies in der Regel, dass eine immunologische Rekonstitution und damit Kontrolle über die Infektion erreicht wurde und das Transplantat für die weitere Zeit vor dem Ausbruch einer PVAN geschützt ist. Klinisch bedeutsam ist die regelmäßige Mitbeteiligung des Harntraktepithels bei OVAN, sodass es hier zu Ureterstrikturen und sogar zu Ureterrupturen kommen kann. Aufgrund der auch onkogenen Eigenschaften des Virus erscheint eine Assoziation mit Malignomen plausibel, Einzelfälle von PVAN und nachfolgenden Blasen- und Nierenzellkarzinomen wurden berichtet (1).

Die Therapie der Wahl der PVAN stellt die Reduktion der Immunsuppression dar, um eine Immunzellrekonstitution, die eine Kontrolle über die Virusausbreitung ermöglicht, zu erlangen. Klarerweise geht dies mit einer Erhöhung des akuten Abstoßungsrisikos einher und wird in der Literatur mit ca. 10-15% beziffert. Ein mögliches Protokoll, welches sich als höchst effizient herausgestellt hat, wird an der University of Maryland angewendet, indem nach intensivem Screening im ersten Schritt die Dosis der Mykophenolsäure halbiert und weiters die Kalzineurinhemmerspiegel reduziert werden; als dritter Schritt wird Mykophenolsäure komplett eliminiert, bei der resultierenden dualen Immunsuppression wird darauf geachtet, dass die Prednisolondosierung 15 mg/Tag nicht überschritten wird. Es wurde mehrfach in kleinen Serien über Erfolge mit Substanzen mit *in vitro* beobachteter antiviraler Wirkung wie etwa Leflunomid berichtet. Tatsächlich werden aber *in vivo* die entsprechenden Spiegel gar nicht erreicht, sodass eine direkte antivirale Wirkung zweifelhaft bleibt; vielmehr besteht eher die Möglichkeit, dass unter Leflunomid die gesamte immunsuppressive Last auch niedriger ausfällt. Eine interessante, aber erst bei wenigen Patienten publizierte und bei schweren Fällen bei uns am Zentrum angewandte Möglichkeit besteht in der Verabreichung von Immunglobinen in niedriger Dosierung. Eine tatsächlich uniform zu empfehlende Vorgangsweise im Falle einer echten PVAN kann aber nur nach adäquaten multizentrischen prospektiven Studien gemacht werden (1,2).

### Referenzen

1. Cannon RM et al. (2011) BK viral disease in renal transplantation. Transplantation 16: 576-579
2. Ramos E et al. (2009) The decade of Polyomavirus BK-Associated Nephropathy: State of Affairs. Transplantation 87: 621-630

## HIV-Infektion und Transplantation

Obwohl das Transplantatüberleben bei HIV-infizierten Patienten schlechter ist als im Gesamtkollektiv, bleibt die Nierentransplantation bei geeigneten Patienten eine wertvolle Therapieoption mit potenziell gutem Behandlungserfolg.

Bei HIV-positiven Patienten ist die Prävalenz chronischer Nierenerkrankungen bis zur terminalen Niereninsuffizienz trotz ART (Anti-Retroviral Therapy) immer noch hoch. Noch bis vor einem Jahrzehnt war die Nierentransplantation bei HIV-Patienten nicht denkbar, dies vor allem aufgrund von Furcht vor einer notwendigen Immunsuppression. Man befürchtete eine HIV-Progression und schwere opportunistische Infektionen und ein Ungleichgewicht der Organallokation zuungunsten von Kandidaten mit besserer Prognose.

Erste Organtransplantationen bei HIV-Patienten mit Endorganschaden waren nicht Nierentransplantationen, da für diese Patienten die Hämo- oder Peritonealdialyse zur Verfügung stand, sondern Lebertransplantationen bei Hepatitis-C-koinfizierten HIV-Patienten. Mittlerweile stellt die Nierentransplantation jedoch ein mögliches Verfahren der Nierenersatztherapie bei Patienten mit HIV dar, wobei eine rezente NIH-finanzierte multizentrische Studie zu diesem Thema weitere wertvolle Einblicke in die Besonderheiten der Nierentransplantation bei HIV-Patienten geliefert hat. Idealerweise sollten alle HIV-Patienten mit terminaler Niereninsuffizienz die Möglichkeit haben, nierentransplantiert zu werden, wenn sie zumindest folgende Kriterien erfüllen:

Die Zahl der CD4+-Zellen sollte über 200/mm$^3$ liegen, denn darunter steigt die Zahl der opportunistischen Infektionen stark an.
Die HIV-Viruslast sollte idealerweise unter 50 RNA-Kopien/ml liegen.
Es muss eine stabile Situation hinsichtlich eines potenziellen Drogenabusus existieren. Die Teilnahme an einem Methadonprogramm ist keine Kontraindikation.

In der bislang größten retrospektiven Studie zur Evaluation von HIV-Patienten für eine mögliche Nierentransplantation wurden nur ca. 20% der HIV-Patienten für eine Transplantation gemeldet verglichen mit 73% der Nicht-HIV-Patienten (Sawinski D et al., Am J Transplant 2009). Häufigste Faktoren für eine Nichtlistung waren eine zu geringe CD4+-Zellzahl und/oder zu viele RNA-Viruskopien sowie schwarze Hautfarbe. Dies wurde damit erklärt, dass Schwarze im Vergleich zur restlichen Transplantpopulation weniger wahrscheinlich die Vorbereitungsuntersuchungen komplettieren (Epstein AM et al., New Engl J Med 2000).

Bei der Wahl der ART ist es entscheidend, eine Therapie zu wählen, die nicht mit der immunsuppressiven Therapie interferiert, hier vor allem mit dem Zytochrom-P450-System, und nicht signifikant organtoxisch ist. Geeignete Substanzen sind beispielsweise Abacavir oder Tenovovir, Lamivudin oder Emtricitabin, Raltegravir oder Efavirenz als Alternative. Zwei sogenannte NNRTIs (Nicht-Nukleosid-Reverse-Transkriptase-Inhibitoren) können sicher und ohne immunsuppressive Interaktionen sowie ohne Adjustierung der Nierenfunktion angewendet werden. In der Praxis ist zu beachten, dass Proteaseinhibitoren zu exzessiv hohen und langen Auslenkungen der Spiegel der Calcineurininhibitoren, insbesondere von Tacrolimus, führen können. Daher sollten Proteaseinhibitoren bei Patienten auf der Warteliste für eine Nierentransplantation eher vermieden werden. Neue antiretrovirale Substanzen wie Integraseinhibitoren weisen keine nennenswerten Interaktionen mit bekannten Immunsuppressiva auf. CCR5-Korezeptorblocker könnten zudem günstige zusätzliche immunsuppressive Eigenschaften haben, wurden jedoch bei Transplantierten bislang noch nicht untersucht.

Während mehrere Zentren erfolgreich zeigen konnten, dass die befürchtete Überimmunsuppression nicht das zentrale Problem bei der Nierentransplantation von HIV-Patienten darstellt, so waren und sind immer jedoch einige zentrale Fragen noch zu klären:

- Besteht über den kurzen Zeitraum posttransplant hinaus eine Nicht-Inferiorität bezüglich des Graftsurvival bei HIV-Patienten sowie insgesamt beim Patientenüberleben auch über einen längeren Zeitraum?
- Welche ART ist zum Zeitpunkt der Transplantation optimal und welche Immunsuppression bringt das beste Ergebnis?
- Welches therapeutische Management sollte bei HCV-koinfizierten Patienten angewendet werden?

In einer rezent veröffentlichten Studie von Peter Stock und Mitarbeitern wurde versucht, diese Fragen weitestgehend zu beantworten

(Stock P et al., N Engl J Med 2010). In die nicht randomisierte Studie wurden 19 US-Zentren involviert. Evaluiert werden sollten die Effizienz und Sicherheit der Transplantation von Nieren von Lebend- und Nichtlebendspendern bei HIV-Patienten. Der primäre Endpunkt bestand aus Transplantat- und Patientenüberleben nach 3 Jahren, sekundäre Endpunkte waren opportunistische Komplikationen (Infektionen und Malignome) sowie Änderungen der CD4+-Zellzahl und der HIV-RNA-Kopien. Einschlussvoraussetzung waren die oben erwähnten Kriterien für eine Nierentransplantation und es musste eine stabile ART über zumindest 4 Monate erfolgt sein. Die Obergrenze der Viruslast war mit 75 RNA-Kopien festgelegt, gravierende vor allem HIV-typische Infektionen durften nicht bestehen. Das mittlere Alter der Empfänger lag bei 46 Jahren, 69% davon waren Afroamerikaner; von den 102 Nierentransplantaten stammten 102 (68%) von Nichtlebendspendern, die Immunsuppression wurde mit sowohl depletierender als auch nicht depletierender Induktion (Basiliximab oder Thymoglobulin) erlaubt. Die Form der Induktion war dem Zentrum überlassen, gefolgt von einer Triple-Therapie. Sirolimus war erlaubt bei Patienten mit nachgewiesener Calcineurinhemmertoxizität.

Nach einem Jahr waren 94,6% der Patienten noch am Leben und 90,4% der Patienten hatten ein funktionierendes Transplantat. Nach 3 Jahren war das Patientenüberleben auf 88,2% gesunken und es funktionierten nur noch 73,7% der Nierentransplantate. Damit liegen diese Ergebnisse unter dem Gesamtschnitt Transplantierter in den USA und knapp unter dem Ergebnis von Patienten mit einem deutlich erhöhten Risiko für Transplantatverlust oder Tod (z. B. Empfänger > 65 Jahre). Patienten, die wegen einer Abstoßung oder überhaupt mit Anti-Thymozyten-Globulin (ATG) behandelt wurden, hatten ein 3- bzw. 2,5-fach erhöhtes Risiko für ein folgendes terminales Transplantatversagen. Dagegen hatten Empfänger mit Transplantaten von Lebendspendern ein deutlich reduziertes Abstoßungsrisiko (HR 0,2; 95% CI 0,4–0,8). Die bereits in früheren kleineren Studien beobachtete erhöhte Abstoßungsinzidenz bei HIV-Patienten wurde eindrucksvoll bestätigt. Nach einem Jahr lag die Rate akuter Abstoßungsreaktionen bei 31% und nach 3 Jahren kumulativ sogar bei 41%. Es war also auch die Rate gefährlicher später akuter Abstoßungen hoch. In der Vergleichskohorte waren nach einem Jahr nur bei 12% der Patienten akute Abstoßungsepisoden aufgetreten. Neben dem erwähnten Risikofaktor der Nichtlebendspende für ein erhöhtes Abstoßungsrisiko war nur der Gebrauch von Cyclosporin A signifikant mit Abstoßung assoziiert. Noch eindrücklicher als in anderen Transplantstudien war hier die Assoziation von

Abstoßungsepisoden mit einer niedrigeren GFR (51,8 vs. 60,5 ml/min nach einem Jahr und 38,3 vs. 64,0 ml/min nach 3 Jahren). Der Nadir der CD4+-Zellen war nach 3 Monaten zu beobachten, nach einem Jahr war nur bei jenen Patienten, die ATG erhalten hatten, die CD4+-Zellzahl signifikant erniedrigt, wobei nach 3 Jahren alle Patienten wieder normale Zellzahlen aufwiesen. Infektionen, die eine Hospitalisierung notwendig machten, waren bei 38% der Patienten zu beobachten. Meist handelte es sich um bakterielle Infektionen, die innerhalb der ersten 6 Monate nach der Transplantation auftraten. Virämien wurden bei 32% der Empfänger verzeichnet und waren transienter Natur. Das Follow-up der Patienten war jedoch mit im Mittel nur 1,7 Jahren zu kurz, um solide Schlüsse hinsichtlich des Einflusses akuter Abstoßungsepisoden auf das Langzeitüberleben ziehen zu können. Auch eine zuverlässige Aussage bezüglich des Malignitätsrisikos bei der großen Zahl der Patienten, die wegen ihrer Abstoßungen intensiv immunsupprimierend behandelt werden mussten, ist auf Basis dieser Daten schwer möglich. Es gilt als gesichert, dass eine ART zwar einen Überlebensvorteil bringt, dass es jedoch aus nicht genau geklärter Ursache zu einer Progression kardiovaskulärer Erkrankungen kommt, diese also nicht nur vermehrt, sondern auch verfrüht auftreten. Fragen zur Entwicklung kardiovaskulärer Komplikationen nach der Transplantation sowie ihr Einfluss auf das Gesamtüberleben konnten aufgrund der unangemessen kurzen Beobachtungszeit leider nicht beantwortet werden. Die Daten dieser bislang größten prospektiven Studie bei HIV-Patienten bestätigen die rezenten Erfahrungen und unterstützen die Sicht, dass eine HIV-Infektion keine absolute Kontraindikation für eine Transplantation mehr darstellen sollte, vorausgesetzt, es werden die schon erwähnten Kriterien erfüllt. Die Studie macht auch klar, dass sich nur Zentren mit ausreichend Erfahrung im Rahmen eines multidisziplinären Teamansatzes dieser speziellen Patientengruppe annehmen sollten. Weiters zeigt diese Studie die Limitationen der Transplantation deutlich auf. Die exzessive Rate an akuten Abstoßungen ist tatsächlich besorgniserregend, weshalb klar wird, dass zumindest eine ausreichend potente initiale Immunsuppression gewählt werden sollte. Es sollte zumindest eine Induktion mit einem IL-2-R-Antagonisten sowie Tacrolimus in einer über den vorgeschlagenen Niedrigdosierungen liegenden Dosis (z. B. nach ELITE-SYMPHONY-Studie) sowie mit MMF und Steroiden erfolgen. Das weitere optimale immunsuppressive Regime ist unklar und muss unbedingt in künftigen Studien untersucht werden. mTOR-Inhibitoren können prinzipiell verwendet werden, diese sollten wegen ihrer generell schwachen immunsuppressiven Potenz aber nicht im

Rahmen der initialen Immunsuppression zum Einsatz kommen. Es ist zwar unklar, warum gerade HIV-Patienten entgegen aller Intuition so hohe Abstoßungsraten aufweisen. Dies dürfte vor allem damit in Zusammenhang stehen, dass es sich bei der HIV-Infektion um eine Erkrankung handelt, bei der der primäre T-Zellpool direkt durch das Virus angegriffen wird. Die restlichen Lymphozyten dürften sich sozusagen „kontrahieren" und in Richtung Memory-T-Zellen, also Gedächtniszellen, transformieren, wie sie nach einer Vakzinierung entstehen. Damit würden HIV-Patienten bei einer ersten Transplantation ähnlich reagieren wie Patienten, die schon mehrfach transplantiert wurden, und entsprechend eine viel intensivere Immunsuppression benötigen. Bekanntermaßen erhöht ATG nach erfolgter T-Zelldepletion die Zahl nachfolgender Memory-Zellen, wodurch die Abstoßungstherapie mit ATG bei HIV-Patienten in der Klinik schwierig wird und in weiterer Folge das Transplantüberleben so negativ beeinflusst ist. Solche und ähnliche Überlegungen sind die Grundlage für weitere Forschungsansätze, die dahin zielen, die immunsuppressive Therapie an den individuellen Patienten anpassen zu können. Nichtsdestotrotz sollte es aber klar sein, dass gegenwärtig die Nierentransplantation geeigneten HIV-infizierten Patienten als wertvolle Option angeboten werden kann und letztlich auch gute Resultate möglich sind.

### Bakterielle Harnwegsinfektionen (HWI)

Post-transplant HWI stellen immer noch eine nicht unbeträchtliche Gefahr für eine erhöhte Morbidität beim Transplantatempfänger sowie beim Transplantat selbst dar (1). Dies wird schon allein durch die Tatsache unterstrichen, dass HWI zur häufigsten Infektion bei Nierentransplantierten gehören und damit ca. 40-50% aller Infektionen post Transplant ausmachen. Zwischen den berichteten Inzidenzen der verschiedenen Transplantzentren herrschen beträchtliche Unterschiede von 6 bis sogar 86% HWI, die lokalen Outbreaks, unterschiedlichen Resistenzraten wie lokalen antibiotischen Strategien, aber auch verschiedenen diagnostischen Definitionen und Kriterien geschuldet sein können. Generell werden wie in der Normalbevölkerung mehr Frauen als Männer infiziert, wobei die meisten Infekte innerhalb des ersten Jahres nach Transplantation stattfinden (bis zu 82% innerhalb der ersten drei Monate auf ca. 21% im zweiten Jahr). Weiters kommen HWI häufiger bei Leichennieren als nach Lebendspende vor, vermutlich durch die kürzere kalte Ischämiezeit, weniger Ischämie-Reperfusionsschaden und weniger „delayed graft function".

Wie in der Normalbevölkerung sind gram-negative Erreger die häugigsten HWI-Erreger nach Nierentransplantation. Obgleich sich die Erregerspektren je nach Zentrum ändern, ist E. coli der häufigste Erreger, jedoch nicht wie bei Nicht-Immunsupprimierten bei >90% als HWI-Erreger, sondern nur in ca. 50-65% der Fälle, gefolgt von *Pseudomonas aeruginosa, koagulase-negativen Staphylokokken, Klebsiellae* und *Enterobacter cloacae*. Die Mehrzahl von *E. coli, Enterobacter cloacae, koagulase-negativen Staphylokokken* sowie die meisten *Enterokokken* sind gegenüber Trimethroprim-Sulfamethoxazol (TMP-SMZ), welches in den allermeisten Zentren für 6-12 Monate zur *Pneumocystis jirovecii*-Prophylaxe verwendet wird, jedoch resistent, was auch die Ineffizienz dieser Substanz in der Prävention von HWI nach Transplantation miterkärt.

Der Einfluss von HWI sowie in seiner klinisch extremen Form, der Pyelonephritis, auf das Transplantat- und Patientenüberleben wird nach wie vor kontrovers diskutiert. So wurde in einer retrospektiven Analyse von Pelle und Mitarbeitern nachgewiesen, dass immerhin 18,7% der HWI zu einer akuten Pyelonephritis führten, welche ihrerseits mit einem deutlich schlechteren Transplantüberleben assoziiert war: Die Kreatininclearance war in der Infektionsgruppe nach vier Jahren auch um ca. 50% schlechter (2). Ähnliche Schlüsse wurden auch von anderen Untersuchungen gemacht, wo Pyelonephritiden in den ersten drei Monaten post Transplant mit einer schlechteren Langzeitfunktion des Transplantats assoziiert waren. Die genauen Gründe für diese Assoziation sind bislang unklar: Eine durch akute Pyelonephritis ausgelöste inflammatorische Reaktion, welche sich schließlich als organschädlich herausstellt, ist sicher einer der wesentlichen Mechanismen dieser klinischen Bedeutsamkeit.

Im Gegensatz zur gesunden Normalbevölkerung existieren leider keine Therapieempfehlungen für die asymptomatische Bakteriurie, was v.a. allem an der Tatsache liegt, dass bislang keine konzisen Studien zur möglichen Schädlichkeit der asymptomatischen Bakteriurie vorliegen. Obgleich die bislang publizierten Studien zu dieser Thematik uneinheitlich sind, dürfte es sinnvoll sein anzunehmen, dass bestimmte Bakterienstämme, v.a. solche, die bestimmte Virulenzfaktoren exprimieren wie Fimbrien, eine deutlich stärkere Organtoxizität durch z.B. Auslösung einer subklinischen Inflammation besitzen: Der Nachweis von Interleukin-8 bei Nierentransplantierten mit asymptomatischer Bakteriurie würde eine solche Sichtweise bestätigen. Ob diabetische Transplantierte mit asymptomatischer Bakteriurie im Gegensatz zur nicht-transplantierten diabetischen

Bevölkerung antibiotisch behandelt werden sollen, bleibt mit derzeitigem Wissensstand offen (1).

Eine generelle antibiotische HWI-Prophylaxe nach Nierentransplantation wird derzeit nicht empfohlen: Es gilt zu beobachten, dass trotz berichteter Abnahmen der HWI-Inzidenz unter TMP-SMZ eine hohe Resistenzlage nicht nur gegen TMP-SMZ, sondern mittlerweile auch gegenüber z.B. Ciprofloxacin durch z.B. *E. coli* oder *Enterobacteriae* vorliegt, welche durch den ungezielten und breiten Einsatz weiterer und besonders neuerer Substanzklassen das antibiotische Resistenzspektrum nur noch weiter verschlimmern würde. Da HWI bis hin zum Beginn einer Urosepsis oftmals klinisch inapparent verlaufen, ist in der Regel ein empirischer Therapiebeginn notwendig, welcher sowohl gram-negative als auch gram-positive Erreger erfasst. Nach Eingang der Erregerresultate kann eine spezifische Therapie und damit ein Einsatz von Antibiotika mit engerem Erregerspektrum erwogen werden. Zumindest an unserem Zentrum wird bei Verdacht auf schnelle aszendierende HWI oder beginnende Urosepsis unverzüglich mit einer intravenösen Antibiotikatherapie begonnen. Zur Länge der Therapie bei HWI nach Nierentransplantation existieren ebenso keine allgemein gültigen Richtlinien: Eine sinnvolle ältere Empfehlung sieht eine antibiotische Therapie für 14-21 Tage bei frühem HWI nach Transplantation vor, während späte HWI wie in der Normalbevölkerung für 5-7 Tage behandelt werden können. Diese Empfehlung macht aus unserer Sicht insofern Sinn, als putative Einnistungen virulenter Keime in das Blasenepithel, wie dies experimentell für *E. coli* nachgewiesen wurde, verhindert würden, womit spätere womöglich für Organ und Patienten schädliche HWI-Rekurrenzen ebenso reduziert werden würden (1). Im Falle von HWI-Rekurrenzen trotz antibiotischer Therapie bei Nichtresistenz sollte sofort eine weiterführende Bildgebung veranlasst werden (CT, MR-Urographie), um z.B. Steine, komplexe Zysten, Abflusshindernisse, recto-vesikale Fisteln etc. zu erfassen, weiters ist eine urologische Abkärung einzuleiten (Urodynamik, Miktionszystogramm), bevor eine langfristige Antibiotikatherapie (>3 Monate) eingeleitet wird.

### Referenzen

1. Säemann MD, Hörl WH (2008) Urinary tract infection in renal transplant recipients. Eur J Clin Invest 38: 58-65
2. Pelle G et al. (2007) Acute Pyelonephritis represents a risk factor impairing long-term kidney graft function. Am J Transplant 7: 899-907

# Nicht-infektiöse Komplikationen nach Nierentransplantation

*Martin Zeier*

Die nicht-infektiösen Komplikationen nach Nierentransplantation müssen nach verschiedenen Zeitperioden differenziert werden. Es wird hierbei zwischen der peri- und postoperative Phase, dem ersten Jahr nach Nierentransplantation und der Langzeit-Nachsorge nach Nierentransplantation unterschieden:

## 1. Die peri-operative und frühe Phase nach Transplantation

Die wichtigsten Gründe für ein akutes Nierenversagen in der Frühphase nach Nierentransplantation sind in der verzögerten Funktionsaufnahme des Transplantats (Ischämie/Reperfusion) und dem Vorliegen einer akuten Abstoßung zu sehen. Heutzutage ist die verzögerte Funktionsaufnahme, die mit einer Häufigkeit von ca. 20% auftritt, häufiger als eine Abstoßungsreaktion, die 10-15% der Fälle betrifft. Dies liegt einerseits daran, dass die eingesetzten Immunsuppressiva sehr potent sind und damit eine Alloreaktion sehr gut unterdrücken. Andererseits werden die Nierenspender immer älter und damit die Transplantate für Ischämie und Reperfusion empfindlicher.

Des Weiteren können vaskuläre Komplikationen wie der akute Nierenarterienverschluss und die Nierenvenenthrombose (<2%) auftreten. Häufiger ist die Nierenvenenthrombose, z.B. durch unerkannte pro-koagulatorische Gerinnungsstörungen, oder es liegen technische Ursachen wie z.B. durch zu lange Nierenvenen vor.

Weitere Komplikationen in der peri-operativen und frühen Phase nach Transplantation können in einer akuten CNI-Toxizität begründet sein. Hier kann es z.B. zu einer tubulären Vakuolisierung mit akutem Nierenversagen kommen, seltener sieht man ein CNI-induziertes hämolytisch-urämisches Syndrom.

## 2. Nicht-infektiöse Komplikationen während des 1. Jahres nach Nierentransplantation

Innerhalb des ersten Jahres nach Nierentransplantation gibt es weitere Ursachen für eine akute Nieren-Dysfunktion nicht-infektiöser Genese. Hier ist vor allem die Lymphozele zu nennen, die zu einer Harntransportstörung oder zu einer Kompression der Transplantatnierenvene führen kann. Diese behandelt man üblicherweise mit einer Drainage. Gelegentlich ist eine Lymphozelen-Marsupialisation erforderlich.

Sehr selten kommt es zu einer Transplantat-Dysfunktion infolge einer arteriellen Durchblutungsstörung. Hier ist vor allem das Augenmerk auf die Empfänger-Beckengefäße zu richten, da nicht notwendigerweise eine Engstelle an der Anastomosenseite vorliegen muss, sondern präanastomotisch eine der großen Beckengefäße betroffen sein kann.

In der Nachsorge fällt häufiger ein Diabetes mellitus auf, der erkannt und behandelt werden sollte. Eine weitere wichtige Auffälligkeit ist die Hypertonie. Beide Faktoren beeinflussen langfristig die Transplantatfunktion.

## 3. Nicht-infektiöse Komplikationen nach Nierentransplantation in der Langzeitnachsorge

In der Langzeitnachsorge, also jenseits des ersten Jahres nach Transplantation, spielen hauptsächlich medikamentöse Gründe eine Rol-

*Tab. 1:* Zusammenfassung der nicht-infektiösen Komplikationen nach Nierentransplantation

| | |
|---|---|
| Peri- und Postoperativ | Gefäßkomplikationen: Arterie oder Vene<br>Harnleiter-Nekrose<br>Verzögerte Funktionsaufnahme<br>Abstoßung |
| 1. Jahr nach Nierentransplantation | Lymphozele<br>Harnleiter-Implantationsstenose<br>Abstoßung (zellulär/humoral)<br>Durchblutungsstörung<br>Transplantations-assoziierter Diabetes mellitus<br>Hypertonie |
| Nach dem 1. Jahr nach Nierentransplantation | Medikamente – Nicht-Immunsuppressiva<br>Abstoßung (zellulär/humoral) |

le für das Transplantatversagen. Hier liegt eine wichtige Aufgabe des Nephrologen in der Beratung und Koordination des Medikamentenregimes. Beispielsweise muss das Management von Medikamenten-Interaktionen vom Nephrologen gesteuert werden. Durch Interaktionen können Unterimmunsuppression (späte Abstoßung) oder Überimmunsuppression (Transplantat-Dysfunktion durch zu hohe CNI-Spiegel) entstehen. Es müssen Vorgaben z.B. zur Antibiotikatherapie gemacht werden und die Einnahme von Schmerzmitteln kritisch begleitet werden (z.B. nicht-steroidale Antirheumatika). Darüber hinaus können Calcineurininhibitoren zu einer chronischen Transplantat-Dysfunktion (creeping creatinine) führen. In diesem Fall ist beispielsweise ein Calcineurin-sparendes Protokoll zur Vermeidung einer CNI-Toxizität empfehlenswert.

Weitere Ursachen des nicht-infektiösen akuten Nierenversagens sind eine späte zelluläre oder humorale Rejektion durch Nichteinnahme bzw. die unzuverlässige Einnahme von Immunsuppressiva. Diese können durch eine entsprechende Transplantatbiopsie gesichert werden. Außerdem werden dann donorspezifische Antikörper bestimmt und entsprechende Antirejektionsmaßnahmen eingeleitet.

# Klinisch-pathologische Fallbesprechungen: Nephrologische Komplikationen nach Nierentransplantation

*Kerstin Amann, Harald Schöcklmann*

## 1. Stellenwert des histopathologischen Befundes in der Behandlung nierentransplantierter Patienten

Die Nierenpunktion stellt ein essentielles diagnostisches Werkzeug bei der Nierentransplantation dar. Hierbei leistet die histopathologische Befundung des Biopsates einen unverzichtbaren Beitrag in der Differentialdiagnose früher und später Komplikationen nach Transplantation. Die wichtigsten Indikationen zur Transplantatbiopsie sind:
- ein akutes Nierenversagen, das länger als 5-7 Tage nach Transplantation besteht,
- jede nicht anders erklärbare, akute Transplantatdysfunktion,
- das chronische Transplantatversagen,
- eine neu auftretende Proteinurie.

Diese Indikationsstellungen zur Transplantatbiopsie begründen sich auf Differentialdiagnosen, die ohne histopathologischen Befund anderweitig nicht sicher zu belegen sind. Die häufigsten Differentialdiagnosen sind hierbei:
- der Nachweis oder Ausschluss einer akuten oder chronischen Abstoßungsreaktion,
- eine akute Tubulusnekrose,
- die akute oder chronische Calcineurininhibitor-Toxizität,
- die Polyomavirus-Nephropathie,
- die chronische Allograft-Nephropathie,
- eine Rekurrenz der renalen Grunderkrankung.

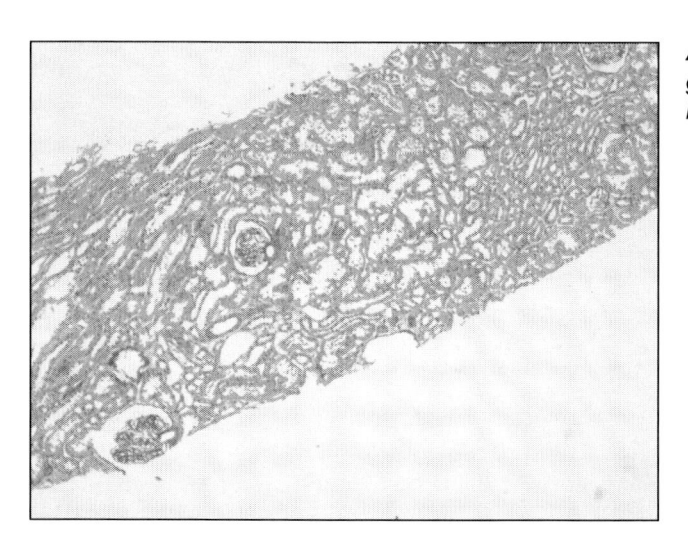

**Abb. 1:** Nullbiopsie eines Spenderorgans mit ausgedehnten akuten Tubukusnekrosen (ATN).

Abhängig vom Spenderorgan bzw. vom transplantierenden Zentrum kann es weitere Indikationen zur Transplantatbiopsie geben: die präoperative Biopsie zur Überprüfung der Eignung eines potentiellen Spenderorgans, die intraoperative Biopsie (sog. „Nullbiopsie") zur Erfassung vorbestehender Veränderungen am Spenderorgan, wie z.B. des Ausmaßes an akuten Tubulusepithelnekrosen (ATN, Abb. 1) oder der Arteriosklerose sowie ggf. Protokollbiopsien zu definierten Zeitpunkten.

## 2. Durchführung und Komplikationen der Transplantatnierenbiopsie

Die perkutane Transplantatbiopsie wird in Rückenlage ausgeführt, wobei nach sonographischer Kontrolle in Abhängigkeit von der genauen anatomischen Lage in der Regel der kraniale Pol punktiert wird. Vor der Punktion sollten die Gefäßstrukturen dopplersonographisch dargestellt werden, um Verletzungen größerer Gefäße zu vermeiden.

Klinisch relevante Komplikationen der Biopsie des Nierentransplantates treten relativ selten auf. Eine Arbeitsgruppe der Medizinischen Hochschule Hannover publizierte die Häufigkeit von Komplikationen nach über 1500 Transplantatbiopsien: Hier fand sich eine Makrohämaturie in 3,5%, perirenale Hämatome in 2,5%, arteriovenöse Fisteln in 7,3% und vasovagale Reaktionen in 0,5% der Patienten. Die Rate von schweren Komplikationen, wie Blutungen, welche die Anlage eines Urinkatheters oder die Durchführung einer Bluttransfusion erforderten, lag bei 1% [1].

## 3. Anforderungen an die Nierenbiopsie und histopathologische Klassifikation

Die Nierenbiopsie bleibt der Goldstandard in der Diagnosestellung der Transplantatdysfunktion. Um jedoch aussagekräftig zu sein, muss das Biopsiematerial adäquat sein und einer standardisierten Begutachtung zugeführt werden. Hierfür steht seit Anfang der neunziger Jahre die sog. BANFF-Klassifikation zur Verfügung. Sie stellt an das Biopsiematerial gewisse Qualitätsanforderungen und erlaubt eine systematisierte Einordnung der verschiedenen Befunde. Sie wird 2-jährlich durch eine internationale und interdisziplinäre Konferenz (sog. BANFF-Konferenz) aktualisiert und die Ergebnisse werden zeitnah publiziert.

Hauptziele der BANFF-Klassifikation und der Abstoßungsdiagnostik sind eine exakte Diagnose und Kategorisierung der morphologischen Läsionen unter dem Aspekt einer Standardisierung der Begutachtung und Vergleichbarkeit der Ergebnisse. Voraussetzung hierfür ist eine adäquate Menge an Nierenkortex in der Biopsie, die in der Regel über die Anzahl der Glomeruli und Arterien definiert ist. Eine adäquate Biopsie nach BANFF umfasst mindestens 10 Glomeruli und 2 Arterien. Eine minimale Biopsie nach BANFF umfasst mindestens 7 Glomeruli und 1 Arterie. Als Kriterien der Abstoßung werden die sog. „Lesion-Scores" verwendet, wozu semiquantitative Scoring-Systeme für glomeruläre, entzündliche interstitielle, tubuläre und vaskuläre Veränderungen zählen. Die seit 1997 geltenden, zwischenzeitlich nur graduell veränderten diagnostischen Kriterien werden in 6 Klassen eingeteilt (vgl. Tabelle 1).

Von Beginn an zeigte die BANFF-Klassifikation einige praktische Schwierigkeiten. So kann das Nierenbiopsie-Material oft nicht ausreichend für eine Klassifikation nach BANFF sein. Die therapeutischen Konsequenzen der verschiedenen BANFF-Kategorien sind nicht klar definiert und werden in verschiedenen Zentren unterschiedlich gehandhabt und hierzu zählt insbesondere die Problematik der „Borderline-Läsion", die verdächtig, aber nicht beweisend für eine interstitiell-zelluläre Abstoßung ist (Abb. 2). Die Borderline-Abstoßung ist hierbei definiert als Foci milder Tubulitis (1-4 mononukleäre Zellen/Tubulusquerschnittsfläche) bei Fehlen einer intimalen Arteriitis. Ein weiterer Kritikpunkt ist die Semiquantifizierung der Veränderungen (Lesion-Scores), die oft nicht eindeutig ist bzw.

*Tab. 1:* Banff-Klassifikation 2007 (5)

1. Normal
2. Antibody-mediated rejection (may coincide with categories 3,4,5,6) due to documentation of circulating antidonor antibody, and C4d or allograft pathology
   - C4d deposition without morphological evidence of active rejection
   - Acute antibody-mediated rejection (C4d+, circulating antidonor antibodies, morphologic evidence of acute tissue injury)
     Type (grade)
     I. ATN-like-, C4d+, minimal inflammation
     II. Capillary-margination and/or thromboses, C4d+
     III. Arterial-, v3, C4d+
   - Chronic active antibody-mediated rejection
3. Borderline changes: "suspicious for acute T-cell-mediated rejection"
4. T-cell mediated rejection (may coincide with categories 2,5,6)
   - Acute T-cell mediated rejection
     Type IA and Typ IB
     Type IIA (v1) and Typ IIB (v2)
     Type III (v3)
   - Chronic active T-cell mediated rejection
5. Interstitial fibrosis (IF) and tubular atrophy (TA), no evidence of any specific etiology
   Grade I:   mild IA and TA (<25% of cortical area)
   Grade II:  moderate IA and TA (26-50% of cortical area)
   Grade III: severe IA and TA (>50% of cortical area)
6. Other: changes not considered to be due to rejection – acute and/or chronic (may coincide with categories 2-5)

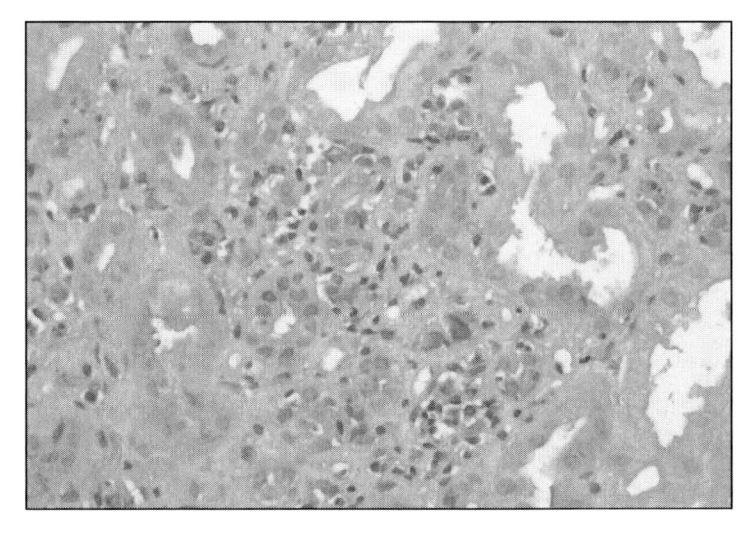

*Abb. 2:* Borderline-Abstoßung im Sinne einer minimalen Tubulitis.

eine deutliche Subjektivität beinhaltet, die eine Vergleichbarkeit der Ergebnisse erschwert. Weiterhin wurden die chronischen Läsionen initial relativ grob kategorisiert [2]. So erfuhr die ursprüngliche BANFF-Klassifikation erstmals im Jahre 2003 [3,4] eine wesentliche Ergänzung, als mit Einführung des Antikörpers gegen das Komplementspaltprodukt C4d eine diagnostische Hilfe in der Erkennung Antikörper-vermittelter, akuter Abstoßungen zur Verfügung stand. Die Durchführung ergänzender immunfluoreszenzoptischer (Abb. 3A) oder immunhistologischer (Abb. 3B) Untersuchungen mit einem Antikörper gegen C4d ist heutzutage Standard und ermöglicht eine Einteilung der Abstoßungen in Antikörper-mediierte und T-Zell-mediierte Rejektionen [4]. Hier wird die Antikörper-vermittelte, akute Abstoßung nun erstmals entsprechend ihrer morphologischen Erscheinungsformen in die folgenden 3 Unterkategorien eingeteilt:

I   ATN-like (ähnlich akuten Tubulusnekrosen) C4d+, minimal inflammation
II  capillary margination and/or thrombosis (Kapillaranschoppung und/oder -thrombose), Ig and/or C4d+
III arterial (Gefäß-assoziiert mit Vaskulitis) – v3, C4d+

Allen drei Formen gemeinsam ist die C4d-Positivität; die eine Säule der Diagnose einer humoralen Abstoßung darstellt. Die immunhistologischen Untersuchungen mit dem Antikörper gegen C4d können entweder unter Verwendung der Immunfluoreszenz an Gefrierschnitten (Abb. 3A) oder der Immunhistologie an Paraffinschnitten (Abb. 3B) erfolgen, wobei die Paraffintechnik gegenüber der Gefrierschnitttechnik einen gewissen Spezifitäts- und Sensivitätsverlust (ca. 30%) zeigt.

Im Jahre 2005 erfolgte dann anlässlich der BANFF-Konferenz eine detailliertere Aufarbeitung der chronischen Veränderungen, die bislang als sog. „chronische Allograft-Nephropathien (CAN)" beschrieben wurden [5]. Dieser Begriff wurde nun zum einen ersetzt durch spezifisch erkennbare, chronische Erkrankungen, die in Tabelle 2 aufgeführt sind. Nicht anderweitig einzuordnende, chronische Veränderungen werden seither als interstitielle Fibrose (IF) und Tubulusatrophie (TA) ohne Anhalt für eine spezifische Ätiologie bezeichnet. Im IFTA-Score werden 3 Schweregrade unterschieden: Grad I: 25% der Rindenfläche, Grad II: 26-50% der Rindenfläche, Grad III: mehr als 50% Rindenfläche. Weiterhin wurde zusätzlich zur akuten Antikörper-mediierten Abstoßung auch die neue Entität einer chronischen Antikörper-vermittelten Abstoßung (CAMR) ein-

Klinisch-pathologische Fallbesprechungen

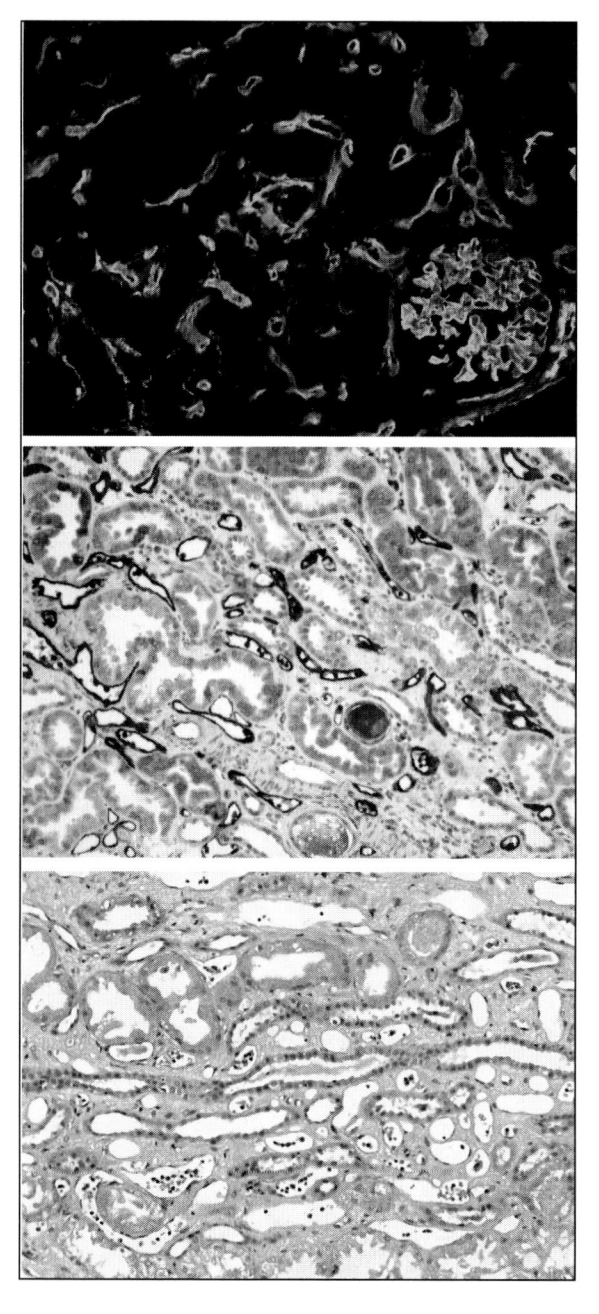

*Abb. 3:*
*A: Humorale Rejektion, immunfluoreszenzoptischer C4d-Nachweis am Gefrierschnitt.*
*B: Humorale Rejektion, immunhistologischer C4d-Nachweis am Paraffinschnitt.*
*C: Erweiterung der peritubulären Kapillaren mit leichter leukozytärer Anschoppung als indirektes Zeichen einer humoralen Abstoßung.*

*Tab. 2: Morphologie chronischer Veränderungen im Nierentransplantat (4)*

| Ätiologie | Morphologie |
|---|---|
| chronische Hypertonie | Arterielle/Fibrointimale Verdickung mit Duplikation der Lamina-Elastica, üblicherweise mit Veränderungen kleiner Arterien und arterieller Hyalinose |
| Calcineurininhibitor-Toxizität | Arterielle Hyalinose mit peripheren hyalinen Knoten und/oder deutlicher Zunahme in Abwesenheit von Bluthochdruck oder Diabetes. Tubuluszellschaden mit isovolumetrischer Vakuolisierung |
| Chronische Obstruktion | Ausgeprägte Tubulus-Dilatation, große Tamm-Horsfall-Protein-Ablagerungen mit Extravasation im Interstitium und/oder lymphatischer Gefäße |
| Bakterielle Pyelonephritis | Intratubuläre oder peritubuläre neutrophile Granulozyten, Lymphfollikelbildung |
| Virusinfektionen | Viruseinschlüsse in der Histologie oder Immunhistologie und/oder Elektronenmikroskopie |

*Tab. 3: Diagnostische Trias der späten oder chronischen Antikörpermediierten Abstoßung (ABMR) (4)*

1. morphologische Veränderungen wie
   – Transplantatglomerulopathie
   – und/oder Aufspleißung und Lamellierung der Basalmembranen der peritubulären Kapillaren
   – und/oder IF/TA mit oder ohne Verlust der peritubulären Kapillaren
   – und/oder fibröse Intimaverdickung der Arterien ohne Duplikatur der Lamina elastica interna

2. diffuse C4d-Ablagerungen in den peritubulären Kapillaren

3. Vorhandensein von Donor-spezifischen Antikörpern (DSA)

geführt, die durch eine Trias an morphologischen Veränderungen gekennzeichnet ist (Tab. 3).

Gleichzeitig wurde ein Scoring-System für die Erweiterung der peritubulären Kapillaren (Abb. 3C), die als indirektes Zeichen einer Antikörper-mediierten Abstoßung angesehen werden kann, eingeführt. Hier wird zusätzlich zum Ausmaß der Dilatation der peritubulären Kapillaren und deren Zellinfiltration zwischen fokalen und diffusen Veränderungen unterschieden. Auch wurde erstmals der Akkumulation von B-Zellen in den Transplantatbiopsien vermehrte

Aufmerksamkeit geschenkt, da beobachtet wurde, dass B-Zell-reiche Infiltrate häufig mit einer Steroidresistenz einhergehen (Abb. 4). Gleichzeitig stehen heute spezifische Anti-B-Zelltherapien (z.B. Rituximab) zur Verfügung, die hier eine differenzielle Therapie ermöglichen.

Im Jahr 2008 erfolgte dann die Publikation der Ergebnisse des BANFF-Treffens 2007, welches in La Coruña, Spanien, abgehalten wurde [6]. Hier wurde zusätzlich zum Graduierungssystem für die sog. peritubuläre Kapillaritis auch ein Scoring-System für die C4d-Immunhistologie vorgeschlagen, welches sowohl die Intensität als auch das Ausmaß (fokal versus diffus) und die verwendete Methode (Immunfluoreszenz versus Immunhistologie) berücksichtigen soll. Weiterhin kam man überein, dass die BANFF-Klassifikation auch auf Null- und Protokoll-Biopsien angewendet werden kann und soll. Aufgrund der Erfahrungen mit den zwischenzeitlich vermehrt durchgeführten AB0-inkompatiblen Transplantaten, war es darüber hinaus notwendig, sich über die Bedeutung einer C4d-Positivität ohne morphologische Hinweise für eine Abstoßung Gedanken zu machen. Hier sollte bei AB0-inkompatiblen Grafts, die zwischen 25 % und 80% C4d-positiv sind, wobei lediglich in ca. 4-12% eine akute Antikörper-vermittelte Abstoßung zu diagnostizieren ist, der Zusatz angefügt werden, dass C4d-Ablagerungen ohne morphologischen Hinweis für eine aktive Abstoßung durchaus häufig sind. Bei AB0-kompatiblen Transplantaten ist dieser Befund in 2-26% zu sehen. Hier sollte eine sog. „vorsichtige Stellungnahme" erfolgen, die den Befund beschreibt und eine kontinuierliche klinische Überwa-

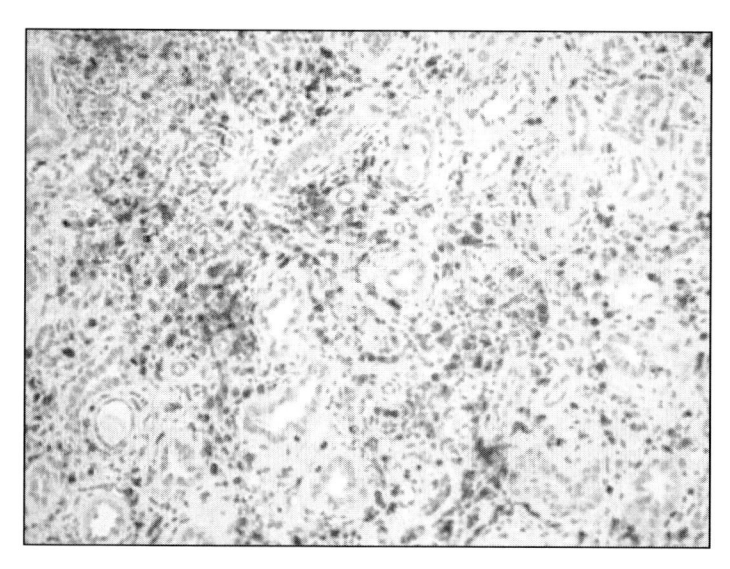

**Abb. 4:** *Interstitiell-zelluläre Rejektion mit B-Zell-reichen Infiltraten (CD 20-Färbung).*

chung empfiehlt. Der Aspekt der C4d-Positivität ohne morphologischen Anhalt einer aktiven Abstoßung fand außerdem direkten Eingang in die BANFF-Klassifikation in ihrer aktuellen Version [6], wie sie derzeit zur Diagnostik von Nierentransplantatbiopsien angewendet wird (Tab. 1).

Durch die ständige Aktualisierung in den letzten Jahren stellt sich die BANFF-Klassifikation als ein offenes, adaptierbares, sich selbst organisierendes und selbst lernendes System dar, welches sich im sog. „Consensus approach" wiederfindet [7]. Das System ist interdisziplinär und international und stellt ein einheitliches System für Grundlagenforschung, klinische Forschung, klinische Studien und die Routinediagnostik dar. Es ist weltweit anwendbar und in seiner klinischen Relevanz belegt. Zwischenzeitlich wird nicht nur in der Nierentransplantation, sondern auch in der Transplantation anderer Organe, wie der Leber [8], dem Pankreas [9] und der Haut [10] mit BANFF-Klassifikationen gearbeitet.

Nach wie vor erkennbare Schwächen der BANFF-Klassifikation sind jedoch ihre relativ geringe Reproduzierbarkeit, das Fehlen einer unabhängigen externen Validierung, die Borderline-Kategorie, die ohne klare therapeutische Konsequenz bleibt, die fehlende Einbeziehung pathomechanistischer Konzepte sowie die zunehmende Komplexität, die vor allem für die Anwendung in der alltäglichen Praxis ein Problem darstellt [7]. Derzeit wird jedoch vor allem an diesen Aspekten gearbeitet, so dass eine weitere Verbesserung in der nächsten Aktualisierung der BANFF-Klassifikation zu erwarten ist. Darüber hinaus sollen neue Methoden der Biomedizin in die Klassifikation einbezogen werden, wobei insbesondere der sog. „Omics"-Ansatz, d.h. Ergebnisse aus proteomischen, metabolomischen und genomischen Analysen, wichtige komplementäre Aspekte zur konventionellen Histopathologie liefern kann.

## 4. Differentialdiagnose akuter und chronischer Ursachen des Transplantatversagens

Frühe Störungen des Transplantatversagens treten innerhalb der ersten 3 bis 6 Monate nach Transplantation auf und unterscheiden sich vom Spektrum späterer Ursachen einer Dysfunktion des Transplantates. Die folgende Auflistung zeigt die wichtigsten Differentialdiagnosen des Transplantatversagens, bei denen vor allem die *histologische Sicherung* im Nierenbiopsie-Gewebe zur Diagnosestellung wegweisend ist.

Akute Ursachen des Transplantatversagens (0-6 Monate nach Transplantation, insbesondere ≤ 3 Monate):
- akute zelluläre Rejektion
- akute humorale Rejektion
- akute ischämische Tubulusnekrose
- akute Calcineurininhibitor-Toxizität
- akute Pyelonephritis
- thrombotische Mikroangiopathie (z.B. CNI-assoziiert)
- Polyomavirus-Nephropathie

Chronische Ursachen des Transplantatversagens (> 6 Monate nach Transplantation):
- chronische Allograft-Nephropathie/IFTA
- chronische humorale Rejektion (chronische ABMR)
- chronische Calcineurininhibitor-Toxizität
- Polyomavirus-Nephropathie
- Glomerulonephritis: Rezidiv oder de novo
- Chronische Hochdruckläsion
- chronische Obstruktion/Reflux
- Transplantat-Seneszenz: Progression von Spender-assoziierten Läsionen

Andere Ursachen des Transplantatversagens, bei denen primär oder ergänzend die (Doppler-) sonographische Diagnosesicherung ausschlaggebend ist, sind vaskuläre Komplikationen (z.B. frühe postoperative Nierenarterien- oder Nierenvenenthrombose, Nierenarterienstenose) oder urologische Probleme (z.B. Harnabflussstörung durch eine Lymphozele, die den Ureter komprimiert).

## 5. Akute Abstoßungsreaktion

Die Abstoßungsreaktion ist eine durch T-Zellen und/oder B-Zellen vermittelte Immunantwort des Empfängers gegen Transplantat-Antigene, die zu einer Funktionseinschränkung des Nierentransplantates führt. Die Mehrzahl der akuten Abstoßungsreaktionen ereignen sich in der frühen Phase nach Transplantation: Über 85 % der akuten Rejektionen treten innerhalb der ersten drei Monate auf.
Die Abstoßung wird entweder nach ihrem zeitlichen Verlauf in akut oder chronisch oder nach ihrem Pathomechanismus in hyperakute oder Antikörper-mediierte bzw. akute T-Zell-mediierte Abstoßung eingeteilt. Hyperakut bedeutet hierbei innerhalb von Stunden oder Tagen nach der Transplantation, akut bedeutet innerhalb von Tagen

und Wochen. Im Gegensatz zur sehr seltenen hyperakuten Abstoßungsreaktion, bei der präformierte, spezifische HLA-Antikörper des Empfängers bereits intraoperativ einen schwersten irreversiblen Transplantatschaden verursachen, tritt die akute Abstoßung in der in der Regel nicht vor dem 5. postoperativen Tag auf. Dies entspricht etwa der Zeitdauer für die Aktivierung einer klinisch evidenten Immunantwort durch das Transplantat. Akute Rejektionen können aber auch noch viele Jahre nach der Transplantation auftreten, wobei dann nicht selten eine Reduktion der Immunsuppression vorausgegangen war.

Histopathologisch sind neben den morphologischen Veränderungen, d.h. einem unterschiedlichen lympho-/plasmazellulären und vereinzelt auch granulozytären Entzündungsinfiltrat mit Übergreifen auf das Tubulusepithel (sog. Tubulitis, Abb. 5A) bzw. einem Anhaften von Entzündungszellen an das Endothel der Blutgefäße mit Unterwanderung derselben (sog. Endothelialitis, Abb. 5B) oder einer transmuralen Entzündungsinfiltration in den Blutgefäßwänden (Vaskulitis, Abb. 5C) vor allem zwei immunhistologische Marker von Bedeutung: (i) das Komplementdegradations-Produkt Cd4, welches sich, wie bereits oben dargestellt, bei Antikörper-mediierten Abstoßungsreaktionen spezifisch entlang peritubulärer Kapillaren anlagert, sowie (ii) die Expression von MHC Klasse II (HLA-DR) in Nierentubuli [11]. Beide Marker können im Rahmen der Routinebiopsiediagnostik eingesetzt werden.

**Abb. 5:**
**A:** Tubulitis bei interstitiell-zellulärer Rejektion (Banff IA).
**B:** Leichte vaskuläre Abstoßung mit Endothelialitis (< 25% des Gefäßlumens, entsprechend Banff IIA).
**C:** Schwere vaskuläre Abstoßung mit kompletter transmuraler Vaskulitis (Banff III).
**D:** Thrombotische Mikroangiopathie (TMA) mit kompletter Verlegung des Vas afferens.

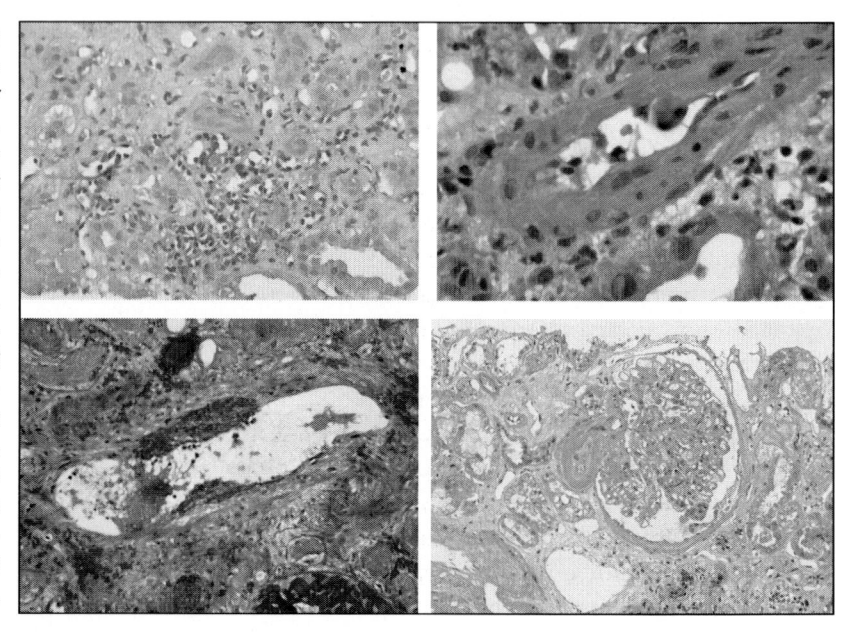

Die heute üblichen immunsuppressiven Therapieregime in der Transplantationsmedizin haben die Häufigkeit von akuten Rejektionen auf etwa 10-30% gesenkt. Dies ist von insofern von Bedeutung, da Abstoßungsreaktionen einen nachteiligen Effekt auf das Langzeitüberleben von Transplantaten haben. Dies gilt insbesondere, wenn sie später auftreten und/oder nicht vollständig revertiert werden können und das GFR-Niveau vor der Rejektionsepisode nicht mehr erreicht wird [12]. Daher haben die rasche Diagnosestellung einer akuten Abstoßungsreaktion und die sofortige, adäquate Therapie für die Verhinderung eines chronischen Transplantatschadens eine große Bedeutung. Dies belegen Studien, die zeigten, dass die erfolgreiche, rasche Therapie einer Rejektion innerhalb der ersten Monate nach Transplantation den Langzeitverlauf nicht verschlechtert [13].

Klinisch manifestiert sich eine akute Rejektion durch eine Funktionsverschlechterung des Transplantates mit ansteigenden Serum-Kreatinin-Konzentrationen. Das pathologisch erhöhte Serum-Kreatinin ist allerdings ein relativ später Indikator in der Entwicklung der Rejektion und reflektiert bereits eine ausgeprägte histologische Läsion. Weitere mögliche klinische Hinweise für eine Rejektion sind eine rückläufige Diurese oder ein erhöhter Blutdruck. Viele Patienten mit Abstoßungsepisoden sind asymptomatisch. Die schweren Symptome, wie Fieber und/oder ein druckschmerzhaftes, deutlich angeschwollenes Transplantat, sind unter den heutigen Therapieschemata ungewöhnlich und lassen meist eine vorherige Unterbrechung der immunsuppressiven Therapie vermuten.

Die Ursachen der akuten Funktionsverschlechterung des Transplantates sind vielfältig und beinhalten u.a., hämodynamische und vaskuläre Ursachen, Harnabflussstörungen, Infektionen, medikamentöse Nebenwirkungen oder eine thrombotische Mikroangiopathie. Zur Diagnosestellung sind daher die sorgfältige Anamnese, einschließlich der genauen Medikamentenanamnese, die vollständige körperliche Untersuchung, die Urinanalyse, eine dopplersonographische Untersuchung des Transplantates und die Bestimmung von Serumspiegeln immunsuppressiver Medikamente wichtig.

In der körperlichen Untersuchung sollte auf Zeichen einer Dehydratation geachtet werden, da transplantierte Nieren ausgesprochen empfindlich auf einen Volumenmangel reagieren. Hilfreich ist hierbei auch der Gewichtsverlauf und ggf. die sonographische Beurteilung der V. cava-Füllung. *Sonographisch* sollte eine Harnabflussstörung ausgeschlossen werden. Ursachen hierfür können Kompressionen des Ureters durch Lymphome, Serome oder Hämatome sein oder auch eine Okklusion des Urinkatheters oder der Ureterschiene durch Koagel. *Dopplersonographisch* können vaskuläre Komplikationen, wie Nierenvenen- oder Nierenarterienthrombosen und Gefäßstenosen erkannt werden. Bei einer akuten Rejektion findet sich oft eine Abnahme der Durchblutung des Nierenparenchyms, besonders des diastolischen Flusses, einhergehend mit einer Zunahme des Widerstandsindex im Verlauf. Dieser Befund ist jedoch nicht spezifisch und zeigt sich z.B. auch bei einer akuten Calcineurininhibitor-Toxizität. In der *Urinanalyse* sollte vor allem auf Hinweise einer Harnwegsinfektion geachtet werden, die ebenfalls zu einer Funktionsverschlechterung des Transplantates führen kann. Gelegentlich finden sich Zeichen einer thrombotischen Mikroangiopathie (TMA, Abb. 5D). Neben der Nierenfunktionseinschränkung sind die Thrombozytopenie, eine Anämie mit erhöhter LDH bzw. der Nachweis erniedrigter Haptoglobin-Konzentrationen wegweisend. Die TMA kann Calcineurininhibitor-assoziiert sein oder bei Patienten mit HUS/TTP als Grunderkrankung im Transplantat rezidivieren. Differentialdiagnostisch können die klinischen Zeichen einer thrombotischen Mikroangiopathie aber auch bei schweren vaskulären Rejektionen auftreten.

Bei jeder schnellen, d.h. innerhalb von Stunden bis Tagen aufgetretenen Funktionsverschlechterung des Transplantates muss eine Rejektion vermutet werden. Findet sich in der körperlichen Untersuchung, in der Sonographie und im Urinsediment keine eindeutige Ursache für das Transplantatversagen, muss das Transplantat ohne Zeitverzögerung biopsiert werden, da die positive Diagnose der Rejektion nur histologisch gestellt werden kann und die Art der Therapie vom Histologiebefund abhängt.

## 6. Chronische Allograft-Nephropathie (CAN) oder interstitielle Fibrose und Tubulusatrophie (IFTA)

Die häufigste Ursache für ein Versagen des Transplantates nach dem ersten Jahr beim lebenden Empfänger ist ein bislang nicht klar verstandenes klinisch-pathologisches Krankheitsbild, das in der Vergangenheit unterschiedliche Bezeichnungen fand: chronische Rejektion, sog. chronische Transplantat-Nephropathie bzw. chronische Allograft-Nephropathie (CAN), chronische Transplantatdysfunktion oder Transplantat-Glomerulopathie (Abb. 6A).

Im Jahre 2005 erfolgte anlässlich der BANFF-Konferenz eine detailliertere Aufarbeitung der histologisch erfassbaren chronischen Veränderungen, die bis dahin als chronische Allograft-Nephropathien

**Abb. 6:** Morphologie der chronischen Abstoßung
**A:** Chronische Transplantatglomerulopathie mit verdickten und abschnittsweise doppelkonturierten glomerulären Basalmembranen.
**B:** Interstitielle Fibrose und Tubulusatrophie (IF/TA) und deutliche Wandverdickung einer Arterie.

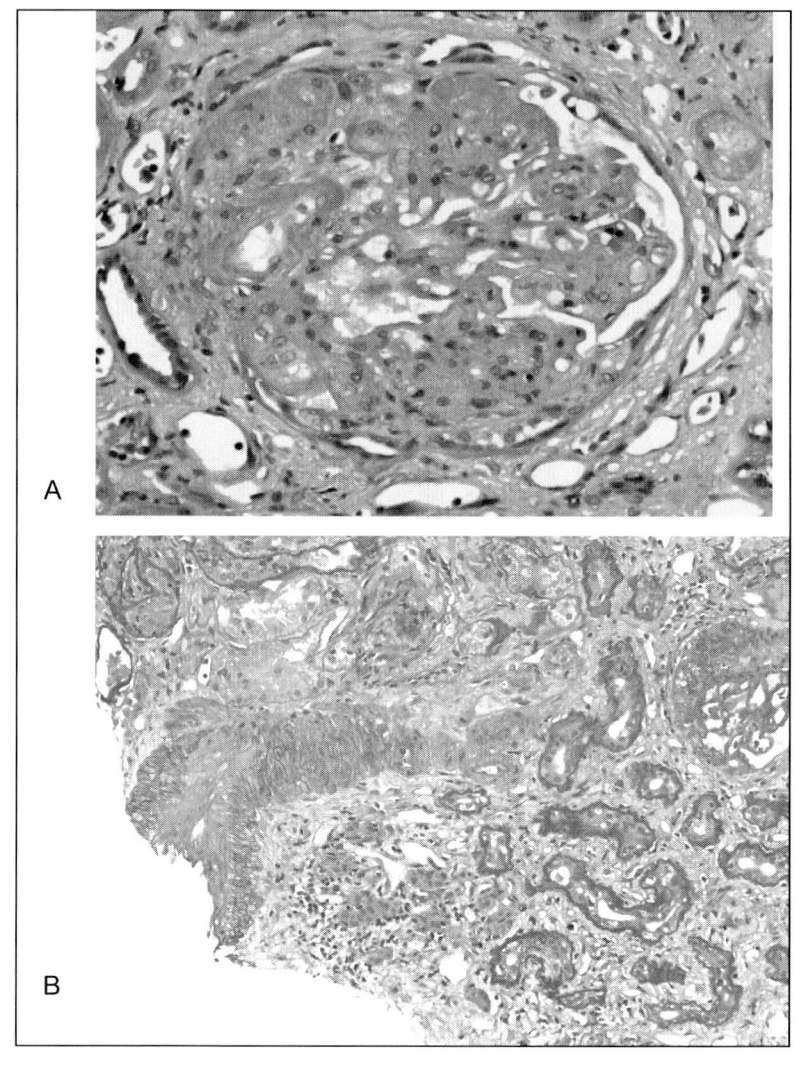

beschrieben wurden [5]. Dieser Begriff wurde nun ersetzt durch spezifischere chronische Erkrankungen, die in Tabelle 2 aufgeführt sind. Nicht spezifisch zuzuordnende, chronische Veränderungen werden seither in interstitielle Fibrose (IF) und Tubulusatrophie (TA) ohne Anhalt für eine spezifische Ätiologie eingeteilt (sog. IFTA-Score, Abb. 6B). Weiterhin wurde zusätzlich zur akuten Antikörper-mediierten Abstoßung auch die neue Entität einer chronischen Antikörper-vermittelten Abstoßung eingeführt (chronische ABMR), die durch eine Trias an morphologischen Veränderungen gekennzeichnet ist (Tab. 3).

Diese Differenzierung in der Banff-Klassifikation erlaubt daher, nach definierten histologischen Kriterien chronische Transplantat-Läsionen einer spezifischen (Tab. 2, Tab. 3) bzw. unbekannten Genese (Tab. 1: Banff 5, IFTA) zuzuteilen. Der weiterhin gebräuchliche Begriff der chronischen Allograft-Nephropathie impliziert hingegen das klinische Bild, das gekennzeichnet ist durch eine langsame Verschlechterung der Transplantatfunktion, die frühestens 3 Monate, meist aber später, jenseits des ersten Jahres nach Transplantation auftritt. Die genaue Inzidenz der chronischen Allograft-Nephropathie ist nicht sicher, da allgemein anerkannte klinische Diagnosekriterien fehlen. Typisch ist ein „schleichender" Anstieg des Serum-Kreatinins, oft eine Verschlechterung der arteriellen Hypertonie und in der Regel eine Zunahme der Proteinurie, die allerdings nur selten 1,5 g/d übersteigt. Eine chronische Calcineurininhibitor-Toxizität tritt nicht selten gemeinsam mit der chronischen Allograft-Nephropathie auf und ist klinisch nicht von dieser abzugrenzen. Aus klinischer Sicht sind weitere, wichtige Differentialdiagnosen der spät einsetzenden Funktionsverschlechterung des Transplantates:

- das Rezidiv oder de novo-Auftreten einer Glomerulonephritis,
- die Polyomavirus-Nephropathie,
- spät auftretende oder rezidivierende akute Rejektionen (nicht selten ausgelöst durch ein Pausieren der Immunsuppressiva),
- die Nierenarterienstenose im Transplantat (Kreatininanstieg nach Gabe oder Dosiserhöhung eines ACE-Hemmers oder AT1-Rezeptorblockers),
- eine chronische Ureterstenose mit Harnaufstau.

Die Pathogenese der chronischen Allograft-Nephropathie ist nicht genau verstanden und vermutlich multifaktoriell bedingt, wobei sowohl immunologische als auch nicht-immunologische Faktoren das Risiko des Auftretens dieser Erkrankung beeinflussen. Immunologische Risikofaktoren beinhalten vorausgegangene akute Rejektionen, geringe HLA-Übereinstimmung (Missmatch), Präsensibilisierung (präformierte HLA-Antikörper) und zu geringe Immunsuppression (zu niedrige Spiegel und/oder mangelnde Compliance). Andere, nicht-immunologische Faktoren stellen additive Stressfaktoren für das Transplantat dar und erhöhen somit das Risiko der Entwicklung einer chronischen Transplantatnephropathie. Hierzu gehören u.a. hohes Spenderalter, vorbestehende vaskuläre bzw. hypertensive Veränderungen, lange Ischämiedauer, verzögerte Funktionsaufnahme des Transplantates, Hypertonie, Hyperlipidämie, CMV-Infektionen, Rauchen.

## 7. Rezidiv der Grunderkrankung

Die meisten Erkrankungen, die zum terminalen Nierenversagen führen, können zu einem Rezidiv im Transplantat führen, bis auf genetische Krankheiten, die für die Niere intrinsisch sind, wie das Alport-Syndrom oder polyzystische Nierenerkrankungen. Insgesamt kommt es in etwa 20-30% der Patienten mit Glomerulonephritis zu einem Rezidiv im Transplantat (Tabelle 4) [14, 15].

Ein klinisches Rezidiv der IgA-Nephropathie wird in etwa 25% der Transplantatempfänger beobachtet [14]. Bei Patienten mit IgA-Nephropathie als renaler Grunderkrankung wurden in Protokollbiopsien allerdings in bis zu 50-60% glomeruläre IgA-Ablagerungen im Transplantat beschrieben [16]. Dennoch ist das Transplantatüberleben von Empfängern mit IgA-Nephropathie nach 10 Jahren vergleichbar mit den Ergebnissen bei Patienten mit anderen renalen Grunderkrankungen [17].

Die membranöse Glomerulonephritis rezidiviert in etwa zu 30% im Transplantat und führt dann in fast 40% dieser Patienten innerhalb von 5 Jahren zum Transplantatversagen. Die membranoproliferative Glomerulonephritis (MPGN) hat eine Rezidivhäufigkeit von ca. 25% (allerdings bis zu 80-100% bei Typ II, dense deposit disease, DDD). Etwa 40% der Patienten mit Rezidiv einer MPGN verlieren innerhalb von 5 Jahren die Transplantatfunktion.

Eine besonders frühe Rezidivmanifestation zeigt die primäre fokale segmentale Glomerulosklerose: Sie rekurriert im Mittel innerhalb der ersten 3 Wochen nach Transplantation in bis zu 20-30% und kann bereits innerhalb der ersten Tage nach Transplantation zum klinischen Bild des nephrotischen Syndroms führen [18]. Bei den bislang bekannten familiären Formen der FSGS, bedingt durch Gen-Mutationen podozytärer Moleküle, sind Rezidive sehr selten beschrieben und betreffen dann ausschließlich Patienten mit Mutationen im Podocin-Gen, wobei der Mechanismus der hier beschriebenden Rezidive ungeklärt ist.

---

1. IgA-Glomerulonephritis (25%)
2. Membranoproliferative Nephritis (Typ I: 25%, Typ II, dense deposit disease, DDD: 80%)
3. Membranöse Glomerulonephritis (30%)
4. Primäre fokal-segmentale Sklerose (FSGS, abhängig vom Typ ca. 20-30%)
5. Hämolytisch-urämisches Syndrom (HUS, typisch: 10%, atypisch: 50%)

*Tab. 4:* Glomeruläre Erkrankungen, die häufig im Transplantat rezidivieren (in Klammern die Rekurrenz-Wahrscheinlichkeit nach (14))

Weitere Erkrankungen, die im Transplantat rezidivieren können, sind verschiedenartige Systemerkrankungen, wie der M. Wegener, das Goodpasture-Syndrom, das hämolytisch-urämische Syndrom, die Amyloidose und der Diabetes mellitus. Die Häufigkeit einer de novo Anti-GBM-Glomerulonephritis bei Empfängern mit Alport-Syndrom liegt unter 5%.

## 8. Polyomavirus-Nephropathie

Polyomaviren vom BK-Typ sind weit verbreitet: Die Seroprävalenzrate in der Bevölkerung liegt bei 60-80%. Nach einer in der Regel asymptomatischen Primärinfektion überdauern die Viren im Epithel des Urogenitaltraktes und können unter Bedingungen einer supprimierten Immunabwehr reaktiviert werden. Die häufigsten durch BK-Virus induzierten Erkrankungen bei nierentransplantierten Patienten sind eine tubulo-interstitielle Nephritis und Ureterstenosen. Nach Nierentransplantation kommt es in etwa 10-70% der Fälle, abhängig von der Intensität der Immunsuppression (Risikokonstellation: Mycophenolat plus Tacrolimus), zu einer Virus-Reaktivierung. Das Auftreten einer klinisch relevanten Nephropathie ist jedoch seltener: In einer neueren Studie konnte innerhalb eines Zeitraumes von 5 Jahren bei 6,6% der Patienten tatsächlich eine Polyomavirus-Nephropathie nachgewiesen werden [19]. Die Polyomavirus-Nephropathie führt dann aber häufig zu einem schnellen Verlust der Transplantatfunktion.

Die Polyomavirus-Nephropathie zeigt sich klinisch durch eine Verschlechterung der Transplantatfunktion mit Kreatininanstieg über Tage bis Wochen und kann daher klinisch nicht von einer Abstoßungsreaktion unterschieden werden. Sie kann in einem Zeitraum von Wochen bis Jahre nach der Transplantation auftreten.

Als diagnostische Möglichkeiten stehen der mikroskopische Nachweis von Decoy-Zellen im Urin (Epithelzellen mit großen Zellkernen mit intranukleären Viruspartikeln), die quantitative Polyomavirus-PCR in Urin und Blut sowie die Histologie der Nierenbiopsie zur Verfügung. Der Nachweis von Decoy-Zellen in der Urinzytologie ist allerdings nicht spezifisch für eine BK-Virusinfektion und der fehlende Nachweis schließt eine Polyomavirus-Nephropathie nicht aus. Am sensitivsten ist der Nachweis einer Virurie bzw. Virämie mittels PCR. Ein fehlender Virusnachweis mittels PCR schließt eine Polyomavirus-Nephropathie nahezu sicher aus. Allerdings ist der positiv prädiktive Wert mit 50% relativ niedrig. Bei hoher Viruslast im Plasma mit einem Nachweis von mehr als 10.000 Kopien/ml steigt die Wahrscheinlichkeit des Risikos einer Polyomavirus-Nephropathie auf > 60%.

Der Goldstandard in der Diagnostik der BK-Virus-Nephropathie bleibt daher der histologische Nachweis im Nierenbiopsat. Beweisend für die Virusinfektion sind immunhistologische Untersuchungen mit dem direkten Nachweis von Polyomavirusprotein im Nierengewebe [20]. Schwierig bleibt hierbei allerdings die Bewertung der Entzündungsinfiltrate bei BK-Virus-Nephropathie, insbesondere beim Nachweis einer Tubulitis. Üblicherweise geht eine Polyomavirusinfektion der transplantierten Nieren mit einem lympho-plasmazellulären Infiltrat im Interstitium einher, welches ebenfalls auf die Tubuli übergreift und eine Tubulitis ausbildet (Abb. 7A). Falls

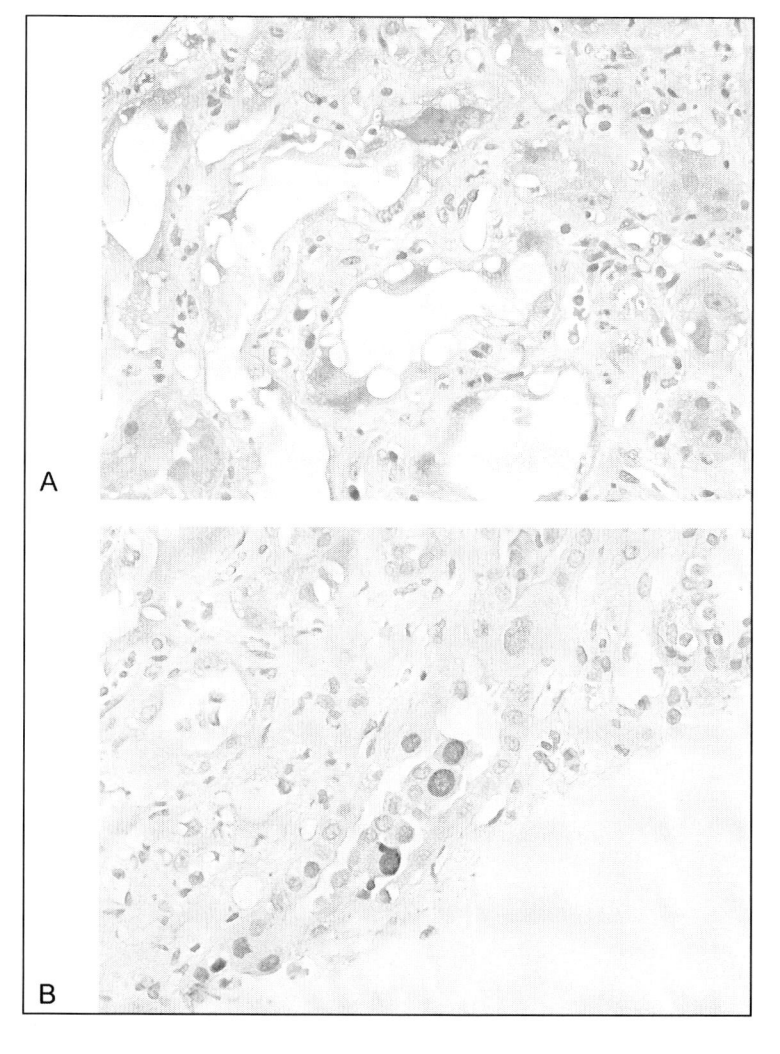

**Abb. 7:** Polyomavirus-Nephropathie
**A:** Zeichen einer Tubulitis mit morphologisch auffälligen Tubulusepithelien, HE-Färbung.
**B:** Immunhistologie mit Anfärbung der virusinfizierten Zellen

nur wenige Tubulusepithelien zu erkennen sind, ist dieser Befund oft nur sehr schwer von einer interstitiell-zellulären Abstoßung abzugrenzen, die jedoch eine völlig andere therapeutische Konsequenz hat. Hier hat sich besonders die Immunhistologie als sehr hilfreich erwiesen, die einerseits den Virusproteinnachweis führen kann (Abb. 7B), andererseits bei Negativität und gleichzeitiger Positivität für C4d und HLA-DR in Richtung einer Abstoßung deuten kann.

## 9. Zusammenfassung

Die Nierentransplantation hat sich in den letzten Jahren zu einem erfolgreichen Routine-Verfahren entwickelt, das Patienten mit einem terminalen Nierenversagen ein nahezu normales Leben ohne Einschränkungen ermöglicht. In der Überwachung und Nachsorge der Transplantatempfänger hat die frühzeitige Diagnose und Differenzierung des akuten und chronischen Transplantatversagens eine hohe Bedeutung. Hier ist die Nierenbiopsie trotz ihrer Risiken nach wie vor durch kein anderes Verfahren zu ersetzen. Der histopathologische Befund ist dabei in der Diagnosestellung der verschiedenen frühen und späten Ursachen des Transplantatversagens oft beweisend. In der frühen Phase nach Transplantation sind die akute Abstoßung, die akute ischämische Tubulusnekrose und die akute Calcineurininhibitor-Toxizität die wichtigsten Differentialdiagnosen. Interstitielle Entzündungsinfiltrate mit Tubulitis und/oder Endarteriitis sind diagnostisch für eine akute zelluläre Abstoßung, während der Nachweis des Komplementspaltproduktes C4d in peritubulären Kapillaren auf eine akute humorale Abstoßung hinweist. In der späten Phase nach Transplantation können immunologische als auch nicht-immunologische Faktoren zu einem chronischen Transplantatversagen führen. Wichtige Ursachen sind u.a. die chronische Calcineurininhibitor-Toxizität, eine Polyomavirus-Nephropathie, Hypertonie-Läsionen, die chronische humorale Rejektion und die chronische Allograft-Nephropathie/IFTA. In der Nachsorge nierentransplantierter Patienten nimmt daher die enge Kommunikation zwischen Pathologen und Kliniker einen hohen Stellenwert ein und hat für die Auswahl spezifischer Behandlungspfade und damit für das Transplantatüberleben unmittelbare Konsequenzen.

## Literatur

1. Schwarz A, Gwinner W, Hiss M, Radermacher J, Mengel M, Haller H (2005) Safety and adequacy of renal transplant protocol biopsies. Am J Transplant 5 (8): 1992-6
2. Racusen LC, Solez K, Colvin RB, Bonsib SM, Castro MC, Cavallo T, Croker BP, Demetris AJ, Drachenberg CB, Fogo AB, Furness P, Gaber LW, Gibson IW, Glotz D, Goldberg JC, Grande J, Halloran PF, Hansen HE, Hartley B, Hayry PJ, Hill CM, Hoffman EO, Hunsicker LG, Lindblad AS, Yamaguchi Y et al. (1999) The Banff 97 working classification of renal allograft pathology. Kidney Int 55 (2): 713-23
3. Racusen LC, Halloran PF, Solez K (2004) Banff 2003 meeting report: new diagnostic insights and standards. Am J Transplant 4 (10): 1562-6
4. Racusen LC, Colvin RB, Solez K, Mihatsch MJ, Halloran PF, Campbell PM, Cecka MJ, Cosyns JP, Demetris AJ, Fishbein MC, Fogo A, Furness P, Gibson IW, Glotz D, Hayry P, Hunsickern L, Kashgarian M, Kerman R, Magil AJ, Montgomery R, Morozumi K, Nickeleit V, Randhawa P, Regele H, Seron D, Seshan S, Sund S, Trpkov K (2003) Antibody-mediated rejection criteria – an addition to the Banff 97 classification of renal allograft rejection. Am J Transplant 3 (6): 708-14
5. Solez K, Colvin RB, Racusen LC, Sis B, Halloran PF, Birk PE, Campbell PM, Cascalho M, Collins AB, Demetris AJ, Drachenberg CB, Gibson IW, Grimm PC, Haas M, Lerut E, Liapis H, Mannon RB, Marcus PB, Mengel M, Mihatsch MJ, Nankivell BJ, Nickeleit V, Papadimitriou JC, Platt JL, Randhawa P, Roberts I, Salinas-Madriga L, Salomon DR, Seron D, Sheaff M, Weening JJ (2007) Banff '05 Meeting Report: differential diagnosis of chronic allograft injury and elimination of chronic allograft nephropathy ('CAN'). Am J Transplant 7 (3): 518-26
6. Solez K, Colvin RB, Racusen LC, Haas M, Sis B, Mengel M, Halloran PF, Baldwin W, Banfi G, Collins AB, Cosio F, David DS, Drachenberg C, Einecke G, Fogo AB, Gibson IW, Glotz D, Iskandar SS, Kraus E, Lerut E, Mannon RB, Mihatsch M, Nankivell BJ, Nickeleit V, Papadimitriou JC, Randhawa P, Regele H, Renaudin K, Roberts I, Seron D, Smith RN, Valente M (2008) Banff 07 classification of renal allograft pathology: updates and future directions. Am J Transplant 8 (4): 753-60. Epub 2008 Feb 19
7. Mengel M, Sis B, Halloran PF (2007) SWOT analysis of Banff: strengths, weaknesses, opportunities and threats of the international Banff consensus process and classification system for renal allograft pathology. Am J Transplant 7 (10): 2221-6

8. Banff Working Group, Demetris AJ, Adeyi O, Bellamy CO, Clouston A, Charlotte F, Czaja A, Daskal I, El-Monayeri MS, Fontes P, Fung J, Gridelli B, Guido M, Haga H, Hart J, Honsova E, Hubscher S, Itoh T, Jhala N, Jungmann P, Khettry U, Lassman C, Ligato S, Lunz JG 3rd, Marcos A, Minervini MI, Mölne J, Nalesnik M, Nasser I, Neil D, Ochoa E, Pappo O, Randhawa P, Reinholt FP, Ruiz P, Sebagh M, Spada M, Sonzogni A, Tsamandas AC, Wernerson A, Wu T, Yilmaz F (2006) Liver biopsy interpretation for causes of late liver allograft dysfunction. Hepatology 44 (2): 489-501
9. Drachenberg CB, Odorico J, Demetris AJ, Arend L, Bajema IM, Bruijn JA, Cantarovich D, Cathro HP, Chapman J, Dimosthenous K, Fyfe-Kirschner B, Gaber L, Gaber O, Goldberg J, Honsová E, Iskandar SS, Klassen DK, Nankivell B, Papadimitriou JC, Racusen LC, Randhawa P, Reinholt FP, Renaudin K, Revelo PP, Ruiz P, Torrealba JR, Vazquez-Martul E, Voska L, Stratta R, Bartlett ST, Sutherland DE (2008) Banff schema for grading pancreas allograft rejection: working proposal by a multi-disciplinary international consensus panel. Am J Transplant 8 (6): 1237-49
10. Cendales LC, Kanitakis J, Schneeberger S, Burns C, Ruiz P, Landin L, Remmelink M, Hewitt CW, Landgren T, Lyons B, Drachenberg CB, Solez K, Kirk AD, Kleiner DE, Racusen L (2008) The Banff 2007 working classification of skin-containing composite tissue allograft pathology. Am J Transplant 8 (7): 1396-400
11. Nickeleit V, Zeiler M, Gudat F, Thiel G, Mihatsch MJ (1998) Histological characteristics of interstitial renal allograft rejection. Kidney Blood Press Res 21 (2-4): 230-2
12. Opelz G, Döhler B; Collaborative Transplant Study Report (2008) Influence of time of rejection on long-term graft survival in renal transplantation. Transplantation 85 (5): 661-6
13. Madden RL, Mulhern JG, Benedetto BJ, O'Shea MH, Germain MJ, Braden GL, O'Shaughnessy J, Lipkowitz GS (2000) Completely reversed acute rejection is not a significant risk factor for the development of chronic rejection in renal allograft recipients. Transpl Int 13 (5): 344-50
14. Couser W (2005) Recurrent glomerulonephritis in the renal allograft: an update of selected areas. Exp Clin Transplant 3 (1): 283-8
15. Ivanyi B (2008) A primer on recurrent and de novo glomerulonephritis in renal allografts. Nat Clin Pract Nephrol 4 (8): 446-57
16. Choy BY, Chan TM, Lai KN (2006) Recurrent glomerulonephritis after kidney transplantation. Am J Transplant 6 (11): 2535-42
17. Floege J (2003) Recurrent glomerulonephritis following renal transplantation: an update. Nephrol Dial Transplant 18 (7): 1260-5
18. Ijpelaar DH, Farris AB, Goemaere N, Amann K, Goldschmeding R, Nguyen TQ, Farkash E, van den Heuvel MC, de Heer E, Bruijn JA, Colvin RB, Bajema IM (2008) Fidelity and evolution of recurrent FSGS in renal allografts. J Am Soc Nephrol 19 (11): 2219-24

19. Dharnidharka VR, Cherikh WS, Abbott KC (2009) An OPTN analysis of national registry data on treatment of BK virus allograft nephropathy in the United States. Transplantation 87 (7): 1019-26
20. Hirsch HH, Brennan DC, Drachenberg CB, Ginevri F, Gordon J, Limaye AP, Mihatsch MJ, Nickeleit V, Ramos E, Randhawa P, Shapiro R, Steiger J, Suthanthiran M, Trofe J (2005) Polyomavirus-associated nephropathy in renal transplantation: interdisciplinary analyses and recommendations. Transplantation 79 (10): 1277-86

# Hypertonie

# Leitlinien zur Diagnostik und nicht-medikamentösen Therapie der essentiellen Hypertonie

*Eva Brand*

Die hier beschriebenen Empfehlungen zur Diagnostik und nicht-medikamentösen Therapie der essentiellen Hypertonie basieren auf den aktuellen Leitlinien der European Society of Hypertension (ESH)/European Society of Cardiology (ESC) [1, 2] und der Deutschen Hochdruckliga e.V. DHL® – Deutschen Hypertonie Gesellschaft [www.hochdruckliga.de].

## 1. Epidemiologie

Die Hypertonie ist der häufigste Risikofaktor kardiovaskulärer Morbidität und Mortalität und zeigte sich als Sterblichkeitsursache Nummer 1 der weltweit etwa 56 Mio. Todesfälle in der „Global Burden of Disease"-Studie [3, 4, Abb. 1].

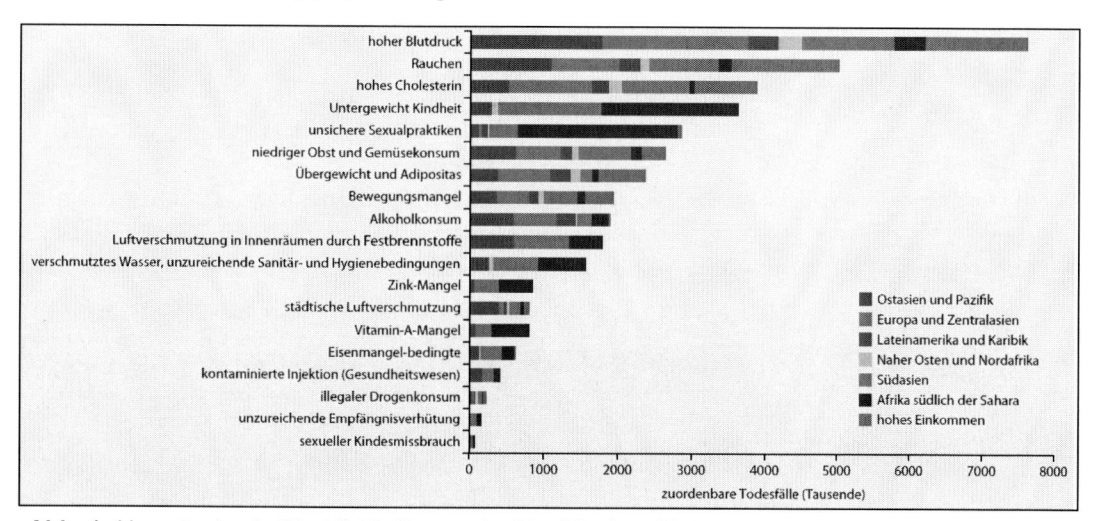

**Abb. 1:** Hypertonie als Sterblichkeitsursache Nr. 1 in der „Global Burden of Disease"-Studie [3].

**Abb. 2:** Prävalenz der Hypertonie in unterschiedlichen Ländern [5].

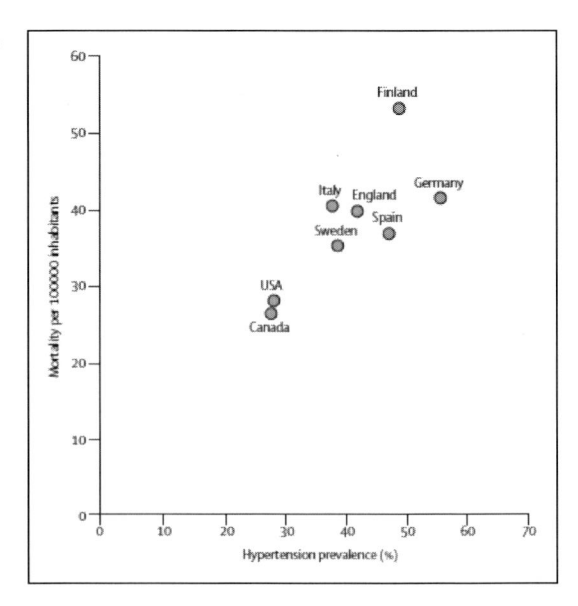

In einer multinationalen Studie konnte gezeigt werden, dass 44% der Bevölkerung aus 6 europäischen Ländern an Bluthochdruck (Hypertonie) leiden, wobei Deutschland – 55% aller 35- bis 64-Jährigen hatten eine Hypertonie – den höchsten Anteil an Hypertonikern im Gesamt-Ländervergleich hatte [5, Abb. 2]. Ab dem 65. Lebensjahr sind 60-80% der Bevölkerung hyperton. Ca. 30% der erwachsenen deutschen Bevölkerung sind Prähypertoniker (s.u.). Es zeigt sich, dass der Bluthochdruck nur bei ca. 50% der Betroffenen bekannt ist, nur bei ca. 25% behandelt wird und letztlich nur bei 10% auch ausreichend kontrolliert ist [4, 6].

Entsprechend der aktuellen Zahlen der Deutschen Hochdruckliga leben in Deutschland 35 Mio. Hypertoniker, 21.8 Mio. sind bekannt und nur 9.4 Mio. haben die Zielwerte erreicht [Abb. 3].

Fatale Folgeerkrankungen erhöhter Blutdruckwerte sind Schlaganfall, Herzinfarkt, Nieren-/Herzinsuffizienz, progressive Atherosklerose und vaskuläre Demenz [Abb. 4].

**Abb.3:** Bekanntheits- und Behandlungsgrad des Bluthochdrucks. *nach Robert-Koch-Institut, **Mittelwert aus 7 Untersuchungen [www.hochdruckliga.de].

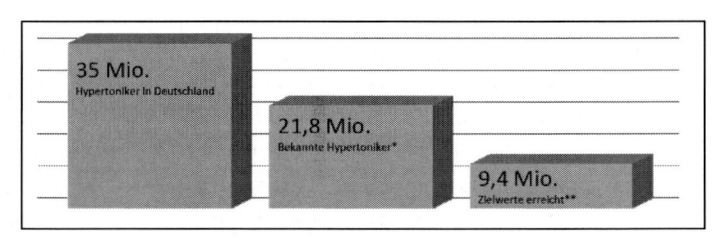

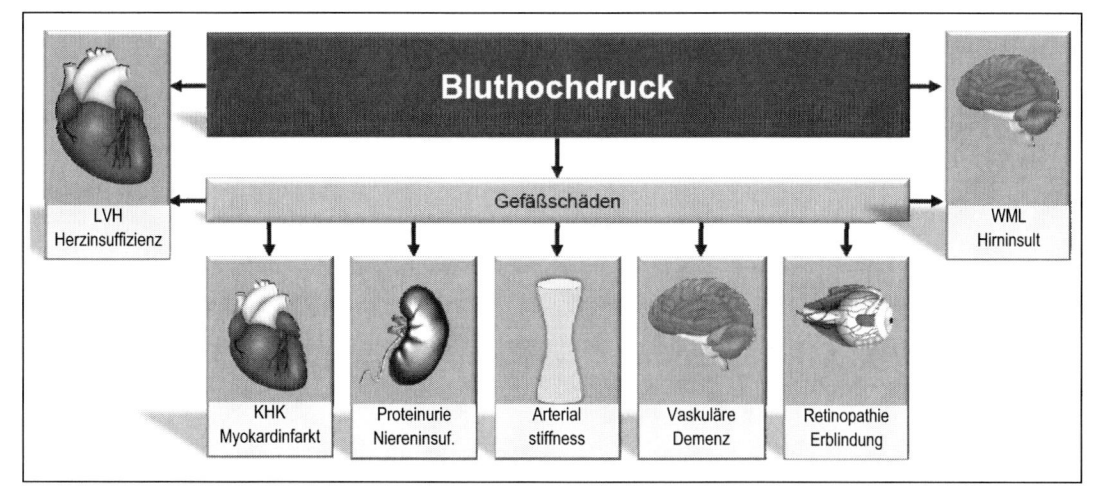

**Abb. 4:** Hypertonie-assoziierte Endorganschäden.

Blutdruck-Höhe und Hypertonie-Dauer korrelieren linear mit dem kardiovaskulären Risiko, was durch eine rechtzeitige und gezielte Behandlung erheblich verringert werden könnte; dennoch bleibt die Hypertonie-Behandlung bislang insgesamt defizitär [7, 8].

## 2. Definition und Klassifikation der Hypertonie

Sowohl systolisch (SBD) als auch diastolisch (DBD) erhöhte Blutdruckwerte gehen mit einem steigenden kardiovaskulären Risiko für Schlaganfall und koronare Herzkrankheit einher [9, 10]. Es konnte gezeigt werden, dass der Pulsdruck als erhöhte Blutdruckamplitude (SBD minus DBD) einen besseren Prädiktor des kardiovaskulären Risikos darstellt als SBD oder DBD allein [11].
Die lineare Beziehung zwischen Blutdruckhöhe und kardiovaskulärem Risiko macht jede numerische Klassifikation der Hypertonie willkürlich. Das kardiovaskuläre Risiko ist bereits bei hoch-normalen im Vergleich zu optimalen Blutdruckwerten deutlich erhöht [12, Abb. 5].

Die praxisgerechten Leitlinien betrachten die Schwellenwerte (Tabelle 1) als flexible Richtwerte, die je nach vorliegendem Gesamtrisiko des Patienten adaptiert werden sollten.
Die amerikanischen Leitlinien fassen die normalen und hoch-normalen Blutdruckwerte als Prähypertonie zusammen, um zu verdeutlichen, dass Patienten mit diesen Blutdruckwerten – verglichen mit

**Abb. 5:** *Kardiovaskuläres Risiko bei Männern mit hoch-normalem Blutdruck [12].*

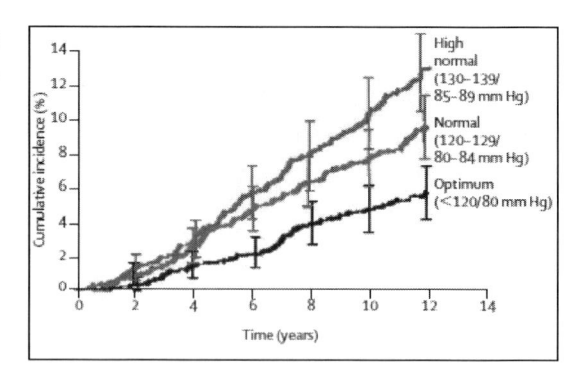

Patienten, die optimale Blutdruckwerte haben – bereits ein erhöhtes kardiovaskuläres Risiko aufweisen. Innerhalb von 10 Jahren werden 60% der Prähypertoniker zu Hypertonikern [12, 13].

**Hypertensive Krise:** Krisenhafter Blutdruckanstieg auf Werte >230/130 mmHg ohne erkennbare Organschäden.

**Hypertensiver Notfall:** Krisenhafter Blutdruckanstieg auf Werte z.B. >230/130 mmHg mit erkennbaren Organschäden bzw. vitaler Bedrohung. Der Begriff „hypertensive Krise" beinhaltet keine Information über die Geschwindigkeit des Blutdruckanstiegs (z.B. paroxysmaler plötzlicher RR-Anstieg vs. chronischer, rapid akzeleriert verlaufende Hochdruckerkrankung). In der Akutsituation ist nicht die absolute Blutdruckhöhe entscheidend, der Notfallcharakter ergibt sich vielmehr aus dem Vorhandensein gefährdender Symptome, Komplikationen oder Begleiterkrankungen: Hier können z.B. Anzeichen einer Hochdruckenzephalopathie (Sehstörungen, Schwindel, Bewusstseinsstörungen, neurologische Ausfallserscheinungen),

**Tab. 1:** *Klassifikation von Blutdruckwerten*

| Kategorie | SBD (mmHg) | DBD (mmHg) |
|---|---|---|
| Optimal | <120 | <80 |
| Normal | 120-129 | 80-84 |
| Hoch-normal | 130-139 | 85-89 |
| Hypertonie Grad 1 (leicht) | 140-159 | 90-99 |
| Hypertonie Grad 2 (mittel) | 160-179 | 100-109 |
| Hypertonie Grad 3 (stark) | ≥180 | ≥110 |
| Isolierte systolische Hypertonie | ≥140 | <90 |

SBD, systolischer Blutdruck; DBD, diastolischer Blutdruck. Wenn der SBD und DBD in unterschiedliche Kategorien fallen, so gilt die höhere Kategorie [14].

intrakranielle Blutungen, frische Blutungen, Papillenödem, Lungenödem, instabile Angina pectoris, Myokardinfarkt oder ein dissezierendes Aortenaneurysma vorliegen.

## 3. Pathogenese der Hypertonie

Beim Bluthochdruck unterscheidet man zwischen der **primären bzw. essentiellen** Hypertonie (ca. 90% der Fälle) und der **sekundären Hypertonie** (ca. 10% der Fälle).
Die primäre Hypertonie ist multifaktorieller Genese. Prädisponierende **genetische Faktoren** spielen ebenso eine Rolle wie Umweltfaktoren bzw. individueller Lebensstil [15-18]. Bis zu 50% aller Hypertoniker (25-33% aller Normotoniker) sind salzsensitiv, d.h. eine erhöhte **Kochsalzzufuhr** führt zu einer deutlichen Blutdruckerhöhung. **Übergewicht** stellt einen wesentlichen Risikofaktor dar, da es u.a. zu einer gesteigerten Aktivität des Sympathikus- und Renin-Angiotensin-Aldosteron-Systems kommt. Stress führt u.a. durch Katecholaminfreisetzung über noradrenerge Aktivierung von postsynaptischen alpha1-Rezeptoren zur Vasokonstriktion. Erhöhter **Alkoholkonsum** (>30-40 g/Tag) kann ebenfalls zu Hypertonie führen. Der zugrunde liegende Mechanismus ist derzeit noch nicht klar.
**Bewegungsmangel** kann auf verschiedenen Ebenen zur Entwicklung oder Aufrechterhaltung einer arteriellen Hypertonie beitragen. Diese pathogenetischen Aspekte ergeben Ansatzpunkte für wirksame Allgemeinmaßnahmen. Die Frühphase der primären Hypertonie ist gekennzeichnet durch funktionelle Aspekte, es folgen Strukturveränderungen mit Fixierung der Hypertonie, die dann in der Schädigung von Endorganen münden.
Den sekundären Hypertonieformen liegen isolierte, identifizierbare Ursachen zugrunde (siehe nachfolgendes Kapitel).

## 4. Risikostratifizierung zur Abschätzung des kardiovaskulären Gesamtrisikos

Die Stratifizierung des kardiovaskulären Gesamtrisikos erfolgt anhand der nachfolgenden Tabelle 2. Die Gruppierungen in leicht erhöhtes, mäßig erhöhtes, stark erhöhtes oder sehr stark erhöhtes Risiko werden verwendet, um ein ungefähres absolutes Risiko für kardiovaskuläre Erkrankungen über die folgenden 10 Jahre von <15%, 15-20%, 20-30% bzw. >30% (Kriterien der Framingham-Studie) [19] oder ein absolutes Risiko für eine tödliche kardiovaskuläre Er-

*Tab. 2:* Risikostratifizierung zur Beurteilung von Prognose und Therapieindikation

| Risikofaktoren (RF) Begleiterkrankungen Endorganschäden | Blutdruck (mmHg) | | | | |
|---|---|---|---|---|---|
| | Normal SBD 120-129 oder DBD 80-84 | Hoch-normal SBD 130-139 oder DBD 85-89 | HT Grad 1 SBD 140-159 oder DBD 90-99 | HT Grad 2 SBD 160-179 oder DBD 100-109 | HT Grad 3 SBD ≥180 oder DBD ≥110 |
| Keine anderen RF | Durchschnittliches Risiko | Durchschnittliches Risiko | Leicht erhöhtes Risiko | Mäßig erhöhtes Risiko | Stark erhöhtes Risiko |
| 1-2 RF | Leicht erhöhtes Risiko | Leicht erhöhtes Risiko | Mäßig erhöhtes Risiko | Mäßig erhöhtes Risiko | Sehr stark erhöhtes Risiko |
| ≥3 RF oder Endorganschäden oder DM oder MS | Mäßig erhöhtes Risiko | Stark erhöhtes Risiko | Stark erhöhtes Risiko | Stark erhöhtes Risiko | Sehr stark erhöhtes Risiko |
| Klinisch manifeste kardiovaskuläre/ renale Erkrankung | Sehr stark erhöhtes Risiko | Sehr stark erhöhtes Risiko | Sehr stark erhöhtes Risiko | Sehr stark erhöhtes Risiko | Sehr stark erhöhtes Risiko |

SBD, systolischer Blutdruck; DBD, diastolischer Blutdruck; HT, Hypertonie; DM, Diabetes mellitus; MS, Metabolisches Syndrom

krankung von <4%, 4-5%, 5-8% bzw. >8% (SCORE-Projekt) abzuschätzen [20].

Die der Risikostratifizierung zugrunde liegenden Risikofaktoren, Endorganschäden und Begleiterkrankungen sind in Tabelle 3 zusammengefasst.

## 5. Diagnostik der essentiellen Hypertonie

Die Diagnostik der Hypertonie umfasst (a) die Bestimmung der Blutdruckhöhe (Tabelle 1), (b) den Ausschluss sekundärer Formen der Hypertonie (s. Thema sekundäre Hypertonie) und (c) die Festlegung des kardiovaskulären Gesamtrisikos durch die Determinierung weiterer Risikofaktoren, Endorganschäden und Begleiterkrankungen (Tabelle 2, Tabelle 3).
Der Ablauf wird bestimmt durch (a) wiederholte Blutdruckmessungen, (b) Anamnese, (c) körperliche Untersuchung, (d) Laboruntersuchungen und (e) apparative Diagnostik.

*Tab. 3:* Prognose-beeinflussende Faktoren

| Risikofaktoren für kardiovaskuläre Erkrankungen | Endorganschäden | Diabetes mellitus | Klinisch manifeste kardiovaskuläre/ renale Erkrankung |
|---|---|---|---|
| Höhe des SBD und DBD<br><br>*Erhöhter Pulsdruck (bei älteren Patienten)*<br><br>Männer >55 Jahre<br><br>Frauen >65 Jahre<br><br>Rauchen<br><br>Dyslipidämie<br><br>(Gesamtcholesterin >5.0 mmol/l, >190 mg/dl oder LDL-Cholesterin >3.0 mmol/l, >115 mg/dl oder HDL-Cholesterin M <1.0, W <1.2 mmol/l, M <40, W <48 mg/dl oder Triglyceride >1.7 mmol/l, >150 mg/dl)<br><br>Familienanamnese frühzeitiger kardiovaskulärer Erkrankungen (M <55 Jahre, W <65 Jahre)<br><br>Adipositas (Bauchumfang M >102 cm, W >88 cm)<br><br>Plasmaglucose nüchtern 5.6-6.9 mmol/l (102-125 mg/dl) oder pathologische Glucosetoleranz | Linksventrikuläre Hypertrophie (EKG: Sokolow-Lyons >38 mm, Cornell >2440 mm*ms, Echokardiographie: LVMI M ≥125, W ≥110 g/m$^2$)<br><br>Karotis IMD ≥0.9 mm oder atherosklerotischer Plaque<br><br>Serum-Kreatinin leicht erhöht (M 115-133, W 107-124 μmol/l, M 1.3-1.5, W 1.2-1.4 mg/dl)<br><br>Mikroalbuminurie (30-300 mg/24h; Albumin-Kreatinin-Quotient M >22, W >31 mg/g; M >2.5, W >3.5 mg/mmol<br><br>*Erniedrigte Kreatininclearance (<60 ml/min) oder erniedrigte glomeruläre Filtrationsrate (<60 ml/min/1.73 m$^2$)\**<br><br>*Erhöhte Pulswellengeschwindigkeit (A. carotis – A. femoralis >12 m/s)*<br><br>*Verminderter Knöchel-Arm-BD-Index <0.9* | Nüchtern-Blutzucker >7 mmol/l (>126 mg/dl)<br><br>Postprandialer Blutzucker >11.1 mmol/l (>198 mg/dl) | Zerebrovaskuläre Erkrankungen: ischämischer Schlaganfall, zerebrale Blutung, transitorisch ischämische Attacke<br><br>Herzerkrankungen: Myokardinfarkt, Angina pectoris, chronische Herzinsuffizienz<br><br>Nierenerkrankung: diabetische Nephropathie, chronische Niereninsuffizienz (Serum-Kreatinin M >133, W >124 μmol/l, M >1.5, W >1.4 mg/dl), Proteinurie (>300 mg/24h)<br><br>Periphere Gefäßerkrankungen<br><br>Fortgeschrittene Retinopathie: Hämorrhagie oder Exsudate, Papillenödem |

**Beachten:** Ein metabolisches Syndrom liegt vor, wenn drei oder mehr der folgenden Risikofaktoren nachgewiesen wurden: Bauchfettleibigkeit, pathologischer Wert für Plasmaglucose, Blutdruck >130/85 mmHg, erniedrigtes HDL-Cholesterin, erhöhte Triglyceride.

*mittels Cockroft-Gault-Formel berechnete Kreatininclearance, mittels MDRD-Formel berechnete glomeruläre Filtrationsrate
M, Männer; W, Frauen; LDL, Low Density Lipoprotein; HDL, High Density Lipoprotein; LVMI, linksventrikulärer Massenindex; IMD, Intima-Media-Dicke

## 5.1. Blutdruckmessung

Die Diagnose Hypertonie basiert auf mehreren Blutdruckmessungen. Die konventionelle Messung sollte nach einigen Minuten Ruhe im Sitzen mit einer Standardmanschette (12-13 cm breit, 35 cm lang; für dickere bzw. dünnere Arme größere bzw. kleinere Manschette), die auf Herzhöhe angelegt wird, durchgeführt werden. Beim ersten Besuch sollte der Blutdruck an beiden Armen gemessen werden und zusätzlich 1 und 5 Minuten nach dem Aufstehen des Patienten in aufrechter Position, um orthostatische Reaktionen zu erkennen.
Die Selbstmessung und das Führen eines Blutdruckpasses durch den Patienten etabliert die Bedeutung der Hypertonie für den Patienten und erhöht seine Compliance.

Die 24-Stunden-Blutdruckmessung ist als zusätzliche diagnostische Maßnahme einzustufen, die besser mit dem Ausmaß der Endorganschäden korreliert und besser das kardiovaskuläre Risiko abschätzen lässt als die konventionelle Blutdruckmessung [21, 22]. Außerdem können Weißkittel-Effekte (Praxishypertonie) vermieden werden, eine fehlende Nachtabsenkung als möglicher Hinweis auf das Vorliegen einer sekundären Form der Hypertonie determiniert werden und die therapeutische Wirkung antihypertensiver Maßnahmen besser erfasst werden. Ein Praxisblutdruck von 140/90 mmHg entspricht ungefähr einem 24-Stunden-Mittelwert von 130/80 mmHg. Als Richtwert für die Tagphase gilt ein Mitteldruck von <135/85 mmHg und für die Nachtphase von <120/70-75 mmHg (Tabelle 4).

*Tab. 4:* Blutdruckgrenzwerte (mmHg) zur Definition von Hypertonie mit unterschiedlichen Messverfahren

|  | SBD | DBD |
|---|---|---|
| Praxis / Klinik | 140 | 90 |
| 24-Stunden (MW, gesamt) | 130 | 80 |
| Tagphase (MW) | 135 | 85 |
| Nachtphase (MW) | 120 | 70 |
| Selbstmessung (zu Hause) | 135 | 85 |

SBD, systolischer Blutdruck; DBD, diastolischer Blutdruck; MW, Mittelwert

## 5.2. Anamnese und Familienanamnese

Bei der Anamneseerhebung spielt auch die Familienanamnese, die das Auftreten einer Hypertonie, Diabetes mellitus, Dyslipidämie, koronare Herzkrankheit, Schlaganfall und Nierenerkrankungen umfasst, eine besondere Rolle. Dabei sehen die Leitlinien folgende Erhebungen vor:

1. Dauer und Höhe des Bluthochdrucks
2. Hinweise für das Vorliegen einer sekundären Form der Hypertonie:
   - familiäre Belastung für Nierenerkrankungen (polyzystische Nierenerkrankung)
   - andere Nierenerkrankungen, Harnwegsinfekte, Hämaturie, Analgetika-Missbrauch
   - Einnahme von Blutdruck-steigernden Medikamenten: orale Kontrazeptiva, Lakritze, Nasentropfen, Kokain, Amphetamine, Steroide, nicht-steroidale antiinflammatorische Medikamente, Erythropoietin, Cyclosporin
   - Schweißausbrüche, Kopfschmerzen, Angstzustände, Herzrasen (Phäochromozytom)
   - Muskelschwäche, Tetanie (Hyperaldosteronismus)
   - Symptome der Schlafapnoe: Schnarchen, Atempausen, Tagesmüdigkeit
3. Risikofaktoren:
   - Familienanamnese und persönliche Anamnese zur Hypertonie, kardiovaskulären Ereignissen, Hyperlipidämie, Diabetes mellitus
   - Nikotinabusus
   - Ernährung (tierische Fette, Salz, Alkoholkonsum)
   - Adipositas, Gewichtsverlauf, körperliche Aktivität
   - Persönlichkeitsstruktur
4. Symptome der Endorganschädigung:
   - Gehirn und Augen: Kopfschmerzen, Schwindel, Sehstörung, transitorisch ischämische Attacke, sensorische oder motorische Defizite
   - Herz: Herzrasen, Brustschmerz, Kurzatmigkeit
   - Niere: Durst, Polyurie, Nykturie, Hämaturie
   - periphere Arterien: kalte Extremitäten, Claudicatio intermittens
5. Bisherige antihypertensive Therapie
   - Tabletteneinnahme, Wirksamkeit, Nebenwirkungen
6. Persönliche, familiäre und Umweltfaktoren (Schichtarbeit, anhaltende Konflikte)

### 5.3. Körperliche Untersuchung

Die körperliche Untersuchung umfasst (a) die Blutdruckmessung, (b) die Suche nach zusätzlichen Risikofaktoren und (c) Hinweisen einer sekundären Form der Hypertonie sowie (d) Zeichen der Endorganschädigung.

**Hinweise für das Vorliegen einer sekundären Form der Hypertonie:**
- Phänotyp des Cushing-Syndroms
- Kutane Zeichen einer Neurofibromatose (Phäochromozytom)
- Palpatorischer Nachweis vergrößerter Nieren (polyzystische Nierenerkrankung)
- Auskultatorischer Nachweis eines abdominellen Strömungsgeräusches (Nierenarterienstenose)
- Auskultatorischer Nachweis eines präkordialen oder thorakalen Geräusches (Aortakoarktation, Herzklappenfehler)

**Hinweise für Endorganschäden:**
- Gehirn: Strömungsgeräusch über den Carotiden, motorische/sensorische Defekte
- Retina: auffälliger funduskopischer Befund
- Herz: Verlagerung des Herzspitzenstoßes, Herzrhythmusstörung, pulmonale Rasselgeräusche, Ödeme
- Periphere Arterien: abgeschwächter/fehlender Puls, kalte Extremitäten, ischämische Hautläsionen

**Abdominelle Adipositas:**
- Gewicht
- Erhöhter Bauchumfang (Messung in stehender Position), M >102 cm, F >88 cm
- Erhöhter BMI, Übergewicht ≥25 kg/m$^2$, Adipositas ≥30 kg/m$^2$

### 5.4. Labor und apparative Untersuchungen

Folgende **Routineuntersuchungen** sollten durchgeführt werden:
- Blutzucker (nüchtern)
- Lipidstatus: Serum-Cholesterin, HDL- und LDL-Cholesterin, Triglyceride
- Kalium
- Kreatinin, Harnsäure, Hämoglobin/Hämatokrit
- Urinanalyse: Teststreifen, möglichst Sediment
- Mittels MDRD- oder CKD-EPI-Formel berechnete glomeruläre Filtrationsrate
- Elektrokardiogramm

## Nachfolgende weiteren Untersuchungen werden empfohlen:
- Echokardiogramm
- Abdomensonographie
- Dopplersonographie der Carotiden (Intima-Media-Dicke, Plaques)
- CRP
- Mikroalbuminurie (insbesondere bei Diabetikern)
- Quantitativer Eiweißnachweis im Urin (falls positiver Sticksnachweis)
- Funduskopie bei schwerer Hypertonie
- Pulswellengeschwindigkeits-Messung (falls möglich)
- Knöchel-Arm-BD-Index
- 24h-BD-Messung

## Weiterführende Untersuchungen durch Spezialisten:
- Bei komplizierter Hypertonie: zusätzliche Bildgebung/Funktionstests von Gehirn, Herz, Niere
- Abklärung sekundärer Formen der Hypertonie: Renin, Aldosteron, Kortikosteroide, Katecholamine, Arteriographie, Ultraschall der Nebennieren, CT, NMR-Untersuchung des Gehirns

### 5.5. Abklärung von Endorganschäden

Die Determinierung von Endorganschäden ist für die Evaluierung des kardiovaskulären Risikos von entscheidender Bedeutung (Tabelle 2, Tabelle 3). Ohne eine sonographische Abklärung des Herzens und der Gefäße wird das kardiovaskuläre Risiko von ca. 50% der Hypertoniker als zu niedrig eingeschätzt [23]. Eine Echokardiographie (Determinierung einer linksventrikulären Hypertrophie u.a.) und sonographische Untersuchung der A. carotis (Determinierung der Intima-Media-Dicke u.a) sowie Untersuchung des Urins auf das Vorliegen einer Mikroalbuminurie (sensitiver Marker für die Schädigung der renalen Mikrozirkulation) wird empfohlen. Neu in die Leitlinien aufgenommen wurde die Pulswellengeschindigkeitsmessung, die Bestimmung des Knöchel-Arm-BD-Index und der Kreatininclearance bzw. der glomerulären Filtrationsrate.

**Kardialer Endorganschaden.** Bei allen Hypertonikern sollte ein Routine-EKG durchgeführt werden. Ziel ist die Erfassung von Ischämien, Rhythmusstörungen und der linksventrikulären Hypertrophie (LVH). Die LVH gilt als unabhängiger kardiovaskulärer Risikoprädiktor. Bei vergleichbarer Spezifität (95%) ist die Sensitivität

(21% vs. 93%) des EKGs vs Echokardiographie zur Entdeckung einer LVH niedrig [24]. Dabei gilt ein positiver Sokolow-Lyons ($S_{V1}$ + $R_{V5-6}$ >38 mm) oder ein modifizierter positiver Cornell-Index (>2440 mm *ms) als positiver LVH-Nachweis. Die Echokardiographie erlaubt die Messung des interventrikulären Septums, der Hinterwanddicke und des enddiastolischen linksventrikulären Durchmessers. Außerdem sollte die linksventrikuläre Masse berechnet werden. Obwohl eine lineare Beziehung zwischen linksventrikulärem Massenindex (LVMI) und kardiovaskulärem Risiko besteht, geht man erst bei einem LVMI ≥125 g/m² (Männer) bzw. ≥110 g/m² (Frauen) von dem Vorliegen einer LVH aus.

**Vaskulärer Endorganschaden.** Die sonographische Determinierung einer zunehmenden Intima-Media-Dicke und der Nachweis von Gefäßplaques geht mit einem erhöhten Risiko für das Auftreten von Schlaganfall und Myokardinfarkt einher [25, 26] und ermöglicht neben der durchgeführten echokardiographischen Untersuchung eine präzisere Risikostratifizierung des Hypertonikers [23]. Obwohl eine lineare Beziehung zwischen der Intima-Media-Dicke und dem kardiovaskulären Risiko besteht, gilt eine Intima-Media-Dicke von 0.9 mm der A. carotis (Messpunkt 2 cm unterhalb der A. carotis communis Bifurkation) als pathologisch. Der Nachweis von Plaques ist von wesentlich höherer prognostischer Bedeutung.
Mit dem Alter nimmt die Gefäßelastizität ab, sodass die erhöhte Gefäßsteifigkeit eine Zunahme der systolischen und eine Abnahme der diastolischen Blutdruckwerte bedingt (Zunahme des Pulsdrucks, Abb. 6, Abb. 7). Zur Bestimmung der arteriellen Steifigkeit wird die Messung der Pulswellengeschwindigkeit (pathologisch erhöhte Pulswellengeschwindigkeit (A. carotis – A. femoralis) >12 m/s) empfohlen [27].

Mit dem Alter nimmt die Gefäßelastizität ab, sodass die erhöhte Gefäßsteifigkeit eine Zunahme der systolischen und eine Abnahme der diastolischen Blutdruckwerte bedingt (Zunahme des Pulsdrucks).

**Renaler Endorganschaden.** Eine erniedrigte (gemessen oder errechnet) glomeruläre Filtrationsrate (GFR), ein erhöhtes Serum-Kreatinin und/oder eine erhöhte Eiweißexkretion im Urin sind Nachweise einer Hypertonie-induzierten Nierenschädigung. Dabei wird eine "leichte" Nierenschädigung angezeigt durch Serum-Kreatinin-Werte von 115-133 µmol/l (1.3-1.5 mg/dl, Mann) bzw. 107-124 µmol/l (1.2-1.4 mg/dl, Frau). Die GFR kann ohne eine 24-Stunden Sammelurin-Analyse durch eine validierte Kalkulationsmethode ab-

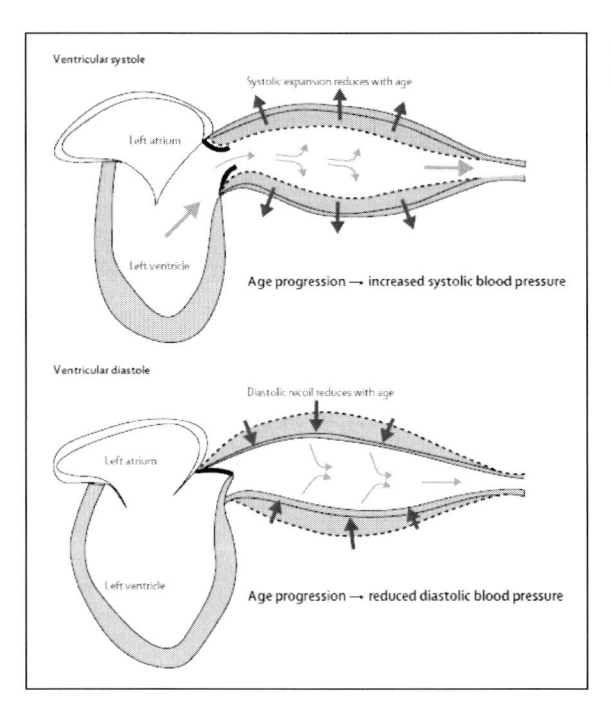

**Abb. 6:** Bedeutung der altersabhängigen Gefäßelastizität.

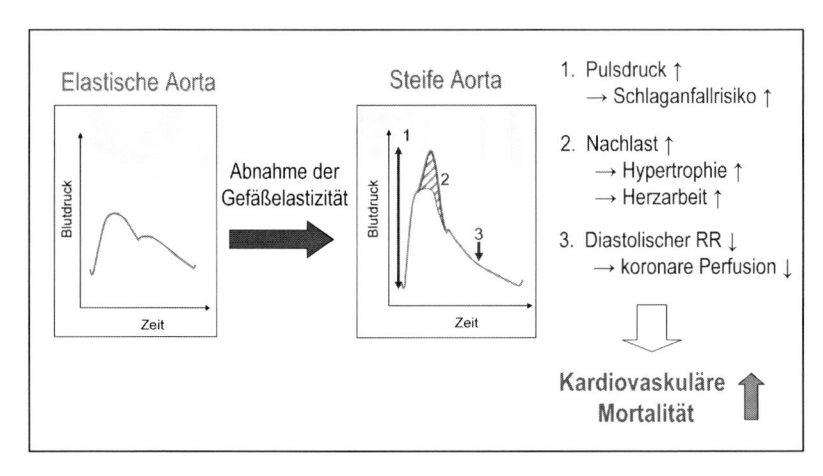

**Abb. 7:** Mit Verlust der arteriellen Gefäßelastizität (rechts) treten folgende Veränderungen der aortalen Blutdruckkonfiguration auf: 1. Anstieg des Pulsdrucks, 2. Anstieg der Nachlast, 3. Abfall des (mittleren) diastolischen Blutdrucks. Dies bedingt eine erhöhte kardiovaskuläre Morbidität und Mortalität.

geschätzt werden: MDRD-Formel: eGFR = 186 x $Cr^{-1,154}$ x $Alter^{-0,203}$ x (0,742 falls weiblich) x (1,210 falls Schwarzamerikaner) [28]. Das Chronic Kidney Disease Prognosis Consortium zeigte beim Vergleich der CKD-EPI- und MDRD-Formeln zur GFR-Schätzung und Risikoeinteilung, dass die CKD-EPI-Formel in weit gestreuten Populationen weniger Menschen als chronisch nierenkrank klassifiziert und das Mortalitäts- und ESRD-Risiko genaueren Kategorien zuordnet als die MDRD-Formel [29].

Als Endorganschaden wird eine erniedrigte glomeruläre Filtrationsrate <60 ml/min/1.73 m² in die Risikostratifizierung des Patienten aufgenommen. Neuere Studien zeigen, dass fallende GFR mit einem steigenden kardiovaskulären Risiko einhergeht [30, 31]. Im Falle einer Eiweißexkretion im Urin wird die Mikroalbuminurie (30-300 mg/24h) von der Makroalbuminurie (>300 mg/24h) abgegrenzt. Die verstärkte Albumin- bzw. Eiweißausscheidung ist ein Hinweis auf eine Störung der glomerulären Filtrationsbarriere. Die Mikroalbuminurie ist ein wesentlicher Prädiktor der diabetischen Nephropathie bzw. kardiovaskulärer Ereignisse [32]. Daher gilt die Empfehlung bei jedem Hypertoniker das Serum-Kreatinin mit nachfolgender Abschätzung der GFR und die Albumin-/Eiweißexkretion im Urin zu bestimmen. Aktuelle Studien belegen, dass für (kardiovaskuläre) Mortalität, Myokardinfarkt und Progression einer Niereninsuffizienz fallende eGFR und zunehmende Albuminurie/Proteinurie voneinander unabhängige (kardiovaskuläre) Risikofaktoren darstellen und daher bei der Risikostratifizierung Berücksichtigung finden sollten [33, 34, 35].

**Retinaler Endorganschaden.** Es existieren 4 Grade der hypertensiven Retinopathie, wobei Grad I und II bei ca. 75% aller Hypertoniker nachgewiesen werden und es zweifelhaft ist, ob diese beiden Grade als Kriterien eines Endorganschadens zur Risikostratifizierung genutzt werden können. Grad III und IV weisen einen schweren Endorganschaden nach.

**Zerebraler Endorganschaden.** Die Computertomographie (CT) ist das Standardverfahren zur dignostischen Abklärung eines Schlaganfalls. Mittels Magnetresonanztomographie (MRT) können stumme Hirninfarkte (insbesondere kleine, tief gelegene Läsionen, sog. lakunäre Infarkte) besser nachgewiesen werden [36]. Es wird empfohlen Hypertoniker mit neurologischen Funktionsstörungen, insbesondere Störungen der Merkfähigkeit, mittels MRT zu untersuchen. Außerdem sollten bei älteren Hypertonikern häufiger kognitive Funktionstests (z.B. Mini-Mental-Status-Test) zur frühzeitigen Erfassung zerebraler Hypertonie-bedingter Schädigungen durchgeführt werden.

Anhand der dargestellten Risikostratifizierung zur Beurteilung der kardiovaskulären Prognose des Patienten erfolgt die Einleitung einer individuellen Risiko-adaptierten Therapie (siehe Therapie).

## 6. Empfehlungen zum Zielblutdruck

Das Hauptziel bei der Behandlung von Hypertonikern ist die Reduktion des kardiovaskulären Gesamtrisikos. Dies erfordert sowohl die Senkung des Blutdrucks als auch die Therapie aller zusätzlicher Risikofaktoren.

Gemäß der **DHL-Leitlinien** (www.hochdruckliga.de, Stand: Update 2011) gilt:
Bei allen Hypertonikern soll der Blutdruck mindestens auf Werte **<140/90 mmHg** gesenkt werden. Dies gilt auch für Patienten nach Myokardinfarkt und nach Apoplexie. BD-Werte <120/70 mmHg sollten nicht angestrebt werden. Dies gilt insbesondere für Patienten mit koronarer Herzkrankheit, bei denen keine revaskularisierenden Maßnahmen durchgeführt wurden [Tabelle 5].
Vorteilhaft für die Nephroprotektion erscheint bei Patienten mit Niereninsuffizienz ein Zielblutdruck von **<130/80 mmHg** und bei gleichzeitiger Proteinurie ≥1 g/Tag von **≤125/75 mmHg**.

### Zielwerte für ältere Patienten

Für ältere Patienten im Alter von <80 Jahren gilt die allgemeine Empfehlung, den Blutdruck auf Werte **<140/90 mmHg** zu senken. Bei Hypertonikern im Alter von ≥80 Jahren sollte der SBD auf Werte **<150 mmHg** gesenkt werden. Dabei ist das Ausmaß der anzustrebenden BD-Senkung vom Allgemeinzustand des Patienten abhängig (www.hochdruckliga.de, Stand 2011).

| Patientengruppe | bisher (mmHg) | Update 2011 (mmHg) |
|---|---|---|
| Allgemein, <80 Jahre | <140/90 | <140/90 |
| Diabetes mellitus | <130/80 | 130-139/80-85 |
| Niereninsuffizienz | <130/80 | <130/80 |
| + Proteinurie ≥ 1g/d | <125/75 | <125/75 |
| ≥80 Jahre | - | <150 |
| Unterer Grenzwert | – | 120/70 |

*Tab. 5:* Zielblutdruckwerte (www.hochdruckliga.de, Stand: Update 2011)

## Neue Zielblutdruckwerte für Diabetiker

In der kürzlich veröffentlichten ACCORD-Studie wurden 4733 Patienten mit Typ 2 Diabetes mellitus in eine Gruppe mit intensiver Blutdrucksenkung (mittlerer SBD nach einem Jahr: 119.3 mmHg) und eine Standardtherapiegruppe (mittlerer SBD nach einem Jahr: 133.5 mm Hg) randomisiert [37]. Durch die intensive Blutdruckkontrolle konnte der primäre Endpunkt aus kardiovaskulärem Tod, nicht-tödlichem Herzinfarkt und nicht-tödlichem Schlaganfall nicht signifikant gesenkt werden (p=0.20).
Der sekundäre Endpunkt Schlaganfall trat in der intensiv behandelten Gruppe mit einer Risikoreduktion von 41% signifikant seltener auf. Diese Daten zeigen, dass eine intensive Blutdrucksenkung insbesondere zerebrovaskuläre Ereignisse verhindern kann, wobei die Häufigkeit von Myokardinfarkten oder kardiovaskulären Ereignissen nicht signifikant reduziert wird.

Zusammengefasst liegt derzeitig keine ausreichende Evidenz für einen systolischen Zielblutdruck <130 mmHg bei Patienten mit Diabetes mellitus vor. In Anlehnung an die Empfehlungen der European Society of Hypertension [2] und der DHL (www.hochdruckliga.de) ist gegenwärtig eine Blutdrucksenkung auf Werte in einem **Zielkorridor zwischen 130-139/80-85 mmHg** anzustreben, wobei das Ziel der Blutdruckeinstellung im unteren Bereich dieser Werte liegen sollte.

## 7. Nicht-medikamentöse Therapieansätze

Der Veränderung des Lebensstils kommt als Grundlage der antihypertensiven Therapie eine wichtige Rolle zu. Dieses betrifft nicht nur Patienten vor dem Beginn der medikamentösen Therapie, sondern auch Patienten, die bereits antihypertensive Medikamente erhalten. Das Ziel der Lebensstilveränderungen ist es, den Blutdruck zu senken und andere Risikofaktoren günstig zu beeinflussen. Veränderungen des Lebensstils, welche den Blutdruck senken und das kardiovaskuläre Risiko beeinflussen, sind [1, 38, Tabelle 6]:
1. Beendigung des Rauchens
2. Gewichtsreduktion bei Übergewicht
3. Verminderung des Alkoholkonsums; <20-30 g/Tag (Mann) bzw. <10-20 g/Tag (Frau)
4. Körperliche Bewegung und Sport; 30-45 Min/Tag, mittlere Intensität (aerob)

| | | |
|---|---|---|
| **Gewichtsreduktion** (BMI 18.5-24.9 kg/m²) | 5-20 mmHg / 10 kg | |
| **Kochsalz <6 g/d** | 2-8 mmHg | |
| **DASH-Diät** (Obst-/Gemüse-reich, Fett-reduziert) | 8-14 mmHg | |
| **Alkohol <30 g/d** | 2-4 mmHg | |
| **Bewegung/Sport** (30 min/Tag, an den meisten Tagen der Woche) | 4-9 mmHg | |

*Tab. 6:* SBD-Senkung durch Lebensstil-Optimierung

modifiziert nach JNC 7 report. JAMA. 2003;289:2560-72

5. Reduktion des Kochsalzkonsums; <5-6 g/Tag NaCl (<85 mmol/Tag)
6. Eine Ernährung reich an Obst und Gemüse und wenig tierischen und gesättigten Fetten
7. Stressmanagement

Eine gesunde Ernährung sollte immer Teil der Therapie sein. Einschränkend muss gesagt werden, dass bislang keine großen prospektiven Studien zur Wirkung von Lebensstiländerungen auf die kardiovaskulären Komplikationen durchgeführt wurden.

Veränderungen des Lebensstils können deshalb eine frühzeitige medikamentöse Therapie (s. Thema „medikamentöse Therapie") insbesondere bei Patienten mit höherem Risiko nicht ersetzen [www.hochdruckliga.de].

## Literatur

1. Mancia G, De Backer G, Dominiczak A, Cifkova R, Fagard R, Germano G, Grassi G, Heagerty AM, Kjeldsen SE, Laurent S, Narkiewicz K, Ruilope L, Rynkiewicz A, Schmieder RE, Boudier HA, Zanchetti A, Vahanian A, Camm J, De Caterina R, Dean V, Dickstein K, Filippatos G, Funck-Brentano C, Hellemans I, Kristensen SD, McGregor K, Sechtem U, Silber S, Tendera M, Widimsky P, Zamorano JL, Erdine S, Kiowski W, Agabiti-Rosei E, Ambrosioni E, Lindholm LH, Viigimaa M, Adamopoulos S, Agabiti-Rosei E, Ambrosioni E, Bertomeu V, Clement D, Erdine S, Farsang C, Gaita D, Lip G, Mallion JM, Manolis AJ, Nilsson PM, O'Brien E, Ponikowski P, Redon J, Ruschitzka F, Tamargo J, van Zwieten P, Waeber B, Williams B; Management of Arterial Hypertension of the European Society of Hypertension; European Society of Cardiology. 2007 Guidelines for the Management of Arteri-

al Hypertension: The Task Force for the Management of Arterial Hypertension of the European Society of Hypertension (ESH) and of the European Society of Cardiology (ESC). J Hypertens 2007;25:1105-1187.
2. Mancia G, Laurent S, Agabiti-Rosei E, Ambrosioni E, Burnier M, Caulfield MJ, Cifkova R, Clément D, Coca A, Dominiczak A, Erdine S, Fagard R, Farsang C, Grassi G, Haller H, Heagerty A, Kjeldsen SE, Kiowski W, Mallion JM, Manolis A, Narkiewicz K, Nilsson P, Olsen MH, Rahn KH, Redon J, Rodicio J, Ruilope L, Schmieder RE, Struijker-Boudier HAJ, van Zwieten PA., Viigimaa M, Zanchetti A. Reappraisal of European guidelines on hypertension management: a European Society of Hypertension Task Force document. J Hypertens 2009,27:2121-2158.
3. Kearney PM, Whelton M, Reynolds K, Muntner P, Whelton PK, He J. Global burden of hypertension: analysis of worldwide data. Lancet 2005;365:217-223.
4. Kotseva K, Wood D, De Backer G, De Bacquer D, Pyörälä K, Keil U; EUROASPIRE Study Group. Cardiovascular prevention guidelines in daily practice: a comparison of EUROASPIRE I, II, and III surveys in eight European countries. Lancet 2009;373:929-940.
5. Wolf-Maier K, Cooper RS, Banegas JR, Giampaoli S, Hense HW, Joffres M, Kastarinen M, Poulter N, Primatesta P, Rodriguez-Artalejo F, Stegmayr B, Thamm M, Tuomilehto J, Vanuzzo D, Vescio F. Hypertension prevalence and blood pressure levels in 6 European countries, Canada, and the United States. JAMA 2003;289:2363-2369.
6. Prugger C, Heuschmann PU, Keil U. Epidemiology of hypertension in Germany and worldwide. Herz 2006;31:287-293.
7. Gasse C, Stieber J, Doring A, Keil U, Hense HW. Population trends in antihypertensive drug use: results from the MONICA Augsburg Project 1984 to 1995. J Clin Epidemiol 1999;52:695-703.
8. Chobanian AV. The hypertension paradox – more uncontrolled disease despite improved therapy. N Engl J Med 2009;361:878-887.
9. MacMahon S, Peto R, Cutler J, Collins R, Sorlie P, Neaton J, Abbott R, Godwin J, Dyer A, Stamler J. Blood pressure, stroke, and coronary heart disease. Part 1, Prolonged differences in blood pressure: prospective observational studies corrected for the regression dilution bias. Lancet 1990; 335:765-774.
10. Prospective Studies Collaboration. Age-specific relevance of usual blood pressure to vascular mortality: a meta-analysis of individual data for one million adults in 61 prospective studies. Lancet 2002;360:1903-1913.
11. Millar JA, Lever AF, Burke A. Pulse pressure as a risk factor for cardiovascular events in the MRC Mild Hypertension Trial. J Hypertens 1999;17:1065-1072.
12. Vasan RS, Larson MG, Leip EP, Evans JC, O'Donnell CJ, Kannel WB, Levy D. Impact of high-normal blood pressure on the risk of cardiovascular disease. N Engl J Med 2001;345:1291-1297.

13. Schunkert H. Pharmacotherapy for prehypertension – mission accomplished? N Engl J Med 2006;354:1742-1744.
14. Guidelines Sub-Committee. 1999 World Health Organization – International Society of Hypertension guidelines for the management of hypertension. J Hypertens 1999;17:151-183.
15. Binder A. A review of the genetics of essential hypertension. Curr Opin Cardiol 2007;22:176-184. Review.
16. Shih PA, O'Connor DT. Hereditary determinants of human hypertension: strategies in the setting of genetic complexity. Hypertension 2008;51:1456-1464. Review.
17. Arnett DK, Baird AE, Barkley RA, Basson CT, Boerwinkle E, Ganesh SK, Herrington DM, Hong Y, Jaquish C, McDermott DA, O'Donnell CJ; American Heart Association Council on Epidemiology and Prevention; American Heart Association Stroke Council; Functional Genomics and Translational Biology Interdisciplinary Working Group. Relevance of genetics and genomics for prevention and treatment of cardiovascular disease: a scientific statement from the American Heart Association Council on Epidemiology and Prevention, the Stroke Council, and the Functional Genomics and Translational Biology Interdisciplinary Working Group. Circulation 2007;115:2878-2901.
18. Newton-Cheh C, Johnson T, Gateva V, Tobin MD, Bochud M, Coin L, Najjar SS, Zhao JH, Heath SC, Eyheramendy S, Papadakis K, Voight BF, Scott LJ, Zhang F, Farrall M, Tanaka T, Wallace C, Chambers JC, Khaw KT, Nilsson P, van der Harst P, Polidoro S, Grobbee DE, Onland-Moret NC, Bots ML, Wain LV, Elliott KS, Teumer A, Luan J, Lucas G, Kuusisto J, Burton PR, Hadley D, McArdle WL, Wellcome Trust Case Control Consortium, Brown M, Dominiczak A, Newhouse SJ, Samani NJ, Webster J, Zeggini E, Beckmann JS, Bergmann S, Lim N, Song K, Vollenweider P, Waeber G, Waterworth DM, Yuan X, Groop L, Orho-Melander M, Allione A, Di Gregorio A, Guarrera S, Panico S, Ricceri F, Romanazzi V, Sacerdote C, Vineis P, Barroso I, Sandhu MS, Luben RN, Crawford GJ, Jousilahti P, Perola M, Boehnke M, Bonnycastle LL, Collins FS, Jackson AU, Mohlke KL, Stringham HM, Valle TT, Willer CJ, Bergman RN, Morken MA, Döring A, Gieger C, Illig T, Meitinger T, Org E, Pfeufer A, Wichmann HE, Kathiresan S, Marrugat J, O'Donnell CJ, Schwartz SM, Siscovick DS, Subirana I, Freimer NB, Hartikainen AL, McCarthy MI, O'Reilly PF, Peltonen L, Pouta A, de Jong PE, Snieder H, van Gilst WH, Clarke R, Goel A, Hamsten A, Peden JF, Seedorf U, Syvänen AC, Tognoni G, Lakatta EG, Sanna S, Scheet P, Schlessinger D, Scuteri A, Dörr M, Ernst F, Felix SB, Homuth G, Lorbeer R, Reffelmann T, Rettig R, Völker U, Galan P, Gut IG, Hercberg S, Lathrop GM, Zelenika D, Deloukas P, Soranzo N, Williams FM, Zhai G, Salomaa V, Laakso M, Elosua R, Forouhi NG, Völzke H, Uiterwaal CS, van der Schouw YT, Numans ME, Matullo G, Navis G, Berglund G, Bingham SA, Kooner JS, Connell JM, Bandinelli S, Ferrucci L, Watkins H, Spector TD, Tuomilehto J, Altshuler D, Strachan DP, Laan M, Meneton P, Wareham NJ, Uda M,

Jarvelin MR, Mooser V, Melander O, Loos RJ, Elliott P, Abecasis GR, Caulfield M, Munroe PB. Genome-wide association study identifies eight loci associated with blood pressure. Nat Genet 2009;41:666-676.

19. Anderson KM, Wilson PW, Odell PM, Kannel WB. An updated coronary risk profile. A statement for health professionals. Circulation 1991;83:356-362.

20. Conroy RM, Pyorala K, Fitzgerald AP, Sans S, Menotti A, De Backer G, De Bacquer D, Ducimetiere P, Jousilahti P, Keil U, Njolstad I, Oganov RG, Thomsen T, Tunstall-Pedoe H, Tverdal A, Wedel H, Whincup P, Wilhelmsen L, Graham IM; SCORE project group. Estimation of ten-year risk of fatal cardiovascular disease in Europe: the SCORE project. Eur Heart J 2003;24:987-1003.

21. Mancia G, Zanchetti A, Agabiti-Rosei E, Benemio G, De Cesaris R, Fogari R, Pessina A, Porcellati C, Rappelli A, Salvetti A, Trimarco B. Ambulatory blood pressure is superior to clinic blood pressure in predicting treatment-induced regression of left ventricular hypertrophy. SAMPLE Study Group. Study on Ambulatory Monitoring of Blood Pressure and Lisinopril Evaluation. Circulation 1997;95:1464-1470.

22. Staessen JA, Thijs L, Fagard R, O'Brien ET, Clement D, de Leeuw PW, Mancia G, Nachev C, Palatini P, Parati G, Tuomilehto J, Webster J. Predicting cardiovascular risk using conventional vs ambulatory blood pressure in older patients with systolic hypertension. Systolic Hypertension in Europe Trial Investigators. JAMA 1999;282:539-546.

23. Cuspidi C, Ambrosioni E, Mancia G, Pessina AC, Trimarco B, Zanchetti A. Role of echocardiography and carotid ultrasonography in stratifying risk in patients with essential hypertension: the Assessment of Prognostic Risk Observational Survey. J Hypertens 2002; 20:1307-1314.

24. Reichek N, Devereux RB. Left ventricular hypertrophy: relationship of anatomic, echocardiographic and electrocardiographic findings. Circulation 1981;63:1391-1398.

25. Bots ML, Hoes AW, Koudstaal PJ, Hofman A, Grobbee DE. Common carotid intima-media thickness and risk of stroke and myocardial infarction: The Rotterdam Study. Circulation 1997;96:1432-1437.

26. Zanchetti A, Hennig M, Hollweck R, Bond G, Tang R, Cuspidi C, Parati G, Facchetti R, Mancia G. Baseline values but not treatment-induced changes in carotid intima-media thickness predict incident cardiovascular events in treated hypertensive patients: findings in the European Lacidipine Study on Atherosclerosis (ELSA). Circulation 2009;120:1084-1090.

27. Laurent S, Boutouyrie P, Asmar R, Gautier I, Laloux B, Guize L, Ducimetiere P, Benetos A. Aortic stiffness is an independent predictor of all-cause and cardiovascular mortality in hypertensive patients. Hypertension 2001;37:1236-1241.

28. Levey AS, Bosch JP, Lewis JB, Greene T, Rogers N, Roth D. A more accurate method to estimate glomerular filtration rate from serum creatinine: a new prediction equation. Modification of Diet in Renal Disease Study Group. Ann Intern Med 1999;130:461-470.
29. Matsushita K, Mahmoodi BK, Woodward M, Emberson JR, Jafar TH, Jee SH, Polkinghorne KR, Shankar A, Smith DH, Tonelli M, Warnock DG, Wen CP, Coresh J, Gansevoort RT, Hemmelgarn BR, Levey AS; Chronic Kidney Disease Prognosis Consortium. Comparison of risk prediction using the CKD-EPI equation and the MDRD study equation for estimated glomerular filtration rate. JAMA 2012;307:1941-1951
30. Anavekar NS, McMurray JJ, Velazquez EJ, Solomon SD, Kober L, Rouleau JL, White HD, Nordlander R, Maggioni A, Dickstein K, Zelenkofske S, Leimberger JD, Califf RM, Pfeffer MA. Relation between renal dysfunction and cardiovascular outcomes after myocardial infarction. N Engl J Med 2004;351:1285-1295.
31. Go AS, Chertow GM, Fan D, McCulloch CE, Hsu CY. Chronic kidney disease and the risks of death, cardiovascular events, and hospitalization. N Engl J Med 2004;351:1296-1305.
32. Gerstein HC, Mann JF, Yi Q, Zinman B, Dinneen SF, Hoogwerf B, Halle JP, Young J, Rashkow A, Joyce C, Nawaz S, Yusuf S; HOPE Study Investigators. Albuminuria and risk of cardiovascular events, death, and heart failure in diabetic and nondiabetic individuals. JAMA 2001;286:421-426.
33. Chronic Kidney Disease Prognosis Consortium. Association of estimated glomerular filtration rate and albuminuria with all-cause and cardiovascular mortality in general population cohorts: a collaborative meta-analysis. Lancet 2010;375:2073-2081.
34. Grams M, Coresh J. Proteinuria and risk of acute kidney injury. Lancet 2010;376:2046-2048.
35. Hemmelgarn BR, Manns BJ, Lloyd A, James MT, Klarenbach S, Quinn RR, Wiebe N, Tonelli M; Alberta Kidney Disease Network. Relation between kidney function, proteinuria, and adverse outcomes. JAMA 2010;303:423-429.
36. Price TR, Manolio TA, Kronmal RA, Kittner SJ, Yue NC, Robbins J, Anton-Culver H, O'Leary DH. Silent brain infarction on magnetic resonance imaging and neurological abnormalities in community-dwelling older adults. The Cardiovascular Health Study. CHS Collaborative Research Group. Stroke 1997;28:1158-1164.
37. The ACCORD Study Group. Effects of intensive blood-pressure control in type 2 diabetes mellitus. N Engl J Med 2010;362:1575-1585.
38. Kaplan NM, Opie LH. Controversies in hypertension. Lancet 2006;367:168-176.

# Diagnostik der sekundären Hypertonieformen

*Martin Hausberg*

In Abhängigkeit vom Kollektiv liegt bei etwa 5-10% der hypertensiven Patienten eine spezifische Ursache vor. Typische klinische Hinweise auf sekundäre Hypertonieformen sind Auftreten einer Hypertonie bei jungen Patienten, rasche Verschlechterung einer vorbestehenden Hypertonie, deutliche hypertensive Endorganschäden bei dokumentierter kurzer Anamnese der arteriellen Hypertonie, eine schwere Hypertonie, eine therapieresistente Hypertonie und eine fehlende Nachtabsenkung in der 24-h Blutdruckmessung. Die Diagnostik der wesentlichen sekundären Hypertonieformen wird im Folgenden erläutert.

## Renal-Parenchymatöse Hypertonie

Die renoparenchymatöse Hypertonie ist eine arterielle Hypertonie auf Grund von Nierenerkrankungen und wird bei 3-5% aller Patienten mit Bluthochdruck beobachtet. Nierenerkrankungen führen zu einer Kochsalz- und Wasserretention, zu einer Aktivierung des Renin-Angiotensin-Aldosteron-Systems und zu einer Aktivierung des sympathischen Nervensystems sowie zu einer Störung der Endothelfunktion. Diese Faktoren tragen wesentlich zu der Blutdruckerhöhung bei Nierenparenchymerkrankungen bei. Wesentliche diagnostische Hinweise liefern die Bestimmung der Retentionsparameter im Serum, die Untersuchung von Urinstatus und -sediment sowie die Sonographie der Nieren und ggf. eine Nierenbiopsie.

## Renovaskuläre Hypertonie

Die renovaskuläre Hypertonie ist eine häufige sekundäre Hypertonieform. Die wesentlichen Formen der renovaskulären Hypertonie sind die **atherosklerotische Nierenarterienstenose** (häufigste Form, meist bei älteren Patienten, Stenosen meist am Abgang der

| |
|---|
| ⟨ Atherosklerose der Arteria renalis |
| ⟨ Fibromuskuläre Dysplasie |
| ⟨ Stenosen von Segment- oder Polarterien |
| ⟨ Arteriitiden (PAN, Takayashu) |
| ⟨ Aneurysma der Arteria renalis |
| ⟨ Dissektion der Arteria renalis |
| ⟨ posttraumatische AV-Fistel zwischen A. und V. renalis |
| ⟨ Thrombose oder Embolie in Nierenarterien |
| ⟨ Kompression von Nierenarterien durch Tumoren oder Cysten |

*Tab. 1:* Ursachen einer Nierenarterienstenose

Nierenarterie aus der Aorta) und die **fibromuskuläre Dysplasie** (seltenere Form, meist bei jungen Frauen, typische perlschnurartige Stenosen der Nierenarterien im Verlauf), siehe Abbildung 3 und Tabelle 1. Nur bei einem Teil der Patienten mit arterieller Hypertonie wird die Nierenarterienstenose klinisch diagnostiziert (ca. 1%), Autopsiestudien zeigen eine Nierenarterienstenose bei 5% aller Patienten, bei 8% von Patienten mit arterieller Hypertonie und bei 10% diabetischer Patienten. Eine Nierenarterienstenose verläuft also in vielen Fällen klinisch stumm. Die Diagnostik sollte möglichst auf solche Patienten beschränkt werden, die von einer Revaskularisation profitieren können, im Sinne einer Besserung der arteriellen Hypertonie oder einer Verbesserung oder zumindest Stabilisierung der Nierenfunktion. Die pathophysiologische Bedeutung der Nierenarterienstenose für die Hypertonie kann bei der fibromuskulären Dysplasie weitgehend angenommen werden (siehe Abbildung 1a), ist bei der atherosklerotischen Nierenarterienstenose aber in einem Großteil der Fälle nicht gegeben. Hier liegt vielmehr ein Nebeneinander von Hypertonie, Nierenfunktionseinschränkung und Nierenarterienstenose vor (siehe Abbildung 1b). Eine ischämische Nephropathie ist häufig bei atherosklerotischer Nierenarterienstenose, wird aber nicht nur durch diese, sondern auch durch atherosklerotische Veränderungen in den kleinen Nierengefäßen hervorgerufen (siehe Abbildung 2). Klinische Verdachtsmomente auf eine hämodynamisch relevante Nierenarterienstenose sind zum Bespiel eine therapierefraktäre Hypertonie, eine Verschlechterung einer vorbestehenden arteriellen Hypertonie innerhalb kurzer Zeit, Auftreten einer arteriellen Hypertonie in jungem Alter, eine unklare Verschlechterung der Nierenfunktion bei arterieller Hypertonie, eine Verschlechterung der Nierenfunktion unter Blockade des Renin-Angiotensin-Systems sowie rezidivierende Lungenödeme bei schwerer arterieller Hypertonie. In der Diagnostik sind als Suchtests die farbcodierte Duplexsonographie der Nieren und Nierenarterien,

**Abb. 1: A)** *Pathophysiologie der renovaskulären Hypertonie (nach U. Thomae, Hrsg.; Niereninsuffizienz, Aktuelles Wissen Hoechst, Reihe Herz-Kreislauf, 1. Auflage 1989, S.67)*
**B)** *Beziehung zwischen Nierenarterienstenose, Hypertonie und Nierenfunktion bei atherosklerotischer Nierenarterienstenose (modifiziert nach Safian RD, Textor SC. Renal artery stenosis. N Engl J Med 2001;344(6):431-442.)*

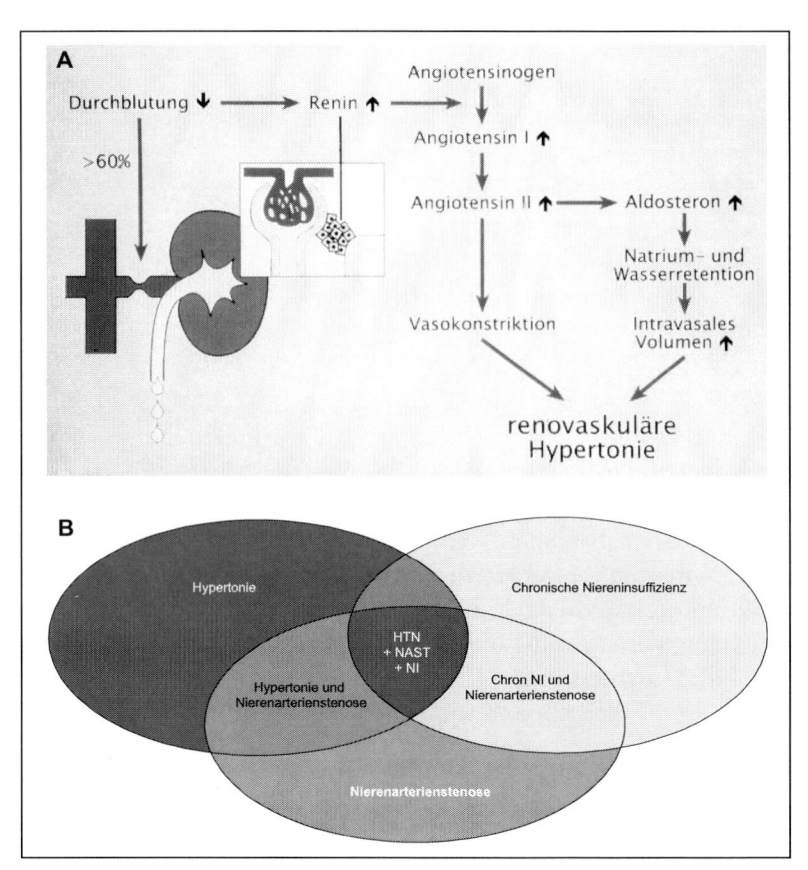

**Abb. 2:** *Pathophysiologie der ischämischen Nephropathie (modifiziert nach Meier P, Rossert J, Plouin PF, Burnier M. Atherosclerotic renovascular disease: beyond the renal artery stenosis. Nephrol Dial Transplant 2007;22(4):1002-1006.)*

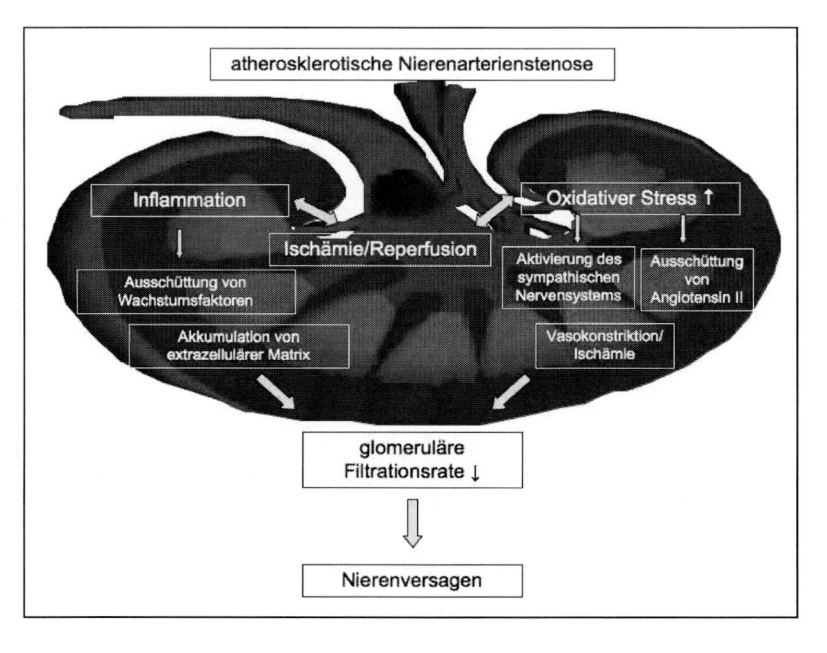

> ⟨ Klinische Hinweise auf eine relevante Nierenarterienstenose
> ⟨ Erstmanifestation der Hypertonie im jungen Alter oder rasche Verschlechterung einer Hypertonie im höheren Lebensalter
> ⟨ Progrediente Niereninsuffizienz unklarer Ätiologie
> ⟨ Nierenversagen unter antihypertensiver Therapie (v.a. ACE-Hemmstoffe)
> ⟨ Vaskuläre Begleiterkrankungen: KHK, pAVK, cerebrovaskuläre Atherosklerose
> ⟨ Größendifferenz der Nieren (unilaterale Nierenarterienstenose)
> ⟨ „Flash pulmonary edema"

***Tab. 2:*** *Klinische Hinweise für das Vorliegen einer relevanten Nierenarterienstenose*

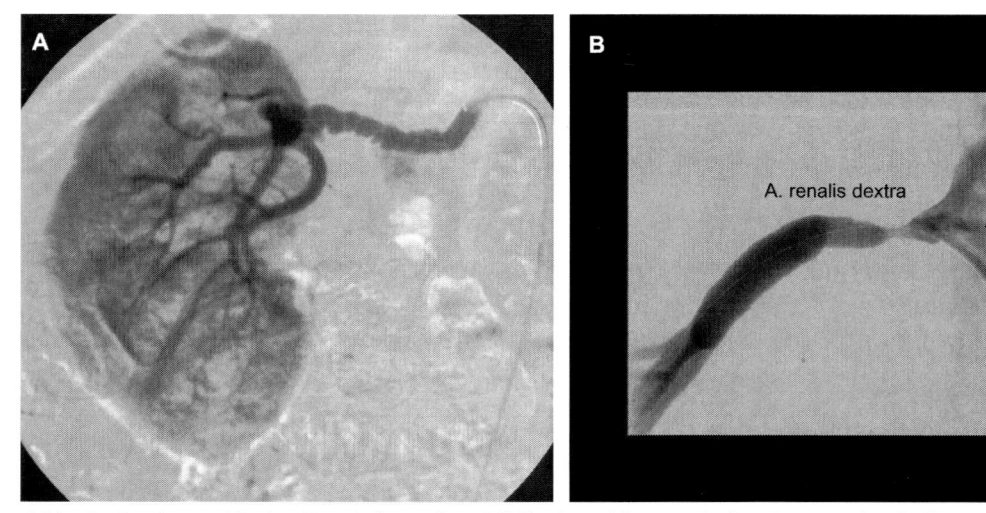

***Abb. 3:*** *Angiographische Darstellung (i.a. DSA) einer Nierenarterienstenose durch fibromuskuläre Dysplasie (A) und Atherosklerose der Arteria renalis (B)*

die MR- oder CT-Angiographie gebräuchlich, die Captopril-Scintigraphie kommt teilweise noch zum Einsatz (siehe Tabelle 2). Gold-Standard der Diagnostik ist die intraarterielle digitale Subtraktionsangiographie (siehe Abbildung 3), wobei mit diesem Eingriff auch gleich die Revaskularisierung durchgeführt werden kann.
Während bei der fibromuskulären Dysplasie der Stellenwert der interventionellen Therapie (primär Angioplastie) gesichert ist (Trinquart, L. et al. Hypertension 2010; 56: 525-532), steht bei der atherosklerotischen Nierenarterienstenose die konservative medikamentöse Therapie ganz im Vordergrund. Zwei große aktuelle Studien konnten keinen Vorteil einer interventionellen Therapie für die atherosklerotische Nierenarterienstenose belegen (Bax, L. et al. Ann Intern Med. 2009; 150: 840-848 und The ASTRAL investigators,

Tab. 3: Sensitivität und Spezifität der Screeningverfahren in der Diagnostik einer Nierenarterienstenose

| | Sensitivität(%) | Spezifität(%) | Probleme |
|---|---|---|---|
| Duplexsonographie | 17 bis >90 | 67 - >90 | Untersuchbarkeit, untersucherabhängig |
| Captopril-Scintigraphie | 64 - 90 | 44 - >90 | Niereninsuffizienz, bilat. Stenose |
| MR-Angiographie | >88 | 75 - >90 | teuer, Claustrophobie, viele falsch positive Resultate |
| CT-Angiographie | >90 | >90 | teuer, KM-Toxizität |

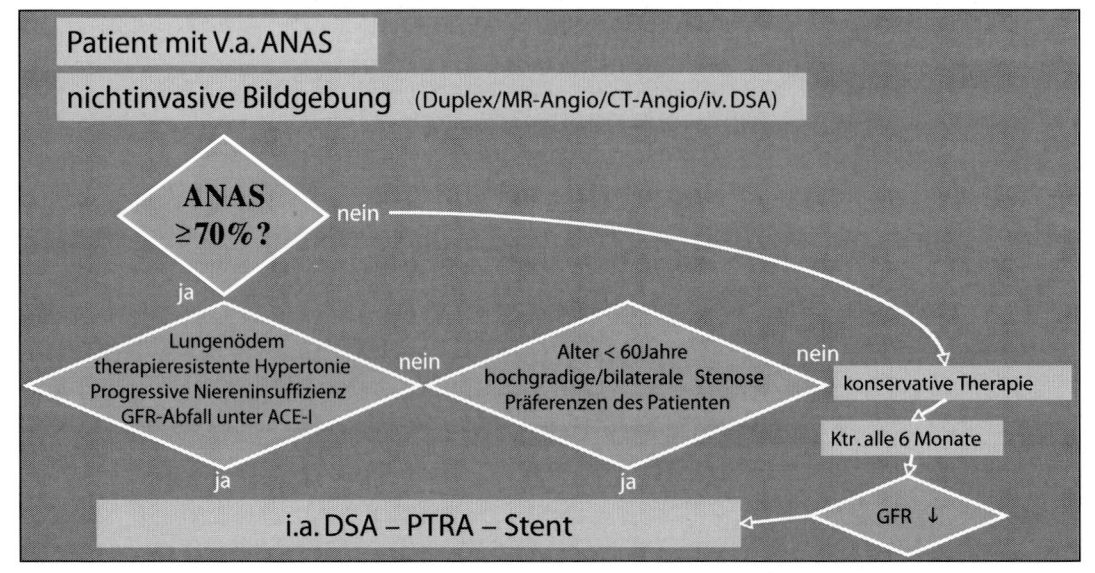

Abb. 4: Vorschlag für einen Algorithmus zur Indikationsstellung einer Intervention bei atherosklerotischer Nierenarterienstenose (modifiziert nach Plouin PF, Rossignol P, Bobrie G. Atherosclerotic renal artery stenosis: to treat conservatively, to dilate, to stent, or to operate? J Am Soc Nephrol 2001;12(10):2190-2196.)

New Engl J Med. 2009, 361 (20): 1953-1962). Damit bleibt die Revaskularisierung bei atherosklerotischer Nierenarterienstenose bestimmten Fällen nach individueller Überprüfung der Indikation vorbehalten, ein Vorschlag für einen Algorithmus ist in Abbildung 4 wiedergegeben.

## Endokrine Hypertonie

Endokrine Hypertonieformen beruhen zumeist auf einem Excess von Mineralocortikoiden oder Katecholaminen. Als wesentliche Formen unterscheidet man den primären Hyperaldosteronismus (relativ häufig, bei >3% der hypertensiven Patienten beobachtet), das Phäochromocytom (selten, bei deutlich weniger als 1% der hypertensiven Patienten beobachtet). Wichtig ist, vor einer Bildgebung laborchemische Diagnostik durchzuführen, um ein vermehrtes Aufspüren von Inzidentalomen und damit nicht unerheblichen Aufwand (siehe Literatur) zu vermeiden.

Der **primäre Hyperaldosteronismus** ist durch die autonome Produktion von Aldosteron gekennzeichnet. Ursachen sind eine bilaterale Nebennierenrinden-Hyperplasie (= idiopathischer Hyperaldosteronismus), ein Nebennierenrinden-Adenom (= Conn-Syndrom), sehr selten der Glukokortikoid-supprimierbare Hyperaldosteronismus und sehr selten ein Aldosteron-produzierendes Karzinom (1-3%), adrenal oder ektop. Typische Symptome des Hyperaldosteronismus sind arterielle Hypertonie, Kopfschmerzen und Müdigkeit, fakultativ auch Hypokaliämie mit Muskelschwäche und metabolischer Alkalose.

Für die Diagnostik wesentlich ist der Nachweis erhöhter Plasmaaldosteron-Konzentrationen bei supprimiertem Renin. Viele Patienten mit essentieller Hypertonie haben leicht erhöhte Plasmaaldosteronkonzentrationen bei niedrig normaler Reninaktivität, unter Orthostasebedingungen steigen jedoch sowohl Renin als auch Aldosteron an. Patienten mit sekundärem Hyperaldosteronismus zeigen ebenfalls im Allgemeinen einen Anstieg von Renin und Aldosteron unter Orthostasebedingungen. Bei Patienten mit primärem Hyperaldosteronismus wird unter Orthostasebedingungen jedoch kein Anstieg des Aldosterons beobachtet, im Gegenteil bei einem Teil der Patienten sogar ein Abfall. Dies ist dann ein möglicher Hinweis auf ein Nebennierenadenom (vs. bilaterale Nebennierenhyperplasie).

Als Screeningtest für einen primären Hyperaldosteronismus wird verbreitet eine erhöhte Aldosteron zu Renin Ratio (ARR) bei gleichzeitig erhöhtem Plasmaaldosteron (PA) verwendet. Diese Ratio hat sich als sehr robust erwiesen und wird wenig durch Orthostase und Antihypertensiva (außer Diuretika und ß-Blocker) beeinflusst. Die Diagnostik sollte schrittweise erfolgen:

### Zunächst biochemische Bestimmungen
- Plasma-Renin-Aktivität und Plasmaaldosteronkonzentration
  - nach mind. 3 h Ruhe
  - und unter Orthostasebedingungen
- vorher Spironolacton (4 Wochen lang), nach Möglichkeit auch Thiaziddiuretika (1 Woche lang) und Beta-Blocker (5 Halbwertszeiten lang) absetzen
- Diagnostisch sind positive ARR (> 50 [30] pg/ml/μ a.U./ml) bei erhöhtem PA (>150 pg/ml). **Normwerte können je nach Labor variieren!** (Sensitivität und Spezifität > 80%)
- Bestätigungstest: Aldosteronsuppressionstests
  - Messung von PA vor und nach 2 l 0,9% NaCl i.v. über 4 h
  - oder Messung von Aldosteron-18-Glucuronid im 24-h-Urin nach oraler Kochsalzbelastung (>200 mMol/d an drei Tagen)
- selektive Venenblutabnahme (kein Tumor, aber Aldosteronabfall im Orthostasetest oder Tumornachweis, aber Aldosteronanstieg im Orthostasetest)

### Dann Bildgebung
- Sonographie
- MRT evtl. besser als CT, da fetthaltige Strukturen abgrenzbar
- ggf. Cholesterol-Scintigraphie

Das **Phäochromocytom** ist ein Tumor, der aus dem Nebennierenmark oder chromaffinen Zellen meist im Bereich sympathischer Ganglia hervorgeht und vor allem Katecholamine produziert, speichert und ausschüttet (meist bestimmend für die Klinik). Es besteht eine familiäre Häufung, daran denken besonders bei bilateralem Phäochromocytom oder extraadrenalen Tumoren. Bei bis zu 25% der „sporadischen" Phäochromocytome sind genetische Veränderungen nachweisbar, daher wird ein Screening auf assoziierte Erkrankungen (vor allem MEN Typ IIa und IIb, Von-Hippel-Lindau-Syndrom, Neurofibromatose, Phakomatosen, familäres Paragangliom-Syndrom) empfohlen.

Typische Symptome des Phäochromocytoms sind paroxysmale hypertensive Entgleisungen, oft mit neurologischen und gastrointestinalen Symptomen (ca. 50% der Patienten), therapierefraktäre Hypertonie, aber auch orthostatische Dysregulation, paradoxer Blutdruckanstieg unter ß-Blockern, Kopfschmerzen, Schwitzen, Tachykardie, Fieber, Tremor, oft ausgeprägter Gewichtsverlust und gestörte Glucosetoleranz.

Für die Diagnostik des Phäochromocytoms empfiehlt sich folgendes Vorgehen:

## Zunächst biochemische Diagnostik
- Basalwertbestimmung der freien Katecholamine im 24h Sammelurin (angesäuerter Urin, HCl-Vorlage) oder Bestimmung der Metanephrine im Plasma
- Bestätigung bzw. Sicherung durch wiederholte Bestimmung, vorzugsweise bei/nach Anfall, Sensitivität und Spezifität > 90%

Bei nicht eindeutigem Ergebnis der Urinkatecholaminbestimmung
- Clonidin-Suppressions-Test

## Sodann Bildgebung
- Sonographie
- MRT (hyperintense RF in der T2-Gewichtung), CT
- 123J-MIBG-Szintigraphie (Sensitivität und Spezifität > 80%) oder Flurodopa-PET
- bei unklarem Befund oder bei V.a. malignen metastasierenden Prozess zusätzlich Octreotid-Szintigraphie

Zu beachten ist, dass die Katecholaminkonzentration durch verschiedene Pharmaka gesteigert werden kann, wie zum Bespiel trizyklische Antidepressiva, L-Dopa, Methyldopa, Nasentropfen, Amphetamine, Sotalol, Ethanol, Benzodiazepine, Opiate, Glucagon oder Röntgenkontrastmedia und natürlich auch durch Stress.

## Literatur

1. Leitlinien der Deutschen Hochdruckliga.
2. http ://www.paritaet.org/rr-liga/guideline.htm
3. Trinquart L, Mounier-Vehier C, Sapoval M, Gagnon N, Plouin PF (2010) Efficacy of revascularization for renal artery stenosis caused by fibromuscular dysplasia: a systematic review and meta-analysis. Hypertension 56 (3): 525-32
4. Rump LC, Nitschmann S (2010) Medical vs. interventional therapy of renal artery stenosis: ASTRAL study (Angioplasty and Stenting for Renal Artery Lesions). Internist (Berl). [Epub ahead of print]
5. Grumbach MM et al. (2003) Management of the clinically inapparent adrenal mass ("Incidentaloma"). Ann Intern Med 138: 424-429
6. Nieman LK (2010) Approach to the patient with an adrenal incidentaloma. J din Endocrinol Metab 95 (9): 4106-13
7. Diederich S, Bidlingmaier M, Quinkler M, Reineke M (2007) Diagnosis of primary hyperaldosteronism. Med Klm (Munich) 102 (1): 16-21

8. Neumann HP et al. (2002) Freiburg-Warsaw-Columbus Pheochromocytoma Study Group. Germ-line mutations in nonsyndromic pheochromocytoma. N Engl J Med 346: 1459-66
9. Young WF (2010) Endocrine Hypertension: Then and Now. Endocr Pract 16: 1-52
10. Boscaro M et al. (2001) Cushing's syndrome. Lancet 357 (9258): 783-791
11. Cicala MV, Mantero F (2010) Hypertension in Cushing's syndrome: from pathogenesis to treatment. Neuroendocrinology 92 (Suppl 1): 44-9

# Hypertensive Erkrankungen in der Schwangerschaft

*Dominik Tacuri-Strasser*

## 1. Einleitung

Die arterielle Hypertonie ist eine der häufigsten internistischen/ nephrologischen Erkrankungen in der Schwangerschaft. Sie tritt in bis zu 10% aller Schwangerschaften und in bis zu 15% der Erst-Schwangerschaften auf. Das Spektrum reicht dabei von der schwangerschaftsunabhängigen essentiellen oder sekundären arteriellen Hypertonie bis hin zur schwangerschaftsinduzierten Gestationshypertonie (GH)/ Präeklampsie (PE)/ Eklampsie (EK)/ HELLP (**h**emolysis, **e**levated **l**iver enzymes, **l**ow **p**latelets). Die schwangerschaftsinduzierten Erkrankungen können entweder neu auftreten oder sich auf eine vorbestehende arterielle Hypertonie oder Nierenfunktionsstörung „aufpfropfen". Schwergradige Erkrankungsformen der GH/PE/EK/HELLP weisen eine erhöhte perinatale kindliche und maternale Morbidität und Mortalität auf, dieser Erkrankungskomplex ist die zweithäufigste Ursache für maternale Sterblichkeit nach der Lungenarterienembolie. Der gemeinsame pathophysiologische Hintergrund der GH/PE/EK/HELLP ist durch die Entdeckung beteiligter Mediatoren in den letzten Jahren weiter aufgeklärt worden. Weiterhin werden Daten publiziert, die auf einen prädiktiven Wert der Labordiagnostik (Verhältnis sFlt1/PlGF) vor der klinischen Manifestation von PE/EK/HELLP hindeuten. Diese diagnostischen Tests verbreiten sich zunehmend in der klinischen Routine. Hauptsächlich aber wird die Diagnose der GH/PE/EK/HELLP durch lang etablierte klinische Kriterien gestellt. Die therapeutischen Optionen bestehen in (1) der Entbindung von Kind und Placenta sowie (2) einer antihypertensiven Therapie. Die Therapie muss sowohl den Reifezustand des Kindes als auch den Gefährdungsgrad der Mutter durch die Erkrankung berücksichtigen.

## 2. Physiologie des Blutdrucks und der Nierenfunktion in der Schwangerschaft

In der Schwangerschaft kommt es während der ersten beiden Trimester zu einem Abfall des arteriellen Blutdrucks, überwiegend durch einen verminderten peripheren Widerstand durch endothelvermittelte Vasodilatation. Bei erhöhtem kardialem Auswurf resultiert als Nettoeffekt eine leichtgradige Blutdruckabsenkung, v.a. im 2. Trimenon. Zur Geburt hin steigt der Blutdruck wieder auf die Ausgangswerte vor der Schwangerschaft an. Postpartal bleibt der Blutdruck in der Regel konstant, allerdings entwickeln bis zu 12% der zuvor normotensiven Frauen postpartal in den ersten 5 Tagen eine art. Hypertonie, die am ehesten auf eine Volumenexpansion und Flüssigkeitsverschiebung zurückzuführen ist.

Die exkretorische Nierenfunktion nimmt während der Schwangerschaft ebenfalls zu: Die GFR steigt um ca. 40-50% bis nach dem 1.Trimenon und fällt bis zur Entbindung allenfalls leicht ab, 2 Wochen postpartal hat die Nierenfunktion wieder das Ausmaß vor der Schwangerschaft erreicht. Analog steigt der renale Plasmafluss um bis zu 50-80% (Abb.1).

**Es muss während der Schwangerschaft zu einem Abfall der harnpflichtigen Substanzen im Serum (mittleres Kreatinin 0,5 mg/dl, mittlere Harnsäure < 4,0 mg/dl) und zu einem Anstieg der Kreatinin-Clearance kommen!**

Allgemein hat sich für die Kalkulation der Nierenfunktion in den letzten Jahren zunehmend die Verwendung der MDRD-Formel etabliert. Diese unterschätzt jedoch bei Schwangeren die GFR im Vergleich zur Inulin-Clearance-Bestimmung um bis zu 30%, insbesondere einer GFR oberhalb von 70 ml/min. Obwohl die Problematik der korrekten Urinsammlung besteht, ist dies zurzeit die praktikabelste Methode zur genauen GFR-Bestimmung in der Schwangerschaft.

**Abb. 1:** RPF (durchgezogen) und GFR (gestrichelt) in der Schwangerschaft. Williams, BMJ 2008

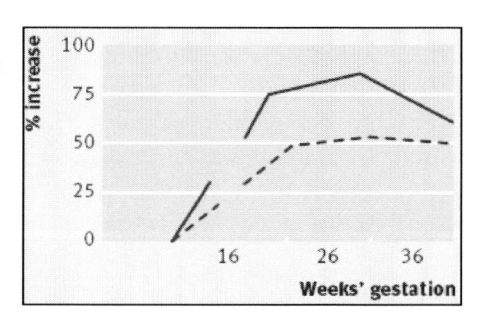

In der Praxis ist der unzureichende Abfall oder sogar der leichtgradige Anstieg des Kreatinins in der Schwangerschaft der entscheidende Hinweis auf eine renale Funktionseinschränkung.

## 3. Klassifikation der arteriellen Hypertonie in der Schwangerschaft

Eine art. Hypertonie liegt bei Blutdruckwerten > 140/90 mmHg bei Messungen unter Standardbedingungen zu zwei Messzeitpunkten vor. Bei der Blutdruckmessung wird als diastolischer Wert der Phase V Korotkoff-Ton verwendet. Die art. Hypertonie wird in eine milde (140-149/90-99 mmHg), eine moderate (150-159/100-109 mmHg) und eine schwere (>160/110 mmHg) Form eingeteilt. Als Diagnosekriterium wird der früher gebräuchliche Anstieg des Blutdrucks um > 25 mmHg systolisch und > 15 mmHg diastolisch in der Schwangerschaft **nicht mehr** verwendet.

**Entscheidend ist die Unterteilung in die schwangerschaftsunabhängige (Häufigkeit 3-8%) und die schwangerschaftsinduzierte (Häufigkeit 6-7%) art. Hypertonie (Abb.2).** Von einer schwangerschaftsunabhängigen art. Hypertonie (essentielle und sekundäre Form) spricht man, wenn sie vor der Schwangerschaft bereits bestand, vor der 20. SSW isoliert ohne Proteinurie auftritt oder über 12 Wochen postpartal hinaus persistiert.

Manifestiert sich die art. Hypertonie nach der 20. SSW ohne Proteinurie, spricht man von der schwangerschaftsinduzierten Gestationshypertonie (GH), bei zusätzlicher Proteinurie > 300 mg/d von Präeklampsie (PE), bei Auftreten von cerebralen Krampfanfällen von der Eklampsie (EK) und bei hämolytischer Anämie, Anstieg der

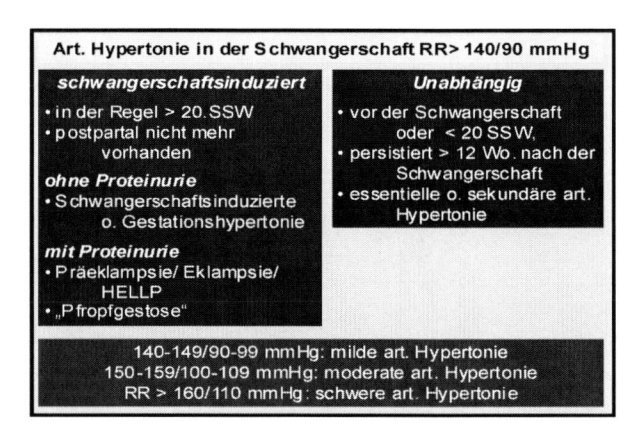

**Abb. 2:** Klassifikation der art. Hypertonie i. d. Schwangerschaft

| Art. Hypertonie in der Schwangerschaft RR> 140/90 mmHg ||
|---|---|
| *schwangerschaftsinduziert* | *Unabhängig* |
| • in der Regel > 20. SSW<br>• postpartal nicht mehr vorhanden<br>*ohne Proteinurie*<br>• Schwangerschaftsinduzierte o. Gestationshypertonie<br>*mit Proteinurie*<br>• Präeklampsie/ Eklampsie/ HELLP<br>• „Pfropfgestose" | • vor der Schwangerschaft oder < 20 SSW,<br>• persistiert > 12 Wo. nach der Schwangerschaft<br>• essentielle o. sekundäre art. Hypertonie |
| 140-149/90-99 mmHg: milde art. Hypertonie<br>150-159/100-109 mmHg: moderate art. Hypertonie<br>RR > 160/110 mmHg: schwere art. Hypertonie ||

Transaminasen und Abfall der Thrombozyten vom sog. HELLP-Syndrom.

**Auf eine vorbestehende schwangerschaftsunabhängige Hypertonie oder Niereninsuffizienz können sich GH/PE/EK/HELLP „aufpfropfen": Man spricht dann von einer so genannten Pfropfgestose.**

## 4. Pathophysiologie der Gestationshypertonie/Präeklampsie/Eklampsie/HELLP

**Physiologie der Placentation:** Zwischen der 6.-18. Schwangerschaftswoche kommt es zu einer tiefgreifenden Änderung der Perfusion der uteroplazentaren Einheit. Cytotrophoblastzellen durchbrechen die Syncytiotrophoblastschicht, durchwandern die Decidua (10.-12. SSW) und dringen bis in die Gefäßwand der uterinen Spiralarterien des Myometriums (15.-16. SSW) vor. Die Cytotrophoblastzellen ändern bei dieser Passage ihr „epitheliales" in ein „endotheliales" Adhäsionsmolekül-Muster und bilden ein „neues" Endothel. Diese „Pseudovaskulogenese" reicht über das Endothelniveau bis in die Media- und Muskelschicht der ehemaligen Spiralarterien hinein und modifiziert sie: Folge ist eine Transformation der Spiralarterien von Widerstandsgefäßen in Kapazitätsgefäße (Abb. 3). **Es resultiert eine erhöhte bedarfsangepasste Perfusion der fetoplazentaren Einheit, der uterine Blutfluss nimmt von 45 ml/min (Menstruation) auf 750 ml/min (kurz vor der Geburt) zu.** Vor allem die Cytotrophoblasten der Placenta produzieren angiogenetische Faktoren, welche die Vaskularisation weiter unterstützen. Es resultiert ein Wechselspiel zwischen Angiogenese und Normoxämie, Antiangiogenese und relativer Hypoxämie, das die Voraussetzung für eine

*Abb. 3:* Normale Placentation. Karamunchi, Hypertension 2005

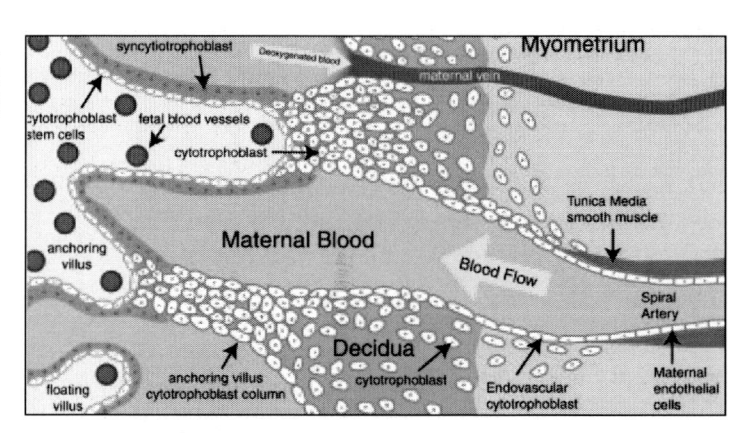

adäquate Placentation bildet. Die entscheidenden angiogenetischen Faktoren zur Erhaltung der physiologischen Endothelfunktion, Gefäßintegrität und v.a. zur Neuformation von Gefäßen in der Placenta sind VEGF (vascular endothelial growth factor), PlGF (placental growth factor) und Endoglin (Eng).

Um eine überschießende Placentation zu vermeiden, findet ca. ab der 20. SSW eine Gegenregulation statt. **Maßgeblich beteiligt ist dabei Angiotensin II, das eine erhöhte Freisetzung von sFlt-1 (soluble fms-like Kinase 1) induziert. sFlt-1 ist eine frei lösliche Splice-Variante des normalerweise zellständigen VEGF-Rezeptors, der VEGF und PlGF in der Zirkulation abfängt und deren Wirkung damit neutralisiert.**

**Schritt 1: Pathologische Placentation:** Bleibt die „Pseudovaskulogenese" aus und erreicht nur das Deciduaniveau, so resultiert eine minderperfundierte Placenta mit thrombotischen Gefäßveränderungen, enggestellten Gefäßen und Placentainfarkten (Abb. 4). Die Ursachen für den initialen Schritt in der Pathophysiologie sind noch nicht aufgeklärt. Die funktionell derartig beeinträchtigte Placenta aktiviert eine Reihe von Vorgängen:

Der Ischämie-Reperfusionsschaden verschiebt das Gleichgewicht von Vasodilatation und Vasokonstriktion zugunsten der Vasokonstriktion durch vermehrte Freisetzung vasopressorischer Substanzen wie z.B. Endothelin 1, Thromboxan A und verminderter Bildung von NO und Prostaglandinen. Es resultiert eine verstärkte Endothel-vermittelte Vasokonstriktion. Weiterhin werden vermehrt prokoagulatorische Faktoren wie z.B. vWF oder PAI-1 freigesetzt, die dann zur Plättchenaktivierung und -freisetzung führen.

Neben allgemeinen Phänomenen der endothelialen Dysfunktion gibt es schwangerschaftsspezifische Besonderheiten:

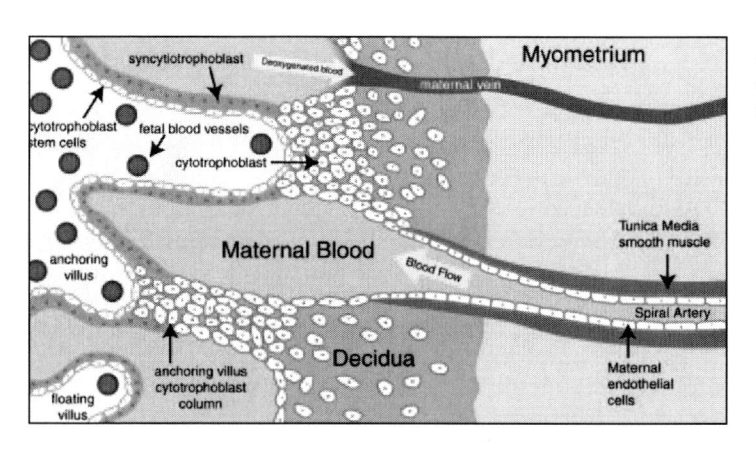

**Abb. 4:** Unzureichende Placentation. Karamunchi, Hypertension 2005

Die pathologisch minderperfundierte Placenta setzt im Präeklampsie-Milieu bereits einige Wochen **vor** der klinischen Manifestation vermehrt und in deutlich erhöhter Konzentration sFlt-1 und sEng (ein N-terminales Spaltprodukt von Eng mit neutralisierender Wirkung) frei. Resultat sind pathologisch verminderte Spiegel von VEGF, PLGF und Eng. Das Ausmaß der Erhöhung der antiangiogenetischen Faktoren sFlt-1 und sEng sowie der Konzentrationserniedrigung von VEGF, PlGF und Eng korrelieren mit dem Schweregrad der späteren Erkrankung. Ein Modell, in dem die Konzentrationen von sEng, sFlt-1 und PlGF integriert werden, besitzt möglicherweise einen prädiktiven Charakter zur Vorhersage des späteren Phänotyps der Erkrankung – eine entsprechende Diagnostik ist allerdings noch nicht klinisch etabliert. Bei Frauen mit PE wurden in bis zu 95% der Fälle aktivierende Autoantikörper beschrieben, die gegen die zweite extrazelluläre Schleife des AT-1-Rezeptors gerichtet sind (AT1-AA). Diese AK stabilisieren die aktive Form des AT-1-Rezeptors und lösen neben einer verstärkten Gefäßkonstriktion bei der Präeklampsie folgende weitere Effekte auf Trophoblasten aus: Aktivierung von NFκB, PAI-1 und Bildung von reaktiven Sauerstoffspezies. Weiterhin regulieren AT1-AA die sFLt-1-Bildung überproportional hoch, die bereits physiologisch durch AT II ausgelöst wird. **Dies führt zu einem Überhang an sFLt-1 in einem sehr frühen Placentationsstadium. Da sFLt-1 VEGF und PlGF inhibiert, resultiert eine unzureichende Placentation.**

Was induziert in diesem Zusammenhang die Bildung von Autoantikörpern? In einem Rattenmodell mit experimentell verminderter placentarer Perfusion wurden durch den hypoxischen/ischämischen Endothelschaden placentare proinflammatorische Zytokine wie TNF-α und IL-6 ausgeschüttet. Im Serum konnten nachfolgend AT-1-AA nachgewiesen werden, die den klinischen Phänotyp der PE induzierten. Möglicherweise spielt hier die so genannte „Shedding-Hypothese" eine Rolle: Werden **vermehrt** fetale Zellreste oder DNA-Bestandteile durch o.g. Bedingungen in die maternale Zirkulation geschwemmt, so induzieren diese „Fremdantigene" möglicherweise die Bildung von AT1-AA.

Bei Frauen mit reduziertem uterinem Blutfluss (Dopplersonographie) treten bereits Wochen vor der klinischen Manifestation der PE AT1-AA auf. Offensichtlich liegt auch hier ein mögliches diagnostisches Potenzial zur Identifikation von Frauen mit einem erhöhten Risiko für diese Erkrankungen.

Weiterhin konnte im Mausmodell eine erfolgreiche Blockade des AT-II-Typ-1-Rezeptors mittels eines 7-AS-Peptides erzielt werden – mit einer deutlich reduzierten sFLt-1-Produktion: Hier könnte zu-

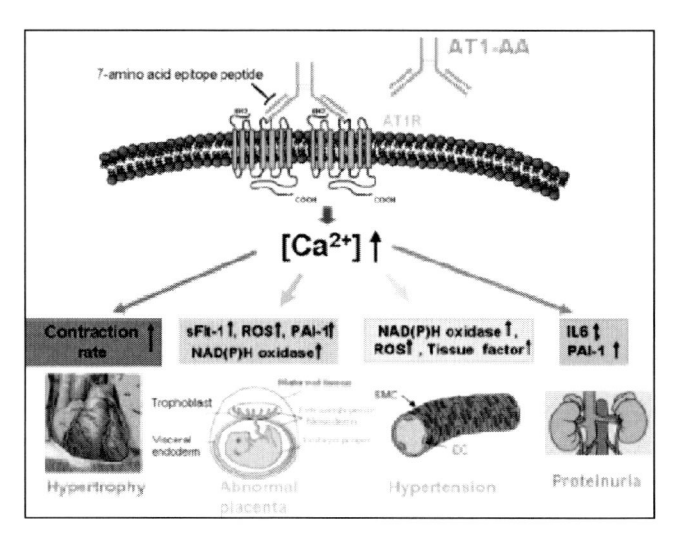

**Abb. 5:** AT-1-Autoantikörper und deren Effekte. Xia, J Immunology 2008

künftig ein therapeutisches Potenzial für die Vermeidung der PE liegen.

Die pathophysiologischen Zusammenhänge und deren klinisch apparente Folgen sind in Abb. 5 dargestellt.

**Schritt 2: Auf dem Boden dieser Pathophysiologie resultiert die maternale Erkrankung.** Dabei kommt es je nach „Prädilektionsstelle im maternalen System" zu verschiedenen Manifestationsformen unterschiedlichen Ausmaßes.

Die generalisierte maternale endotheliale Dysfunktion sowie die Anwesenheit von AT1-AA erklärt die entstehende GH. Stehen vermehrt der Einfluss von sFLt-1 und die Integrität renaler Bestandteile im Vordergrund, so entwickelt sich die PE. Bei erhöhter Gefäßpermeabilität und endothelialer Dysfunktion cerebraler Gefäße entwickelt sich klinisch eine EK. Beim HELLP-Syndrom dominieren die Hyperkoagulabilität und der sinusoidale Endothelschaden, so dass ein Überlappungsbild zur thrombotischen Mikroangiopathie mit Hämolyse und Plättchenverbrauch resultiert.

## 4.1 Aktuelle Aspekte der Diagnostik

GH/PE/EK/HELLP werden bisher aufgrund von manifesten klinischen Befunden diagnostiziert. In den letzten beiden Jahren wurden Laborparameter in der Diagnostik etabliert, die parallel zur klinischen Symptomatik oder schon Wochen vor klinischer Manifestation der Erkrankung pathologisch ausfallen: das Verhältnis zwischen sFlt-1/PlGF. In einer aktuellen Studie wurde bei Frauen vor der 34. SSW mit unspezifischen Symptomen (Kopfschmerzen, Sehstörungen) ohne weitere klinische Parameter wie Hypertonie oder Proteinurie das Risiko für ungünstige maternale und kindliche Endpunkte bei pathologischem sFlt-1/PlGF-Verhältnis vorhergesagt. Dieses Resultat muss zwar in größeren Untersuchungen noch bestätigt werden, aber wahrscheinlich werden zukünftig schwangere Frauen mit einem erhöhten Risiko für eine Präeklampsie sicherer und bereits Wochen vor Auftreten klinischer Symptome identifiziert werden können.

## 5. Klinische Manifestation der generalisierten endothelialen Dysfunktion

**Die Erkrankungen GH/PE/EK/HELLP sind unterschiedliche maternale Manifestationsformen einer gemeinsamen Pathophysiologie, nämlich einer Placentationsstörung mit nachfolgender generalisierter endothelialer Dysfunktion mit schwangerschaftsspezifischer Erhöhung antiangiogenetischer Faktoren. Neben der maternalen Manifestation sind die Placenta und der Fetus ebenfalls durch die Erkrankung betroffen (Abb. 6).**

**Gestationshypertonie:** Die nach der 20. SSW auftretende GH ist zwar bei allen Formen regelhaft vorhanden, aber auch bei schwerer Form von PE, EK und HELLP ggf. nur mild ausgeprägt. Sie tritt in 6-10% aller Schwangerschaften auf. Am häufigsten liegt eine milde bis moderate art. Hypertonie (RR < 160/110 mmHg) vor. Ca. 15-45% der Schwangeren mit einer GH entwickeln eine PE. Die GH

**Abb. 6:** *Manifestationen der endothelialen Dysfunktion*
*links: Placenta und Fetus, rechts: maternale Manifestation*

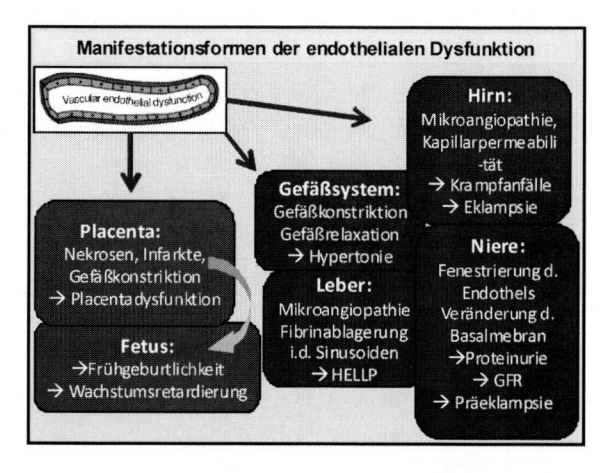

bildet sich innerhalb von wenigen Wochen nach der Entbindung zurück. Zeigen sich 3 Monate nach der Entbindung weiter hypertensive Blutdruckwerte, so kann man davon ausgehen, dass eine chronische essentielle oder sekundäre art. Hypertonie vorliegt.

**Präklampsie:** Ödeme gehören (wegen des unspez. Charakters) nicht mehr zur Definition der PE (Häufigkeit bis zu 8% aller Schwangerschaften). Zur Definition gehört neben der art. Hypertonie nach der 20. SSW eine Proteinurie >300 mg/d, die Niereninsuffizienz kann fehlen oder nur mild ausgeprägt sein. Die PE wird in eine frühe (Auftreten <34. SSW) und eine späte Form (Auftreten >34. SSW) eingeteilt. Die frühe Form ist meist mit einer schwereren Symptomatik, einer schwergradigeren art. Hypertonie, einer Proteinurie bis in den nephrotischen Bereich und einer stärker ausgeprägten Niereninsuffizienz verbunden. Die Proteinquantifizierung mit Teststreifen und Protein/Kreatinin-Quotient korreliert nicht ausreichend mit der 24-h-Urin-Sammlung, diese Methoden sind deshalb zur Diagnosestellung weniger geeignet. Die Harnsäure ist oft schon vor der klinischen Manifestation der Präklampsie erhöht und besitzt somit ebenfalls einen diagnostischen Wert. Wichtig ist weiterhin, dass das Ausmaß der Niereninsuffizienz gemessen am Serum-Kreatinin nicht ausgeprägt sein muss. Schon der alleinige Anstieg des Kreatinins (oftmals um weniger als 0.5 mg/dl) noch innerhalb des Normbereichs kann eine schwere Nierenfunktionsstörung anzeigen. Die PE wird in eine leichtgradige Form (RR <160/110 mmHg und Proteinurie <5 g/d) und schwergradige Form eingeteilt. Letztere ist neben der schwergradigen art. Hypertonie oder einer Proteinurie >5g/d durch Lungenödem, Oligurie, Zeichen von EK oder HELLP gekennzeichnet. Die PE kann auch noch innerhalb der 1. postpartalen Woche auftreten. Pathologisch ist die PE lichtmikroskopisch durch „blutleere" glomeruläre Kapillarlumina und eine Endotheliose, d.h. Schwellung der Endothelzellen, gekennzeichnet. Elektronenmikroskopisch fällt eine reduzierte Endothelzellfenstrierung bei erhaltenen podozytären Fußfortsätzen auf.

**Bei der Lebermanifestation HELLP** (Häufigkeit unter 0,1-0,3 % aller Schwangerschaften, in bis zu 20% bei schwerer PE) stehen neben den Laborveränderungen v.a. Oberbauchschmerzen im Vordergrund. Es kommt neben den erhöhten Leberenzymen zum Thrombozytenabfall und zur Hämolyse. In ca. 10-15% der Fälle tritt keine art. Hypertonie oder Proteinurie auf. Pathophysiologisch findet sich eine endotheliale Dysfunktion im Bereich der Sinusoide mit nachfolgender thrombotischer Mikroangiopathie und Fibrinablagerung.

**Die Eklampsie** ist ebenfalls selten (0,01-0,03% aller Schwangerschaften, 1-4% der Schwangerschaften mit PE), den Krampfanfällen gehen manchmal visuelle Störungen voraus (altgriechisch eklampein = hervorleuchten). Viel häufiger treten aber keine Prodromalstadien auf. Pathophysiologisch liegen der Erkrankung eine endotheliale Dysfunktion und eine gestörte Autoregulation der cerebralen Perfusion zugrunde. In ca. 50% der Fälle ist eine schwergradige art. Hypertonie apparent, in bis zu 35% der Fälle zeigt sich keine art. Hypertonie oder Proteinurie.
GH/PE/EK und HELLP verlaufen in der Regel schwergradiger, wenn sie sich auf eine vorbestehende art. Hypertonie oder Niereninsuffizienz „aufpfropfen".

**Beim Fetus** ist häufig eine Wachstumsretardierung nachweisbar, die durch eine verminderte placentare Perfusion ausgelöst wird. Diese korreliert mit dem Schweregrad der maternalen Erkrankung. Unabhängig vom Zeitpunkt der Entbindung wird bei Schwangerschaften mit GH/PE/EK oder HELLP im Vergleich zu unkomplizierten Schwangerschaften früher die Entbindung eingeleitet (15-67%), es wird häufiger eine Sectio durchgeführt, SGA (small for gestational age) -Babys (25%) entbunden und auf eine neonatale Intensivstation (25-60%) verlegt. Diese Umstände bedingen die erhöhte neonatale Morbidität und Mortalität.

## 6. Risikofaktoren

Im Vordergrund stehen vererbte oder erworbene kardiovaskuläre Risikofaktoren, die per se schon eine endotheliale Dysfunktion begünstigen: Vorbestehende mittel- bis schwergradige art. Hypertonie, vorbestehende mittel- bis schwergradige Einschränkung der Nierenfunktion, Diabetes mellitus, metabolisches Syndrom, Thrombophilie und GH/PE/EK und HELLP in vorherigen Schwangerschaften. Weiterhin spielen junges Alter bei Empfängnis oder Erstschwangerschaft eine Rolle. Genetische Risikofaktoren beinhalten eine positive Familienanamnese für PE/EK/HELLP, weiterhin bestimmte HLA-Eigenschaften oder Polymorphismen verschiedener Genloci (vererbbare Faktoren in bis zu 30% bei PE und bis zu 20% bei GH). Es existieren zwar Hinweise für verschiedene Suszeptibilitätsgene, diese werden in der Routinediagnostik nicht überprüft.

## 7. Therapeutische Prinzipien hypertensiver Erkrankungen in der Schwangerschaft

Jede Therapie der gestationsbedingten art. Hypertonie in der Schwangerschaft muss folgenden Aspekten Rechnung tragen:
- Die GH und die weiteren klinischen Manifestationen PE/EK/HELLP sind sekundäre Phänomene. Die primäre Störung liegt in der abnormalen Placentation. Die Therapie der art. Hypertonie behandelt NICHT die primäre Störung. Das Ziel der antihypertensiven Therapie liegt in der Vermeidung schwerer cardiovaskulärer oder cerebraler Schäden bei der Mutter (v.a. Vermeidung hämorrhagischer Insulte) und in der Vermeidung des Übergangs einer leichtgradigen Erkrankung in eine PE/EK/HELLP und der daraus resultierenden kindlichen Schäden.
- Die Autoregulationsfähigkeit der Placenta ist durch die Umwandlung von Widerstandsgefäßen in Kapazitätsgefäße herabgesetzt. Eine systemische Blutdrucksenkung bei der Mutter kann zur relevanten Minderperfusion der fetoplacentaren Einheit und damit zur Gefährdung des Kindes führen.
- Eine hypertensive Gefahrensituation, ein hypertensiver Notfall oder eine schwergradige art. Hypertonie (RR > 160/110 mmHg) bedürfen der stationären Aufnahme und der Einleitung der medikamentösen Therapie unter maternalem und fetalem Monitoring.
- Die Evidenzlage zur medikamentösen antihypertensiven Therapie in der Schwangerschaft ist deutlich schwächer als bei der essentiellen Hypertonie. Aufgrund der Erfahrung, dass bei medikamentöser Therapie von milder bis moderater art. Hypertonie mit Zielblutdruckwerten < 140/90 mmHg fetale Komplikationen provoziert werden, wird in der Regel medikamentös erst bei Blutdruckwerten > 160/110 mmHg behandelt.
- Für viele Antihypertensiva besteht in der Schwangerschaft eine absolute (z.B. ACE-Inhibitoren, AT-Rezeptorblocker) oder relative Kontraindikation (Diuretika).
- Die verschiedenen Fachgesellschaften empfehlen ab unterschiedlichen Blutdruckwerten eine medikamentöse Therapie, ebenso werden unterschiedliche Therapieziele formuliert.

**Therapieindikation nach Blutdruckwerten und Erkrankungsprofil**

**a) Milde bis moderate GH (RR <160/110 mmHg) ohne manifeste Endorganschädigung, ohne begleitende cardiovaskuläre Risikofaktoren und bei normaler Nierenfunktion:** Hier ist die Lebensstilmodifikation sinnvoll (Nikotinkarenz, Normalisierung der Kochsalzaufnahme, Herausnahme aus dem Arbeitsprozess). Anaerobe körperliche Aktivität sowie Gewichtsreduktion durch hypokalorische Ernährung sind zu vermeiden.

Eine medikamentöse antihypertensive Therapie ist in diesem Stadium nicht von Vorteil: Der Surrogatparameter art. Hypertonie wird zwar gesenkt und eine schwergradige art. Hypertonie vermieden (relative Risikoreduktion für schwergradige art. Hypertonie 50%, NNT 10), allerdings können „harte klinische Endpunkte" wie Auftreten einer PE/EK/HELLP oder maternale und fetale Morbidität und Mortalität nicht in ihrer Häufigkeit reduziert werden. Das Auftreten einer cerebralen Hämorrhagie ist eine der häufigsten Todesursachen einer EK. In einer Fallserie von 24 Frauen mit einer cerebralen Hämorrhagie war bei 100% der Patientinnen der systolische Blutdruck >155 mmHg (durchschnittlich 170 mmHg), der diastolische Blutdruck lag nur bei 10% der Frauen über 110 mmHg. Offensichtlich spielt bei dieser Komplikation der systolische Blutdruck eine wesentlich größere Rolle.

**b) Milde bis moderate art. Hypertonie (RR <160/110 mmHg) mit manifester Endorganschädigung, bei vorbestehender Niereninsuffizienz oder maternalem Diabetes mellitus mit oder ohne „Propfkonstellation":** Hier herrscht ein größerer Konsens zur Einleitung einer medikamentösen antihypertensiven Therapie, v.a. bei Blutdruckwerten > 150/100 mmHg. Gerade bei der frühen PE kann durch eine medikamentöse Therapie mit Zielblutdruckwerten von 140-149/90-99 unter fetalem Monitoring eine mittlere Verlängerung der Schwangerschaft um ca. 2 Wochen erreicht werden, was die kindliche Morbidität deutlich verringert. Die Rationale zur Behandlung der Mutter besteht ebenfalls in der Vermeidung des Voranschreitens weiterer Endorganschäden in der Schwangerschaft. Insbesondere bei vorbestehender Niereninsuffizienz sollte bereits ab Blutdruckwerten > 150/100 mmHg therapiert und die Therapie unter stationären Bedingungen eingeleitet werden.

**c) Schwergradige art. Hypertonie (RR >160/110 mmHg) ohne klinische Symptome oder Zeichen eines Endorganschadens:** Die medikamentöse antihypertensive Therapie ist indiziert und sollte unter stationären Bedingungen eingeleitet werden. Manche Fachgesellschaften empfehlen die Therapie erst ab RR-Werten > 170/110 mmHg. Der Zielblutdruck liegt bei 140-150/90-105 mmHg unter fetalem Monitoring. Durch die Therapie werden „harte klinische Endpunkte" wie Auftreten einer PE/EK/HELLP sowie fetale Morbidität und Mortalität in ihrer Häufigkeit reduziert. Die Therapie sollte unter stationären Bedingungen eingeleitet werden.

**d) Hypertensive Gefahrensitutation oder hypertensiver Notfall:**
Dies liegt vor, wenn neben der art. Hypertonie (die u.U. nicht ausgeprägt ist) hypertensive Endorganschäden drohen, bereits manifest sind oder sich klinische Zeichen einer PE/EK/HELLP zeigen. Hier kann nur unter stationären Bedingungen therapiert werden. Dies sollte unter Monitoring erfolgen, um eine zu rasche und tiefe Blutdrucksenkung zu vermeiden. Medikamente der Wahl sind i.v. applizierbare Substanzen mit kurzer HWZ, die gut steuerbar sind, so z.B. Urapidil. Dihydralazin wird nach der aktuellen Studienlage wegen erhöhter fetaler Morbidität nicht mehr empfohlen. Einige Fachgesellschaften empfehlen die Gabe von Nifedipin s.l. – dies ist jedoch nicht ausreichend gut steuerbar und es wurden in der Literatur schwere Hypotonie-Episoden dokumentiert.

**e) Weitere therapeutische Optionen bei PE/EK/HELLP:**
Bei der PE (insbesondere der schwergradigen Form) ist zur Vermeidung einer EK die Gabe von Magnesium sinnvoll. Hier ist zu beachten, dass es bei eingeschränkter Nierenfunktion zur Magnesiumakkumulation kommen kann.
Bei EK wird zur Vermeidung von Re-Konvulsionen ebenfalls mit Magnesium therapiert. Antikonvulsiva wie Clonazepam oder Diazepam werden in der Notfallsituation eingesetzt.
Bei HELLP, insbesondere bei postpartaler Manifestation, verbessert eine Steroidtherapie die Leberparameter, die Urinausscheidung und verringert das Ausmaß der Thrombopenie.
Bei früher PE (<28. SSW) und bei anamnestisch bekannter PE mit fetaler Wachstumsretardierung in früheren Schwangerschaften kann die niedrig dosierte Gabe von Acetylsalicylsäure (50-150 mg/d) die Häufigkeit der PE reduzieren und die perinatale Mortalität vermindern. Die Medikation gilt als sicher und der Benefit ist dann groß, wenn bereits vor der 17. SSW therapiert wird.

**f) Nicht etablierte Therapieansätze zur Vermeidung der PE/EK/HELLP:**
Antioxidantien (Vit. C und E), Calcium- und Zink-Supplementation sind ohne Effekt.
Bei schwergradiger PE ohne HELLP wird keine Verbesserung des maternalen Outcomes durch Steroide erreicht. Die Steroidtherapie sollte nach fetaler Indikation (Lungenreifung) durchgeführt werden. Obwohl bei PE häufig ein Volumendefizit besteht, bringt bei der

schweren Verlaufsform eine Volumenexpansion keinen Vorteil bezüglich des maternalen und fetalen Outcomes.

**Zur kausalen Behandlung der maternalen Komplikationen bei PE/EK/HELLP gibt es zur Entbindung des Kindes und der Placenta bei ausreichender fetaler Reife keine Alternative – durch die Entbindung wird der Erkrankung der pathophysiologisch wirksame Boden entzogen. Der adäquate Zeitpunkt der Entbindung muss einerseits dem klinischen Zustand der Mutter, andererseits dem Reifegrad des Fetus und den daraus zu erwartenden Komplikationen Rechnung tragen.** 2009 erschien im Lancet eine prospektive, randomisierte multizentrische Studie (HYPITAT), in der ein abwartendes Regime (n=377) mit einer Induktion der Geburt (n=379) bei Frauen mit milder GH oder PE ab der 36. Schwangerschaftswoche verglichen wurde. Der zusammengesetzte maternale Endpunkt wurde in der „Induktionsgruppe" seltener erreicht (n=117 vs. n=166). Aufgrund dieser Daten schließen die Autoren, dass die Induktion bei milder GH oder PE von Vorteil sei.

## 8. Medikation

**α-Methyldopa** ist das Antihypertensivum der Wahl in der Schwangerschaft. Es ist ein $\alpha_2$-adrenerges Prodrug, das zum aktiven α-Methyl-Norepinephrin metabolisiert wird und dann agonistisch Adrenalin an neurosekretorischen Vesikeln $\alpha_2$-adrenerger Nervenendigungen im ZNS ersetzt. Dies reduziert den Sympathikotonus und nachfolgend den Blutdruck. Über 40 Jahre Therapie mit α-Methyldopa haben kein teratogenes Potenzial der Substanz gezeigt. Die uteroplacentare Perfusion bleibt primär unbeeinflusst, das Geburtsgewicht wird nicht reduziert und Nachuntersuchungen von Kindern, deren Mütter in der Schwangerschaft mit α-Methyldopa behandelt wurden, zeigen eine physiologische Entwicklung über 7,5 Jahre. $\alpha_2$-Adrenorezeptoren werden auch auf Trophoblastzellen ausgebildet. 2008 konnte erstmalig eine Reduktion antiangiogenetischer Faktoren (sFlt-1, sEng) 48 h nach Beginn einer antihypertensiven Therapie mit α-Methyldopa im Serum und Nabelschnurblut von Patientinnen mit PE nachgewiesen werden. Möglicherweise hat α-Methyldopa somit eine spezifische krankheitsmodifizierende Wirkung über die reine Blutdrucksenkung hinaus. Klinisch führt dies allerdings zu keinem überlegenen Outcome gegenüber anderen antihypertensiven Substanzklassen. Häufige Nebenwirkungen sind Müdigkeit und Xerostomie, seltener wird ein An-

stieg der Transaminasen oder ein positiver direkter Antiglobulintest mit nachfolgender hämolytischer Anämie beobachtet.
Die Tagesdosis liegt zwischen 375 und 1.500 mg, verteilt auf 2-3 Einzeldosen. Eine Anpassung der Dosierung bei Niereninsuffizienz ist notwendig.

**β-Blocker** werden ebenfalls verwendet, sind aber nicht mehr Mittel der 1. Wahl. Sie senken den Blutdruck effektiv und führen auch zur Reduktion maternaler Komplikationen, einschränkend müssen jedoch die postpartale Hypoglykämie und Bradykardie des Neugeborenen beachtet werden. Deshalb sollte die Therapie spätestens 24 h vor der Geburt beendet werden. Weiterhin wurde in einigen Studien (allerdings bei hohen Dosierungen) eine fetale Wachstumsretardierung gezeigt, deshalb sollte der Einsatz im 1. Trimenon vermieden werden. Das teratogene Potenzial erscheint nicht erhöht. Das in den USA weit verbreitete Labetolol ist in Deutschland nicht verfügbar. Es werden Metoprolol (bis 100 mg Tagesdosis) und Atenolol (bis 50 mg Tagesdosis) eingesetzt.

**Dihydralazin:** Eingeschränkt nach dem 1. Trimenon geeignet, nicht mehr Mittel der 1. Wahl. Das Medikament besitzt eine direkte vasodilatierende Wirkung. Nebenwirkung sind Reflextachykardie, Kopfschmerzen, Flush und Übelkeit – alles Symptome, die potenziell auch bei einer PE/EK auftreten und somit die Symptomatik verschleiern können. Selten tritt ein medikamentös induzierter SLE auf. Wegen der potenziellen Reflextachykardie sollte Dihydralazin nur in Kombination mit α-Methyldopa oder β-Blocker angewendet werden. Bisher wurde Dihydralazin bei der hypertensiven Gefahrensituation und dem hypertensiven Notfall häufig eingesetzt, da es eine gute Steuerbarkeit aufweist. Allerdings wurde in mehreren Studien über eine erhöhte maternale und kindliche Morbidität mit Hypotension, niedrigem APGAR-Score und vorzeitiger Placentalösung berichtet. So rückt Dihydralazin bei der Therapie der arteriellen Hypertonie immer weiter in den Hintergrund. Tagesdosen liegen zwischen 25 und 100 mg, verteilt auf 2 Einzeldosen. Einsatz beim hypertensiven Notfall: Medikament der 2. Wahl: 5 mg i.v. über 2-3 Minuten, 2. Bolus nach ca. 20 Minuten, wenn RR-Ziel nicht erreicht.

**Calciumantagonisten** sowohl vom Dihydropiridin- als auch vom Verapamil-Typ werden ebenfalls eingesetzt, sie sind Mittel der 2. Wahl. Sie senken den Blutdruck effektiv und führen auch zur Reduktion maternaler Komplikationen, einschränkend müssen jedoch mögliche teratogene Effekte beachtet werden. Nifedipin ist deshalb im 1. Trimenon kontraindiziert. Ein potenzielles Risiko besteht in einer verstärkten hypotensiven Wirkung bei gleichzeitigem Einsatz von Magnesium.

**Diuretika** sind zur Einleitung einer antihypertensiven Therapie in der Schwangerschaft nicht geeignet, da sie eine Volumenkontraktion fördern. Bei der PE reduzieren sie das ohnehin schon verminderte Plasmavolumen und sind deshalb kontraindiziert. Bei guter Blutdruckkontrolle durch ein Thiaziddiuretikum vor Beginn einer Schwangerschaft kann die Therapie in niedriger Dosierung (z.B. HCT 12,5 mg/d Tagesdosis) fortgeführt werden – metabolische Effekte sind in dieser Situation nicht zu erwarten. Allerdings können Diuretika einen Anstieg der Harnsäure verursachen. Somit geht ein gutes diagnostisches Werkzeug zur Erkennung der PE verloren. Der Einsatz von Diuretika ist deshalb nicht zu empfehlen.

**Urapidil** ist im deutschsprachigen Raum ein Antihypertensivum der 1. Wahl **NUR** bei hypertensiver Gefahrensitutation/Notfall in der Schwangerschaft. Dosis initial 6,25 – 12,5 mg i.v. über 5 min. fraktioniert.

**ACE-Hemmer und AT1-Rezeptor-Antagonisten** sind kontraindiziert. Sie haben ein hohes teratogenes Potenzial (Kalottendefekt, Gefäßmissbildungen, Nierendys- und -agenesie), führen zu intrauteriner Wachstumsretardierung und können bei Neugeborenen ein ANV auslösen. Das Risiko für große Fehlbildungen steigt bei Frauen, die im 1. Trimenon mit einem ACE-Inhibitor behandelt wurden, bis auf den Faktor 2,7 an. Deshalb ist die präkonzeptionelle Umstellung der antihypertensiven Therapie bei Frauen, die eine Schwangerschaft planen, zwingend erforderlich, bzw. es ist unter laufender Therapie eine effektive Kontrazeption notwendig.

**Antihypertensive Therapie während der Stillzeit:** Prinzipiell ist der Übergang von Antihypertensiva in die Muttermilch abhängig von der Plasmaproteinbindung und der Fettlöslichkeit der Substanz. Bis auf Metoprolol und Atenolol erreichen die hier besprochenen Antihypertensiva keine für das Neugeborene oder den Säugling relevante Konzentration. Insbesondere Captopril und Enalapril weisen einen sehr niedrigen Spiegel in der Muttermilch auf, so dass diese Medikamente von der amerikanischen Pädiatriegesellschaft als unbedenklich bewertet werden. Mittel der Wahl laut der Deutschen Hochdruckliga sind neben α-Methyldopa Dihydralazin und Calciumantagonisten. Thiaziddiuretika sind wegen potenzieller Eindickung der Muttermilch zu vermeiden.

## 9. Kurzfristiges und langfristiges mütterliches und kindliches Outcome/Risiko

Oftmals werden von schwangeren Frauen Fragen nach zu erwartenden Risiken gestellt. Die Angaben in den Tabellen 1 und 2 dienen dabei als grobe Orientierung. Schwangerschaften mit art. Hypertonie und Niereninsuffizienz sind grundsätzlich Risikoschwangerschaften.

**Bergen die Schwangerschaft oder hierbei auftretende Erkrankungen ein Risiko für die mittel- und langfristige Verschlechterung der Nierenfunktion der Mutter und das outcome der Schwangerschaft bei vorbestehender Niereninsuffizienz?**
Dies hängt maßgeblich von der Ausgangsnierenfunktion zu Beginn der Schwangerschaft ab. In Abb. 7 wird der Einfluss auf die Schwangerschaft und den weiteren Verlust der Nierenfunktion durch die Schwangerschaft dargestellt.

**Besteht langfristig ein erhöhtes cardiovaskuläres Risiko bei der Mutter?**
Diese Frage ist klar mit „Ja" zu beantworten. Der Erkrankungskomplex PE teilt viele Gemeinsamkeiten mit der Athero-/Arteriosklerose. GH/PE/EK/HELLP heilen in der Regel vollständig aus, was die Leberfunktion und die cerebrale Funktion angeht. Bei der Nierenfunktion kann über Monate eine leichtgradige Einschränkung verbleiben, häufig persistiert eine Mikroalbuminurie über Jahre. Die art. Hypertonie normalisiert sich in der Regel wieder, aber auch hier

| S-Kreatinin in d. Schwangerschaft | Einfluss auf die Schwangerschaft | | | | Verlust von > 25% der Nierenfunktion | | |
|---|---|---|---|---|---|---|---|
| | Wachstumsretardierung | Vorzeitige Entbindung | Präeklampsie | Perinataler Tod | Während der Schwangerschaft | Persistenz der CKD | Stad V CKD nach 1 Jahr |
| < 1,4 mg/dl | 25 | 30 | 22 | 1 | 2 | 0 | 0 |
| 1,4-2,0 mg/dl | 40 | 60 | 40 | 5 | 40 | 20 | 2 |
| > 2,0 mg/dl | 65 | >90 | 75 | 10 | 70 | 50 | 35 |
| Dialysestadium> | > 90 | > 90 | 75 | 50/75 | - | - | - |

***Abb. 7:*** *Einfluss der Nierenfunktion auf das outcome (graue Prozentangaben), prozentualer Verlust an Nierenfunktion in Abhängigkeit von der Ausgangsnierenfunktion (weiße Prozentangaben). Nach Imbasciati. AJKD 2007*

**Abb. 8:** *Maternales Überleben nach PE. Funai. Epidemiology 2005*

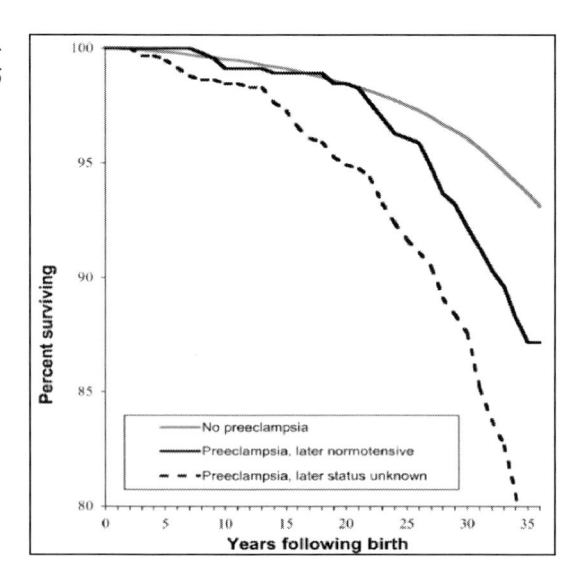

findet sich noch Jahre nach der Erkrankung eine verminderte endothelvermittelte Vasodilatation. Die klinisch apparente Erkrankung ist durch die Entbindung geheilt, aber subklinisch laufen weiter Prozesse der endothelialen Dysfunktion. Ob dies Ausdruck einer persistierenden Pathophysiologie ist, oder ob die häufig vorhandenen weiteren cardiovaskulären Risikofaktoren den Prozess unterhalten, ist nicht geklärt; letzteres ist jedoch wahrscheinlich. Resultat sind jedoch erhöhte Raten an therapiebedürftiger KHK und ein bis zu 8,1-fach erhöhtes relatives Risiko für cardiovaskuläre Folgeerkrankungen bei schwerer PE. Dabei korreliert das langfristige Risiko mit dem Ausmaß der Erkrankung in der Schwangerschaft. Somit sollte bei Frauen zur Einschätzung des cardiovaskulären Risikos die geburtshilfliche Anamnese erhoben werden. Es existieren allerdings keine Interventionsstudien, die den Nutzen einer medikamentösen Therapie basierend auf der geburtshilflichen Anamnese belegen.

### Besteht eine unmittelbare Gefährdung von Mutter und Fetus während der Schwangerschaft?

In Tab. 1 werden das kurzfristige maternale und neonatale Outcome und der Einfluss der therapeutischen Maßnahmen dargestellt.

### Besteht ein erhöhtes kardiovaskuläres Risiko des Kindes im späteren Leben, wenn in der Schwangerschaft eine GH/PE/EK/HELLP aufgetreten ist?

Hier spielt offensichtlich neben vererbbaren Faktoren das fetale „imprinting" eine Rolle. So weisen Frauen, die selber unter Bedingun-

*Tabelle 1*

| Risikofaktor | maternales Risiko in der Schwangerschaft | fetales Risiko in der Schwangerschaft |
|---|---|---|
| RR-Werte bis 160/110 mmHg | - Keine erhöhte Mortalität<br>- Risiko für schwergradige Hypertonie erhöht<br>- Risiko für PE/EK oder hypertensive Komplikationen im Vergleich behandelter vs. unbehandelter Kontrollen nicht verändert | - Risiko für Wachstumsretardierung, Frühgeburtlichkeit und kindliche Mortalität leicht erhöht<br>- bei behandelten vs. unbehandelten Frauen jedoch nicht beeinflusst |
| RR-Werte > 160/110 mmHg | - 25% Risiko für PE (gesunde 3-8%)<br>- häufiger hypertensive Komplikationen (kardiale Ischämie, hypertensive Encephalopathie/intracerebrale Blutung, Retinopathie, Nephropathie)<br>- durch die antihypertensive Behandlung (vs. unbehandelten Frauen) wird das Risiko reduziert | - Risiko für Wachstumsretardierung, Frühgeburtlichkeit und kindliche Mortalität leicht erhöht<br>- durch die antihypertensive Behandlung (vs. unbehandelter Frauen) wird das Risiko reduziert |
| Präeklampsie | - Risiko für Eklampsie und HELLP deutlich erhöht<br>- durch Therapie (Entbindung) wird das Risiko reduziert<br>- Inzidenz für ein ANV 1-2%<br>- in 10-50% passager HD-Pflicht<br>- bei höhergradig eingeschränkter GFR Risiko f. ESRD 40-80%<br>- maternale Mortalität 0-10%<br>- 15% vorzeitige Entbindung | - Risiko für Wachstumsretardierung, Frühgeburtlichkeit,<br>- durch die Entbindung wird das Risiko reduziert<br>- perinatale Mortalität je nach Erkrankungsschwere um bis zu 40% erhöht |
| Chronische NI Kreatinin > 1,5 mg/d, Proteinurie > 0,3 g/Tag | - Verschlechterung der Nierenfunktion in ca. 43%<br>- Auftreten einer Präeklampsie in > 25% der Fälle | - Risiko für Wachstumsretardierung, Frühgeburtlichkeit und kindliche Mortalität deutlich erhöht |
| HELLP-Syndrom | - Inzidenz für ein ANV > 7% | - Risiko für Wachstumsretardierung, Frühgeburtlichkeit und kindliche Mortalität deutlich erhöht |
| HUS/TTP | - Mortalität 8-44% | - Mortalität 30-80% |

gen der GH/PE/EK oder HELLP geboren wurden, ebenfalls ein erhöhtes Risiko auf, in einer Schwangerschaft eine GH/PE/EK oder HELLP zu entwickeln. Weiterhin sind im späteren Leben häufiger eine Dyslipidämie, eine erhöhte Insulinresistenz, eine art. Hypertonie oder ein metabolisches Syndrom bei Frauen nachweisbar, die unter den Bedingungen von GH/PE/EK oder HELLP geboren wurden.

## 10. Differentialdiagnose der PE/EK/HELLP in der Schwangerschaft

Eine akute Nierenfunktionsverschlechterung während der Schwangerschaft ist im Vergleich zu den 60-70er Jahren seltener geworden. Hauptursachen dafür sind die Legalisierung des Schwangerschaftsabbruchs aus medizinischer Indikation sowie die verbesserte Vorsorge v.a. für die Bereiche GH und PE. Die Differentialdiagnose der unterschiedlichen Erkrankungen ist oft komplex, da erstens Überlappungen vorliegen können und zweitens eine vor der Schwangerschaft vorbestehende art. Hypertonie oder mittel- bis höhergradige Niereninsuffizienz Risikofaktoren für die Entwicklung von GH/PE/EK/HELLP darstellen.

Zusätzlich können sich umgekehrt auf eine GH/PE/EK/HELLP natürlich auch schwangerschaftsunabhängige Formen des Nierenversagens „pfropfen". Deshalb sind postrenale (Kompression der Ureteren durch den graviden Uterus) und die klassischen intrarenalen Formen des akuten Nierenversagens zu beachten, insbesondere thrombotische Mikroangiopathien und hämodynamisch bedingte Erkrankungen (DIC bei Sepsis oder schwerer Hämorrhagie, Blutdruckabfall bei Hämorrhagie mit ANV und ATN) sind mitzubedenken. Einen Sonderfall stellen die Glomerulonephritiden und insbesondere die Lupus-Nephritis dar. In Tab. 2 werden die relevanten Differentialdiagnosen mit klinisch wichtigen Aspekten dargestellt.

## 11. Vorgehen im praktischen Alltag bei Schwangeren mit V.a. GH/PE/EK/HELLP

**Anamnese:**
- Anamnese für art. Hypertonie, Diabetes mellitus und weitere CVRF, Thrombophilie vor der Schwangerschaft
- Verlauf bisheriger Schwangerschaften (insbesondere bezüglich art. Hypertonie, Präeklampsie und Aborte)
- Zeitpunkt des Auftretens der art. Hypertonie/Höhe des Blutdrucks

**Untersuchung:**
- Mehrfache RR-Messung: Messung sitzend nach 5 Minuten Ruhe, diastol. Wert Phase V/Korotkoff
- Urindiagnostik: 24-h-Urinsammlung: Proteinurie, Kreatinin-Clearance. Screening: U-Stix und Spot-Urin auf Protein/Kreatinin-Ratio, Urinsediment-Untersuchung

*Tabelle 2*

| | Präeklampsie | HELLP | Thrombotische Mikroangiopathie | Akutes Nierenversagen /ATN | Glomerulonephritis, insbes. Lupus-Nephritis |
|---|---|---|---|---|---|
| Zeitpunkt | >20. SSW auch postpartal | >20. SSW, auch postpartal | TTP (Median 23. SSW), HUS spätes 3.Trim., auch post-partal möglich!! | In Zusammenhang mit RR-Abfall, Blutverlust, insbesondere postpartal | Jederzeit |
| Proteinurie | i.d.R. < 3 g/24 h | i.d.R. < 3 g/24 h | < 1g/24h | < 1g/24h | Variabel, z.T. nephrotische Proteinurie |
| U-Sediment | Blande | Blande | Blande | Ggf. muddy brown casts | Nephritisch |
| Anti-DNS-AK | Normal | Normal | Normal | Normal | Positiv |
| Komplement | Normal | Normal | Normal | Normal | C3 / C4 ↓, C3d ↑ |
| Thrombozyten | Normal | ↓ | ↓ | Normal, bei DIC ↓ | Bei SLE leicht ↓ |
| Hämolyse | keine | Vorhanden, Coombs-Test neg. | Vorhanden, Fragmentozyten Coombs-Test neg. | Keine, bei DIC vorhanden | u.U. vorhanden, Coombs-Test pos. |
| Harnsäure | ↑, frühes Zeichen vor Hypertonie u. Proteinurie | Normal | ↑ | ↑ | ↑ |
| Nierenfunktion | Um ca. 30% niedriger als bei normaler Schwangerschaft | Einschränkung häufig | Normal bis reduziert | Reduziert | Normal bis reduziert |

- Blut/Serum: Hb, Hämolyseparameter, Retentionswerte, GFR-Schätzung, Elektrolyte, Transaminasen, LDH, Harnsäure
- Zeichen von bereits bestehenden Endorganschäden (Augenhintergund, Echokardiographie, Mikroalbuminurie)

### Kriterien für die stationäre Aufnahme:
- Hypertensive Gefahrensituation/hypertensiver Notfall
- RR > 160/110 mmHg
- Klinische Symptome der PE
- Prodromi oder klinische Zeichen der EK/HELLP, auch bei arterieller Normotonie

- Hinweise für eine fetale Beeinträchtigung (z.B. CTG oder Doppler-Sonographie)
- GH mit weiteren Risikofaktoren
- Maternaler Diabetes mellitus oder Niereninsuffizienz
- Mehrlingsschwangerschaft, fetale Wachstumsretardierung
- Frühes Gestationsalter (< 34. SSW)

**Internistische/nephrologische Nachuntersuchung nach GH/PE/EK/HELLP:**
- Zeitpunkt: ca. 3 Monate nach Entbindung
- RR-Werte, ggf. Langzeitblutdruckmessung
- Hinweise auf Endorganschäden: Linksventrikuläre Hypertrophie, Niereninsuffizienz, Mikroalbuminurie, Augenhintergrund
- Beurteilung im Gesamtkontext aller weiteren cardiovaskulären Risikofaktoren und ggf. deren Therapie

## Literatur

1. Xia et al. (2007) Angiotensin Receptors, Autoimmunity, and Pre-eclampsia. Journal Immunology 179: 3391-3395
2. Hawfield et al. (2008) Pre-eclampsia: The pivotal role of the placenta in its pathophysiology and markers for early detection. Ther Advances Cardiovasc Disease: 1-9
3. Lafayette R (2005) The kidney in preeclampsia. Kidney International 67: 1194-1203
4. Podymow et al. (2008) Update on the Use of Antihypertensive Drugs in Pregnancy. Hypertension 51: 960-969
5. Khalil et al. (2008) Effect of Antihypertensive Therapy with Alpha Methyldopa on Levels of Angiogenic Factors in Pregnancies with Hypertensive Disorders. PLoS ONE 3 (7): e2766
6. Imbasciati E et al. (2007) Pregnancy in CKD Stage 3 to 5: Fetal and Maternal Outcomes. Am J Kidney Dis 49 (6): 753-62
7. McDonald S et. al. (2008) Cardiovascular sequelae of preeclampsia/eclampsia: A systematic review and meta-analyses. Am Heart J 156: 918-30
8. Klockenbusch W et al. (2007) Aktuelle Therapieempfehlungen bei Präeklampsie. Gynäkol Geburtshilfliche Rundsch 47: 209-214
9. Roberts JM et al. (2003) Summary of the NHLBI Working Group on Research on Hypertension During Pregnancy. Hypertension 41: 437-445
10. Baumwell S (2007) Pre-Eclampsia: Clinical Manifestations and Molecular Mechanisms. Nephron Clin Pract 106: C72-C81
11. Davison JM et al (2004) New Aspects in the Pathophysiology of Pre-eclampsia. J Am Soc Nephrol 15: 2440-2448

12. (2007) Guidelines for the Management of Arterial Hypertension: Task Force for the Management of Arterial Hypertension of the European Society of Hypertension and of the European Society of Cardiology
13. Koopmanns et al. (2009) Induction of labour versus expectant monitoring for gestational hypertension or mild pre-eclampsia after 36 weeks gestation (HYPITAT): a multicentre open-label randomised controlled trial. Lancet 374: 979-988
14. Sarosh R et al. (2012) Angiogenic Factors and the Risk of Adverse Outcomes in Women with Suspected Preeclampsia. Circulation, published online 18.01.2012

# Antihypertensiva der ersten Wahl und Reserveantihypertensiva

*Joachim Hoyer*

Für die medikamentöse antihypertensive Therapie stehen fünf Hauptklassen von blutdrucksenkenden Medikamenten zur Verfügung:
- Thiaziddiuretika,
- Beta-Blocker,
- Calciumantagonisten,
- ACE-Inhibitoren,
- AT1-Antagonisten.

Für alle diese Medikamente ist in einer Reihe von Studien mit hohem Evidenzgrad eine sehr gute blutdrucksenkende Effektivität sowie eine Senkung von hypertoniebedingter Morbidität und Mortalität nachgewiesen worden, bei gleichzeitig günstigem Nebenwirkungsprofil.

Darüber hinaus stehen für die antihypertensive Therapie als sog. Reserveantihypertensiva noch mehrere Medikamente mit unterschiedlichem Wirkprinzip zur Verfügung, hier seien exemplarisch Alphablocker, zentrale Sympathomimetika vom Clonidintyp, periphere Vasodilatatoren wie Dihydralazin bzw. Minoxidil sowie Methyldopa genannt. Für diese Substanzen ist ein blutdrucksenkender Effekt nachgewiesen, jedoch können sie auf Grund eines ungünstigen Nebenwirkungsprofils und des fehlenden Nachweises der Senkung von Mortalität und Morbidität in Studien mit hohem Evidenzgrad nicht für die alltägliche Praxis empfohlen werden. Zusätzlich stehen noch zwei Blocker des RAAS zur Verfügung: Für den Renininhibitor Aliskiren bedarf es für eine abschließende Bewertung, ob die Substanz gleichwertig oder gar überlegen zu den ACE-Hemmern oder AT1-Antagonisten ist, weiterer Studien mit belastbaren klinischen Endpunktdaten. Dies gilt insbesondere für die Kombinationstherapie von Aliskiren mit anderen Antihypertensiva. Für die Therapie mit den Aldosteronantagonisten Spironolacton oder Eplerenone konnten günstige Effekte auf kardiales Remodelling und Hypertrophie nachgewiesen werden, so dass unter der Beachtung von Nebenwirkungen die Substanzen einen berechtigten Stellenwert als Reserveantihypertensivum haben.

Prinzipiell können die fünf Hauptklassen der Antihypertensiva als gleichwertig in der Therapie einer unkomplizierten Hypertonie angesehen werden: Entscheidend für den Erfolg einer antihypertensiven Therapie sind die Effektivität und das Ausmaß der Blutdrucksenkung, unabhängig vom Wirkmechanismus des eingesetzten Antihypertensivums:

## Präferentielle Indikation für einzelne Antihypertensiva

Unter der Voraussetzung einer effektiven Blutdrucksenkung konnten jedoch anhand der Komorbidität der Patienten, wie Diabetes mellitus, Nephropathie, KHK etc., präferentielle Indikationen für einzelne Substanzen identifiziert werden. Diese sind für die schnelle Übersicht tabellarisch zusammengefasst (Tabelle 1). Detaillierte An-

*Tab. 1: Differentialtherapeutische Überlegungen zum Einsatz von Antihypertensiva*

| Substanzgruppe | Vorteil bei | Nachteil bei |
|---|---|---|
| Thiaziddiuretika | Herzinsuffizienz | Hypokaliämie, Hyperurikämie, Diabetes mell., metabolischem Syndr. |
| Beta-Blocker | Koronare Herzkrankheit, Herzinsuffizienz, Herzrhythmusstörungen | Asthma bronchiale, AV-Block II oder III, Diabetes mellitus, metabolischem Syndr. |
| Calciumantagonisten | stabiler Angina pectoris | AV-Block (non-DHPD), Ödemen (Dihydropyridine), instabiler Angina pect., akutem Herzinfarkt |
| ACE-Inhibitoren | Herzinsuffizienz, Z.n. Herzinfarkt, Proteinurie, diabet. Nephropathie | Schwangerschaft, Z.n. Hyperkaliämie, beidseitigen NA-Stenosen KI: Schwangerschaft |
| AT1-Antagonisten | Herzinsuffizienz, Z.n. Herzinfarkt, Proteinurie, diabetische Nephropathie | ACEI-Unverträglichkeit, Hyperkaliämie, bds. Nierenarterienstenosen KI: Gravidität |

gaben für den präferentiellen Einsatz von Antihypertensiva werden nachfolgend in den Empfehlungen für die antihypertensive Differentialtherapie bei einzelnen Patientengruppen bzw. Komorbiditäten gemacht.

## Antihypertensive Differentialtherapie

Für die Therapie von Patienten mit unkomplizierter Hypertonie kann prinzipiell jedes Antihypertensivum aus einer der fünf Hauptgruppen der ersten Wahl eingesetzt werden, ebenso ist der Zielblutdruck bei diesen Patienten eindeutig als Blutdruckwerte kleiner als 140 / 90 mm Hg definierbar. Demgegenüber haben sich in der Therapie von Patienten mit komplizierter Hypertonie, also mit bereits manifestierten hypertensiven Endorganschäden oder stattgehabten Komplikationen wie Insult, Myokardinfarkt etc., bzw. mit kardiovaskulärer Komorbidität in einer Reihe von hochklassigen klinischen Studien neue Aspekte für die antihypertensive Differentialtherapie bezüglich der einzusetzenden Substanz und des Zielblutdrucks ergeben. Die nachfolgende Darstellung dieser neuen Entwicklungen soll einen Leitfaden für die klinische Praxis bieten und bezieht sich wesentlich auf die jüngste Leitlinienaktualisierung der European Hypertension Society (www.esh-online.com) und der Deutschen Hochdruckliga (www.hochdruckliga-online.de).

## Diabetes mellitus

Es ist sehr gut belegt, dass die Koexistenz von Hypertonie und Diabetes mellitus beider Typen in einem hohen Ausmaß das Risiko für die Entwicklung renaler oder auch anderer Organschäden erhöht und dadurch zu einer wesentlich höheren Inzidenz von Schlaganfall, koronarer Herzerkrankung, Herzinsuffizienz, peripherer arterieller Verschlusskrankheit und kardiovaskulärer Mortalität führt (Medical Research Council Working Party, PROGRESS Collaborative Study Group).

Das Vorhandensein einer Mikroalbuminurie ist ein sehr guter früher Marker einer Nierenschädigung und hat ebenso als Biomarker und ein Indikator für erhöhtes kardiovaskuläres Risiko eine hohe Aussagekraft. Daten zur kardiovaskulären Protektion durch antihypertensive Therapie sind beim Typ-1-Diabetes mellitus begrenzt. Bei diesem Diabetestyp ist jedoch nachgewiesen, dass die antihypertensive Behandlung die Progression der Nephropathie verzögert (Liu L, et al.).

Beim Typ-2-Diabetes mellitus ist vielfach nachgewiesen, dass eine effektive Blutdrucksenkung kardiovaskuläre Komplikationen verhindert, unabhängig von den eingesetzten Medikamenten (Hansson L, et al.). Entsprechend wird der antihypertensiven Therapie in allen Leitlinien der nationalen und internationalen Diabetesfachgesellschaften ein herausragender Stellenwert für die Behandlung von diabeteskranken Patienten zugeordnet.

Die Zielblutdruckwerte bei Diabetikern mit Hypertonie sind erneut Gegenstand der Diskussion gewesen. Es herrscht Einigkeit darüber, dass der bislang empfohlene Zielblutdruck von < 130/80 mm Hg bei Diabetikern mit Hypertonie nicht ausreichend evidenzbasiert ist. Die kürzlich publizierte ACCORD-Studie zum Zielblutdruck bei hypertensiven Diabetikern hat die gegenwärtige Vorsicht bei der Definition des Zielblutdrucks für diese Patienten noch vermehrt (Messerli FH, et al.). Diese Studie ist die erste Langzeitstudie, die als Hauptintervention eine Blutdrucksenkung auf sehr niedrige Blutdruckwerte zum Ziel hatte und diese auch über Jahre hinweg erfolgreich erzielen konnte: Hypertensive Typ 2-Diabetiker wurden auf einen systolischen Zielblutdruck entweder von < 120 mm Hg oder < 140 mm Hg eingestellt; tatsächlich wurden im Studienverlauf mit durchschnittlich 119,3 und 133,5 mm Hg die angestrebten Zielblutdruckwerte erreicht. Die Intervention mit einer sehr niedrigen Blutdruckeinstellung war insofern nicht erfolgreich, als das Auftreten des primären kombinierten Endpunktes (nichttödlicher Schlaganfall oder Herzinfarkt, kardiovaskulärer Tod) in beiden Gruppen nicht signifikant unterschiedlich war, ebenso war die Gesamtmortalität nicht signifikant unterschiedlich. Jedoch fand sich in der intensiv behandelten Gruppe eine niedrigere Inzidenz von Schlaganfällen. Die Kritik an dieser Studie betrifft unter anderem die niedrige statistische Power sowie die Tatsache, dass aufgrund des ebenfalls durchgeführten Lipid- und Blutzucker-Arms der Studie im Blutdruckarm überwiegend Hypertoniker ohne die begleitenden Risikofaktoren untersucht wurden. Dies mag auch eine Erklärung dafür sein, dass die Inzidenz kardiovaskulärer Ereignisse bereits in der Standard-Therapie-Gruppe etwa 50 % niedriger lag als erwartet.

Hinweise für einen positiven Effekt einer intensiven Blutdrucksenkung ließen sich aus der niedrigeren Schlaganfall-Inzidenz in der genannten ACCORD-Studie wie auch aus der ADVANCE-Studie (Ruilope LM, et al.) ableiten, in der durch eine Blutdrucksenkung auf systolisch etwa 134 mm Hg die kardiovaskuläre Prognose verbessert werden konnte.

Die schon in den neunziger Jahren veröffentlichte HOT-Studie (Hypertension Optimal Treatment) hatte ebenso wie die AC-

CORD-Studie für die jeweiligen Studiengruppen unterschiedlich starke Blutdrucksenkungen vorgeschrieben, in diesem Fall orientiert am diastolischen Blutdruck. Für Patienten mit Diabetes mellitus in der HOT-Studie wurde eine Subgruppenauswertung publiziert, die zeigte, dass bei Diabetikern durch Absenkung des diastolischen Blutdrucks auf ≤ 80 bzw. ≤ 85 mm Hg die Inzidenz schwerer kardiovaskulärer Ereignisse und kardiovaskulärer Todesfälle (Peterson JC, et al.) gegenüber der Kontrollgruppe mit Zielblutdruckwerten >85-90 mm Hg signifikant vermindert werden konnte.

Insgesamt ist aufgrund der derzeit verfügbaren Daten der Zielblutdruck für hypertensive Diabetiker nicht abschließend zu definieren. Jedoch sollte der systolische Blutdruck nachhaltig auf Werte unter 140 mm Hg abgesenkt werden und Werte unter 130 mm Hg sollten nicht durch intensive Therapiemaßnahmen angestrebt werden. Die bisher in Leitlinien aller Fachgesellschaften der Industriestaaten formulierte Empfehlung von <130/80 mm Hg bei Patienten mit Diabetes mellitus kann nicht aufrechterhalten werden. Vielmehr müssen für eine solche Intensität der Blutdrucksenkung/-medikation zusätzliche Aspekte wie autonome Neuropathie mit Orthostaseneigung, Verschlechterung der Koronarperfusion bzw. KHK durch zu niedrigen diastolischen Blutdruck, Ausmaß der Proteinurie oder Compliancefähigkeit bedacht werden.

Placebo-kontrollierte Studien mit positiven Ergebnissen haben Diuretika (oft kombiniert mit Beta-Blockern), Calciumantagonisten und ACE-Inhibitoren eingesetzt. Das lässt den Rückschluss zu, dass selbst bei Diabetes mellitus der kardiovaskuläre Nutzen überwiegend durch die Blutdrucksenkung per se begründet ist. Die antihypertensive Therapie sollte initial jedoch nach bisheriger Auffassung nur dann mit Beta-Blockern oder Thiaziddiuretika begonnen werden, wenn für diese Substanzgruppen eine besondere Indikation vorliegt, wie Herzinsuffizienz oder koronare Herzkrankheit (Jafar TH, et al.).

Mehrere kontrollierte, randomisierte Studien sind der Frage nachgegangen, ob bei Typ-2-Diabetes mellitus bestimmte Antihypertensiva spezifische nephroprotektive Eigenschaften aufweisen, die die durch die Blutdrucksenkung per se eintretende Organprotektion weiter steigern. Diesbezüglich liegt eine große Anzahl von experimentellen und klinischen Studiendaten vor, die auf die Überlegenheit von ACE-Inhibitoren und AT1-Antagonisten hinweisen.

*Diabetische Nephropathie bei Typ-1-Diabetes mellitus:*
Den Befunden der EUCLID-Studie zufolge sank zwar unter Lisinopril bei Typ-2-Diabetikern die Albumin-Ausscheidung, aber die Pa-

tienten mit normaler Albumin-Ausscheidung zeigten unter Enalapril keine signifikant unterschiedliche Progression der diabetischen Nephropathie gegenüber der Kontrollgruppe (Arima H, et al.). Das Voranschreiten von der Mikroalbuminurie zur Makroalbuminurie wurde allerdings sowohl in der EUCLID-Studie positiv beeinflusst als auch in einer weiteren Studie durch Enalapril (The EURopa trial On reduction of cardiac events with Perindopril in stable coronary Artery disease investigators). Der Verlust an glomerulärer Filtrationsrate bei diabetischer Nephropathie und Typ-1-Diabetes wird durch ACE-Hemmer signifikant verlangsamt (Nissen SE, et al.)

*Entwicklung einer Mikroalbuminurie bei Typ-2-Diabetes mellitus:*
Die BENEDICT-Studie zeigte, dass bei hypertensiven Typ-2-Diabetikern mit normaler Albuminausscheidung der ACE-Hemmer Trandolapril das Auftreten einer Mikroalbuminurie gegenüber dem Calcium-Antagonisten Verapamil signifikant senkt (The PEACE trial investigators). Die MICRO-HOPE-Studie hingegen ergab keine Reduktion der Nephropathie-Entwicklung durch den ACE-Hemmer Ramipril (Clement DL, et al.). Ähnlich ließ sich auch in der DREAM-Studie an Patienten mit gestörter Glukosetoleranz oder erhöhtem Nüchtern-Blutzucker der kombinierte Endpunkt (Zunahme der Albuminurie oder Abnahme der glomerulären Filtrationsrate um 30 %) durch Ramipril nicht signifikant beeinflussen. Während eine deutliche Blutdrucksenkung bei normotensiven Typ-2-Diabetikern die Nephropathie-Entwicklung signifikant senkte, spielte demgegenüber die verwendete Substanz Enalapril vs. Nisoldipin (Schrier RW, et al.), Captopril vs. Atenolol (UK Prospective Diabetes Study Group) keine Rolle. Bei jeweils ähnlicher Blutdrucksenkung verminderte Losartan die Proteinurie bei Typ-2-Diabetikern mit teils Normo-, teils Mikroalbuminurie signifikant gegenüber Atenolol (Ibsen H, et al.). In der ADVANCE Studie an Typ-2- Diabetikern verzögerte die Gabe von Perindopril und Indapamid zusätzlich zur bestehenden antihypertensiven Therapie die Entwicklung einer Mikroalbuminurie signifikant und unabhängig vom Ausgangsblutdruck, so dass auch bei normotonen Diabetikern der antiproteinurische Effekt nachweisbar war (de Galan BE, et al.). Da auch in der Kontrollgruppe ein großer Teil der Patienten ACE-Hemmer eingenommen hat, ist diese Studie weniger als placebokontrollierte Studie anzusehen als ein Vergleich einer hohen versus einer niedrigeren Dosierung. In der TRANSCEND-Studie (Mann JF, et al.) wurden sowohl Diabetiker als auch Nichtdiabetiker untersucht, allerdings noch nicht getrennt publiziert. Unter Telmisartan entwickelten weniger Patienten eine Mikro- oder Makroalbuminu-

rie als unter Placebo. Ähnliche Befunde zeigte die ROADMAP-Studie (Haller H, et al.) für Typ-2-Diabetiker mit dem AT1-Blocker Olmesartan. Hier wurde aber in den beiden Vergleichsgruppen eine unterschiedlich starke Blutdrucksenkung erreicht, so dass der antiproteinurische Effekt des AT-Blockers nicht ausreichend von dem eines niedrigeren Blutdruckes zu differenzieren ist. Noch nicht abschließend zu bewerten ist die in dieser Studie beobachtete signifikant erhöhte Mortalität in der AT-Blocker-Gruppe, da die Gesamtmortalität gering war. In der DIRECT-Studie (Sjolie AK, et al.; Chaturvedi N, et al.) gab es hingegen keine Senkung der Mikroalbuminurie-Inzidenz durch den AT1-Blocker Candesartan.

*Fortschreiten einer Mikro- zur Makroalbuminurie und Entwicklung zur terminalen Niereninsuffizienz:*
Bei Typ-2-Diabetikern mit diabetischer Nephropathie verlangsamen AT1-Blocker den Verlust an glomerulärer Filtrationsrate und senken die Proteinurie (Lewis EJ, et al.). Dieser Effekt war nicht nur gegenüber Placebo nachweisbar, sondern auch gegenüber dem Calcium-Antagonisten Amlodipin. Ähnlich war auch bei Typ-2-Diabetikern mit Mikroalbuminurie die Albumin-Ausscheidung unter Valsartan signifikant stärker reduziert als unter Amlodipin bei allerdings nur 1/2-jähriger Beobachtungsdauer (Viberti G, et al.), während Ramipril vs. Lercanidipin und Indapamid vs. Enalapril bei hypertensiven Typ-2-Diabetikern die Proteinurie nicht in unterschiedlichem Ausmaß reduzierten (Dalla Vestra M, et al.; Marre M, et al.). Die IRMA2-Studie zeigte bei Typ-2-Diabetikern unter 300 mg Irbesartan ein verlangsamtes Fortschreiten der diabetischen Nephropathie vom Stadium der Mikroalbuminurie zur Makroalbuminurie (Parving HH, et al.).
Ähnliche Befunde wurden an Typ-2-Diabetikern mit Mikroalbuminurie sowohl für den AT1-Blocker Telmisartan (Makino H, et al.) als auch den ACE-Hemmer Enalapril erhoben (Ravid M, et al.). Auch die MICRO-HOPE-Studie, die überwiegend an Typ-2-Diabetikern durchgeführt wurde, bestätigte diesen Befund, wenngleich Ramipril den Verlust an glomerulärer Filtrationsrate nicht signifikant vermindern konnte (Heart Outcomes Prevention Evaluation Study Investigators.). In der DIABHYCAR-Studie beeinflusste Ramipril in niedriger Dosierung nicht die Entwicklung einer terminalen Niereninsuffizienz oder die Häufigkeit einer Kreatinin-Verdopplung über 3 Jahre (Marre M, et al.). Auch der AT1-Blocker Telmisartan vermochte in der TRANSCEND-Studie (38 % der Probanden waren Diabetiker) den Verlust an glomerulärer Filtrationsrate nicht positiv zu beeinflussen (Mann JF, et al.). Es gibt bislang keine

Hinweise auf eine unterschiedliche Wirkung von ACE-Hemmern und AT1-Blockern hinsichtlich der Progressionsverlangsamung bei diabetischer Nephropathie und Typ-2-Diabetes (Barnett AH, et al.). Ein antiproteinurischer Effekt wurde auch für Spironolacton und Eplerenon nachgewiesen (Schjoedt KJ, et al.; Epstei, Williams GH, et al.).

*Doppelblockade des RAAS-Systems:*
Die duale Hemmung des Renin-Angiotensin-Aldosteron-Systems mit ACE-Hemmer und AT1-Blocker senkt bei diabetischer Nephropathie die Proteinurie stärker als die jeweilige Monotherapie (Rossing K, et al.; Mogensen CE, et al.; Jennings DL, et al.). Wenngleich die Proteinurie als Surrogat-Parameter für das Fortschreiten einer Nephropathie angesehen wird, ist ein günstigerer Effekt der dualen RAAS-Hemmung auf die glomeruläre Filtrationsrate bislang nicht überzeugend nachgewiesen. In einigen Studien wurden AT1-Blocker in deutlich höheren Dosen verabreicht, als für die maximale Blutdrucksenkung erforderlich war. Es zeigte sich, dass der maximale antiproteinurische Effekt erst durch wesentlich höhere Dosen zu erzielen ist als die maximale Blutdrucksenkung (Palmer BF, et al.; Burgess E, et al.). Dies mag unter anderem eine Erklärung dafür sein, dass auch eine Kombination von ACE-Hemmer und AT1-Blocker in der jeweils maximal blutdrucksenkenden Dosis die Proteinurie stärker senkt als die jeweiligen Einzelsubstanzen. In der ON-TARGET-Studie ergab die Kombination von Telmisartan und Ramipril bei Patienten mit hohem kardiovaskulären Risiko einen ungünstigeren Verlauf der Nierenfunktion als die jeweilige Monotherapie (Yusuf S, et al.). Deshalb wird die Doppelblockade nicht zur antihypertensiven Therapie von Patienten mit gering- oder mittelgradiger Proteinurie empfohlen und sollte insgesamt nur für spezifische nephrologische Interventionen bei höhergradiger Proteinurie genutzt werden.

## Zerebrovaskuläre Erkrankung

### Schlaganfall und Transitorisch-Ischämische Attacke

Eine effektive antihypertensive Therapie hat insbesondere bei Patienten mit einem Schlaganfall oder einer transitorisch-ischämischen Attacke (TIA) in der Vorgeschichte einen hohen Stellenwert. Die Evidenz basiert insbesondere auf zwei doppelblinden, Placebo-kontrollierten und randomisierten Studien. Einerseits handelt es sich um die Post-Stroke Antihypertensive Treatment Study (PATS), in der das Diuretikum Indapamid eingesetzt wurde [PATS Collaborative Group] und andererseits um die Perindopril Protection Against Recurrent Stroke Study (PROGRESS), in welcher der ACE-Hemmer Perindopril in häufiger Kombination mit Indapamid (PROGRESS Collaborative Study Group) untersucht wurde. Das Wiederauftreten eines Schlaganfalls nach aktiver Behandlung war in beiden Studien um etwa 30% reduziert. Dieser Vorteil wurde in beiden Studien sowohl bei vor Studienbeginn hypertensiven als auch bei normotensiven Patienten beobachtet. Aufgrund dieser Daten ist die Blutdrucksenkung bei der Behandlung von Patienten mit zerebrovaskulärer Erkrankung eine effektive Maßnahme in der Sekundärprävention, und zwar selbst dann, wenn der Ausgangsblutdruck bereits unter 140/90 mm Hg liegt.

Seit der letzten Veröffentlichung der vollständigen Leitlinien der ESH und der DHL 2008 wurden weitere Daten publiziert, die den Stellenwert der antihypertensiven Therapie bei Patienten mit zerebrovaskulärer Erkrankung untermauern. Zusätzliche Analysen von PROGRESS zeigen, dass der Nutzen sich sowohl auf eine Reduktion des ischämischen als auch des hämorrhagischen Schlaganfalls bezieht und die Größe des Effekts vom Ausmaß der Blutdrucksenkung abhängt (Arima H, et al.). In PROGRESS wurden unter der Behandlung mit Perindopril und Indapamid der systolische Blutdruck um 12,3 mm Hg und die Schlaganfallinzidenz um 43% (36% ischämischer und 76% hämorrhagischer Schlaganfall) gesenkt, während die alleinige Behandlung mit Perindopril nur zu einer geringen Reduktion des systolischen Blutdrucks und einer nicht signifikanten Schlaganfallprotektion (5%) führte. Obwohl die Post-hoc-Analyse von PROGRESS vermuten lässt, dass der Zielwert bei diesen Patienten unter 130 mm Hg systolisch liegt (Arima H, et al.), ist derzeit noch nicht eindeutig geklärt, wie weit der Blutdruck bei Patienten nach Schlaganfall oder TIA gesenkt werden soll, um einen maximalen Vorteil zu erzielen.

Inzwischen liegen ebenfalls weitere Daten zum Einsatz von AT1-Antagonisten bei zerebrovaskulären Begleiterkrankungen vor. Eine Subgruppenanalyse der SCOPE-Studie zeigte eine signifikante Reduktion von Schlaganfällen und schweren kardiovaskulären Ereignissen bei Patienten mit einem Schlaganfall in der Vorgeschichte, falls sie nach Randomisierung mit Candesartan und nicht mit der Kontrolltherapie behandelt wurden (Trenkwalder P, et al.). In MOSES senkte bei Hypertonikern nach Schlaganfall der AT1-Antagonist Eprosartan die Summe der Todesfälle sowie der kardiovaskulären und zerebrovaskulären Ereignisse stärker als der Calciumantagonist Nitrendipin (Schrader J, et al.; s. Kapitel 4.3.4). Die Inzidenz neuer Schlaganfälle wurde allerdings nicht statistisch signifikant reduziert. Insgesamt ist die prognostische Bedeutung der Blutdrucksenkung bei Patienten nach TIA oder Schlaganfall im Langzeitverlauf sehr gut belegt.

Ob hinsichtlich der Wirksamkeit, neue Schlaganfälle zu verhindern, Unterschiede zwischen den verschiedenen antihypertensiven Substanzklassen bestehen, muss durch weitere Studien geklärt werden. Mit welchen Maßnahmen und wie stark der erhöhte Blutdruck in der Akutphase des Schlaganfalls gesenkt werden soll, ist immer noch nicht gut belegt. Einzelfallberichte und pathophysiologische Untersuchungen deuten darauf hin, dass eine zu schnelle Senkung des erhöhten Blutdrucks – aufgrund einer Einschränkung der zerebralen Autoregulation beim akuten Schlaganfall insbesondere im Bereich der infarzierten oder hämorrhagischen Zone – zu einer Minderperfusion der Penumbra und damit zu einer Ausweitung der Schädigungszone führen kann. Dennoch wurde in einer kürzlich publizierten Studie bei 339 Hypertonikern gezeigt, dass der frühe Therapiebeginn mit dem AT1-Antagonisten Candesartan am ersten Tag nach einem Schlaganfall die Letalität und die Zahl kardiovaskulärer Komplikationen deutlich zu senken vermochte (Schrader J, et al.). Die Interpretation dieses Ergebnisses ist aufgrund des Studiendesigns schwierig, weil die Kontrollgruppe ebenfalls mit Candesartan, allerdings erst einige Tage nach dem akuten Ereignis, behandelt wurde. Die frühzeitige Behandlung mit dem AT1-Antagonisten Candesartan könnte entweder blutdruckunabhängige protektive Mechanismen induziert haben oder aufgrund einer schnelleren initialen Blutdruckkontrolle von Vorteil gewesen sein. Weitere randomisierte Studien sind nötig, um die offenen Fragen zur Blutdruckbehandlung beim akuten Schlaganfall zu beantworten. Zum gegenwärtigen Zeitpunkt erscheint es angeraten, den Blutdruck während der ersten Stunden nach einem Schlaganfall nur sehr vorsichtig zu senken, in einigen Leitlinien wird empfohlen eine medikamentöse Blutdrucksenkung auf systolische Blutdruckwerte unter 160 mm Hg zu vermeiden. Aufgrund der Erfahrung, dass die während des akuten Ereignisses häufig beobachteten erhöhten Blutdruckwerte oft spontan während der ersten Tage nach einem Schlaganfall wieder abfallen (Trenkwalder P, et al.), erscheint ratsam, eine medikamentöse Blutdrucktherapie erst innerhalb einiger Tage nach klinischer Stabilisierung einzuleiten. Natürlich stellt es ein therapeutisches Dilemma dar, dass gerade in dieser Situation sehr starke Blutdruckanstiege zu Lungenödem, Aortendissektion oder einem akuten Myokardinfarkt führen können und dann eine sofortige Blutdrucksenkung erfordern. Auf jeden Fall muss diese langsam und unter intensiver klinischer Beobachtung erfolgen.

*Kognitive Dysfunktion und Demenz*
Mehrere Beobachtungsstudien zeigen, dass ein erhöhter Blutdruck mit einer Einschränkung kognitiver Funktionen assoziiert ist und dass bei Hypertonikern oder Individuen mit einer Hypertonie in der Vorgeschichte Demenzsyndrome häufiger vorkommen als bei Menschen mit normalem Blutdruck (Skoog I, et al.; Kilander L, et al.; Launer LJ, et al.). Lakunäre Infarkte und Läsionen in der weißen Substanz sind bekannte Folgeerscheinungen der hypertoniebedingten Mikroangiopathie im ZNS. Diese Veränderungen werden mit der Verschlechterung kognitiver Funktionen bei hypertensiven Patienten in Zusammenhang gebracht (Vermeer SE, et al). Während der Zusammenhang zwischen Blutdrucksenkung und Schlaganfallrisikoreduktion als eindeutig belegt gilt, ist der Einfluss einer Blutdrucksenkung auf die Entwicklung von Läsionen der weißen Substanz, von kognitiven Funktionsstörungen und auf die Progression der Demenz weniger gut dokumentiert. Insgesamt zeichnet sich ab, dass eine Blutdrucksenkung zu einer geringgradigen Verbesserung kognitiver Funktionen und der Gedächtnisfunktion, aber nicht der Lernfähigkeit führt (Birna J, et al.).

*Koronare Herzkrankheit und Herzinsuffizienz*
Eine bestehende arterielle Hypertonie oder anamnestische Hinweise für eine arterielle Hypertonie kommen bei Patienten mit koronarer Herzkrankheit gehäuft vor (Kannel WB, et al.). Bei Hypertonie ist das Risiko von Myokardinfarkten oder anderen kardiovaskulären Komplikationen deutlich erhöht (Domanski MJ, et al.; Yap YG, et al.). Studien mit Beta-Blockern, ACE-Hemmstoffen und AT1-Antagonisten wurden mit dem Ziel einer direkten und potentiell blutdruckunabhängigen Risikoreduktion bei Patienten nach Myokardinfarkt durchgeführt (Freemantle N, et al.; Dickstein K, et al.; Pfeffer MA, et al.; Shekelle PG, et al.; Lee VC, et al.). Obwohl in diesen Studien die Blutdruckmessungen nicht immer detailliert aufgeführt sind, so zeigte sich doch eine Koinzidenz zwischen der Abnahme des Blutdruckes und der Abnahme kardiovaskulärer Ereignisse. Aus diesem Grund sind Beta-Blocker, ACE-Hemmstoffe und AT1-Antagonisten zur Risikoreduktion wirksam, obwohl der Beitrag der Blutdrucksenkung zur Risikoreduktion nicht eindeutig abgeschätzt werden kann (Freemantle N, et al.). In der retrospektiven Analyse von INVEST (Pepine CJ, et al.) wurde anschaulich gezeigt, dass die Abnahme des Blutdruckes eng mit einer Abnahme kardiovaskulärer

Komplikationen assoziiert ist. Analysen aus zahlreichen Studien zeigten, dass weniger die Wahl der Substanz als vielmehr die Ausprägung der Blutdrucksenkung das kardiovaskuläre Risiko durch Koronarereignisse reduziert. Hinweise auf eine eingeschränkte Sicherheit kurzwirksamer Calciumantagonisten bei koronarer Herzerkrankung wurden bei Einsatz langwirksamer Präparate nicht bestätigt. Erhöhte Blutdruckwerte finden sich bei medikamentös behandelter Herzinsuffizienz selten, da die verwendeten Substanzen den Blutdruck senken. Bei schwerer Herzinsuffizienz ist ein relativ hoher Blutdruck sogar Zeichen einer eher guten Prognose (Metra M, et al.). Zahlreiche randomisierte, Placebo-kontrollierte Studien haben gezeigt, dass Substanzen wie Beta-Blocker, ACE-Hemmstoffe, AT1-Antagonisten und Aldosteronantagonisten die Sterblichkeit und Morbidität der Herzinsuffizienz verbessern (s. Kapitel 4). Diuretika steuern Überwässerungssymptomen entgegen. Eine gewichts- und volumenkontrollierte und den Überwässerungssymptomen angepasste Diuretikatherapie ist wesentlich für die Reduktion von Dekompensationsereignissen und somit Hospitalisierungen. Sollte unter einer Kombinationstherapie mit den genannten Substanzen immer noch eine nicht kontrollierbare, arterielle Hypertonie vorliegen, gibt es keine Sicherheitsbedenken für den Einsatz der Calciumantagonisten Amlodipin und Felodipin, die in der PRAISE-II-Studie (Packer M, et al.) und in der V-HeFT-III-Studie (Cohn JN, et al.) Sterblichkeit und Hospitalisierungsrate nicht verschlechterten. Die genannten Erkenntnisse wurden an Patienten mit systolischer Herzinsuffizienz gewonnen. Eine diastolische Herzinsuffizienz kommt häufig vor bei Patienten mit anamnestischer Hypertonie und ist prognostisch ungünstig. Bei Patienten mit einer diastolischen Herzinsuffizienz, die häufig älter sind und in der Anamnese eine arterielle Hypertonie aufweisen, ist eine sorgfältige Blutdruckeinstellung wichtig. Es gibt zurzeit keine Hinweise für eine Differentialtherapie. In der VAL-LIDD-Studie (Solomon SD, et al.) zeigte sich eine Verbesserung der diastolischen Eigenschaften des Myokards vorwiegend durch eine Blutdrucksenkung. Es gibt zurzeit keine Studienergebnisse, die für den bevorzugten Einsatz spezifischer Antihypertensiva in dieser Situation sprechen.

## Vorhofflimmern

Arterielle Hypertonie ist der bedeutendste Risikofaktor für das Neuauftreten von Vorhofflimmern (Kannel WB, et al.). Die kardiovaskuläre Sterblichkeit und Morbidität ist bei Vorhofflimmern um den

Faktor 2 – 5 erhöht, was auch durch eine deutliche Erhöhung des thrombembolischen Risikos mit bedingt ist (Hankey GJ, et al.). Die Erhöhung der linksventrikulären Masse durch Myokardhypertrophie mit der begleitenden Vergrößerung des linken Vorhofes durch eine mutmaßliche Erhöhung der Füllungsdrucke und Zunahme der Ventrikelsteifigkeit sind wichtige Prädiktoren für das Neuauftreten eines Vorhofflimmerns (Verdecchia P, et al.). Eine strikte Blutdruckkontrolle bei diesen Risikopatienten ist nicht nur erforderlich, um das Neuauftreten des Vorhofflimmerns zu verhindern, sondern auch um die Blutungskomplikationen bei bestehender oraler Antikoagulation zu vermindern (Lip GY, et al.). Neuere Untersuchungen zeigen, dass gerade bei Myokardhypertrophie und vormals eingeschränkter Pumpfunktion das Neuauftreten eines Vorhofflimmerns durch die Gabe von AT1-Antagonisten vermindert werden kann (Aksnes TA, et al.; Wachtell K, et al.). Darüber hinaus kann das Wiederauftreten von Vorhofflimmern allein und in Gegenwart von Amiodaron durch die Gabe eines AT1-Antagonisten verzögert werden (Madrid AH, et al; Fogari R, et al). In einer Metaanalyse zeigte sich, dass sowohl ACE-Hemmer als auch AT1-Antagonisten in der Lage sind, die Episoden von Vorhofflimmern bei Patienten mit paroxysmalem Vorhofflimmern, aber auch die Dekompensationen einer Herzinsuffizienz zu reduzieren. Der Effekt ist umso größer, je stärker die myokardiale Beeinträchtigung ist (Healey JS, et al). Dementsprechend sind Inhibitoren des Renin-Angiotensin-Systems offensichtlich bei der Gefahr des Auftretens von Vorhofflimmern zu bevorzugen. Bei der Frequenzkontrolle nehmen Beta-Blocker eine herausragende Stellung ein, da sie insbesondere unter Belastung die Frequenz optimal senken. Bei nicht ausreichender Frequenzkontrolle unter adäquat dosierter Beta-Blockade oder bei Unverträglichkeit von Beta-Blockern können die Calciumantagonisten Verapamil oder Diltiazem eingesetzt werden. Außerdem ist bei unzureichender Frequenzkontrolle die Kombination eines Beta-Blockers mit Herzglykosiden oder Amiodaron möglich.

## Antihypertensive Therapie bei älteren und sehr alten Patienten

In den bisherigen nationalen und internationalen Leitlinien waren die Empfehlungen für alte und sehr alte Patienten nur allgemein und unpräzise, weil nur wenige spezifische Studien für diese Patienten im Alter von 65 Jahren und insbesondere von mehr als 80 Jahren vorlagen. Nach Veröffentlichung der spezifisch auf sehr alte Patienten ausgerichteten HYVET-Studie (Beckett NS, et al) und einer umfassenden Metaanalyse mit Einbeziehung von Studiendaten älterer Patienten aus kleineren Studien und Subgruppenanalysen wurden seit 2011 von der European Hypertension Society und der deutschen Hypertonieliga DHL sowie kürzlich von der American Heart Association spezifischere Therapieempfehlungen gemacht (JACC, 2011).

Randomisierte kontrollierte Studien haben eindeutig gezeigt, dass auch ältere und sehr alte Patienten mit Bluthochdruck von einer antihypertensiven Therapie profitieren. Diese Therapie senkt die kardiovaskuläre Morbidität und Mortalität älterer Patienten sowohl mit systolisch-diastolischer als auch mit isolierter systolischer Hypertonie (SHEP Cooperative Research Group; Staessen JA, et al; Collins R, et al; Staessen JA, et al). Für die Studien bei älteren Hypertonikern wurden Patienten mit einem Lebensalter von 60 Jahren und darüber rekrutiert. Bei einer Meta-Analyse derartiger Studien zeigte sich, dass in der Subgruppe der Hypertoniker im Alter von 80 Jahren und darüber durch die antihypertensive Therapie der kombinierte Endpunkt tödliche plus nicht tödliche kardiovaskuläre Ereignisse günstig beeinflusst wurde. Die Gesamtmortalität wurde allerdings durch die Therapie nicht gesenkt (Gueyffier F, et al). Diese Evidenzlücke wurde mit der Publikation von HYVET geschlossen (Beckett NS, et al). In dieser kontrollierten Studie wurden 3845 Hypertoniker im Alter von mindestens 80 Jahren und mit einem systolischen Blutdruck von mindestens 160 mm Hg (im Mittel 173 mm Hg) untersucht. In HYVET wurden die Patienten mit einem Diuretikum (Indapamid 1,5 mg) und bei Bedarf zusätzlich mit einem ACE-Hemmer (Perindopril 2 oder 4 mg) behandelt, um den Zielblutdruck von unter 150/80 mm Hg zu erreichen. Im Vergleich zur Placebo-Gruppe mit einem Blutdruck von 161/84 mm Hg war dieser in der aktiv behandelten Gruppe (etwa 3/4 der Patienten erhielten eine Kombination aus Indapamid und Perindopril) mit 144/78 mm Hg signifikant stärker gesenkt. Diese Blutdrucksenkung resultierte in einem eindeutigen prognostischen Vorteil, so dass die Studie nach einer mittleren Beobachtungszeit von weniger als 2 Jahren vorzeitig abgebrochen wurde. Der primäre kombinierte Endpunkt bestehend aus tödlichem und nicht-tödlichem Schlaganfall wurde um 30% reduziert und verfehlte das Signifikanzniveau nur knapp (p=0,06); dieses nicht signifikante Ergebnis muss allerdings vor dem Hintergrund der vorzeitigen Beendigung der Studie interpretiert werden. Anlass für den vorzeitigen Abbruch waren die Ergebnisse, dass weitere sekundäre Endpunkte wie Herzinsuffizienz (64%), schwere kardiovaskuläre Ereignisse und Gesamtmortalität (21%)

deutlich und signifikant reduziert wurden. Diese Studie belegt somit, dass die Blutdrucksenkung bei Patienten im Alter von ≥ 80 Jahren auf einen Zielblutdruck von <150/80 mm Hg nicht nur im Hinblick auf die Prävention kardiovaskulärer Ereignisse sinnvoll, sondern auch insgesamt lebensverlängernd ist. Das Ausmaß der Blutdrucksenkung spricht bei Berücksichtigung der Streubreite der Werte dafür, dass der günstige Effekt im Wesentlichen auf der Reduktion des systolischen Blutdrucks beruht. Basierend auf den wichtigen Daten aus HYVET kann jetzt in den Leitlinien positiv empfohlen werden, dass eine antihypertensive Behandlung auch bei Patienten im Alter von 80 Jahren und darüber erfolgen soll.

In Anbetracht des hohen Alters der Patienten sollte jedoch keine generelle Behandlungsempfehlung für alle Patienten aus dieser Studie abgeleitet werden, sondern ein differenziertes Vorgehen gewählt werden, das sich an den Patientencharakteristika und dem Studiendesign in HYVET orientieren kann. In dieser Studie wurden gezielt nur Patienten ohne manifeste kardiovaskuläre Vorerkrankungen und in einem gutem physischen sowie mentalen Zustand eingeschlossen; kranke und vulnerable Individuen, die man bei Achtzigjährigen häufig findet, wurden ausgeschlossen. Obwohl Veränderungen der Baroreflexfunktion bei Älteren nicht selten beobachtet werden (Brown CM, et al), fanden sich bei den Patienten in HYVET, selbst unter der Therapie, vergleichbare Blutdruckwerte im Sitzen und im Stehen als weiteres Indiz dafür, dass in der Tat relativ gesunde Individuen eingeschlossen wurden. Insgesamt war die Inzidenz von schweren unerwünschten Ereignissen unter der aktiven Behandlung niedriger als unter Placebo, was als Hinweis für die ausgezeichnete Verträglichkeit der eingesetzten Medikamente aufgefasst werden kann und darauf hindeutet, dass unerwünschte Ereignisse in erster Linie auf die Hypertonie an sich und weniger auf die Behandlung zurückzuführen waren. Dieser Befund bestätigt wiederum die besondere Selektion von relativ gesunden älteren Patienten in dieser Studie. Die vorzeitige Beendigung der Studie führte zu einer nur kurzen Beobachtungszeit (1,8 Jahre) und erlaubt somit keine Antwort auf die Frage, ob der Vorteil der antihypertensiven Therapie über mehrere Jahre persistiert.

Seit der Veröffentlichung der Leitlinie der Deutschen Hochdruckliga 2008 sind einige weitere wichtige Daten zur antihypertensiven Behandlung bei älteren Patienten veröffentlicht worden. So wurde eine große prospektive Meta-Analyse größerer Interventionsstudien veröffentlicht, die bei Patienten unabhängig davon, ob sie jünger oder älter als 65 Jahre waren, den gleichen Vorteil durch eine vergleichbare Blutdrucksenkung nachwies (Turnbull F, et al). Weiterhin fanden sich in dieser Meta-Analyse keine Belege dafür, dass verschiedene Substanzklassen der Antihypertensiva bei jüngeren oder älteren Patienten die Endpunkte besser reduzieren. Dies ist eine Bestätigung der Aussagen der Leitlinie der Deutschen Hochdruckliga 2008, dass bei Älteren aus prognostischer Sicht die Therapie entweder mit einem Thiaziddiuretikum, Calciumantagonisten, AT1-Antagonisten, ACE-Hemmer oder Beta-Blocker in Analogie zu den allgemeinen Therapieempfehlungen eingeleitet werden kann. In insgesamt drei Studien zur Behandlung der isoliert systolischen Hypertonie der Älteren (SHEP Cooperative Research Group; Staessen JA, et al; Liu L, et al) wurde die Therapie in einer Studie mit einem Diuretikum (SHEP Cooperative Research Group) und in zwei Studien mit einem Calciumantagonisten (Staessen JA; Liu L, et al) begonnen.

Eine kürzlich berichtete Analyse (Zanchetti A, et al) hat hervorgehoben, dass im Rahmen der bislang bekannten Interventionsstudien bei älteren Hypertonikern (SHEP Cooperative Research Group; Staessen JA, et al; Beckett NS, et al; Liu L, et al; Medical Research Council trial of treatment of hypertension in older adults: principal results; Jatos Study Group; Amery A, et al; Coope J, et al; Dahlöf B, et al; Lithell H, et al) noch in keiner Studie Patienten mit Grad 1 Hypertonie (systolischer Blutdruck 140- 159 mm Hg) untersucht wurden. Weiterhin wurde bislang noch in keiner der Placebo-kontrollierten Studien zur antihypertensiven Therapie bei Älteren (SHEP Cooperative Research Group; Staessen JA, et al; Beckett NS, et al; Liu L, et al; Medical Research Council trial of treatment of hypertension in older adults: principal results; Amery A, et al; Coope J, et al; Dahlöf B, et al; Lithell H, et al) tatsächlich ein systolischer Blutdruck unter 140 mm Hg erzielt. Die einzige Studie, in der ein Vergleich zwischen den Patienten mit einem erzielten systolischen Blutdruck unter und über 140 mm Hg durchgeführt wurde, ist zugleich auch die einzige Studie, in der sich kein Vorteil für die intensivierte Therapie ergab (Jatos Study Group). Allerdings war die statistische Aussagekraft dieser Studie aufgrund der geringen Ereignisrate limitiert. Weiterhin ist auch unklar, wie stark der diastolische Blutdruck bei älteren Patienten mit isolierter systolischer Hypertonie gesenkt werden sollte. Eine Post-hoc-Analyse der SHEP-Studie ergab, dass Patienten mit diastolischen Blutdruckwerten unter 70 mm Hg während der Behandlung eine schlechte Prognose hatten (Somes GW, et al). Bei diesen Patienten ist der Blutdruck möglicherweise zu stark gesenkt worden. Es könnte sich aber auch um Patienten gehandelt haben, bei denen sich im Verlauf der Studie neben der Hypertonie andere schwere Erkrankungen entwickelt hatten. Im

Einklang mit letzterer Annahme befinden sich Ergebnisse aus einer Nachuntersuchung der Syst-Eur-Studie (Fagard RH, et al). Diese zeigten eine erhöhte nicht-kardiovaskulare Mortalität bei Patienten mit niedrigem diastolischem Blutdruck sowohl in der Placebogruppe als auch unter aktiver Behandlung. Weiterhin wurde in Syst-Eur bei der Behandlung von älteren Patienten mit isolierter systolischer Hypertonie, bei denen zu Studienbeginn keine koronare Herzkrankheit vorlag, bis zu einem diastolischen Blutdruck von 55 mm Hg kein nachteiliger Effekt beobachtet (Fagard RH, et al). Im Gegensatz dazu war bei aktiv behandelten Patienten mit koronarer Herzerkrankung und niedrigem diastolischem Blutdruck zwischen 60 und 65 mm Hg die kardiovaskuläre Ereignisrate erhöht, so dass bei diesen Patienten der diastolische Blutdruck vermutlich nicht unter 70 mm Hg gesenkt werden sollte.

Weil ältere Patienten in der Gesamtschau der Interventionsstudien in ähnlicher Weise wie jüngere Patienten von der Blutdrucksenkung profitieren, wird im Einklang mit der eingangs genannten allgemeinen Empfehlung geraten, bei allen Hypertonikern den Blutdruck mindestens auf Werte unter 140/90 mm Hg zu senken, auch bei älteren Patienten bis zum Lebensalter von 80 Jahren. Dies ist insbesondere dann angezeigt, wenn die medikamentöse Behandlung von älteren Patienten gut vertragen wird. Gleichwohl sollte in Zukunft versucht werden, die bestehenden Evidenzlücken zur Durchführung der antihypertensiven Therapie bei älteren Hypertonikern durch spezifische neue Interventionsstudien in dieser Altersgruppe zu schließen. Dies betrifft insbesondere die Frage, welche diastolischen Blutdruckwerte im Rahmen der optimalen Blutdruckkontrolle bei älteren Patienten mit isolierter systolischer Hypertonie noch akzeptabel sind. Allerdings kann jetzt aufgrund von HYVET eine allgemeine evidenzbasierte Empfehlung für die Verschreibung einer antihypertensiven Medikation bei > Achtzigjährigen mit einem systolischen Blutdruck über 160 mm Hg und für einen Zielblutdruck von systolisch unter 150 mm Hg gegeben werden. Aufgrund des heterogenen allgemeinen Gesundheitszustandes bei sehr alten Patienten sollte gleichwohl die Indikation zur aktiven Behandlung individuell geprüft werden, die Blutdrucksenkung langsam erfolgen und vom behandelnden Arzt sorgfältig überwacht werden.

### Antihypertensive Kombinationstherapie

Da viele Hypertoniker zum Erreichen der Zielblutdruckwerte eine Kombination mehrerer Antihypertensiva benötigen, hat die Diskussion, mit welcher Substanz die Behandlung begonnen werden soll, an Bedeutung verloren. Vielmehr müssen häufig zwei, drei oder mehr Antihypertensiva miteinander kombiniert werden, um eine effektive Blutdrucksenkung zu erreichen.

Wenn mit Hilfe einer Monotherapie in verträglichen Dosen der Zielblutdruck nicht erreicht wird, muss ein Antihypertensivum aus einer anderen Gruppe zugefügt werden.

Eine antihypertensive Behandlung kann aber auch initial mit einer Kombinationstherapie begonnen werden, wenn auf Grund eines erhöhten kardiovaskulären Risikos oder bereits eingetretener hypertensiver Komplikationen zeitnah eine sichere Blutdrucksenkung erreicht werden soll. Darüber hinaus kann eine Kombinationstherapie gewählt werden, um bei geringerer Dosis der Einzelsubstanzen das Auftreten von Nebenwirkungen zu vermeiden.

Die Kombination von zwei antihypertensiven Medikamenten sollte auf einer sinnvollen Ergänzung der Wirkungsmechanismen beruhen. Folgende Medikamentenkombinationen haben sich als effizient und gut verträglich herausgestellt:

- Diuretika und ACE-Inhibitoren bzw. AT1-Antagonisten
- Dihydropyridin-Calciumantagonisten und Beta-Blocker
- Calciumantagonisten und ACE-Inhibitoren bzw. AT1-Antagonisten
- Calciumantagonisten und Diuretika
- Beta-Blocker und Diuretika

Die Kombination von Beta-Blockern mit Diuretika wird seit vielen Jahren eingesetzt und wurde auch in zahlreichen Interventionsstudien verwendet. Wie im Kapitel weiter oben erörtert wurde, haben sowohl Beta-Blocker als auch Diuretika ungünstige metabolische Effekte, die möglicherweise durch eine Kombination beider Substanzgruppen verstärkt werden. Die Kombination von Beta-Blockern und Diuretika sollte daher nicht verwendet werden bei Patienten mit metabolischem Syndrom oder mit Komponenten dieses Syndroms. Als Kombinationspartner für Beta-Blocker, Diuretika, ACE-Inhibitoren, AT1-Antagonisten und Calciumantagonisten kommen auch Alpha-1-Blocker in Frage. Allerdings ist die Datenlage zum therapeutischen Nutzen dieser Kombinationen begrenzt. Thiaziddiuretika wurden mit kaliumsparenden Diuretika kombiniert, um eine Hypokaliämie zu vermeiden. Diese Kombination hat durch den heute üblichen Einsatz niedriger Dosen von Thiaziddiuretika an Bedeutung verloren. Die Kombination von ACE-Inhibitor und AT1-Blocker bei Hypertonikern wurde in ONTARGET (The ONTARGET Investigators) untersucht und war nicht nutzbringend. Es gibt Argumente, die für den Beginn der antihypertensiven Behandlung in Form einer Kombinationstherapie, in der Regel als Zweierkombination, sprechen. Die Vorteile dieses Vorgehens bestehen darin, dass durch die Verwendung zweier Medikamente mit unterschiedlichem Wirkungsmechanismus die Wahrscheinlichkeit einer effektiven Blutdrucksenkung erhöht wird und die Kombinationspartner in einer niedrigen, nebenwirkungsarmen Dosierung gegeben werden können. Durch die Kombinationstherapie kann der Zielblutdruck rascher erreicht werden, was bei Patienten mit hohem kardiovaskulärem Risiko wichtig ist. Weiter oben wurde erwähnt, dass in der VALUE-Studie (Julius S, et al) die Häufigkeit von Herzinfarkten in der Valsartangruppe in den ersten drei Monaten höher war als in der Amlodipingruppe. Während dieser Zeit waren die Blutdruckwerte bei den mit dem AT1-Antagonisten behandelten Hypertonikern deutlich höher als bei den mit dem Calciumantagonisten behandelten Patienten. Ein Nachteil des Beginns der antihypertensiven Behandlung in Form einer Kombinationstherapie ist die Möglichkeit, dass ein Patient mit einem nicht wirksamen und daher überflüssigen Medikament belastet wird. Eine primäre Kombinationstherapie sollte erwogen werden bei Patienten mit hohem oder sehr hohem kardiovaskulären Risiko. Dies gilt insbesondere für Hochrisikopatienten, deren Ausgangsblutdruck mehr als 20/10 mm Hg über dem Zielblutdruck liegt. Bei diesen Hypertonikern ist die Wahrscheinlichkeit gering, dass eine Monotherapie den Blutdruck ausreichend senkt. Eine Reihe von Präparaten mit fester Kombination von Antihypertensiva in einer Tablette steht für die Hochdrucktherapie zur Verfügung. Diese Kombinationspräparate sollten nach Möglichkeit eingesetzt werden, wenn bei einem Patienten die wirksamen und verträglichen Dosen von Kombinationspartnern ermittelt sind. Dieses Vorgehen vermindert die Zahl der einzunehmenden Tabletten und erhöht dadurch die Zuverlässigkeit der Medikamenteneinnahme. Fixe Kombinationen mit niedriger Dosierung der Komponenten können auch für die primäre Kombinationstherapie verwendet werden.

## Empfehlungen zum praktischen Vorgehen: Mono- oder Kombinationstherapie

Zum Erreichen der Zielblutdruckwerte benötigen die meisten Hypertoniker mehr als ein Antihypertensivum. Zahlreiche wirksame und gut verträgliche Kombinationen stehen zur Verfügung.

- Die antihypertensive Therapie kann in Form einer Monotherapie oder mit der Kombination von zwei Antihypertensiva in niedrigen Dosen begonnen werden.
- Der Beginn mit einer Monotherapie ist zu bevorzugen bei Patienten mit leichter Hypertonie und einem leicht oder mäßig erhöhten kardiovaskulären Risiko. Eine primäre Kombinationstherapie sollte erwogen werden bei Patienten mit Hypertonie Grad 2 oder 3 oder mit einem hohen bzw. sehr hohen kardiovaskulären Risiko.
- Fixe Kombinationen von zwei Antihypertensiva können die Behandlung vereinfachen und die Therapietreue erhöhen.
- Manche Hypertoniker benötigen zum Erreichen des Zielblutdrucks eine Kombination von mehr als zwei Antihypertensiva.
- Bei Hypertonikern mit leicht oder mäßig erhöhtem kardiovaskulären Risiko und insbesondere bei älteren Patienten sollte die Blutdrucksenkung schrittweise im Laufe mehrerer Wochen erfolgen. Bei Hypertonikern mit hohem oder sehr hohem kardiovaskulären Risiko sollte der Zielblutdruck rascher erreicht werden, was eine frühzeitige Kombinationstherapie und häufige Dosisanpassungen erforderlich macht.

Die „Leitlinien" der Wissenschaftlichen Medizinischen Fachgesellschaften sind systematisch entwickelte Hilfen für Ärzte zur Entscheidungsfindung in spezifischen Situationen. Sie beruhen auf aktuellen wissenschaftlichen Erkenntnissen und in der Praxis bewährten Verfahren und sorgen für mehr Sicherheit in der Medizin, sollten aber auch ökonomische Aspekte berücksichtigen. Die „Leitlinien" sind für Ärzte rechtlich nicht bindend und haben daher weder haftungsbegründende noch haftungsbefreiende Wirkung. Die AWMF erfasst und publiziert die Leitlinien der Fachgesellschaften mit größtmöglicher Sorgfalt – dennoch kann die AWMF für die Richtigkeit – insbesondere von Dosierungsangaben – keine Verantwortung übernehmen.

Bei manchen Patienten gelingt es auch mit Hilfe von Zweierkombinationen von Antihypertensiva nicht, den Zielblutdruck zu erreichen. Dies trifft insbesondere für Hypertoniker mit Nierenerkrankungen zu. Dann müssen Kombinationen von drei oder mehr Antihypertensiva eingesetzt werden. Für Dreierkombinationen kommen insbesondere in Frage:
- Diuretikum + ACE-Inhibitor + Calciumantagonist
- Diuretikum + AT1-Antagonist + Calciumantagonist
- Diuretikum + Beta-Blocker + Vasodilatator*

- Diuretikum + zentrales Antisympathotonikum + Vasodilatator*

* hier subsummiert: Calciumantagonisten, ACE-Hemmer, AT1-Antagonisten, Alpha 1-Blocker, Dihydralazin

## Literatur

1. Aksnes TA, Flaa A, Strand A, Kjeldsen SE (2007) Prevention of new-onset atrial fibrillation and its predictors with angiotensin II-receptor blockers in the treatment of hypertension and heart failure. J Hypertens 25: 15-23
2. Amery A, Birkenhager W, Brixko P, Bulpitt C, Clement D, Deruyttere M et al. (1985) Mortality and morbidity results from the European Working Party on High Blood Pressure in the Elderly trial. Lancet 1: 1349-1354
3. Arima H, Chalmers J, Woodward M, Anderson C, Rodgers A, Davis S et al. (2006) Lower target blood pressures are safe and effective for the prevention of recurrent stroke: the PROGRESS trial. J Hypertens 24: 1201-1208
4. Arima H, Chalmers J, Woodward M, Anderson C, Rodgers A, Davis S et al. (2006) Lower target blood pressures are safe and effective for the prevention of recurrent stroke: the PROGRESS trial. J Hypertens 24: 1201-1208
5. Barnett AH, Bain SC, Bouter P, Karlberg B, Madsbad S, Jervell J et al. (2004) Angiotensin-receptor blockade versus converting-enzyme inhibition in type 2 diabetes and nephropathy. N Engl J Med 351: 1952-1961
6. Beckett NS, Peters R, Fletcher AE, Staessen JA, Liu L, Dumitrascu D et al. (2008) Treatment of hypertension in patients 80 years of age or older. N Engl J Med 358: 1887-1898
7. Birna J, Morris R, Donaldson N, Kalra L (2006) The effects of blood pressure reduction on cognitive function: a review of effects based on pooled data from clinical trials. J Hypertens 24: 1907-1914
8. Brown CM, Hecht MJ, Neundörfer B, Hilz MJ (2003) Effects of lower body negative pressure on cardiac and vascular responses to carotid baroreflex stimulation. Physiol Res 52: 637-645
9. Burgess E, Muirhead N, Rene de Cotret P, Chiu A, Pichette V, Tobe S (2009) Supramaximal dose of candesartan in proteinuric renal disease. J Am Soc Nephrol 20: 893-900
10. Chaturvedi N, Porta M, Klein R, Orchard T, Fuller J, Parving HH et al. (2008) Effect of candesartan on prevention (DIRECT-Prevent 1) and progression (DIRECT-Protect 1) of retinopathy in type 1 diabetes: randomised, placebo-controlled trials. Lancet 372: 1394-1402

11. Clement DL, De Buyzere ML, De Bacquer DA, De Leeuw PW, Duprez DA, Fagard RH et al. (2003) Prognostic value of ambulatory blood pressure recordings in patients with treated hypertension. N Engl J Med 348: 2407-2415
12. Cohn JN, Ziesche S, Smith R, Anand I, Dunkman B, Loeb H et al. (1997) Effect of the calcium antagonist felodipine as supplementary vasodilator therapy in patients with chronic heart failure treated with enalapril – V-HeFT III. Circulation 96: 856-863
13. Collins R, MacMahon S (1994) Blood pressure, antihypertensive drug treatment and the risks of stroke and of coronary heart disease. Br Med Bull 50: 272-298
14. Coope J, Warrender TS (1986) Randomised trial of treatment of hypertension in elderly patients in primary care. Br Med J (Clin Res Ed) 293: 1145-1151
15. Dahlöf B, Lindholm LH, Hansson L, Schersten B, Ekbom T, Wester PO (1991) Morbidity and mortality in the Swedish Trial in Old Patients with Hypertension (STOP-Hypertension). Lancet 338: 1281-1285
16. Dalla Vestra M, Pozza G, Mosca A, Grazioli V, Lapolla A, Fioretto P et al. (2004) Effect of lercanidipine compared with ramipril on albumin excretion rate in hypertensive Type 2 diabetic patients with microalbuminuria: DIAL study (diabete, ipertensione, albuminuria, lercanidipina). Diabetes Nutr Metab 17: 259-266
17. de Galan BE, Perkovic V, Ninomiya T, Pillai A, Patel A, Cass A et al. (2009) Lowering blood pressure reduces renal events in type 2 diabetes. J Am Soc Nephrol 20: 883-892
18. Deutsche Hochdruckliga (2009) Leitlinien zur Behandlung der arteriellen Hypertonie. Nieren- und Hochdruckkrankheiten 38: 137-188
19. Dickstein K, Kjekshus J (2002) Steering Committee of the OPTIMAAL Study Group. Effects of losartan and captopril on mortality and morbidity in high-risk patients after acute myocardial infarction: the OPTIMAAL randomised trial. Optimal Trial in Myocardial Infarction with Angiotensin II Antagonist Losartan. Lancet 360: 752-760
20. Domanski MJ, Mitchell GF, Norman JE, Exner DV, Pitt B, Pfeffer MA (1999) Independent prognostic information provided by sphygmomanometrically determined pulse pressure and mean arterial pressure in patients with left ventricular dysfunction. J Am Coll Cardiol 33: 951-958
21. Epstei, Williams GH, Weinberger M, Lewin A, Krause S, Mukherjee R et al. (2006) Selective aldosterone blockade with eplerenone reduces albuminuria in patients with type 2 diabetes. Clin J Am Soc Nephrol 1: 940-951
22. Fagard RH, Staessen JA, Thijs L, Celis H, Bulpitt CJ, de Leeuw PW et al. (2007) On-treatment diastolic blood pressure and prognosis in systolic hypertension. Arch Intern Med 167: 1884-1891

23. Fogari R, Mugellini A, Destro M, Corradi L, Zoppi A, Fogari E et al. (2006) Losartan and prevention of atrial fibrillation recurrence in hypertensive patients. J Cardiovasc Pharmacol 47: 46-50
24. Freemantle N, Cleland J, Young P, Mason J, Harrison J (1999) Beta blockade after myocardial infarction: systematic review and meta regression analysis. Br Med Journal 318: 1730-1737
25. Gueyffier F, Bulpitt C, Boissel JP, Schron E, Ekbom T, Fagard R et al. (1999) Antihypertensive drugs in very old people: a subgroup meta-analysis of randomised controlled trials. Lancet 353: 793-796
26. Guidelines Committee (2003) European Society of Hypertension-European Society of Cardiology guidelines for the management of arterial hypertension. J Hypertens 21: 1011-1053
27. Haller H, Ito S, Izzo JL Jr., Januszewicz A, Katayama S, Menne J et al. (2011) Olmesartan for the delay or prevention of microalbuminuria in type 2 diabetes. N Engl J Med 364: 907-917
28. Hankey GJ (2005) Preventable stroke and stroke prevention. J Thromb Haemost 3: 1638-1645
29. Hansson L, Zanchetti A, Carruthers SG, Dahlöf B, Elmfeldt D, Julius S et al. (1998) Effects of intensive blood-pressure lowering and low-dose aspirin in patients with hypertension: principal results of the Hypertension Optimal Treatment (HOT) randomised trial. Lancet 351: 1755-1762
30. Healey JS, Baranchuk A, Crystal E, Morillo Ca, Garfinkle M, Yusuf S et al. (2005) Prevention of atrial fibrillation with angiotensin-converting enzyme inhibitors and angiotensin receptor blockers: a meta-analysis. J Am Coll Cardiol 45: 1832-1839
31. Heart Outcomes Prevention Evaluation Study Investigators (2000) Effects of ramipril on cardiovascular and microvascular outcomes in people with diabetes mellitus: results of the HOPE study and MICRO-HOPE substudy. Lancet 355: 253-259
32. Ibsen H, Olsen MH, Wachtell K, Borch-Johnsen K, Lindholm LH, Mogensen CE et al. (2006) Does albuminuria predict cardiovascular outcomes on treatment with losartan versus atenolol in patients with diabetes, hypertension, and left ventricular hypertrophy? The LIFE study. Diabetes Care 29: 595-600
33. Jatos Study Group (2008) Principal results of the Japanese trial to assess optimal systolic blood pressure in elderly hypertensive patients (JATOS). Hypertens Res 31: 2115-2127
34. Jafar TH, Stark PC, Schmid CH, Landa M, Maschio G, de Jong PE et al. (2003) Progression of chronic kidney disease: The role of blood pressure control, proteinuria, and angiotensin converting enzyme inhibition. A patient-level meta-analysis. Ann Intern Med 139: 244-252
35. Jennings DL, Kalus JS, Coleman CI, Manierski C, Yee J (2007) Combination therapy with an ACE inhibitor and an angiotensin receptor blocker for diabetic nephropathy: a meta-analysis. Diabet Med 24: 486-493

36. Julius S, Kjeldsen SE, Weber M, Brunner HR, Ekman S, Hansson L et al. (2004) Outcomes in hypertensive patients at high cardiovascular risk treated with regimens based on valsartan or amlodipine: the VALUE randomised trial. Lancet 363: 2022-2031
37. Kannel WB (2000) Risk stratification in hypertension: new insights from the Framingham study. Am J Hypertens 13 (Suppl. 1): 3-10
38. Kannel WB, Wolf PA, Benjamin EJ, Levy D (1998) Prevalence, incidence prognosis, and predisposing conditions for atrial fibrillation: population-based estimates. Am J Cardiol 82: 2N-9N
39. Kilander L, Nyman H, Boberg M, Hansson L, Lithell H (1998) Hypertension is related to cognitive impairment: A 20 year follow-up of 999 men. Hypertension 31: 780-788
40. Launer LJ, Masaki K, Petrovitch H, Foley D, Havlik RJ (1995) The association between midlife blood pressure levels and late-life cognitive function. The Honolulu-Asia Aging Study. JAMA 274: 1846-1851
41. Lee VC, Rhew DC, Dylan M, Badamgarav E, Braunstein GD, Weingarten SR (2004) Meta-analysis: angiotensin-receptor blockers in chronic heart failure and high-risk acute myocardial infarction. Ann Intern Med 141: 693-704
42. Lewis EJ, Hunsicker LG, Clarke WR, Berl T, Pohl MA, Lewis JB et al. (2001) Renoprotective effect of the angiotensin-receptor antagonist irbesartan in patients with nephropathy due to type 2 diabetes. N Engl J Med 345: 851-860
43. Lip GY, Frison L, Grind M (2007) Effect of hypertension on anticoagulated patients with atrial fibrillation. Eur Heart J 28: 752-759
44. Lithell H, Hansson L, Skoog I, Elmfeldt D, Hofman A, Olofsson B et al. (2003) The Study on Cognition and Prognosis in the Elderly (SCOPE): principal results of a randomized doubleblind intervention trial. J Hypertens 21: 875-886
45. Liu L, Wang JG, Gong L, Liu G, Staessen JA (1998) Comparison of active treatment and placebo in older Chinese patients with isolated systolic hypertension. Systolic Hypertension in China (Syst-China) Collaborative Group. J Hypertens 16: 1823-1829
46. Liu L, Zhang Y, Liu G, Zhang X, Zanchetti A (2005) The Felodipine Event Reduction (FEVER) Study: a randomized, placebo-controlled trial in Chinese hypertensive patients. J Hypertens 23: 2157-2172
47. Madrid AH, Bueno MG, Rebollo JM, Marin I, Pena G, Bernal E et al. (2002) Use of irbesartan to maintain sinus rhythm in patients with long-lasting persistent atrial fibrillation: a prospective, randomized study. Circulation 106: 331-336
48. Makino H, Haneda M, Babazono T, Moriya T, Ito S, Iwamoto Y et al. (2007) Prevention of transition from incipient to overt nephropathy with telmisartan in patients with type 2 diabetes. Diabetes Care 30: 1577-1578
49. Mann JF, Schmieder RE, Dyal L, McQueen MJ, Schumacher H, Pogue J et al. (2009) Effect of telmisartan on renal outcomes: a randomized trial. Ann Intern Med 151: 1-10, W11-12

50. Marre M, Lievre M, Chatellier G, Mann JF, Passa P, Menard J (2004) Effects of low dose ramipril on cardiovascular and renal outcomes in patients with type 2 diabetes and raised excretion of urinary albumin: randomised, double blind, placebo controlled trial (the DIABHYCAR study). BMJ 328: 495
51. Marre M, Puig JG, Kokot F, Fernandez M, Jermendy G, Opie L et al. (2004) Equivalence of indapamide SR and enalapril on microalbuminuria reduction in hypertensive patients with type 2 diabetes: the NESTOR Study. J Hypertens 22: 1613-1622
52. Medical Research Council Working Party (1985) MRC trial of treatment of mild hypertension: principal results. Brit med J 291: 97-104
53. Medical Research Council trial of treatment of hypertension in older adults: principal results. MRC Working Party. BMJ 1992; 304: 405-412
54. Metra M, Ponikowski P, Dickstein K, McMurray JJV, Gavazzi A, Bergh CH et al. (2007) Advanced chronic heart failure: A position statement from the Study Group on Advanced Heart Failure of the Heart Failure Association of the European Society of Cardiology. Eur J Heart Fail 9: 684-694
55. Messerli FH, Mancia G, Conti R, Hewkin AC, Kupfer S, Champion A et al. (2006) Dogma disputed: can aggressively lowering blood pressure in hypertensive patients with coronary artery disease be dangerous? Ann Int Med 144: 884-893
56. Mogensen CE, Neldam S, Tikkanen I, Oren S, Viskoper R, Watts RW et al. (2000) Randomised controlled trial of dual blockade of renin-angiotensin system in patients with hypertension, microalbuminuria, and non-insulin dependent diabetes: the candesartan and lisinopril microalbuminuria (CALM) study. BMJ 321: 1440-1444
57. Nissen SE, Tuzou EM, Libby P, Thompson PD, Ghali M, Garza D et al. (2004) Effect of antihypertensive agents on cardiovascular events in patients with coronary disease and normal blood pressure: the CAMELOT study: a randomized controlled trial. JAMA 292: 2217-2225
58. Packer M, O'Connor CM, Ghali JK, Pressler ML, Carson PE, Belkin RN et al. (1996) Effect of amlodipine on morbidity and mortality in severe chronic heart failure. N Engl J Med 335: 1107-1114
59. Palmer BF (2008) Supratherapeutic doses of angiotensin receptor blockers to decrease proteinuria in patients with chronic kidney disease. Am J Nephrol 28: 381-390
60. Parving HH, Lehnert H, Brochner-Mortensen J, Gomis R, Andersen S, Arner P (2001) The effect of irbesartan on the development of diabetic nephropathy in patients with type 2 diabetes. N Engl J Med 345: 870-878
61. Parving HH, Persson F, Lewis JB, Lewis EJ, Hollenberg NK (2008) Aliskiren combined with losartan in type 2 diabetes and nephropathy. N Engl J Med 358: 2433-2446
62. PATS Collaborative Group (1995) Post-stroke antihypertensive treatment study. Clin Med J 108: 710-717

63. Pepine CJ, Kowey PR, Kupfer S, Kolloch RE, Benetos A, Mancia G et al. (2006) Predictors of adverse outcome among patients with hypertension and coronary artery disease. J Am Coll Cardiol 47: 547-551
64. Peterson JC, Adler S, Burkart JM, Greene T, Hebert LA, Hunsicker LG et al. (1995) Blood pressure control, proteinuria, and the progression of renal disease. The Modification of Diet in Renal Disease Study. Ann Intern Med 123: 754-762
65. Pfeffer MA, McMurray JJ, Velazquez EJ, Rouleau JL, Kober L, Maggioni AP et al. (2003) Valsartan, captopril, or both in myocardial infarction complicated by heart failure, left ventricular dysfunction, or both. N Engl J Med 349: 1893-1896
66. PROGRESS Collaborative Study Group (2001) Randomised trial of perindopril based blood pressure-lowering regimen among 6108 individuals with previous stroke or transient ischaemic attack. Lancet 358: 1033-1041
67. Ravid M, Savin H, Jutrin I, Bental T, Katz B, Lishner M (1993) Long-term stabilizing effect of angiotensin-converting enzyme inhibition on plasma creatinine and on proteinuria in normotensive type II diabetic patients. Ann Intern Med 118: 577-581
68. Rossing K, Schjoedt KJ, Jensen BR, Boomsma F, Parving HH (2005) Enhanced renoprotective effects of ultrahigh doses of irbesartan in patients with type 2 diabetes and microalbuminuria. Kidney Int 68: 1190-1198
69. Ruilope LM, Salvetti A, Jamerson K, Hansson L, Warnold I, Wedel H, Zanchetti A (2001) Renal function and intensive lowering of blood pressure in hypertensive participants of the Hypertension Optimal Treatment (HOT) study. J Am Soc Nephrol 12: 218-225
70. Schjoedt KJ, Rossing K, Juhl TR, Boomsma F, Rossing P, Tarnow L et al. (2005) Beneficial impact of spironolactone in diabetic nephropathy. Kidney Int 68: 2829-2836
71. Schrader J, Luders S, Kulschewski A, Berger J, Zidek W, Treib J (2003) et al. The ACCESS Study: evaluation of acute candesartan cilexetil therapy in stroke survivors. Stroke 34: 1699-1703
72. Schrader J, Lüders S, Kulschewski A, Hammersen F, Plate K, Berger J et al. (2005) Morbidity and Mortality after Stroke, Eprosartan Compared with Nitrendipine for Secondary Prevention: principal results of a prospective randomized controlled study (MOSES). Stroke 36: 1218-1226
73. Schrier RW, Estacio RO, Esler A, Mehler P (2002) Effects of aggressive blood pressure control in normotensive type 2 diabetic patients on albuminuria, retinopathy and strokes. Kidney Int 61: 1086-1097
74. Shekelle PG, Rich MW, Morton SC, Atkinson CS, Tu W, Maglione M et al. (2003) Efficacy of angiotensin-converting enzyme inhibitors and beta-blockers in the management of left ventricular systolic dysfunction according to race, gender, and diabetic status: a meta-analysis of major clinical trials. J Am Coll Cardiol 41: 1529-1538

75. SHEP Cooperative Research Group (1991) Prevention of stroke by antihypertensive drug treatment in older persons with isolated systolic hypertension. Final results of the Systolic Hypertension in the Elderly Program (SHEP). JAMA 265: 3255-3264
76. Sjolie AK, Klein R, Porta M, Orchard T, Fuller J, Parving HH et al. (2008) Effect of candesartan on progression and regression of retinopathy in type 2 diabetes (DIRECT-Protect 2): a randomised placebo-controlled trial. Lancet 372: 1385-1393
77. Skoog I, Lernfelt B, Landahl S, Palmertz B, Andreasson LA, Nilsson L et al. (1996) 15-Year longitudinal study of blood pressure and dementia. Lancet 347: 1141-1145
78. Solomon SD, Janardhanan R, Verma A, Bourgoun M, Daley WL, Purkayastha D et al. (2007) Effect of angiotensin receptor blockade and antihypertensive drugs on diastolic function in patients with hypertension and diastolic dysfunction: a randomised trial. Lancet 369: 2079-2087
79. Somes GW, Pahor M, Shorr RI, Cushman WC, Applegate WB (1999) The role of diastolic blood pressure when treating isolated systolic hypertension. Arch Intern Med 159: 2004-2009
80. Staessen JA, Fagard R, Thijs L, Celis H, Arabidze GG, Birkenhager WH et al. (1997) Randomised double-blind comparison of placebo and active treatment for older patients with isolated systolic hypertension. The Systolic Hypertension in Europe (Syst-Eur) Trial Investigators. Lancet 350: 757-764
81. Staessen JA, Gasowski J, Wang JG, Thijs L, Den HE, Boissel JP et al. (2000) Risks of untreated and treated isolated systolic hypertension in the elderly: meta-analysis of outcome trials. Lancet 355: 865-872
82. The EURopa trial On reduction of cardiac events with Perindopril in stable coronary Artery disease investigators (2003) Efficacy of perindopril in reduction of cardiovascular events among patients with stable coronary artery disease: randomised, double-blind, placebo-controlled multicentre trial (the EUROPA study). Lancet 362: 782-788
83. The ONTARGET Investigators (2008) Telmisartan, ramipril, or both in patients at high risk for vascular events. New England J Med 358: 1547-1559
84. The PEACE trial investigators (2004) Angiotensin-converting-enzyme inhibition in stable coronary artery disease. New Engl J Med 351: 2058-2068
85. Trenkwalder P, Elmfeldt D, Holman A, Lithell H, Olofsson B, Papademetriou V et al. (2005) The Study on Cognition and Prognosis in the Elderly (SCOPE) – major cardiovascular events and stroke in subgroups of patients. Blood Press 14: 31-37
86. Turnbull F, Neal B, Ninomiya T, Algert C, Arima H, Barzi F et al. (2008) Effects of different regimens to lower blood pressure on major cardiovascular events in older and younger adults: meta-analysis of randomised trials. BMJ 336: 1121-1123

87. UK Prospective Diabetes Study Group (1998) Efficacy of atenolol and captopril in reducing risk of macrovascular and microvascular complications in type 2 diabetes: UKPDS 39. BMJ 317: 713-720
88. Verdecchia P, Reboldi G, Gattobigio R, Bentivoglio M, Borgioni C, Angeli F et al. (2003) Atrial fibrillation in hypertension: predictors and outcome. Hypertension 41: 218-223
89. Vermeer SE, Prins ND, den Heijer T, Hofman A, Koudstaal PJ. Breteler MM (2003) Silent brain infarcts and risk of dementia and cognitive decline. N Engl J Med 348: 1215-1222
90. Viberti G, Wheeldon NM (2002) Microalbuminuria reduction with valsartan in patients with type 2 diabetes mellitus: a blood pressure-independent effect. Circulation 106: 672-678
91. Wachtell K, Lehto M, Gerdts E, Olsen MH, Hornestam B, Dahlof B et al. (2005) Angiotensin II receptor blockade reduces new-onset atrial fibrillation and subsequent stroke compared to atenolol: the Losartan Intervention For End Point Reduction in Hypertension (LIFE) study. J Am Coll Cardiol 45: 712-719
92. Yap YG, Duong T, Bland JM, Malik M, Torp-Pederson C, Kober L, Connolly SJ et al. (2007) Prognostic value of blood pressure measured during hospitalization after acute myocardial infarction: an insight from survival trials. J Hypertens 25: 307-313
93. Yusuf S, Teo KK, Pogue J, Dyal L, Copland I, Schumacher H et al. (2008) Telmisartan, ramipril, or both in patients at high risk for vascular events. N Engl J Med 358: 1547-1559
94. Zanchetti A, Grassi G, Mancia G (2009) When should antihypertensive drug treatment be initiated and to what levels should systolic blood pressure be lowered? A critical reappraisal. J Hypertens 27: 923-934

# Renale Denervierung bei therapierefraktärer Hypertonie

*Lars Christian Rump, Oliver Vonend*

## Unzureichend behandelte Hypertonie bleibt ein großes Problem

Die arterielle Hypertonie stellt weltweit die häufigste Todesursache (1). Allein in Deutschland sind 20-25 Millionen Menschen von der Hypertonie betroffen (2). Neben einer hohen Prävalenz ist vor allem die unzureichende Blutdruckeinstellung ein ernstes Problem. So erreichen nur 10-20% adäquate Zielwerte (2). Dies ist allerdings zwingend notwendig, wenn es darum geht, das individuelle Risiko für Schlaganfall, Herzinfarkt oder die Entwicklung einer Niereninsuffizienz zu minimieren. Man schätzt, dass bis zu 15% aller Patienten mit Bluthochdruck eine therapierefraktäre arterielle Hypertonie aufweisen. Die therapierefraktäre Hypertonie ist definiert als eine nicht adäquate Blutdruckeinstellung mit Blutdruckwerten ≥ 140/90 mmHg bei Praxismessung trotz Einnahme von 3 oder mehreren unterschiedlichen Antihypertensiva verschiedener Substanzklassen in maximaler bzw. maximal tolerierter Dosierung. Entscheidend für die Diagnose ist die Überprüfung der Compliance. Grundsätzlich muss auch eine Pseudoresistenz ausgeschlossen werden. Dies geschieht am besten durch eine ambulante Langzeit-Blutdruckmessung. Außerdem sollte grundsätzlich eine sekundäre Hypertonieursache systematisch ausgeschlossen werden. Die wesentlichen sekundären Hypertonieursachen sind primärer Hyperaldosteronismus, obstruktive Schlafapnoe und ein- oder beidseitige Nierenerkrankungen (3). Die sympathische Überaktivität ist einer der zentralen Mechanismen bei essentieller Hypertonie. Aber auch bei sekundären Hypertonieformen wie der renalen Hypertonie (renoparenchymatös sowie renovaskulär) oder der Schlafapnoe-assoziierten Hypertonie ist das sympathische Nervensystem maßgeblich an der Bluthochdruck-Entstehung beteiligt. Bei Patienten mit medikamentös nicht einstellbarer arterieller Hypertonie liegt oft eine besonders ausgeprägte Aktivierung des vegetativen Nervensystems mit Imbalance zwischen sympathischer und parasympathischer Aktivität vor. Seit einiger Zeit steht nun ein interventionelles Verfahren zur Verfügung, mit dem die afferenten und efferenten Nerven der Niere verödet werden können. Der folgende Artikel fasst den pathophysiologischen Hintergrund und die aktuelle Studienlage zusammen.

## Anatomie und Physiologie des sympathischen Nervensystems

### Efferente Nervenfasern

Die sympathische Innervation hat ihren Ursprung in den intermediolateralen Anteilen des Rückenmarks. Die präganglionären Neurone erstrecken sich von den thorakalen bis zu den lumbalen Anteilen. Die kurzen Axone werden prä- und paravertebral verschaltet und ziehen dann zu den Zielorganen wie Herz, Niere und Blutgefäße (Abb. 1). Aus sympathischen Nervenendigungen werde zahlreiche Neurotransmitter, wie Noradrenalin, Neuropeptid Y (NPY) und Adenosin-Triphosphat (ATP), freigesetzt (4, 5). Bei sympathischer Überaktivität kann so arterielle Hypertonie, Schlaganfall, chronische Niereninsuffizienz, linksventrikuläre Hypertrophie und plötzlicher Herztod entstehen.

Eine der Hauptwirkungen der sympathischen Nerven ist die Regulation des peripheren Widerstandes. Eine Aktivitätssteigerung des sympathischen Nervensystems führt zu einer Vasokonstriktion von Widerstandsgefäßen, vermehrter Reninfreisetzung aus der Niere

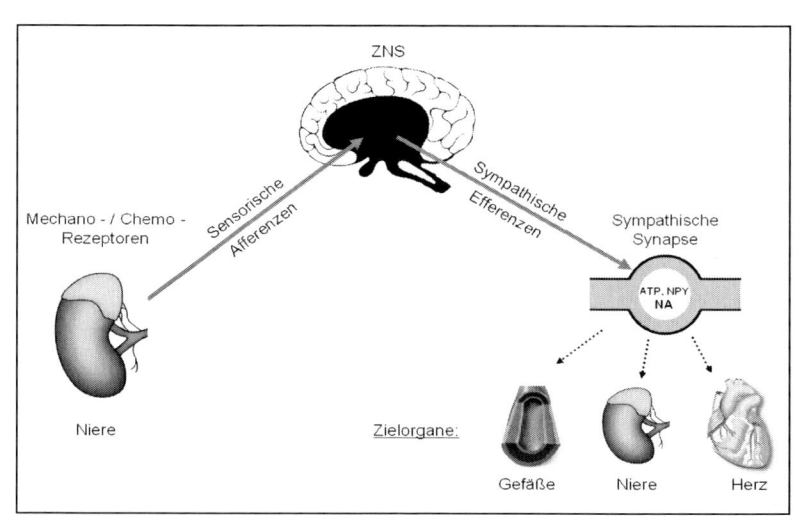

**Abb. 1:** *Schematische Darstellung sensorischer Afferenzen aus der Niere und sympathischer Efferenzen in die Zielorgane.*

und konsekutiv gesteigerter Natrium- und Wasserresorption. Darüber hinaus kommt es zur Abnahme des renalen Blutflusses. Frühe Experimente an Patienten mit essentieller Hypertonie haben gezeigt, dass die Noradrenalinfreisetzung aus den Nieren bei essentieller Hypertonie deutlich erhöht ist. Neben kurzfristigen Effekten wie Vasokonstriktion sind Neurotransmitter auch in der Lage, durch Modulation von Zell-Proliferation und -Apoptose die sympathisch innervierten Organe blutdruckunabhängig zu beeinflussen (6-9). ATP aktiviert spezifische P2Y- und P2X-Rezeptoren und vermittelt zahlreiche Funktionen. Ähnlich wie die Adrenorezeptoren führt die Aktivierung der P2-Rezeptoren zu einer Kontraktion der glatten Gefäßmuskelzellen. An kultivierten humanen Nierenzellen konnte darüber hinaus jedoch beobachtet werden, dass extrazelluläres ATP die mitogen aktivierte Proteinkinase p42/44 phosphoryliert und so die Zellproliferation begünstigt (6-9).

### Afferente Nervenfasern

Neben sympathischen efferenten Fasern gibt es afferente sensorische Nervenfasern. Diese haben ihren Ursprung insbesondere in der Niere (Abb. 1). Aber auch kardiale Afferenzen sind beschrieben (10). Die Aktivierung dieser Nervenfasern nimmt eine Schlüsselstellung bei der Aktivierung des sympathischen Nervensystems ein. In tierexperimentellen Untersuchungen konnte dieser Pathomechanismus teilweise aufgeklärt werden (11). Die afferenten Fasern werden durch Mechano- und Chemorezeptoren bei Minderdurchblutung oder Inflammation aktiviert (12), verlaufen entlang der Nierenarterie und ziehen über die Hinterhörner des Rückenmarks in Höhe Th6 - L3 zu den an der Blutdruckregulation beteiligten Hirnregionen (Abb. 1). Als afferente Neurotransmitter sind ATP, Substanz P und CGRP beteiligt (13). Angiotensin-II und NO spielen im zentralen Nervensystem (ZNS) eine wesentliche Rolle (14). So konnte an Patienten mit chronischer Niereninsuffizienz gezeigt werden, dass Hemmstoffe des Renin-Angiotensin-Aldosteron-Systems (RAAS) dazu in der Lage sind, die efferente Sympathikusaktivität zu reduzieren (13). Nicht alle verwendeten RAAS-Hemmstoffe überwinden die Bluthirnschranke. So ist anzunehmen, dass auch periphere Effekte von Angiotensin-II auf die afferente Signalübertragung beteiligt sind. Entscheidend für die Aktivierung sensorischer Afferenzen ist eine lokale renale Ischämie mit konsekutiver Freisetzung von Adenosin (12). Interessanterweise führt schon eine lokal begrenzte Nierenschädigung durch Injektion von Phenol im Tierexperiment zu einer permanenten neurogenen Hypertonie (15). Die Durchtrennung afferenter und sympathisch efferenter Nierennerven verhindert die Hypertonie bei Niereninsuffizienz (16). Darüber hinaus wurde eine ZNS-unabhängige Steigerung der renalen Noradrenalinfreisetzung festgestellt. Möglicherweise trägt die in Herz und Nieren nachgewiesene Angiotensin-II vermittelte präsynaptische Steigerung der Noradrenalinfreisetzung zur Genese der Hypertonie bei (17, 18). Welche intrarenalen Mechanismen im Detail die Aktivierung der afferenten renaler Nervenfasern aufrechterhalten, ist bis heute nicht geklärt.

## Goldstandard für die Messung der gesteigerten Sympathikusaktivität

Die Mikroneurographie wurde in Schweden Mitte der sechziger Jahre in Uppsala von Karl-Erik Habbarth und Åke Vallbo entwickelt (19). Durch Einbringen einer wenige Mikrometer dünnen Tungsten Mikroelektrode in einen peripheren Nerven (meist N. Peroneus) konnte so am Menschen die sympathische Nervenaktivität abgeleitet werden. Durch diese Ableitungen erhält man sogenannte Multifiber- oder auch Multiunit-Aktivitäten (MSNA – multiunit sympathic nerve activity) als Ausmaß der sympathischen Nervenaktivität. Die zentrale Rolle der Nieren als Trigger der sympathischen Überaktivität konnte mit Hilfe dieser Methode eindrücklich bewiesen werden. So haben Converse und Kollegen an dialysepflichtigen Patienten eine deutlich gesteigerte Nervenaktivität feststellen können (20). Das Entladungsmuster wird durch eine bilaterale Nephrektomie normalisiert (Abb. 2). An nierentransplantierten Patienten konnte eindrucksvoll gezeigt werden, dass die gesteigerte sympathische Nervenaktivität trotz Normalisierung der Retentionsparameter durch erfolgreiche Transplantation nicht gesenkt werden kann (Abb. 2). Erst die bilaterale Entfernung der geschädigten Eigennieren reduziert die Nervenaktivität auf ein Normalniveau (21).

## Modulation der Sympathikusaktivität

Das sympathische Nervensystem ist für eine rasche Anpassung des Körpers an die jeweilige Umgebungssituation verantwortlich. Ein Wechsel der Körperposition vom Liegen ins Stehen führt zu einer Aktivierung des sympathischen Nervensystems (22). Und neben Schmerz, Stress und Blasenfüllung bewirkt auch eine Veränderung

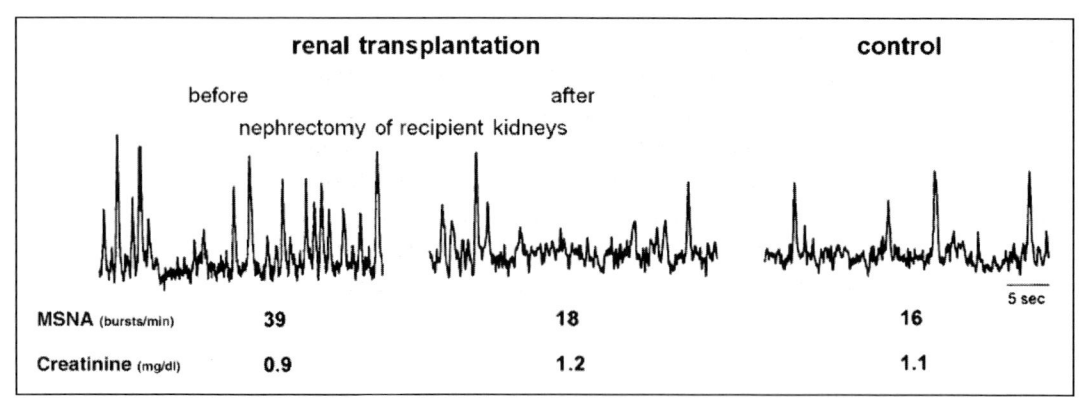

| | renal transplantation | | control |
|---|---|---|---|
| | before nephrectomy of recipient kidneys | after | |
| MSNA (bursts/min) | 39 | 18 | 16 |
| Creatinine (mg/dl) | 0.9 | 1.2 | 1.1 |

**Abb. 2:** Mikroneurographische Darstellung der sympathischen Nervenaktivität (MSNA) durch Ableitung am Nervus peronaeus. Trotz vergleichbarer Retentionsparameter zeigt ein nierentransplantierter Patient ein gesteigertes Entladungsmuster im Vergleich zu einer Kontrollperson. Eine Normalisierung der sympathischen Nervenaktivität ist nach bilateraler Nephrektomie zu beobachten (modifiziert aus (21)).

der Temperatur, der Oxygenierung oder der Umgebungslautstärke eine mikroneurographisch ableitbare Abweichung der sympathischen Nervenaktivität (10, 22). Die MSNA steigt jährlich circa um einen burst/min an (23). Die sympathische Überaktivität ist das pathophysiologische Bindeglied bei Herzinsuffizienz, Schlafapnoe, metabolischem Syndrom und arterieller Hypertonie. Klinisch sind diese Erkrankungen oft miteinander vergesellschaftet.

## Sympathische Überaktivität bei Schlafapnoe

Schlafbezogene Atemstörungen sind bei Hypertonikern deutlich häufiger als in der Allgemeinbevölkerung (13). Einige Autoren gehen sogar davon aus, dass fast jeder zweite Hypertoniker eine schlafbezogene Atemstörung haben könnte (24). Die Ursache des apnoeinduzierten Blutdruckanstieges ist die akute Aktivierung des sympathischen Nervensystems (25). Durch die Hypoxie werden Chemorezeptoren im Glomus caroticum aktiviert, die den Sympathikotonus erhöhen (13). Diese Steigerung der Sympathikus-Aktivität kann allerdings nicht nur nachts, sondern auch am Tag bei ungestörter Atmung mikroneurographisch und anhand von Messungen der Katecholamin-Freisetzung nachgewiesen werden (26). Eine CPAP-Therapie verhindert nächtliche Apnoen und somit Sauerstoffentsättigungen und Druckschwankungen. Die nächtlichen Überaktivierungen des sympathischen Nervensystems werden unmittelbar mit der CPAP-Therapie unterbunden. Auch die bei Schlafapnoe zu beobachtende Aktivierung des sympathischen Nervensystems am Tage lässt sich bereits nach sechsmonatiger CPAP-Anwendung vermindern (26). Es gibt erste Hinweise, dass eine Verödung der Nierennerven mit Hochfrequenzablation den Schweregrad der Schlafapnoe positiv beeinflussen kann (27). So war 6 Monate nach erfolgter Ablation nicht nur eine Reduktion des systolischen Blutdruckes um -34/-13 mmHg, sondern auch ein Abfall des Apopnoe-Hypopnoe Index (Median: 16.3 versus 4.5 Ereignisse pro Stunde p=0.059) zu beobachten.

## Sympathische Überaktivität bei metabolischem Syndrom

Die gesteigerte sympathische Nervenaktivität, die bei übergewichtigen Patienten mit metabolischem Syndrom nachzuweisen ist, trägt zu deren erhöhtem kardiovaskulären Risiko bei (28). Bei der Adipositas-assoziierten sympathischen Überaktivität scheint eine Störung des Baroreflexes zu Grunde zu liegen (29). Auch scheint die Lokalisation des Körperfettes eine Rolle zu spielen. So haben Individuen mit einer Akkumulation von viszeralem Fett nicht nur ein höheres kardiovaskuläres Risiko als Individuen mit nicht-viszeral verteiltem Fett, sondern sind auch durch eine höhere MSNA charakterisiert (28). Übergewichtige Patienten leiden nicht nur überproportional häufig unter Bluthochdruck, sondern haben ein erhöhtes Risiko für die Entwicklung eines Typ-II-Diabetes. Auch haben Typ-II-Diabetiker eine nachweisbar höhere MNSA als Nicht-Diabetiker (30). Die verbindenden Pathomechanismen, die dieser Beobachtung zu Grunde liegen, sind bislang unbekannt. Hyperinsulinämie scheint eine Ursache zu sein. So konnte an gesunden euglykämen Probanden durch Insulin-Gabe die MSNA progredient gesteigert werden (31). Auch hier gibt es Hinweise, dass die Katheter-basierte renale Nervenablation die metabolische Situation verbessern kann. In zwei retrospektiven Untersuchungen war aufgefallen, dass der HbA1C (Median: 6.1% versus 5.6%) beziehungsweise der HOMA-Index (homeostasis model assessment insulin resistance) von 6.0 auf 2.4 signifikant abgefallen war (27, 32).

## Sympathische Überaktivität bei Hypertonie

Nahezu alle Studien an hypertensiven Patienten, bei denen mikroneurographisch die Nervenaktivität abgeleitet wurde, bestätigen eine zentrale Position des überaktiven Sympathikotonus (33). Insbesondere bei bereits aufgetretenen Zielorganschäden ist die MSNA besonders stark erhöht, wie Smith und Kollegen an Patienten mit unterschiedlich ausgeprägtem Bluthochdruck beobachten konnten (34) (Abb. 3).

Verschiedenste Mechanismen tragen zu einer Überaktivierung des sympathischen Nervensystems bei arterieller Hypertonie bei und lassen sich entsprechend kaum getrennt voneinander untersuchen.

Wie bereits genannt, liegen oft kardiale Ursachen, Schlafapnoe oder Übergewicht zu Grunde. Aber auch genetische Ursachen lassen sich vermuten. So haben Kinder hypertensiver Eltern vergleichbare MSNA-Level wie Kontroll-Individuen, reagieren allerdings mit einer signifikant höheren MSNA-Antwort auf mentalen Stress (35). Auch bei Präeklampsie (36) und pulmonalarterieller Hypertonie (37) ist mikroneurographisch eine gesteigerte Sympathikusaktivität nachweisbar. Der Pathomechanismus der renalen Hypertonie gehört zu den am besten verstandenen Hypertonieformen. Wie in Abbildung 1 gezeigt, werden bei einer Nierenschädigung die afferenten sympathischen Nervenfasern aktiviert und stimulieren die efferente Sympathikusaktivität.

Seit über 30 Jahren ist bekannt, dass erhöhte Plasma-Noradenalinspiegel auf eine gesteigerte Sympathikusaktivität bei chronischer Niereninsuffizienz deuten (38). Dieser Befund wurde allerdings nicht als Hinweis für eine efferent gesteigerte Sympathikusaktivität gedeutet. Hierfür wurden eine verminderte renale Clearance und eine gestörte neuronale Noradrenalin-Wiederaufnahme verantwortlich gemacht. Kürzlich wurde eine weitere Ursache einer verminder-

**Abb. 3:** Die mikroneurographischen Messungen bestätigen eine signifikant höhere sympathische Nervenaktivität (MSNA) bei Patienten mit Hypertonie (HT) im Vergleich zu normotensiven Individuen. Bereits bei Patienten mit hochnormalen Blutdruckwerten (130-139/85-89 mmHg) ist eine gesteigerte MSNA nachweisbar (modifiziert aus (34)).

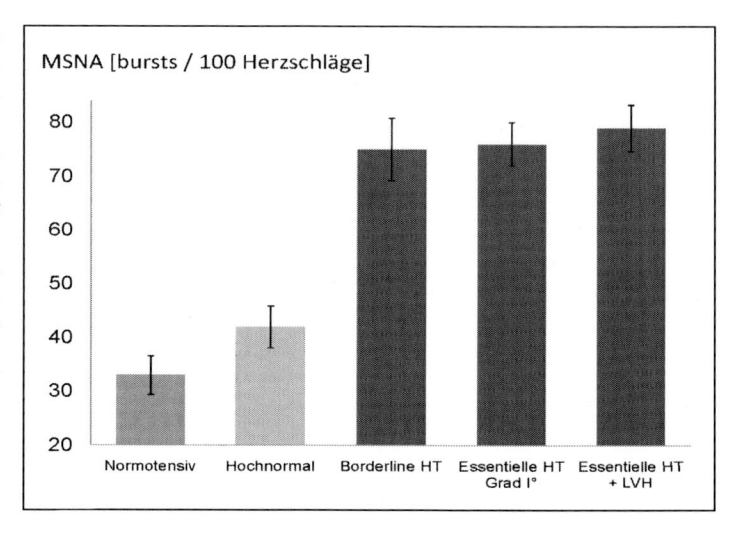

ten Noradrenalin-Clearance bei Nierenerkrankungen identifiziert. Wie im Kapitel *Afferente Nevenfasern* bereits beschrieben, bewirkt eine bilaterale Nephrektomie eine Normalisierung der MSNA. Im Tiermodell kann ein vergleichbarer Effekt durch renale Denervation oder dorsale Rhizotomie erreicht werden (39). Auch bei renovaskulärer Hypertonie ist neben erhöhten Katecholaminspiegeln eine gesteigerte Nervenaktivität mikroneurographisch festzustellen (40). Wenngleich die Steigerung der Reninfreisetzung aus der Niere bei Vorliegen einer hochgradigen Nierenarterienstenose für die Entwicklung der Hypertonie im Vordergrund steht, ist dieser Mechanismus abhängig von der renalen Innervation. Im „2-kidney 1-clip" Goldblatt-Hypertoniemodell verhindert die renale Denervation die Ausbildung einer arteriellen Hypertonie (41). Interessanterweise entsteht selbst bei einseitiger Denervation der kontralateralen Niere bei diesem Tiermodell keine Hypertonie (42). Im Gegensatz dazu entwickeln Tiere im „1-kidney 1-clip" Hypertoniemodell trotz renaler Denervation eine arterielle Hypertonie (43).

## Therapeutische Möglichkeiten bei Sympathikus-Überaktivität

### Medikamentös

In einer aktuellen Untersuchung an Patienten mit chronischer Niereninsuffizienz konnte festgestellt werden, dass der klinische Verlauf eng mit der sympathischen Nervenaktivität korreliert (44). Eine Steigerung der MSNA um 10 bursts/min erhöht das Ereignisrisiko um 60%. Entsprechend haben Patienten mit höheren MSNA-Raten deutlich mehr kardiovaskuläre Ereignisse (Abb. 4).
ACE-Hemmer und AT1-Blocker können bei Niereninsuffizienz zu einer Reduktion der efferenten Sympathikusaktivität führen (45, 46). Eine Normalisierung der Sympathikusaktivität wird jedoch erst durch eine Kombination aus ACE-Hemmer und dem zentralen Sympatholytikum Moxonidin erreicht (47). In einer großen Studie an Patienten mit fortgeschrittener Niereninsuffizienz im Stadium 4 wurde gezeigt, dass Moxonidin zusätzlich zu RAAS-Hemmstoffen unabhängig vom Blutdruck renoprotektiv wirkt (48). Am Modell der chronischen Niereninsuffizienz konnte histomorphologisch sowie funktionell gezeigt werden, dass das Sympatholytikum Moxonidin zu einer Verzögerung der renalen Progression führt. Bei therapierefraktärer Hypertonie stößt man pharmakologisch an Grenzen. So wurde in den letzten Jahren intensiv an alternativen Therapie-

**Abb. 4:** Die Kaplan-Meier-Kurven zeigen die Korrelation aus mikroneurographisch abgeleiteter sympathischer Nervenaktivität (MSNA) und kardiovaskulärer Ereignissrate an Patienten mit chronischer Niereninsuffizienz. Patienten mit einer MSNA über der 75sten Perzentile (≥ 36 bursts/min) haben signifikant mehr Ereignisse als Patienten mit niedriger MSNA (< 36 bursts/min) (modifiziert aus (44)).

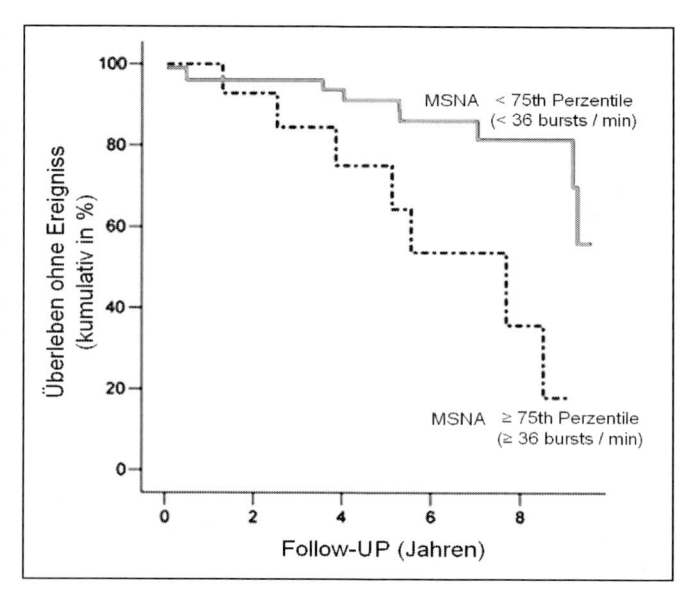

möglichkeiten gearbeitet. Auf Grund der zentralen Rolle des sympathischen Nervensystems bei der Entstehung von Bluthochdruck und den daraus resultierenden kardiovaskulären Ereignissen sind nicht medikamentöse Konzepte erarbeitet worden.

### Renale Nervenablation

In tierexperimentellen Studien führt eine Durchtrennung der renalen Nierennerven zu einer Verbesserung der MSNA und des arteriellen Blutdruckes (siehe oben). Auf Grund mangelnder pharmakologischer Alternativen überredete 1923 der Arzt Dr. Kraus den Chirurgen Friedrich zur ersten Sympathektomie am Menschen zur Therapie einer arteriellen Hypertonie mit Angina pectoris (49). Page und Heuer vom Rockefeller Institut beschrieben systematisch bereits 1935 den Einfluss der (chirurgischen) renalen Denervation auf das Blutdruckverhalten und die Nierenfunktion (50). Die erste große Untersuchung an immerhin 1266 Fällen erschien 1953 in der Zeitschrift JAMA. Der Eingriff beinhaltete seiner Zeit meist eine lumbale Sympathektomie. Nebenwirkungen wie Blasenentleerungsstörungen, Verdauungsbeschwerden, Impotenz und orthostatische Dysregulation waren jedoch nicht selten (51).
Die in den Jahren aufkommenden pharmakologischen Möglichkeiten, Bluthochdruck nebenwirkungsarm zu therapieren, verdrängten die chirurgische Intervention. Seit jüngster Zeit steht erstmals wie-

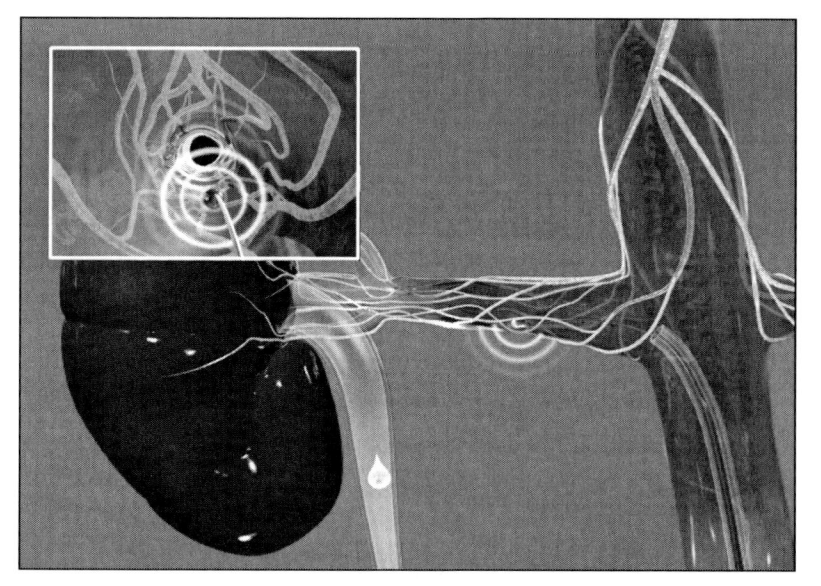

**Abb. 5:** Schematische Darstellung der Nervenfasern um die A. renalis. Gezeigt wird die intraluminale Nervenablation mittels eines perkutan eingeführten Radiofrequenzkatheters (Abb. von Medtronic/Ardian Inc.).

der ein innovatives Verfahren zur Verfügung, welches minimal invasiv die renalen Nierennerven selektiv durchtrennt (52) und den Blutdruck reduziert. Mit Hilfe eines Katheters werden in einem unkomplizierten Verfahren Hochfrequenzenergien von intraluminal auf die Nierennerven appliziert (Abb. 5).
Über eine Punktion der Arteria femoralis erfolgt zunächst eine Angiographie der Nierenarterien. Diese dient der Untersuchung der Gefäßmorphologie und es können relevante Nierenarterienstenosen ausgeschlossen werden. Die Nierenarterie sollte ausreichend lang (>20 mm) und einen Durchmesser von mehr als 4 mm aufweisen. Hierdurch kann gewährleistet werden, dass während der Hochfrequenzablation der Blutfluss im Gefäß und damit auch die Kühlung ausreichend sind. Ein spezieller Ablationskatheter wird unter Durchleuchtung, distal der ersten Bifurkation in der Arteria renalis eingebracht und mit einem Generator verbunden. Über die Spitze des Katheters erfolgt die Abgabe eines Hochfrequenzstroms. Dies führt zur fokalen Erwärmung der Gefäßwand auf bis zu maximal 70 Grad. Die abgegebene Energiemenge wird durch die an der Katheterspitze gemessene Temperatur reguliert. Durch die Hitzeentwicklung in der Adventitia der Nierenarterien werden die sympathischen afferenten und efferenten Nervenfasern verödet. Es ist notwendig, im Abstand von mindestens 5 mm mindestens 4-6 Ablationen pro Nierenarterie durchzuführen. Diese Ablationspunkte sollten um den Längsdurchmesser der Arterie in Form einer unterbrochenen Spirale über das Gefäß verteilt werden. Oft erkennt man unmittel-

bar nach der Radiofrequenzablation kleine, nicht den Blutfluss limitierende Schwellungen, die am Ende der Untersuchung in der Angiographie nicht mehr nachweisbar sind. Es empfiehlt sich eine systemische Antikoagulation (ACT zwischen 200 und 250 Sekunden). Die Interventionsdauer bei routinierten Behandlern beträgt etwa 40-60 Minuten. Da es durch die Ablation zur Aktivierung von C-Schmerzfasern kommt, ist eine starke Analgosedierung notwendig. Nach der Ablation sind die Schmerzen nicht mehr vorhanden. Ein sofortiger Blutdruckabfall nach der Intervention ist nicht zu erwarten. Es vergehen in der Regel mehrere Wochen bis Monate, bis sich die Blutdrucksenkung einstellt.

## Symplicity HTN-1 und Symplicity HTN-2

Im Simplicity HTN-1 wurden im Rahmen einer „proof-of-principle" Studie 45 Patienten mit unkontrollierter Hypertonie eingeschlossen. Die Blutdruckwerte dieser Patienten lagen im Mittel bei 177/101 mmHg trotz einer durchschnittlichen Therapie von fast 5 antihypertensiven Substanzen. In den postinterventionell durchgeführten Angiographien wurde auch im 6-Monats-follow-up kein vermehrtes Auftreten von Nierenarterienstenosen beobachtet (52). Bei ausgewählten Patienten (n=10) wurde die renale Noradrenalinfreisetzung quantifiziert. Eine Verminderung der Freisetzung von durchschnittlich 47% (95% Konfizienzintervall 2-65%) zeigt die gute Effizienz dieser Methode. Auch war die am Nervus peronaeus mikrographisch abgeleitete Nervenaktivität nach dem Eingriff deutlich vermindert (53) (Abb. 6). Dies spricht dafür, dass die *afferenten* Nervenfasern auch bei Patienten mit essentieller Hypertonie eine entscheidende Rolle spielen. Die Hemmung der *efferenten* sympathischen Nervenaktivität durch die Nierennervenablation kann unserer Meinung nach nicht anders erklärt werden. Man kann vermuten, dass bei therapierefraktären Hypertonikern bereits eine subklinische Nierenschädigung vorliegt, denn in experimentellen Modellen der essentiellen (spontan hypertensive Ratte) Hypertonie hat die selektive Durchtrennung afferenter renaler Nervenfasern im Gegensatz zu Modellen der renalen Hypertonie keinen Effekt auf den Blutdruck.
Der Blutdruck wurde 1, 3, 6, 9 und 12 Monate nach der Intervention gemessen. Hier bestätigte sich die zentrale Rolle des sympathischen Nervensystems bei der Regulation des Blutdrucks. Die systolischen und diastolischen Blutdruckwerte waren bereits kurz nach Intervention deutlich verbessert. Auch nach einem Jahr hielt der

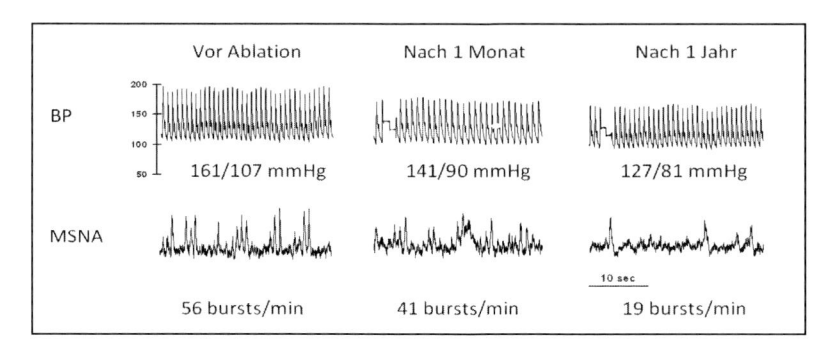

**Abb. 6:** Exemplarisch werden die Blutdruckwerte und die sympathische Nervenaktivität (MSNA) vor Ablation der Nierennerven sowie einen Monat und ein Jahr nach Intervention dargestellt. Neben einer Verbesserung des Blutdruckes kann nach renaler Nervenablation eine Reduktion der sympathischen Nervenaktivität beobachtet werden (modifiziert aus (53)).

Benefit dieser einmalig durchgeführten Prozedur an (Abb. 6). In den nunmehr 130 Patienten, welche 1 Jahr postinterventionell nachuntersucht wurden, war eine Reduktion des systolischen Blutdruckes von 26 mmHg zu beobachten (Abb. 7). Auf die Nierenfunktion wirkte sich der Eingriff bisher nicht nachteilig aus. Bei 24% der Patienten konnte ein Anstieg der glomerulären Filtrationsrate von 20% und mehr verzeichnet werden. Bei lediglich einem Patienten sank die Filtrationsleitung um mehr als 20% ab (52).

In einer weiteren randomisierten kontrollierten Studie, der sogenannten Symplicity HTN-2-Studie, wurden 106 Patienten mit gleichen Einschlusskriterien (Blutdruck >160 mmHg, >150 mmHg bei Patienten mit Diabetes mellitus Typ 2) trotz 3 oder mehrerer Medikamente eingeschlossen. Ausgeschlossen von dieser Studie waren Patienten mit einer geschätzten glomerulären Filtrationsrate von

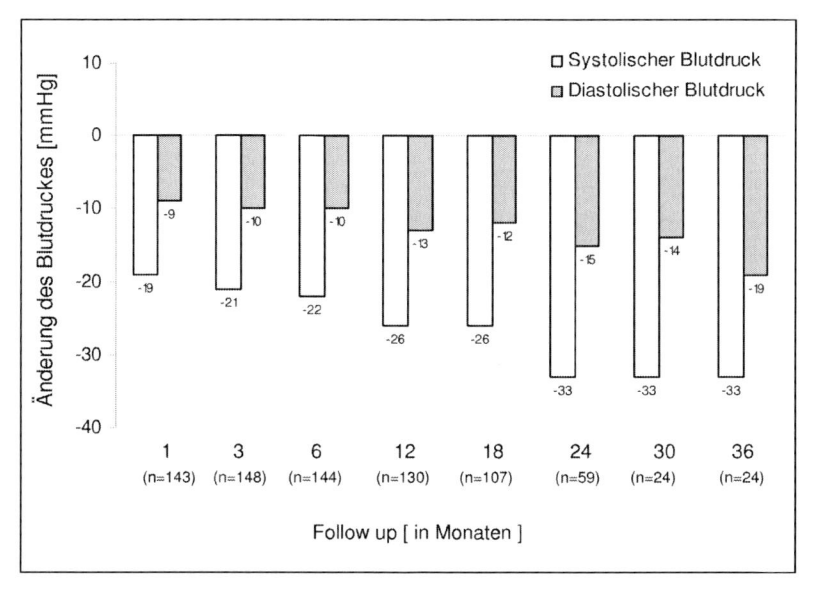

**Abb. 7:** Gezeigt ist die durchschnittliche Reduktion der systolischen und diastolischen Blutdruckwerte im Follow-up nach Ablation der Nierennerven (modifizierte Darstellung der Daten, präsentiert auf der ACC12 in Chicago).

< 45 ml/Min/1,73 m² nach MDRD oder bei Vorliegen einer Abnormalität der Nierenarterie [68]. Nach einer zweiwöchigen Beobachtungszeit mit regelmäßigen Blutdruckmessungen erfolgte eine Randomisierung in einer Behandlungs- oder Kontrollgruppe. Trotz durchschnittlich eingenommener Anzahl von 5,2 Medikamenten lag der Blutdruck bei 178/96 mmHg zu Beginn. 6 Monate nach der renalen Denervation kam es zu einer Senkung des Praxisblutdrucks um 32/12 mmHg. Der Blutdruck in der Kontrollgruppe änderte sich nicht. Die Blutdrucksenkung bei häuslich gemessenen Blutdruckmessungen und in der Langzeitblutdruckmessung ist jedoch nicht so ausgeprägt wie der Effekt auf den Praxisblutdruck. Die Ursachen hierfür sind unklar. Man könnte vermuten, dass die Effekte bei Praxisblutdruckmessungen größer sind, da hier die Aktivierung des sympathischen Nervensystems in einer Stresssituation eine besondere Rolle spielt.

Die Ansprechrate des Verfahrens ist nicht hundert Prozent. Ein signifikanter Anteil von 10-20 % der Patienten erfährt trotz sorgfältiger Auswahl keine Blutdrucksenkung. Die Ursachen hierfür sind unklar. Leider kann momentan nicht unterschieden werden, ob die Patienten per se für dieses Verfahren nicht geeignet waren oder es technisches Versagen der Methode war. Eine Kontrolle über die Effektivität der Behandlung während des Verfahrens gibt es derzeit nicht. Eindeutige Prädiktoren eines fehlenden Ansprechens sind bisher nicht identifiziert worden.

## Sicherheit der Nierennervenablation

In den bisher publizierten Studien sind keine schwerwiegenden Komplikationen aufgetreten. Schmerzen während des Eingriffs und vorübergehende Bradykardien sind häufig. Signifikante unerwünschte Nebenwirkungen betreffen vor allen Dingen den arteriellen Zugang in der Leiste. Bei einem Patienten hatte die Insertion des Katheters in der Nierenarterie zu einer Dissektion geführt, die mit einem Stent versorgt werden musste. Langzeitergebnisse in Bezug auf Nierenfunktion und Nierendurchblutung bleiben jedoch abzuwarten. Da das Verfahren von immer mehr Zentren mit unterschiedlicher Erfahrung im Bereich der Intervention von Nierenarterien angewandt wird, muss man mit höheren Komplikationsraten in der Zukunft rechnen.

In einem jüngst veröffentlichten Konsensuspapier werden hier wichtige Hinweise in Bezug auf Patienten- und Zentrumsselektion genannt (3).

## Nierennervenablation bei Patienten mit chronischer Niereninsuffizienz

In HTN-1 und HTN-2 wurden Patienten mit einer substantiell reduzierten Nierenfunktion (GFR <45 ml/min., K/DIGO Stad. 3b) von der Studie ausgeschlossen. Wie oben ausgeführt, kann man davon ausgehen, dass es im Rahmen von Nierenerkrankungen zur Aktivierung afferenter Nervenfasern kommt und daher die Nierennervenablation bei dieser Gruppe von Patienten besonders viel versprechend ist. Es muss jedoch bedacht werden, dass bei diesen Patienten mit niedriger glomerulärer Filtrationsrate der Aspekt der Sicherheit besonders beachtet werden muss. Während der Untersuchung und der Behandlung werden nicht unerhebliche Mengen von Kontrastmittel benötigt. Patienten mit schon deutlich eingeschränkter Nierenfunktion sind daher besonders gefährdet, ein akutes Nierenversagen zu entwickeln. Auch Cholesterin-Embolie-Syndrome müssen beachtet werden. Selbst bei Dialysepatienten kann der Verlust der residuellen Nierenfunktion und Diurese einen negativen Einfluss auf die Lebensqualität und die Prognose haben. Gerade bei Dialysepatienten und Patienten mit deutlich eingeschränkter Nierenfunktion muss man auch von einem reduzierten Blutfluss in den Nierenarterien ausgehen. Da das Kühlen der Katheterspitze vom Blutfluss abhängig ist, müssen thermische Probleme berücksichtigt werden. Dies kann einerseits zu einer frühen Abschaltung des Generators führen, so dass keine ausreichende Hitzeentwicklung entsteht, um die afferenten und efferenten Nierennerven in der Adventita ausreichend zu veröden, andererseits könnten Verletzungen des Gefäßes auftreten. Der Stimulations-Algorithmus wurde für diese Indikation noch nicht ausreichend getestet. Momentan sollte daher eine Nierennervenablation bei Patienten mit chronischer Niereninsuffizienz oder gar Dialysepatienten nur in klinischen Studien durchgeführt werden.

## Zusammenfassung

Allein in Deutschland leiden mehr als 20 Millionen Menschen unter arterieller Hypertonie. Und nur jeder fünfte bis zehnte Patient erreicht die notwendigen Zielblutdruckwerte. Vermehrte kardiovaskuläre Ereignisse wie Herzinfarkt, Schlaganfall und Niereninsuffizienz sind die Folge.
Eine Überaktivierung des sympathischen Nervensystems kann bei fast allen Patienten mit Bluthochdruck nachgewiesen werden. Die

Niere nimmt hier eine zentrale Position ein. Afferente Nervenfasern entspringen aus der Niere, ziehen an den Nierenarterien entlang und projizieren auf die für das sympathische Nervensystem zuständigen Regionen im zentralen Nervensystem. Der Sympathikus wird aktiviert, was wiederum zu einer vermehrten Neurotransmitterfreisetzung in den Zielorganen führt. Somit ist der Ursprung dieser Sympathikus-Überaktivität meist in den Nieren lokalisiert. Demnach ist bei Patienten mit Nierenerkrankungen dieser Mechanismus besonders ausgeprägt.

Auch bei Herzinsuffizienz, Schlafapnoe und metabolischem Syndrom spielt die Aktivierung des sympathischen Nervensystems eine große Rolle bei der begleitenden Hypertonie. Bei sympathischer Überaktivität sollten Medikamente, welche einen positiven Einfluss auf die Nervenaktivität haben, eingesetzt werden. Dies sind insbesondere Hemmstoffe des Renin-Angiotensin-Aldosteron-Systems oder Sympatholytika. Bei therapierefraktärer Hypertonie besteht seit Kürze die Möglichkeit, mit einem perkutanen, katheterbasierten Verfahren die sympathischen Nierennerven zu veröden, zur Verfügung. Erste Ergebnisse dieses nur minimal invasiven Verfahrens sind vielversprechend. Da eine Reduktion des Blutdruckes bislang lediglich Patienten mit therapierefraktärer Hypertonie gezeigt werden konnte, sollte diese neuartige Methode auch nur bei dieser Indikation versucht werden. Primär müssen etablierte diagnostische und therapeutische Maßnahmen beim Patienten mit Hypertonie angewendet werden (3).

## Literatur

1. Lopez AD, Mathers CD, Ezzati M, Jamison DT, Murray CJ (2006) Global and regional burden of disease and risk factors, 2001: systematic analysis of population health data. Lancet 367: 1747-1757
2. Meisinger C, Heier M, Volzke H, Lowel H, Mitusch R, Hense HW, Ludemann J (2006) Regional disparities of hypertension prevalence and management within Germany. J Hypertens 24: 293-299
3. Mahfoud F, Vonend O, Bruck H, Clasen W, Eckert S, Frye B, Haller H, Hausberg M, Hoppe UC, Hoyer J, Hahn K, Keller T, Kramer BK, Kreutz R, Potthoff SA, Reinecke H, Schmieder R, Schwenger V, Kintscher U, Bohm M, Rump LC (2011) Expert consensus statement on interventional renal sympathetic denervation for hypertension treatment. Dtsch Med Wochenschr 136: 2418
4. Vonend O, Habbel S, Stegbauer J, Roth J, Hein L, Rump LC (2007) Alpha(2A)-adrenoceptors regulate sympathetic transmitter release in mice kidneys. Br J Pharmacol 150: 121-127

5. Vonend O, Okonek A, Stegbauer J, Habbel S, Quack I, Rump LC (2005) Renovascular effects of sympathetic cotransmitters ATP and NPY are age-dependent in spontaneously hypertensive rats. Cardiovasc Res 66: 345-352
6. Oberhauser V, Vonend O, Rump LC (1999) Neuropeptide Y and ATP interact to control renovascular resistance in the rat. J Am Soc Nephrol 10: 1179-1185
7. Vonend O, Grote T, Oberhauser V, Von Kugelgen I, Rump LC (2003) P2Y-receptors stimulating the proliferation of human mesangial cells through the MAPK42/44 pathway. Br J Pharmacol 139: 1119-1126
8. Vonend O, Oberhauser V, von Kugelgen I, Apel TW, Amann K, Ritz E, Rump LC (2002) ATP release in human kidney cortex and its mitogenic effects in visceral glomerular epithelial cells. Kidney Int 61: 1617-1626
9. Vonend O, Turner CM, Chan CM, Loesch A, Dell'Anna GC, Srai KS, Burnstock G, Unwin RJ (2004) Glomerular expression of the ATP-sensitive P2X receptor in diabetic and hypertensive rat models. Kidney Int 66: 157-166
10. Wallin BG, Charkoudian N (2007) Sympathetic neural control of integrated cardiovascular function: insights from measurement of human sympathetic nerve activity. Muscle Nerve 36: 595-614
11. Rump LC, Amann K, Ritz E (2002) In: Bolis C, Licinio J, Govoni S (Eds.) Handbook of the Autonomic Nervous System in Health and Disease (pp. 561-587). New York – Basel: Marcel Dekker Verlag
12. Siddiqi L, Joles JA, Grassi G, Blankestijn PJ (2009) Is kidney ischemia the central mechanism in parallel activation of the renin and sympathetic system? J Hypertens 27: 1341-1349
13. Buchner N, Vonend O, Rump LC (2006) Pathophysiology of hypertension: what's new? Herz 31: 294-302
14. Carlson SH, Wyss JM (2008) Neurohormonal regulation of the sympathetic nervous system: new insights into central mechanisms of action. Curr Hypertens Rep 10: 233-240
15. Ye S, Gamburd M, Mozayeni P, Koss M, Campese VM (1998) A limited renal injury may cause a permanent form of neurogenic hypertension. Am J Hypertens 11: 723-728
16. Campese VM, Kogosov E (1995) Renal afferent denervation prevents hypertension in rats with chronic renal failure. Hypertension 25:8 78-882
17. Rump LC, Schwertfeger E, Schaible U, Fraedrich G, Schollmeyer P (1994) Beta 2-adrenergic receptor and angiotensin II receptor modulation of sympathetic neurotransmission in human atria. Circ Res 74: 434-440
18. Stegbauer J, Vonend O, Habbel S, Quack I, Sellin L, Gross V, Rump LC (2005) Angiotensin II modulates renal sympathetic neurotransmission through nitric oxide in AT2 receptor knockout mice. J Hypertens 23: 1691-1698

19. Vallbo AB, Hagbarth KE, Wallin BG (2004) Microneurography: how the technique developed and its role in the investigation of the sympathetic nervous system. J Appl Physiol 96: 1262-1269
20. Converse RL, Jr., Jacobsen TN, Toto RD, Jost CM, Cosentino F, Fouad-Tarazi F, Victor RG (1992) Sympathetic overactivity in patients with chronic renal failure. N Engl J Med 327: 1912-1918
21. Hausberg M, Kosch M, Harmelink P, Barenbrock M, Hohage H, Kisters K, Dietl KH, Rahn KH (2002) Sympathetic nerve activity in end-stage renal disease. Circulation 106: 1974-1979
22. Mano T (1998) Microneurographic research on sympathetic nerve responses to environmental stimuli in humans. Jpn J Physiol 48: 99-114
23. Fagius J, Wallin BG (1993) Long-term variability and reproducibility of resting human muscle nerve sympathetic activity at rest, as reassessed after a decade. Clin Auton Res 3: 201-205
24. Silverberg DS, Oksenberg A, Iaina A (1998) Sleep-related breathing disorders as a major cause of essential hypertension: fact or fiction? Curr Opin Nephrol Hypertens 7: 353-357
25. Monahan KD, Leuenberger UA, Ray CA (2006) Effect of repetitive hypoxic apnoeas on baroreflex function in humans. J Physiol 574: 605-613
26. Narkiewicz K, Somers VK (2003) Sympathetic nerve activity in obstructive sleep apnoea. Acta Physiol Scand 177: 385-390
27. Witkowski A, Prejbisz A, Florczak E, Kadziela J, Sliwinski P, Bielen P, Michalowska I, Kabat M, Warchol E, Januszewicz M, Narkiewicz K, Somers VK, Sobotka PA, Januszewicz A (2011) Effects of renal sympathetic denervation on blood pressure, sleep apnea course, and glycemic control in patients with resistant hypertension and sleep apnea. Hypertension 58: 559-565
28. Alvarez GE, Beske SD, Ballard TP, Davy KP (2002) Sympathetic neural activation in visceral obesity. Circulation 106: 2533-2536
29. Grassi G, Seravalle G, Colombo M, Bolla G, Cattaneo BM, Cavagnini F, Mancia G (1998) Body weight reduction, sympathetic nerve traffic, and arterial baroreflex in obese normotensive humans. Circulation 97: 2037-2042
30. Huggett RJ, Scott EM, Gilbey SG, Stoker JB, Mackintosh AF, Mary DA (2003) Impact of type 2 diabetes mellitus on sympathetic neural mechanisms in hypertension. Circulation 108: 3097-3101
31. Berne C, Fagius J, Pollare T, Hjemdahl P (1992) The sympathetic response to euglycaemic hyperinsulinaemia. Evidence from microelectrode nerve recordings in healthy subjects. Diabetologia 35: 873-879
32. Mahfoud F, Schlaich M, Kindermann I, Ukena C, Cremers B, Brandt MC, Hoppe UC, Vonend O, Rump LC, Sobotka PA, Krum H, Esler M, Bohm M (2011) Effect of renal sympathetic denervation on glucose metabolism in patients with resistant hypertension: a pilot study. Circulation 123: 1940-1946
33. Schlaich MP, Lambert E, Kaye DM, Krozowski Z, Campbell DJ, Lambert G, Hastings J, Aggarwal A, Esler MD (2004) Sympathetic aug-

mentation in hypertension: role of nerve firing, norepinephrine reuptake, and Angiotensin neuromodulation. Hypertension 43: 169-175
34. Smith PA, Graham LN, Mackintosh AF, Stoker JB, Mary DA (2004) Relationship between central sympathetic activity and stages of human hypertension. Am J Hypertens 17: 217-222
35. Noll G, Wenzel RR, Schneider M, Oesch V, Binggeli C, Shaw S, Weidmann P, Luscher TF (1996) Increased activation of sympathetic nervous system and endothelin by mental stress in normotensive offspring of hypertensive parents. Circulation 93: 866-869
36. Greenwood JP, Scott EM, Walker JJ, Stoker JB, Mary DA (2003) The magnitude of sympathetic hyperactivity in pregnancy-induced hypertension and preeclampsia. Am J Hypertens 16: 194-199
37. Velez-Roa S, Ciarka A, Najem B, Vachiery JL, Naeije R, van de Borne P (2004) Increased sympathetic nerve activity in pulmonary artery hypertension. Circulation 110: 1308-1312
38. Brecht HM, Ernst W, Koch KM (1976) Plasma noradrenaline levels in regular haemodialysis patients. Proc Eur Dial Transplant Assoc 12: 281-290
39. Rump LC, Amann K, Orth S, Ritz E (2000) Sympathetic overactivity in renal disease: a window to understand progression and cardiovascular complications of uraemia? Nephrol Dial Transplant 15: 1735-1738
40. Johansson M, Elam M, Rundqvist B, Eisenhofer G, Herlitz H, Lambert G, Friberg P (1999) Increased sympathetic nerve activity in renovascular hypertension. Circulation 99: 2537-2542
41. Oparil S (1986) The sympathetic nervous system in clinical and experimental hypertension. Kidney Int 30: 437-452
42. Kalaitzis C, Touloupidis S, Bantis E, Patris E, Triantafyllidis A (2005) Effects of renal denervation of the contralateral kidney on blood pressure and sodium and eicosanoid excretion in the chronic phase of two-kidney, one-clip renovascular hypertension in rats. Scand J Urol Nephrol 39: 15-20
43. Villarreal D, Freeman RH, Davis JO, Garoutte G, Sweet WD (1984) Pathogenesis of one-kidney, one-clip hypertension in rats after renal denervation. Am J Physiol 247: H61-66
44. Penne EL, Neumann J, Klein IH, Oey PL, Bots ML, Blankestijn PJ (2009) Sympathetic hyperactivity and clinical outcome in chronic kidney disease patients during standard treatment. J Nephrol 22: 208-215
45. Klein IH, Ligtenberg G, Oey PL, Koomans HA, Blankestijn PJ (2003) Enalapril and losartan reduce sympathetic hyperactivity in patients with chronic renal failure. J Am Soc Nephrol 14: 425-430
46. Ligtenberg G, Blankestijn PJ, Oey PL, Klein IH, Dijkhorst-Oei LT, Boomsma F, Wieneke GH, van Huffelen AC, Koomans HA (1999) Reduction of sympathetic hyperactivity by enalapril in patients with chronic renal failure. N Engl J Med 340: 1321-1328
47. Neumann J, Ligtenberg G, Oey L, Koomans HA, Blankestijn PJ (2004) Moxonidine normalizes sympathetic hyperactivity in patients

with eprosartan-treated chronic renal failure. J Am Soc Nephrol 15: 2902-2907
48. Vonend O, Marsalek P, Russ H, Wulkow R, Oberhauser V, Rump LC (2003) Moxonidine treatment of hypertensive patients with advanced renal failure. J Hypertens 21: 1709-1717
49. Bruening F (1923) Die operative Behandlung des Halsbrustsympathikus und Bemerkungen über die operative Behandlung der abnormen Blutdrucksteigerung. Klin Wochenschr 2: 777-780
50. Page IH, Heuer GJ (1935) The Effect of Renal Denervation on Patients Suffering from Nephritis. J Clin Invest 14: 443-458
51. Smithwick RH, Thompson JE (1953) Splanchnicectomy for essential hypertension; results in 1,266 cases. J Am Med Assoc 152: 1501-1504
52. Krum H, Schlaich M, Whitbourn R, Sobotka PA, Sadowski J, Bartus K, Kapelak B, Walton A, Sievert H, Thambar S, Abraham WT, Esler M (2009) Catheter-based renal sympathetic denervation for resistant hypertension: a multicentre safety and proof-of-principle cohort study. Lancet 373: 1275-1281
53. Schlaich MP, Sobotka PA, Krum H, Lambert E, Esler MD (2009) Renal sympathetic-nerve ablation for uncontrolled hypertension. N Engl J Med 361: 932-934

# Autorinnen und Autoren

**Alscher**, Dominik Mark, Prof. Dr.
Robert-Bosch-Krankenhaus
Auerbachstraße 110
70376 Stuttgart
dominik.alscher@rbk.de

**Amann**, Kerstin, Prof. Dr.
Universitätsklinikum Erlangen-Nürnberg
Universitätsstraße 22
91054 Erlangen
kerstin.amann@uk-erlangen.de

**Arns,** Wolfgang, Dr.
KfH-Nierenzentrum Köln-Merheim
Ostmerheimer Str. 212
51109 Köln
wolfgang.arns@uni-koeln.de

**Bek**, Martin, PD Dr.
Medizinische Klinik und Poliklinik D
UKM Münster
Albert-Schweitzer-Str. 33
48149 Münster
bek.martin@web.de

**Benzing**, Thomas, Prof. Dr.
Universitätsklinikum Köln
Kerpener Str. 62
50937 Köln
thomas.benzing@uk-koeln.de

**Brand**, Eva, Prof. Dr. Dr. MD, PhD
Universitätsklinikum Münster
Albert-Schweitzer-Str. 33
48149 Münster
Eva.Brand@ukmuenster.de

**de Groot**, Kirsten, Prof. Dr.
Klinikum Offenbach GmbH
Starkenburgring 66
63069 Offenbach
kirsten@de-groot.de

**Floege**, Jürgen, Prof. Dr.
Universitätsklinikum Aachen
Pauwelsstr. 30
52074 Aachen
juergen.floege@rwth-aachen.de

**Girndt**, Mathias, Prof. Dr.
Universitätsklinikum Halle (Saale)
Ernst-Grube-Straße 40
06120 Halle/Saale
direktor.kimII@medizin.uni-halle.de

**Grabensee**, Bernd, Prof. Dr.
Akademie Niere
Achenbachstr. 43
40237 Düsseldorf
grabensee@praxis-mit-naehe.de

**Gross**, Oliver, Priv. Doz. Dr.
Universitätsklinikum Göttingen
Zentrum Inn. Med./Nephrologie
Robert-Koch-Str. 40
37075 Göttingen
gross.oliver@med.uni-goettingen.de

**Hausberg**, Martin, Prof. Dr.
Städtisches Klinikum Karlsruhe GmbH
Moltkestraße 90
76133 Karlsruhe
Martin.Hausberg@klinikum-karlsruhe.com

**Hoyer**, Joachim, Prof. Dr.
Uniklinikum Gießen-Marburg
Baldingerstraße
35043 Marburg
hoyer@med.uni-marburg.de

**Huber**, Tobias, Prof. Dr.
Universitätsklinikum Freiburg
Hugstetter Str. 55
79106 Freiburg
tobias.huber@uniklinik-freiburg.de

**Jabs**, Wolfram J., PD Dr.
Vivantes Klinikum im Friedrichshain
Landsberger Allee 49
10249 Berlin
wolfram.jabs@vivantes.de

**Jacobi**, Annett, Prof. Dr.
Universitätsklinikum Münster
Albert-Schweitzer-Str. 33
48149 Münster
annett.jacobi@ukmuenster.de

**Kettritz**, Ralph, Prof. Dr.
Charité Campus Buch
Franz-Volhard-Klinik
Lindenberger Weg 80
13125 Berlin
kettritz@charite.de

**Kielstein**, Jan T., Prof. Dr.
Medizinische Hochschule Hannover
Carl-Neuberg-Str. 1
30625 Hannover
kielstein@yahoo.com

**Kuhlmann**, Martin K., Prof. Dr.
Vivantes Klinikum im Friedrichshain
Landberger Allee 49
10249 Berlin
martin.kuhlmann@vivantes.de

**Kuhlmann**, Susanne, Dr. med., M.mel.
Evangelisches Krankenhaus
Paul Gerhardt Stift
Paul-Gerhrardt-Straße 42-45
06886 Lutherstadt Wittenberg
susanne.d.kuhlmann@gmail.com

**Kunzendorf**, Ulrich, Prof. Dr.
Universitätsklinikum Schleswig-Holstein
Schittenhelmstraße 12
24105 Kiel
kunzendorf@nephro.uni-kiel.de

**Morgera**, Stanislao, Priv. Doz. Dr.
Nierenzentrum Berlin-Hohenschönhausen
Prerower Platz 4
13051 Berlin

**Pavenstädt**, Hermann J., Prof. Dr.
Universitätsklinikum Münster
Albert-Schweitzer-Str. 33
48149 Münster
pavensth@mednet.uni-muenster.de

**Reinecke**, Holger, Prof. Dr.
Universitätsklinikum Münster
Albert-Schweitzer-Str. 33
48149 Münster
holger.reinecke@ukmuenster.de

**Rump**, Lars Christian, Prof. Dr.
Universitätsklinikum Düsseldorf
Moorenstr. 5
40225 Düsseldorf
christian.rump@med.uni-duesseldorf.de

**Rupprecht**, Harald, Prof. Dr.
Klinikum Bayreuth
Preuschwitzer Str. 101
95445 Bayreuth
harald.rupprecht@klinikum-bayreuth.de

**Säemann**, Marcus, PD Dr.
Medizinische Universität Wien
Währinger Gürtel 18 - 20
A-1090 Wien
marcus.saemann@meduniwien.ac.at

**Scherer**, Marcus, Prof. Dr.
Universitätsklinikum Regensburg
Franz-Josef-Strauß-Allee 11
93042 Regensburg
Marcus.Scherer@klinik.uni-regensburg.de

**Schindler**, Ralf, Prof. Dr.
Charité, Campus Virchow-Klinikum
Augustenburger Platz 1
13353 Berlin
schi@charite.de

**Schmidt-Ott**, Kai, Prof. Dr.
Max-Delbrück-Center for Molecular
Medicine (MDC)
Robert-Rössle-Str. 10
13125 Berlin
kai.schmidt-ott@mdc-berlin.de

**Schwenger**, Vedat, Prof. Dr.
Nierenzentrum Heidelberg
Im Neuenheimer Feld 162
69120 Heidelberg
Vedat.Schwenger@med.uni-heidelberg.de

**Tacuri-Strasser**, Dominik, Dr.
Ortenau Klinikum
Offenburg-Gengenbach
Ebertplatz 12
77654 Offenburg
d.tacuri-strasser@og.ortenau-klinikum.de

**Zeier**, Martin, Prof. Dr.
Medizinische Universitätsklinik
Heidelberg
Im Neuenheimer Feld 162
69120 Heidelberg
martin.zeier@med.uni-heidelberg.de

**Zeisberg**, Michael, Prof. Dr.
Universitätsklinikum Göttingen, Nephrologie/Rheumatologie
Robert-Koch-Straße 40
37075 Göttingen
mzeisberg@med.uni-goettingen.de

W. Weimar, M. A. Bos, J. J. V. Busschbach (Eds.)

# Organ Transplantation: Ethical, Legal and Psychosocial Aspects
*Expanding the European Platform*

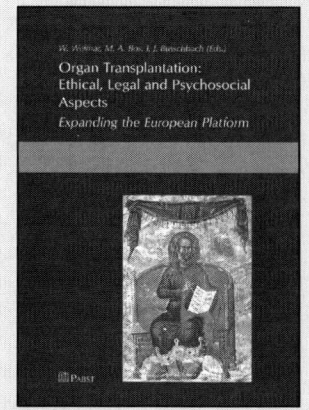

This book is based on the International Congress "Organ Transplantation: Ethical, Legal and Psychosocial Aspects. Expanding the European Platform" (Rotterdam, The Netherlands, April 2010).
The contributions are an overview of current issues in the field of transplantation ethics.

The topics:
– Organ Tourism and Paid Donation;
– Legal and Ethical Boundaries for Organ Transplantation;
– Diverse Populations;
– Deceased Donation;
– Psychological Care for Living Donors and Recipients;
– Samaritan / Unrelated Donation;
are discussed among ethicists, clinicians, psychologists, lawyers and policy makers in the field of organ transplantation.

The ELPAT platform was initiated with the aim to establish continuity in European communication on 'Ethical, Legal and Psychosocial Aspects of Organ Transplantation (ELPAT)', after several ad hoc conferences had been organised in the last two decades. ELPAT aims to facilitate and structure the European research area in this field of science. It is now an official body within the European Society for Organ Transplantation (www.elpat.org).

**432 pages, ISBN 978-3-89967-639-6, Price: 45,- Euro**

PABST SCIENCE PUBLISHERS
Eichengrund 28, 49525 Lengerich, Germany
Phone + + 49 (0) 5484-308, Fax + + 49 (0) 5484-550, pabst.publishers@t-online.de
www.pabst-science-publishers.com, www.pabst-publishers.de, www.transplantation.de